★ "十四五"河南重点出版物

高等医学教育影像专业规划教材

临床医学概论

主编 向军 王萌

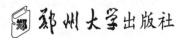

郑州大学出版社

图书在版编目(CIP)数据

临床医学概论／向军，王萌主编. -- 郑州：郑州大学出版社，2024.7
高等医学教育影像专业规划教材
ISBN 978-7-5773-0325-3

Ⅰ.①临…　Ⅱ.①向…②王…　Ⅲ.①临床医学－医学院校－教材
Ⅳ.①R4

中国国家版本馆 CIP 数据核字(2024)第 085760 号

临床医学概论
LINCHUANG YIXUE GAILUN

选题总策划	苗 萱		封面设计	苏永生
助理策划	张 楠		版式设计	苏永生
责任编辑	张 楠　张馨文		责任监制	李瑞卿
责任校对	薛 晗			

出版发行	郑州大学出版社		地　址	郑州市大学路40号(450052)
出 版 人	孙保营		网　址	http://www.zzup.cn
经　销	全国新华书店		发行电话	0371-66966070
印　刷	辉县市伟业印务有限公司			
开　本	787 mm×1 092 mm　1 / 16			
印　张	31.25		字　数	742 千字
版　次	2024 年 7 月第 1 版		印　次	2024 年 7 月第 1 次印刷
书　号	ISBN 978-7-5773-0325-3		定　价	79.00 元

本书如有印装质量问题,请与本社联系调换。

高等医学教育影像专业规划教材

编审委员会

顾 问

李　萌　教育部高等学校高职高专相关医学类专业教学指导委员会

周进祝　全国高等职业教育医学影像技术及放射治疗技术专业教育教材建设评审委员会

蒋烈夫　河南省卫生职业教育医学影像技术学组

主任委员

范　真　南阳医学高等专科学校

副主任委员　（以姓氏笔画为序）

于立玲　山东医学高等专科学校

冯　华　咸阳职业技术学院

刘红霞　安阳职业技术学院

刘林祥　山东第一医科大学（山东省医学科学院）

刘荣志　南阳医学高等专科学校

张松峰　商丘医学高等专科学校

易慧智　信阳职业技术学院

郑艳芬　内蒙古科技大学包头医学院第二附属医院

高剑波　郑州大学第一附属医院

陶　春　内蒙古民族大学

程敬亮　郑州大学第一附属医院

委　　员（以姓氏笔画为序）

于立玲　山东医学高等专科学校

丰新胜　山东医学高等专科学校

王　帅　南阳医学高等专科学校

王向华　周口职业技术学院

王毅迪　南阳医学高等专科学校第一附属医院

左晓利　安阳职业技术学院

石继飞　内蒙古科技大学包头医学院

冯　华　咸阳职业技术学院

向　军　毕节医学高等专科学校

刘红霞　安阳职业技术学院

刘林祥　山东第一医科大学（山东省医学科学院）

刘宝冶　内蒙古民族大学附属医院

刘荣志　南阳医学高等专科学校

刘媛媛　咸阳职业技术学院

李　拓　南阳医学高等专科学校第一附属医院

李　臻　郑州大学第一附属医院

李胤桦　郑州大学第一附属医院

郑艳芬　内蒙古科技大学包头医学院第二附属医院

陶　春　内蒙古民族大学

曹允希　山东第一医科大学（山东省医学科学院）

崔军胜　南阳医学高等专科学校

蒋　蕾　南阳医学高等专科学校

樊　冰　南阳医学高等专科学校

编委名单

主　编　向　军　王　萌

副主编　胡　娜　张　静　杨　振

编　委　（按姓氏笔画排序）

王　萌（咸阳职业技术学院）

王　景（漯河医学高等专科学校）

冯　涵（漯河医学高等专科学校）

向　军（毕节医学高等专科学校）

刘金艳（漯河医学高等专科学校）

刘慧卿（潍坊护理职业学院）

闫　苒（郑州大学第一附属医院）

杨　振（郑州大学第一附属医院）

李丽娟（漯河医学高等专科学校）

张　静（漯河医学高等专科学校）

邵明斌（山东医学高等专科学校第一附属医院）

胡　娜（山东医学高等专科学校）

廖晓璇（毕节医学高等专科学校）

前言

　　为适应我国医学高等职业教育改革和发展的需要,贯彻教育部对"十四五"期间教材建设的要求,我们组织各位老师编写了《临床医学概论》。本教材编写以习近平新时代中国特色社会主义思想为指导,深入贯彻党的二十大精神,落实习近平总书记关于教材建设的重要指示,紧紧围绕立德树人根本任务,坚持正确政治方向,以促进学生全面发展、增强综合素质为目标,创新教材建设理念,增强教材育人功能,重视应用实践,打造培根铸魂、启智增慧、适应时代要求的精品教材。

　　本教材以就业为导向,适应学历证书和职业资格证书"双证"制度的要求,努力提高学生的实践能力、创新能力、就业能力和创业能力,将三基(基本理论、基本知识、基本技能)、五性(思想性、科学性、先进性、启发性、适用性)、三特定(特定的对象、特定的要求、特定的限制)贯穿于教材的编写过程中,充分体现当代医学高等职业教育的理论、学术体系。突出职业教育的特点,强调对学生基本理论、基本技能的培养,专业理论和技术应用并重,突出与职业岗位要求相结合的特点。

　　全书共分五篇,内容包括诊断学基础、内外妇儿各科常见疾病的诊疗要点,旨在为后续的专业课学习奠定基础。每小节包括学习导航、疾病分类、病理、临床表现、诊断、治疗原则,使医学生可以清晰掌握基本理论和必备知识,同时联系临床,内容简洁、实用,强调对学生基本理论、基本技能的培养,专业理论和技术应用并重,突出与职业岗位要求相结合的特点。

　　本教材将教材内容与职业岗位能力相结合,体现了职业教育的理念、特色和特点及专业需求。根据医学专业特点,精选重点疾病,使得教学更符合职业岗位能力需求。同时在教材编写中融入思政元素、中医临床概要,加强了专业自信及对优良传统民族文化的守正传承,以及对中西医结合及医学人文素养的学习和认知。本教材适用于高等职业医学专业,是具有职业教育特色的医学类专业学生的实用性教材和参考书。

编者

2024 年 4 月

目 录

第二篇　内科疾病

第三篇 外科疾病

第四篇　妇产科疾病

第五篇 儿科疾病

绪　论

临床医学是研究人体各系统疾病的病因、发病机制、诊断、治疗和预后的学科。《临床医学概论》主要是对临床各学科常见病和多发病的临床表现、诊断、治疗及预防进行概要性、综合性描述。本书为了满足高职高专医学专业学生对临床医学知识的需要，涵盖了诊断学、内科学、外科学、妇产科学、儿科学、急救医学、传染病学等学科的基本理论和基本知识，是高等职业医学专业学生学习临床医学知识和技能的必修课程之一，为学生学习专业课奠定坚实的基础。

一、现代临床医学的发展

1. 医学模式的转换　由于人类文明进步和科学技术发展，人类的社会环境、生活习惯和行为方式也随之发生变化。与此同时，主要危害人类健康的疾病已由急性传染病转为非传染性疾病，突出表现在与不良的精神状态、不良的生活习惯、不良的生活环境相关的疾病频发且其发病率及死亡率逐渐攀高，如心脑血管疾病、糖尿病等。目前医学模式已从过去的简单生物医学模式转变为"生物-心理-社会医学模式"。新的医学模式强调卫生服务目标的整体观，即从局部到全身，从医病到医人，从个人到群体，从生物医学扩展到社会医学。

新的医学模式体现了人的心理因素和社会环境在疾病发生、发展及转归中的作用。它要求医生要有宽广的知识面，还要掌握多种医疗技术，不仅要治疗患者的躯体病，更要强调治疗心理病、社会病，努力减轻患者的心理精神负担。如乳腺癌治疗，从可耐受性的最大治疗转化为有效的最小治疗。治疗目的不仅是治愈疾病，还要保持患者的自信心与心理认同（如尽量保持乳房的外形美观），满足其对生活质量的追求。随着人口的老龄化，慢性病占主导地位，在医疗过程中更应多一些人文关怀，为患者提供全身心的照护。

体现"以人为本"的"生物-心理-社会医学模式"，不仅包括"患者"也包括"正常人"。把疾病预防放在首位，做好"三级预防"（未病防病、已病防变、病后防残），如对冠心病的治疗，既有改善冠状动脉供血的药物，又有冠状动脉内介入和冠状动脉旁路移植术，虽挽救了不少冠心病患者的生命，但因缺乏对发病因素的有效控制，其发病率、致死率、致残率却在不断大幅度增加。但是如果从预防着手，通过改变其不良的生活方式，早期干预高脂血症、高血压、高血糖等危险因素，完全可以大大降低此类疾病的发生。而对于已发病的患者，同样也要做好预防。治病的目的除了减少疾病的死亡率，还要努力提高患者的生活质量，改善其远期预后。

2. 循证医学的发展　循证医学（evidence-based medicine，EBM）是现代临床医学的重要发展趋势。19世纪发展起来的现代医学已经有了解剖、病理、生化、药理等基础学科的支撑，为临床诊断和疾病的治疗提供了科学的基础。临床医生面对诊断和治疗问题，通常是根据现有基础医学知识,参照前辈和(或)本人的实践经验,对于某种疾病、某种治疗方法的结果评价,没有客观的统一评价标准。因而,总体来说仍然是经验医学的范畴。

随着医学科学技术的发展及新药的问世,经验医学的弊端逐渐凸显。在这样的背景下,20世纪80年代循证医学的概念应运而生。循证医学重点是在临床研究中采用前瞻性随机双盲对照及多中心研究的方法,系统地收集、整理大样本研究所获得的客观证据作为医疗决策的基础,改变了以临床指标为评价标准的经验医学模式。其初始终点为预后指标,即以有效寿命、总病死率、致残率、疾病严重事件(如脑卒中、急性心肌梗死、心肺肾功能的衰竭、猝死等)、生活质量及卫生经济学指标(成本-效益比)等为评价标准。如Ⅰ类抗心律失常药物(恩卡尼、氟卡尼和莫雷西嗪)在短期研究中都显示能减少心肌梗死后的频发、多源室性期前收缩和非持续性室性心动过速的发作,达到了临床指标,曾被临床长期用于急性心肌梗死所致心律失常的治疗。但在大样本随机对照研究中却显示其在整个用药过程中均可增加患者的病死率。而β受体阻滞剂在抗心律失常作用方面,虽不及Ⅰ类抗心律失常药物,但大样本随机对照研究表明此类药物在心肌梗死的二级预防中具有极为重要的作用,可显著降低心肌梗死患者猝死率、再梗率及总死亡率,现在已经广泛应用于临床。

目前国内外已根据循证医学证据,对一些常见病制定了诊疗指南,如《美国不稳定型心绞痛和非ST段抬高心肌梗死治疗指南》《中国成人血脂异常防治指南》《中国高血压防治指南》等,其中对各种诊疗措施的推荐均标明其级别和证据水平,以指导临床医生更科学、更规范地进行临床诊治过程。A级证据来自高质量的临床随机对照试验、临床随机对照试验的系统综述或荟萃分析结果;B级证据来自队列研究的系统综述、质量较差的临床随机对照试验或病例对照研究;C级证据为质量较差的病例对照研究或系列病例分析;D级证据为没有经过评估的专家意见。面对不同的患者,医生需依据指南的基本原则,具体分析每个患者的病情、个体差异、经济情况等,提供个体化的诊疗方案。

二、临床医学与医学影像技术密不可分

随着医疗水平的提升,很多新技术开始应用到医疗领域,很多疾病得到有效的诊断,保证了人们的健康。临床医学为医疗领域的关键组成,医学影像学的出现、应用与深入发展对临床医学的发展意义重大。医学影像对临床医学的宏观作用如下。

1.改变信息的呈现模式　医学影像如今可以显示的医学信息已经从传统的二维模式转变为数字化显示模式,可以开展各种图像的重建、重组以及数字化变换等;显示的复杂程度逐渐提升,可以通过3D技术、曲面重组以及密度投影、面积再现显示等。除了形态学信息之外还可以做功能性信息及代写性信息的实施显示。可以对不同类型的信息进行融合显示,可以将形态学、功能性以及代谢性融合显示。

如今的影像学信息就是将大体解剖学的形态学信息乃至大体解剖学信息等直观地展示给临床医生,使得临床医生可以通过简单的模式解读常规二维模式信息与横断面的信息,进而可以开展细致而丰富的医疗诊断。

2.形态学信息改变时相　信息显示内部的时间分辨能力的提升已经从实时重建逐渐发展成动态显示,多个时期重叠显示,进而在时间的概念上扩大了采集信息的质量。

比如对于肝脏的多层动态扫描可以使医生准确地判断各个时期动态图片,进而可以捕捉到不同时期的病变与具体情况。除了采用扩散成像等独特的应用外,还可以具有显示时相方面的功能,比如可以较为显著地提升脑病变的显示时间,进而大幅度提升抢救的效率。

3.信息显示模式多样化 目前逐渐深入引用的扩散成像,对于神经内外科都具有十分重要的意义。脑功能成像已经成为现实,在临床中已有深入的应用,可以提供可靠的诊断信息;心脏以及其他器官,通过灌注成像可以显示相关器官具有的血液循环,可以直观地了解其内部具有的信息;分子影像学以及基因影像学的出现,使得医学影像技术几乎进入了新的医学领域之中。这些还仅仅是信息显示模块中的一小部分,这些新的信息模式给临床医生提供了很多有用的诊断信息,进而可以直接地判断病情的情况。

4.对于医学理论的影响 医学影像学的深入发展与新的信息呈现模式出现,对临床医学乃至于整个医学的影响十分深远。譬如在皮质影像研究中,已经发现了传统的生理学与解剖学所不了解甚至理解错误的神经反射路径。脑与心血管的成像可以直接了解缺血的脑或心肌的存活情况,进而需要彻底地改变传统治疗模式;介入放射等多种技术的联合开发使得教科书中多种诊断技术与治疗技术得到更新。总体来说,介入放射学的开展为目前外科手术发展的多样性提供更大的发展空间。

5.计算机辅助检测技术 计算机辅助检测最早出现在美国,应用到乳腺癌的诊断中。随着其在肺癌普查之中的应用,为其应用打开了新的领域。同时在结肠癌、冠心病等多领域的诊断之中也得到了深入的应用。而且随着计算机辅助检测的应用,大幅度地降低了医务人员工作的强度。

医疗技术的发展对人民的身心健康具有十分重要的作用,在临床医学中的作用尤为显著。我国的医学研究在稳步地发展进步,尤其是医学影像技术,其进一步发展,促进了临床医学的发展。但是医学影像学自身还具有一定的不足,还需要今后我们深入开展系统研究。

三、如何学好临床医学概论

1.明确正确的学习目的 医学影像技术专业的学生要认识到自己将来是一名为人类健康服务的医务工作者,因此,在医学理论学习与临床实践中,必须培养高尚的医德和良好的医风,具有强烈的事业心和责任感,具有实事求是的科学态度和救死扶伤的人道主义精神,关心和体贴患者,与患者进行友好的交流与沟通,建立良好的医患关系。

2.把握临床医学概论特点 临床医学概论涵盖诊断学和各科常见疾病。而诊断学是联系基础医学与临床医学的桥梁课程,是临床各学科的基础。在症状学的基础上,能够进行病史采集,规范进行体格检查,熟悉临床疾病诊断的基本思维方法,树立正确的临床诊断思维。学好临床各科常见疾病,在了解病因、发病机制及病理的基础上,理解和记忆临床表现,识记实验室及其他检查的临床诊断意义,知道常见疾病的诊断要点、治疗及预防原则。能够明确医学影像对临床疾病诊断、治疗及病情判断的重要意义。

3.注重医学理论与实践相结合 在学习中应采取理论与实践相结合的学习方法,首先要注重教材中基本理论知识的学习;其次要亲自参加临床实践,在临床实践中结合患者的临床表现,对教材中相关疾病进行重点学习,增加诊治过程的感性认识,开阔诊断思路。只有通过参加临床实践,多观察患者的临床症状、体征以及治疗、转归的全过程,才能正确认识疾病,加深对理论知识的理解,逐步积累临床经验,提高知识运用的能力。

4.领会医学影像技术专业特点　在学习临床医学概论的过程中,要注意培养科学的临床思维方法和分析解决问题的能力,特别要结合医学影像技术专业及相关知识,寻求结合点,注重综合能力的培养。在了解临床诊治知识的过程中,发现临床诊断、治疗需求,思考解决的途径和方法,从而能培养学习兴趣,调动学习主动性。

5.树立终身学习的理念　随着科学技术的发展,临床检验技术也在不断更新,日趋丰富。临床医学包括的范围极其广泛。临床医学概论只是对常见疾病的概述,无论从广度还是深度方面都十分有限,临床医学影像技术专业的学生需要终身学习,在未来飞速发展的社会环境中,能够有意识地不断更新自己的知识结构和能力结构,不断地学习和掌握各种最新的医学理论和技能,从而保证自己职业能力的适应性。

总之,只有努力学好理论知识,勤于思考、注重临床实践,能够把相关的知识融会贯通,不断培养发现问题、分析问题和解决问题的能力,提高自身综合素质,日后才能成为出色的临床影像医务工作者。

第一篇 诊 断

第一章

病史采集

◀学习导航

1. 知识目标　掌握问诊的内容;熟悉问诊的方法、技巧及注意事项;了解问诊的重要性。

2. 技能目标　初步能够独立、系统、全面地进行病史采集。

3. 素质目标　树立良好的医德医风,培养严谨的科学态度,病史采集中能体现对患者的人文关怀。

案例导入

患者,男,15 岁,因发热、咽痛伴咳嗽 3 d 入院。

思考:围绕上述简要病史,如何询问患者现病史及相关病史的内容?

病史采集,又称问诊,指医生通过对患者或有关人员的系统询问而获取病史资料的过程,是医生诊断疾病的第一步。通过问诊,可详细了解疾病的发生、发展、诊治经过、既往健康状况和曾患疾病的情况,然后通过对这些资料进行分析、综合、推理,从中获取诊断依据,得出初步的临床诊断。详细的问诊不但能对许多疾病做出准确的诊断,还可为进一步检查与治疗提供线索。同时,病史采集的过程是加强医患沟通、建立良好医患关系的重要时机。正确的方法和良好的问诊技巧是获得患者信任的重要因素,也是提高自己沟通能力、向患者提供健康教育的有效途径。

第一节　问诊方法和技巧

问诊的方法、技巧与获取病史资料的数量和质量有密切关系,涉及一般交流技能、收集资料、医患关系、医学知识、仪表礼仪以及提供咨询和教育患者等多个方面。

问诊应注意:积极倾听;不要随意打断患者说话;询问开放式问题;耐心,给患者足够的时间去思索与表达。

一、问诊环境要轻松舒适

患者在就诊时由于对医疗环境的生疏和对疾病的恐惧等,常常有紧张情绪。医生一定要为病史采集营造一种宽松和谐的环境。医生要注意自己的仪表礼节,对患者要和蔼可亲,富有同情心和耐心。在问诊前必要时先做简单的自我介绍,了解患者的心情与要求,表示尽力而为提供诊疗服务,避免对患者的不良刺激,取得患者的信任,使患者能平静、有条理地陈述患病的感受与经过。

二、问诊对象要选择合理

患者对症状感受最深刻,是疾病的直接发生者,病史叙述必须是患者本人。若为小儿或意识不清不能亲口述时,可由患者家属或第一知情者代述。某些病例待病情好转后再直接询问患者,加以补充,以保证病史的真实性。

三、问诊方法要恰当

为获取准确、有效的病史资料,病史采集应遵循从一般询问到直接询问的原则,询问时应避免暗示性提问、责难性提问、连续性提问和逼问。

1. 一般询问　常用于问诊的开始,用一般的问话获得某一方面的大量资料,让患者像讲故事一样叙述其病情。如"你哪里不舒服"或者"你为什么来看病",待获得一些信息后,再有侧重地追问一些具体问题。

2. 直接询问　用于收集一些特定的有关细节。如"你何时开始发热的""你发热有多久了"提示直接询问要求获得的信息更有针对性、目的性。

四、询问病史要程序化

当一般项目资料获得后,问诊应从主诉开始,逐步进行有顺序、有层次、有目的的询问。一般先由简单问题开始,逐步深入,即由患者感受明显、容易回答的问题问起,先提一些一般性的简单易答的问题,如"您感到哪里不舒服""多长时间了""您还有哪些地方不舒服",待患者对环境适应或心境平静后,再询问需要经过思考、回忆才能回答的问题,如患者发病的诱因、发病时间、症状特点、伴随症状、发展与演变、诊疗经过、病后一般情况等。在问诊过程中,医生要边听取患者叙述,边观察患者状况,并随时分析、综合、归纳、整理各种症状的内在联系,分清主次,辨明因果,发现问题,及时记录。

五、询问时间要准确

询问时间要准确是指主诉和现病史中症状或体征出现的先后次序。询问者应问清症状开始的确切时间。跟踪自症状首发到目前的演变过程,根据时间顺序追溯症状的演进,可避免遗漏重要的资料。可用以下方式提问,如"先是怎么样？以后怎么样？然后又怎么样……"这样在核实所得资料的同时可以了解事件发展的先后顺序。

六、询问症状要详细

对主要症状要详细询问,包括出现的时间、部位、性质、持续时间和程度、缓解和加重的因素等。如"什么时间开始出现腹痛""是上腹痛还是下腹痛""哪部分疼痛最明显""从前是否有过类似发作""多在什么情况下发作""除腹痛外还有什么其他不舒服的感觉"等,以获取患者病史中的规律和特点。对伴随症状应详细询问出现的时间、特征及其演变情况,并了解伴随症状与主要症状之间的关系。

七、注意非语言沟通

问诊过程中要保持与患者的视线接触,运用必要的手势,保持适当的距离,适时点头或应答,避免分散患者注意力。

八、及时小结和记录

在问诊过程中,为防止遗忘某些病史,应对患者每一项陈述做全面、重点的记录。问诊结束时尽可能有重点地重述一下病史让患者听,看患者有无补充或纠正之处,以提供机会核实患者所述的病情和信息是否属实。

九、坚持人文关怀,关注患者

包括患者对病因、临床症状、诊断、治疗、预后的关注,为患者提供正确指导和健康教育。

第二节 问诊内容

问诊内容包括一般项目、主诉、现病史、既往史及系统回顾、个人史、婚姻史、月经史、生育史、家族史。具体内容如下。

一、一般项目

一般项目包括姓名、性别、年龄、籍贯、民族、婚姻、职业、工作单位、现在住址、就诊或入院日期、记录日期、病史陈述者及可靠程度等。病史陈述者非患者本人者则应注明与患者的关系。记录年龄应填写实际年龄,如在1个月以内的新生儿要注明多少天,1岁以下婴幼儿要注明多少个月,1岁以上要注明实足年龄,不能用"儿童"或"成人"代替。

二、主诉

主诉是患者感受最痛苦、最明显的主要症状、体征及其持续时间,也就是本次就诊的主要原因。通过主诉,可初步判断是哪一系统的疾病或哪一种性质。主诉文字应简明扼要,用一两句话进行概括,反映疾病的突出问题,并注明自疾病发生到就诊的时间,如"寒战、高热、咳嗽 3 d""胸痛 3 h"。若有几个主要症状,则按照时间先后排列书写,如"面黄乏力 1 周,加重伴胸闷 2 d"。记录主诉尽可能用患者自己描述的症状,运用规范的医学术语书写,如"多饮、多尿、多食 1 个月",而不能用诊断用语,如"患糖尿病 1 个月"。对当前无症状、诊断资料和入院目的十分明确的患者,可适当用诊断术语,如"外伤手术后颅骨缺损 6 个月,要求行修补手术"。

三、现病史

现病史是病史的主体部分,它记录了患者患病后疾病的发生、发展、演变至就诊的全过程。现病史的询问围绕主诉进行。

1. 发病情况　包括发病的具体时间、环境、发病的原因或诱因、发病的急缓等。不同疾病发作均有不同的特点,如激动或劳累可诱发心绞痛,不洁饮食可引起急性胃肠炎;急性心肌梗死、急性阑尾炎穿孔、宫外孕破裂发病急骤,而类风湿性关节炎、多发性骨髓瘤等疾病发病缓慢。

2. 患病时间　指患者发病到就诊或入院的时间,如先后出现几个症状,则按照时间顺序分别记录。发病时间一般以年、月、日计算,发病急骤者,按小时、分钟计算。如"咳嗽、咳痰 10 年,心慌 1 年,双下肢水肿 2 d",该现病史从 10 年前开始记录,按时间先后顺序记录。

3. 主要症状　包括主诉症状发生的部位、性质、持续时间和程度、加剧或缓解因素等。了解主要症状的特点对判断疾病病变的部位、范围及性质很有帮助。以"胸痛"为例,应询问患者胸痛的部位、疼痛的性质、疼痛持续的时间、疼痛的程度、是否放射、导致疼痛加重或缓解的因素等。

4. 病因与诱因　了解本次发病有关的病因(如外伤、感染、中毒等)或诱因(如气候、情绪、环境、饮食等)

5. 病情演变与诊治经过　病情演变是指主要症状的变化(加重或缓解)和新出现的相关症状,如既往有心绞痛的患者突然出现心前区持续性压榨性疼痛,则应考虑发生心肌梗死的可能。诊治经过是指本次患者在就诊前接受过的其他诊治情况,如患者发病后去相关医疗机构就诊,是否做过相应的检查,具体检查结果,患者初步诊断,所用药物的名称、剂量、给药途径、治疗疗程及治疗疗效等,均应详细记录,以备制定诊断治疗方案时参考。

6. 伴随症状　指在主要症状的基础上又出现一系列的其他症状。它是疾病诊断及鉴别诊断的重要依据。如头痛伴喷射状呕吐提示颅内压高压(增高),若头痛只伴眩晕则考虑小脑肿瘤或椎-基底动脉供血不足。当某一主要症状按规律应出现伴随症状,而实际上没有出现时,也应将其记录,这些阴性症状往往具有鉴别诊断的意义。

7. 一般情况　除询问、记录以上情况外,还应询问患者患病后到就诊前或入院前的精神、体力状态、食欲、食量、体重、睡眠及大小便情况,并做好详细记录。

四、既往史及系统回顾

1. 既往史　包括既往的健康状况、曾经患过的疾病,特别是与现病史相关的疾病。另外,还需询问传染病史、预防接种史、手术史、外伤史、食物和药物及其他接触物的过敏史、输血史等。如风湿性心瓣膜病应询问过去有无游走性关节痛、咽部疼痛、脑血管意外及有无高血压病史。对居住或生活地区的主要传染病和地方病史,也应记录于既往史中。

2. 系统回顾　为避免问诊过程中遗漏其他系统疾病,将各系统所有症状逐个向患者询问,这对全面了解患者健康状况十分重要。通常包括八大系统。

(1)呼吸系统　有无咳嗽、咳痰、咯血、胸痛、呼吸困难、发热、发绀等。

(2)循环系统　有无胸痛、心悸、胸闷、呼吸困难、水肿、头晕、晕厥等。

(3)消化系统　有无吞咽困难、食欲改变、嗳气、反酸、恶心、呕吐、呕血、腹痛、腹泻等。

(4)泌尿系统　有无尿急、尿频、尿痛、排尿困难、尿潴留、尿失禁等。

(5)内分泌系统　有无怕热、多汗、乏力、畏寒、头痛、视力障碍、心悸、食欲变化、烦渴、多尿、水肿等。

(6)生殖系统　男性生殖系统由睾丸、生殖管道、附属腺及外生殖器组成,女性生殖系统由卵巢、输卵管、子宫、阴道和外生殖器组成。生殖器官通过其各种活动、受精、妊娠等生理过程,达到繁衍后代的作用。

(7)运动系统　有无肢体肌肉麻木、疼痛、痉挛、萎缩、瘫痪、关节痛、运动障碍、外伤、骨折、关节脱位、先天畸形等。

(8)神经系统　有无头痛、失眠、嗜睡、记忆力减退、意识障碍、晕厥、痉挛、瘫痪、感觉及运动异常、性格改变、感觉与定向障碍等。

五、个人史

1. 社会经历　包括出生地、居住地和居留时间(尤其是疫源地和地方病流行区)、受教育程度、经济生活和业余爱好等。

2. 职业及工作条件　包括工种、劳动环境、对工业毒物的接触情况及时间。

3. 习惯与嗜好　包括起居与卫生习惯、饮食的规律与质量、烟酒嗜好与摄入量,以及其他异食癖和麻醉药品、毒品接触情况。

4. 冶游史　有无不洁性交史,是否患过淋病性尿道炎、尖锐湿疣、下疳等。

六、婚姻史

询问婚姻状况,包括未婚、已婚或再婚,结(再)婚年龄,配偶健康状况,若有已故者,应询问死因及时间。

七、月经史

询问月经初潮年龄、月经周期、经期天数、经血的量与颜色、经期症状,有无痛经及白带异常,末次月经日期、闭经日期、绝经年龄等。记录格式如下:

$$初潮年龄\frac{月经期(d)}{月经周期(d)}末次月经时间(或闭经年龄)$$

八、生育史

生育史包括生育次数、人工流产与自然流产次数,有无早产、手术产、死产、围生期感染及计划生育情况等。对男性患者,应询问是否患过影响生育的疾病。

九、家族史

询问父母、同胞兄弟、姐妹、子女等的健康状况,成员中有无类似疾病,有无与遗传有关的疾病,如血友病、白化病、糖尿病等。对已死亡的直系亲属应询问死因及时间。

习题

A1 型题

1.病史的主体部分是(　　)

A.主诉

B.现病史

C.既往史

D.月经婚育史

E.家族史

2.有关问诊下列不正确的是(　　)

A.要使用通俗的语言

B.要给患者一定暗示

C.要全面了解、重点突出

D.小儿或昏迷患者可询问监护人或知情者

E.危重患者扼要询问后先抢救

3.下列哪项不属于现病史的内容(　　)

A.起病时的情况

B.主要症状及伴随症状

C.病情的发展及演变

D.手术史

E.诊疗经过

4.婚姻史的内容不包括(　　)

A. 是否结婚

B. 配偶健康状况

C. 有无淋病、梅毒等性病接触史

D. 配偶已故原因

E. 结婚年龄

5. 患者嗜好烟酒茶等习惯属于( )

A. 主诉

B. 现病史

C. 既往史

D. 个人史

E. 家族史

参考答案:

1. B　2. B　3. D　4. C　5. D

第二章

常见症状

◀学习导航

1. 知识目标　学习常见症状的定义、病因及临床表现。
2. 技能目标　掌握常见症状的检查方法。
3. 素质目标　树立良好的医德医风,培养严谨的科学态度。

　　症状是指在疾病状态下,机体生理功能发生异常时被评估者主观感到的不舒适感、异常感觉或病态改变。症状有多种表现形式。有些只有主观才能感觉到,如疼痛、眩晕;有些既有主观感觉,客观检查也能发现,如发热、黄疸、呼吸困难等。症状是医生对患者进行疾病诊治的第一步,是问诊的主要内容,是诊断、鉴别诊断的重要线索和依据,也是反应病情的重要指标之一。疾病的症状很多,同一疾病可有不同的症状,相同症状可出现在不同疾病中。因此,在诊断疾病时必须结合临床所有资料,进行综合分析,切忌单凭一个或几个症状片面地做出结论。

第一节　发　热

案例导入

　　患者,男,18 岁,平素体健。因 3 d 前晚班回家途中淋雨,突发寒战、高热、头痛,继之咳嗽、咳痰伴左侧胸痛。3 d 来自测体温,最低 39.1 ℃,最高 40 ℃。因自服药物无效就诊。

　　思考:

　　1. 该患者发热的原因最可能是什么?

　　2. 其发热的热型是什么?

　　3. 如何对该患者进行病史采集?

　　机体在致热原作用下或各种原因引起体温调节中枢的功能障碍时,体温升高超出正常范围,称为发热。正常人体温保持在一定的范围内,腋窝温度为 36 ~ 37 ℃,口腔温度为 36.3 ~ 37.2 ℃,直肠温度为 36.5 ~ 37.7 ℃。正常体温在不同个体之间略有差异,且常受机体内、外因素的影响稍有波动。在 24 h 内下午体温较早晨稍高,剧烈运动、劳动或进餐后体温也可略升高,但一般波动范围不超过 1 ℃。发热是机体对致病因素的一种全身反应。

【病因】

引起发热的原因很多,临床可分为感染性发热与非感染性发热。

1. 感染性发热　是引起发热的主要原因;各种病原微生物如病毒、细菌、支原体、衣原体、立克次体、螺旋体、真菌、寄生虫等引起的,不论是急性、亚急性或慢性,局部或是全身性感染均可出现发热。

2. 非感染性发热　主要有下列几类原因。

(1)无菌性坏死物质的吸收　由于组织细胞坏死、组织蛋白分解及组织坏死产物的吸收,所致的无菌性炎症,常引起发热,亦称为吸收热。常见于:①机械性、物理性或化学性损害,如大面积烧伤、手术、组织损伤等。②组织缺血性坏死,如心肌梗死、肺脾等组织梗死或肢体坏死。③组织细胞破坏,如癌肿、白血病、溶血反应等。

(2)抗原-抗体反应　发热与外源性致热原抗原抗体复合物的形成有关。如风湿热、药物热、血清病、自身免疫性疾病及某些恶性肿瘤等。

(3)内分泌代谢性疾病　如甲状腺功能亢进症使产热增多等,使体温增高。

(4)皮肤散热减少　如广泛性皮炎、鱼鳞病、慢性心力衰竭等散热减少。

(5)体温调节中枢功能障碍　由致热物质直接损害体温调节中枢所致,称为中枢性发热。如中暑、安眠药中毒、脑出血、颅内出血、颅内肿瘤、颅脑损伤等。

(6)自主神经功能紊乱　由于自主神经功能紊乱,影响正常的体温调节过程所致,多表现为低热,常伴有其他自主神经功能紊乱的表现,属功能性发热的范畴。如原发性低热、感染后低热、夏季低热、生理性低热(如精神紧张、剧烈运动后),部分女性也可在月经前或妊娠初期出现低热。

【发病机制】

在正常情况下,人体的产热和散热保持动态平衡。由于各种原因导致产热增加或散热减少,则出现发热。其发病机制可分为致热原性发热与非致热原性发热,其中大多数发热是致热原性发热。

1. 致热原性发热　致热原为引起发热的最常见因素,根据致热原的来源不同,又可分外源性致热原和内源性致热原两大类。

(1)外源性致热原　外源性致热原的种类甚多,包括:①各种微生物病原体及其产物,如细菌、病毒、真菌及支原体等;②炎性渗出物及无菌性坏死组织;③抗原抗体复合物;④某些类固醇物质,特别是肾上腺皮质激素的代谢产物原胆烷醇酮;⑤多糖体成分及多核苷酸、淋巴细胞激活因子等。外源性致热原多通过激活血液中的中性粒细胞、嗜酸性粒细胞和单核-吞噬细胞系统,使其产生并释放内源性致热原,引起发热。

(2)内源性致热原　又称白细胞致热原,如白介素-1(IL-1)、肿瘤坏死因子(TNF)和干扰素等。通过血-脑脊液屏障直接作用于体温调节中枢的体温调定点,使调定点上升,体温调节中枢必须对体温加以重新调节发出冲动,并通过垂体内分泌因素使代谢增加或通过运动神经使骨骼肌阵缩(临床表现为寒战),使产热增多;另一方面可通过交感神经使皮肤血管及竖毛肌收缩,停止排汗,散热减少。这一综合调节作用使产热大于散热,体温升高引起发热。

2.非致热原性发热　是体温调节机制失控或调节障碍所引起的一种被动性的体温升高。

(1)体温调节中枢直接受损　如颅脑外伤、出血、炎症等。

(2)引起产热过多的疾病　如癫痫持续状态、甲状腺功能亢进症等。

(3)引起散热减少的疾病　如广泛性皮肤病、心力衰竭等。

【临床表现】

1.发热的临床经过与特点

(1)体温上升期　常表现为乏力、肌肉酸痛、皮肤苍白、畏寒或寒战、无汗,此期产热大于散热使体温升高。体温上升的方式有2种。

1)骤升型:体温在数小时内达39～40℃或以上,常伴寒战。常见于疟疾、大叶性肺炎、败血症、流行性感冒、急性肾盂肾炎、输液反应等。

2)缓升型:体温在数日内逐渐达高峰,多不伴寒战。常见于伤寒、结核病及布鲁氏菌病等。

(2)高热期　是指体温上升达高峰后保持一定时间,持续时间长短可因病因不同而不同,此期产热与散热过程在较高的水平上保持相对平衡。此期的临床表现有烦躁不安、谵语、幻觉等改变;持续高热可使大脑皮质和呼吸中枢功能抑制,出现昏迷、呼吸不规则等;小儿高热易出现惊厥;还可出现食欲不振、恶心、呕吐、消瘦、口腔炎症等。

(3)体温下降期　由于病因消除,致热原的作用减弱或消失,体温中枢的体温调定点逐渐恢复正常,产热减少,散热增加,使体温降至正常水平。此期表现为出汗多,皮肤潮湿。体温下降亦有两种方式。

1)骤降型:体温在数小时内迅速下降至正常水平,常伴大汗淋漓,见于疟疾、急性肾盂肾炎、流行性感冒、输液反应等。

2)缓降型:体温在数天内逐渐降至正常,如结核、风湿等。

2.临床分度和热期　按发热高低可将其分为低热(37.3～38℃)、中等度热(38.1～39℃)、高热(39.1～41℃)、超高热(41℃以上)。

发热在2周内者称为急性发热;体温在38℃以上,持续2周或更长时间者称为长期中高热;体温在38℃以下,持续1个月以上者称为长期低热。

3.热型及临床意义　热型即不同形态的体温曲线。不同的疾病可表现不同的热型,热型不同其临床意义亦不相同。

(1)稽留热　指体温恒定地维持在39～40℃或以上的高水平,达数日或数周,24 h内波动范围不超过1℃(图2-1)。常见于大叶性肺炎、伤寒等。

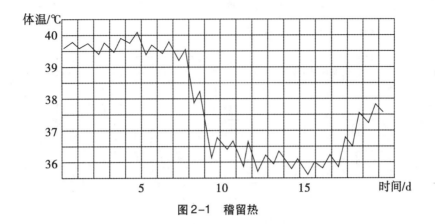

图 2-1 稽留热

（2）弛张热 体温常在 39 ℃ 以上，24 h 内波动范围大于 2 ℃，但最低仍高于正常（图 2-2）。常见于败血症、风湿热、重症结核病及其他化脓性感染等。

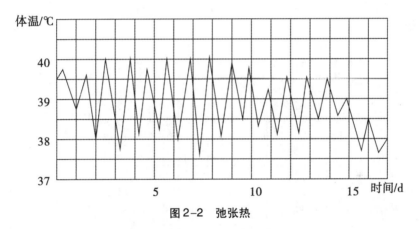

图 2-2 弛张热

（3）间歇热 体温骤升达高峰后持续数小时，又骤降至正常，无热期可持续 1 d 或数天，高热期与无热期反复交替出现（图 2-3）。常见于疟疾、肾盂肾炎等。

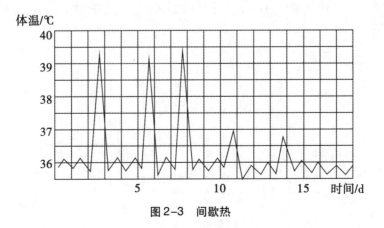

图 2-3 间歇热

（4）波状热　体温逐渐上升达 39 ℃ 或以上,持续数日后又逐渐下降至正常水平,再过数日后体温又逐渐升高,如此反复交替出现(图 2-4)。常见于布鲁氏菌病。

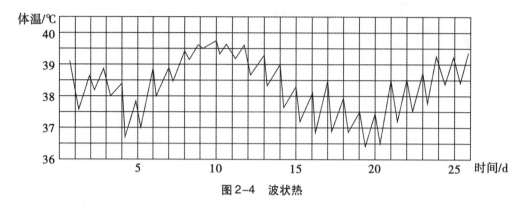

图 2-4　波状热

（5）回归热　体温急剧上升至 39 ℃ 或以上,持续数天后又骤然下降至正常,数日后又出现高热,这样高热期与无热期各持续数日,规律地交替出现(图 2-5)。见于回归热、霍奇金病等。

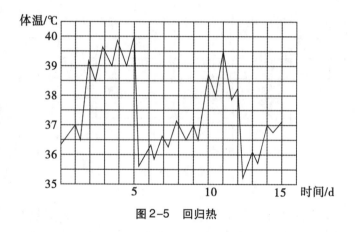

图 2-5　回归热

（6）不规则热　体温曲线无一定规律(图 2-6)。可见于结核病、风湿热、支气管肺炎、胸膜炎等。

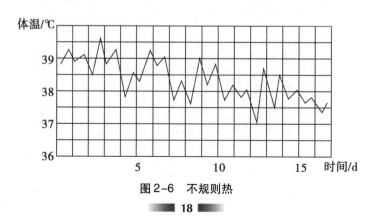

图 2-6　不规则热

必须注意：①由于抗生素的广泛应用,及时控制了感染,或因解热药、糖皮质激素的应用,可使某些疾病的特征性热型变得不典型或呈不规则热型;②热型也与个体反应的强弱有关,如老年人休克型肺炎时可仅有低热或无发热,而不具备肺炎的典型热型。

【伴随症状】

1.寒战　见于肺炎球菌肺炎、败血症、胆囊炎、流行性脑脊髓膜炎、疟疾、急性溶血或输血反应等。

2.结膜充血　见于麻疹、流行性出血热、钩端螺旋体病、斑疹伤寒等。

3.单纯疱疹　多见于急性发热性疾病,如肺炎球菌肺炎、流行性脑脊髓膜炎等。

4.皮疹　见于麻疹、风疹、水痘、伤寒、猩红热、药物热、风湿热等。

5.皮肤黏膜出血　见于流行性出血热、败血症、急性白血病、急性再生障碍性贫血等急性传染病和血液病。

6.淋巴结肿大　见于传染性单核细胞增多症、淋巴结结核、局灶性化脓性感染、白血病、转移癌等。

7.肝脾大　见于病毒性肝炎、肝及胆道感染、疟疾、伤寒、急性血吸虫病、白血病、恶性淋巴瘤等。

8.关节肿痛　见于风湿热、败血症、猩红热、痛风等。

9.昏迷　先发热后昏迷常见于流行性乙型脑炎、斑疹伤寒、流行性脑脊髓膜炎、中毒性菌痢等;先昏迷后发热见于脑出血、巴比妥类药物中毒等。

第二节　咳嗽与咳痰

案例导入

患者,女,26岁,前日晚上加班至凌晨,回家途中因淋雨受凉,出现咳嗽、咳痰伴发热38 ℃。咳痰性质为铁锈色痰。

思考：

1.该患者咳嗽、咳痰的原因最可能是什么?

2.该患者咳嗽的性质为干性还是湿性?

3.如何对该患者进行病史采集?

咳嗽是机体的一种保护性反射动作。通过咳嗽可将呼吸道内的异物、分泌物、渗出物及坏死组织排出体外,起到排出异物和清洁呼吸道的作用。但频繁的刺激性咳嗽可消耗体力,增加心脏负担,影响工作和休息,此时咳嗽失去保护意义,属病理现象。

咳痰是借助咳嗽动作将呼吸道内分泌物排出口腔外的现象。正常呼吸道有少量黏液,当呼吸道和肺发生炎症时,黏膜充血水肿,分泌物增多,渗出液、黏液、吸入的尘埃与组织坏死产物混合成痰。

【病因】

1. 呼吸道疾病 咽、喉、气管、支气管和肺部的各种感染、出血、分泌物、渗出物、变态反应、理化因素刺激、肿瘤等均可引起咳嗽与咳痰,但以呼吸道感染最常见。

2. 胸膜疾病 如各种原因所致的胸膜炎、自发性气胸或胸腔穿刺等均可引起咳嗽。

3. 心血管疾病 二尖瓣狭窄或其他原因所致左心衰竭引起肺淤血或肺水肿时,可引起咳嗽。另外,右心或体循环静脉栓子脱落造成肺栓塞时也可引起咳嗽。

4. 中枢神经因素 从大脑皮质发出冲动传至延髓咳嗽中枢,人可随意引起咳嗽反射或抑制咳嗽反射。脑炎、脑膜炎时也可出现咳嗽。

5. 其他因素所致慢性咳嗽 如服用血管紧张素转换酶抑制剂后咳嗽、胃食管反流病所致咳嗽和习惯性及心理性咳嗽等。

【临床表现】

1. 咳嗽的性质

(1)干性咳嗽 指咳嗽无痰或痰量甚少,即刺激性咳嗽。见于急性咽喉炎、急性支气管炎初期、胸膜炎、轻症肺结核、肺癌、肺炎支原体肺炎等。

(2)湿性咳嗽 指咳嗽伴有痰液。见于慢性支气管炎、细菌性肺炎、支气管扩张、肺脓肿等。

2. 咳嗽的时间

(1)骤然发生的咳嗽 见于急性上呼吸道炎症、气管异物、吸入刺激性气体等。

(2)长期慢性咳嗽 见于慢性支气管炎、支气管哮喘、支气管扩张、慢性肺脓肿等。

(3)阵发性咳嗽 见于呼吸道异物、百日咳、支气管淋巴结结核、支气管肺癌等。

(4)定时咳嗽 指咳嗽的出现和加剧有一定时间规律。如晨起或夜间变动体位时咳嗽加剧,见于慢性支气管炎、支气管扩张、肺脓肿等;夜间咳嗽频繁,见于左心功能不全和肺结核等。

3. 咳嗽的音色

(1)咳嗽声音嘶哑 见于声带炎、喉炎、喉结核、喉癌等。

(2)犬吠样咳嗽 见于会厌、喉头疾患或气管受压。

(3)金属样咳嗽 见于纵隔肿瘤、主动脉瘤、支气管肺癌等直接压迫气管。

(4)阵发性痉挛咳伴鸡鸣样回声 见于百日咳。

(5)短促轻咳 见于干性胸膜炎、胸部外伤等胸痛的患者。

4. 痰的性状与量 痰的性状分为黏液性、浆液性、脓性、黏液脓性、血性等。急性上呼吸道炎症,痰量较少。支气管扩张、肺脓肿等,大量脓痰,痰液静置后分3层:上层为泡沫,中层为浆液或浆脓液,下层为坏死组织,如继发厌氧菌感染痰液有恶臭味。白色或无色黏液痰见于慢性咽炎、急性支气管炎、慢性支气管炎临床缓解期、支气管哮喘等。黄色脓痰见于呼吸道化脓性感染。铁锈色痰见于大叶性肺炎。咳棕红色胶冻样痰见于肺炎克雷伯菌肺炎。粉红色泡沫样痰见于二尖瓣狭窄左心衰竭所致急性肺水肿。

【伴随症状】

1. 咳嗽伴发热 多见于急性上、下呼吸道感染和肺结核、胸膜炎等。

2.咳嗽伴胸痛　常见于肺炎、胸膜炎、支气管肺癌、肺栓塞和自发性气胸等。

3.咳嗽伴呼吸困难　见于喉水肿、喉肿瘤、支气管哮喘、慢性阻塞性肺疾病、重症肺炎、肺结核、大量胸腔积液、气胸、肺淤血、肺水肿及气管或支气管异物。

4.咳嗽伴咯血　常见于支气管扩张、肺结核、肺脓肿、支气管肺癌、二尖瓣狭窄等。

5.咳嗽伴大量脓痰　常见于支气管扩张、肺脓肿、肺囊肿合并感染和支气管胸膜瘘。

6.咳嗽伴有哮鸣音　多见于支气管哮喘、慢性喘息性支气管炎、心源性哮喘、弥漫性泛细支气管炎、气管与支气管异物等。当支气管肺癌引起气管与支气管不完全阻塞时可出现呈局限性分布的吸气性哮鸣音。

7.咳嗽伴有杵状指（趾）　常见于支气管扩张、慢性肺脓肿、支气管肺癌和脓胸等。

第三节　心　悸

案例导入

患者,女,40岁。心悸、失眠多年,脾气急,多汗。查体:无突眼,甲状腺Ⅱ度肿大,未闻及血管杂音,无震颤。心率110次/min,律齐,双肺(−)、腹部(−);手指及舌伸出呈粗大震颤;甲状腺^{131}I摄取率:3 h 30%,24 h 55%;T_4 175 nmol/L,T_3 3.6 nmol/L。

思考:

1.该患者最可能的诊断是什么?

2.如何对该患者进行病史采集?

心悸是一种自觉心脏跳动的不适感或心慌感。当心率加快时感到心脏跳动不适,心率缓慢时则感到搏动有力。心悸时心率可快、可慢,也可有心律失常,心率和心律正常者亦可有心悸。一般认为与心肌收缩力、心搏量的变化及患者的精神状态注意力是否集中等多种因素有关。

一、心脏搏动增强

心脏搏动增强的病因及临床表现如下。

1.生理性　健康人在剧烈运动或精神过度紧张时;饮酒、浓茶或咖啡后;应用某些药物如肾上腺素、麻黄素、咖啡因、阿托品、甲状腺素片等。

2.病理性

(1)心室肥大　高血压心脏病、主动脉瓣关闭不全、风湿性二尖瓣关闭不全,心脏收缩力增强。动脉导管未闭、室间隔缺损回流量增多,增加心脏的工作量,导致心室增大,也可引起心悸。此外脚气性心脏病因维生素缺乏,周围小动脉扩张,阻力降低,回心血量增多,心脏工作量增加,也可出现心悸。

（2）引起心脏搏出量增加的疾病　甲状腺功能亢进、发热、低血糖症、嗜铬细胞瘤引起的肾上腺素增多、心率加快和心脏搏出量增加也可发生心悸。

二、心律失常

心动过速、过缓或心律不齐时称为心律失常,均可出现心悸。心律失常的病因及临床表现如下。

1. 心动过速　各种原因引起的窦性心动过速、阵发性室上性或室性心动过速等均可发生心悸。

2. 心动过缓　高度房室传导阻滞（二、三度房室传导阻滞）、窦性心动过缓或病态窦房结综合征由于心率缓慢,舒张期延长,心室充盈度增加,心搏强而有力引起心悸。

3. 心律不齐　房性或室性的期前收缩、心房颤动,由于心脏跳动不规则或有一段间歇使患者感到心悸甚至有停跳感觉。

三、心脏神经官能症

【病因及临床表现】

由自主神经功能紊乱所引起,心脏本身并无器质性病变。多见于青年女性。临床表现除心悸外常有心率加快、心前区或心尖部隐痛及疲乏;失眠、头晕、头痛、耳鸣、记忆力减退等神经衰弱表现在焦虑、情绪激动等情况下更易发生。

【伴随症状】

1. 心前区痛　冠状动脉硬化性心脏病（如心绞痛、心肌梗死）、心肌炎、心包炎亦可见于心脏神经官能症等。

2. 发热　急性传染病、风湿热、心肌炎、心包炎、感染性心内膜炎等。

3. 晕厥或抽搐　高度房室传导阻滞、心室颤动或阵发性室性心动过速、病态窦房结综合征等。

4. 贫血者　急性失血时,常有出汗、脉搏微弱、血压下降甚至休克;慢性贫血则心悸多在劳累后较明显。

5. 呼吸困难　见于急性心肌梗死、心包炎、心肌炎、心力衰竭、重症贫血等。

6. 消瘦及出汗　见于甲状腺功能亢进。

第四节 恶心与呕吐

患者,女,30岁。间歇性上腹部痛4年。近日腹痛变为胀痛,伴有呕吐,呕吐物量多,为隔夜宿食。体检上腹部有振水音,转动体位症状不能缓解。

思考:

1.患者呕吐的病因主要是什么?

2.如何对该患者进行病史采集?

恶心、呕吐是临床常见的症状。恶心为上腹部不适、紧迫欲吐的感觉,可伴有迷走神经兴奋的症状,如皮肤苍白、出汗、流涎、血压降低及心动过缓等,常为呕吐的前奏,恶心后随之呕吐,但也可仅有恶心而无呕吐或仅有呕吐而无恶心。呕吐是胃或部分小肠的内容物,经食管、口腔排出体外的现象。二者均为复杂的反射动作,可由多种原因引起。

【病因】

引起恶心与呕吐的病因很多,按发病机制可归纳为下列几类。

1.胃、肠源性呕吐

(1)胃、十二指肠疾病 急慢性胃肠炎、消化性溃疡、急性胃扩张或幽门梗阻、十二指肠淤滞等。

(2)肠道疾病 急性阑尾炎、各型肠梗阻、急性出血坏死性肠炎、腹型过敏性紫癜等。

2.反射性呕吐 胃、肠源性呕吐实际上也是一种反射性动作,因其病因明确、表现典型而单独列出。

(1)咽部受到刺激 如吸烟、剧咳、鼻咽部炎症或溢脓等。

(2)肝、胆、胰疾病 急性肝炎、肝硬化、肝淤血、急慢性胆囊炎或胰腺炎等。

(3)腹膜及肠系膜疾病 如急性腹膜炎。

(4)其他疾病 如肾输尿管结石、急性肾盂肾炎、急性盆腔炎、异位妊娠破裂等。心肌梗死、心力衰竭、内耳迷路病变、青光眼、屈光不正等亦可出现恶心、呕吐。

3.中枢性呕吐

(1)颅内感染 如各种脑炎、脑膜炎。

(2)脑血管疾病 如脑出血、脑栓塞、脑血栓形成、高血压脑病及偏头痛等。

(3)颅脑损伤 如脑挫裂伤或颅内血肿。

(4)癫痫 特别是持续状态。

(5)其他疾病 可能因尿毒症、糖尿病酮症酸中毒或低血糖引起脑水肿、颅压升高等而致呕吐。

（6）药物 如抗生素、抗癌药、洋地黄、吗啡等可因兴奋呕吐中枢而致呕吐。

【临床表现】

1. 呕吐的时间 育龄期妇女晨起呕吐见于早期妊娠。亦可见于尿毒症、慢性酒精中毒或功能性消化不良；鼻窦炎患者因起床后脓液经鼻后孔刺激咽部，亦可致晨起恶心、干呕。晚上或夜间呕吐见于幽门梗阻。

2. 呕吐与进食的关系 餐后近期呕吐，特别是集体发病者，多由食物中毒所致；餐后即刻呕吐，可能为精神性呕吐；餐后 1 h 以上呕吐称延迟性呕吐，提示胃张力下降或胃排空延迟；餐后较久或进餐后呕吐，见于幽门梗阻。

3. 呕吐的特点 精神性或颅内高压性呕吐，恶心很轻或缺如，后者以喷射状呕吐为其特点。

4. 呕吐物的性质 带发酵、腐败气味提示胃潴留；带粪臭味提示低位小肠梗阻；不含胆汁说明梗阻平面多在十二指肠乳头以上，含多量胆汁则提示在此平面以下；含有大量酸性液体者多有胃泌素瘤或十二指肠溃疡，无酸味者可能为贲门狭窄或贲门失弛缓症所致。

【伴随症状】

1. 腹痛、腹泻 多见于急性胃肠炎或细菌性食物中毒、霍乱、副霍乱和各种原因的急性中毒。

2. 右上腹痛及发热、寒战或有黄疸 应考虑胆囊炎或胆石症。

3. 头痛及喷射性呕吐者 常见于颅内高压症或青光眼。

4. 眩晕、眼球震颤者 见于前庭器官疾病。

5. 应用某些药物的副作用 如抗菌药物与抗癌药物等，呕吐可能与药物副作用有关。

第五节 腹 泻

案例导入

患者，女，32 岁。因反复腹泻、黏液脓血便 1 年，加重伴里急后重 1 周就诊。

思考：

1. 该患者最可能是什么疾病？

2. 如何对该患者进行病史采集？

正常人一般每天排便 1~2 次，为黄褐色成形软便，不含异常成分。腹泻指排便次数增多，粪质稀薄或带有黏液、脓血或未消化的食物。如解液状便，每日 3 次以上或每天粪便总量大于 200 g，其中粪便含水量大于 80%，则可认为是腹泻。腹泻可分为急性与慢性两种,超过两个月者属慢性腹泻。

【病因】

1.急性腹泻

(1)急性肠道感染 各种细菌、病毒、寄生虫等引起的感染,如细菌性肠炎、病毒性肠炎、霍乱、急性细菌性痢疾、急性阿米巴痢疾等。

(2)细菌性食物中毒 服食被沙门菌、金黄色葡萄球菌等污染的食物而引起。

(3)急性中毒 服食毒蕈、河豚、鱼胆、发芽马铃薯、桐油、有机磷农药、砷、汞等。

(4)全身性感染 如败血症、伤寒、钩端螺旋体病等。

(5)其他 饮食不当,进食生冷、油腻食物引起腹泻;过敏性肠炎、腹型过敏性紫癜;药物不良反应,如利血平、新斯的明等。

2.慢性腹泻

(1)消化系统疾病

1)肠道感染:是慢性腹泻的主要病因。见于肠结核、慢性细菌性痢疾、慢性阿米巴痢疾、血吸虫病等。

2)胃部疾病:因胃酸及胃蛋白酶缺乏造成消化不良,见于慢性萎缩性胃炎、胃大部切除术后、胃酸缺乏等。

3)肠道肿瘤:如结肠癌、直肠癌、小肠恶性淋巴瘤等。

4)肠道非感染性疾病:局限性肠炎、溃疡性结肠炎、吸收不良综合征等。

5)胰腺疾病:因胰腺分泌的消化液减少造成消化不良,见于慢性胰腺炎、胰腺癌等。

6)肝胆疾病:与脂肪吸收障碍有关,见于肝硬化、慢性胆囊炎、胆汁淤积性黄疸等。

(2)全身性疾病

1)内分泌代谢障碍疾病:见于甲状腺功能亢进症、尿毒症、糖尿病性肠病等。

2)药源性腹泻:如利血平、甲状腺素、洋地黄类药物等。

3)神经功能紊乱:如神经功能性腹泻、肠易激综合征等。

4)其他:如尿毒症、系统性红斑狼疮、放射性肠炎等。

在上述病因中,肠道感染是腹泻最常见的原因。

【发病机制】

腹泻的发病机制相当复杂,有些因素又互为因果,从病理生理角度可归纳为下列几个方面。

1.分泌性腹泻 由肠道分泌大量液体超过肠黏膜吸收能力所致。霍乱弧菌外毒素引起的大量水样腹泻即属于典型的分泌性腹泻。肠道非感染或感染性炎症,如阿米巴肠炎、细菌性痢疾、溃疡性结肠炎、Crohn病、肠结核以及放射性肠炎、肿瘤溃烂等均可使炎症渗出物增多而致腹泻。某些胃肠道内分泌肿瘤如胃泌素瘤、血管活性肠肽瘤所致的腹泻也属于分泌性腹泻。

2.消化功能障碍性腹泻 由消化液分泌减少所引起,如慢性胰腺炎、慢性萎缩性胃炎、胃大部切除术后。胰、胆管阻塞可因胆汁和胰酶分泌受阻引起消化功能障碍性腹泻。

3.渗透性腹泻 由肠内容物渗透压增高,阻碍肠内水分与电解质的吸收而引起,如乳糖酶缺乏,乳糖不能水解即形成肠内高渗状态,服用盐类泻剂或甘露醇等引起的腹泻亦属此型。

4.动力性腹泻　由肠蠕动亢进致肠内食糜停留时间缩短,未被充分吸收所致的腹泻,如肠炎、甲状腺功能亢进、糖尿病、胃肠功能紊乱等。

5.吸收不良性腹泻　由肠黏膜的吸收面积减少或吸收障碍所引起,如小肠大部分切除、吸收不良综合征、小儿乳糜泻、成人热带及非热带脂肪泻等。

腹泻病例往往不是单一的机制致病,可能涉及多种原因,但以其中之一机制占优势。

【临床表现】

1.急性腹泻　起病急骤,排便次数多(每天可达 10 次以上),粪便稀薄,常含致病性微生物、红细胞、脓细胞、脱落的上皮细胞、黏液等成分;腹泻时常伴有肠鸣音、肠绞痛或里急后重;大量腹泻可引起脱水、电解质紊乱、代谢性酸中毒。病程较短,多为感染或食物中毒。

2.慢性腹泻　起病缓慢,病程长;每日排便数次,也可为腹泻与便秘交替,可为稀薄粪便,亦可含黏液、脓细胞、红细胞等成分;长期腹泻导致营养障碍,体重减轻,甚至营养不良性水肿;慢性腹泻急性发作时表现特点与急性腹泻基本相同。

3.腹泻的粪便性状　腹泻时粪便的性状对病因的诊断很有帮助,如:细菌性食物中毒粪便呈糊状或水样;急性细菌性痢疾、溃疡性结肠炎粪便呈脓血样;霍乱或副霍乱粪便呈米泔样;阿米巴痢疾粪便呈果酱样且有特殊腥臭味;急性出血坏死性小肠炎,粪便呈洗肉水样且有特殊腥臭味;胰腺炎或吸收不良综合征粪便量多、含大量脂肪及泡沫、气多而臭;肠易激综合征粪便带黏液而无病理成分。

4.腹泻伴腹痛　急性腹泻常伴有腹痛,尤其是感染性腹泻;小肠疾病腹痛多在脐周,排便后腹痛无明显缓解;结肠疾病腹痛多在下腹部,排便后腹痛常可缓解;分泌性腹泻多无明显腹痛。

第六节　呕血与黑便

案例导入

患者,男,45 岁,患肝硬化 5 年。3 d 前与朋友聚餐时出现呕血,色鲜红,量约 1 000 mL。患者出现头晕、心悸、出冷汗而就诊。

思考:

1.该患者呕血的原因最可能是什么?

2.其出血量估计是多少?

3.如何对该患者进行病史采集?

呕血是上消化道疾病(包括食管、胃、十二指肠、肝、胆、胰腺疾病)或全身性疾病所致的急性上消化道出血,血液经口腔呕出。便血是指消化道出血,血液经肛门排出。在确定呕血前,应排除鼻咽部、口腔、咽喉部出血吞咽后再呕出,同时排除咯血。

【病因】

1. 上消化道疾病

(1)食管疾病　见于食管静脉曲张破裂、食管炎、食管癌、食管异物损伤等。大量呕血主要由门静脉高压引起的食管静脉曲张破裂或异物损伤大动脉造成,常危及性命。

(2)胃与十二指肠疾病　最常见于消化性溃疡(胃、十二指肠溃疡),其次为急性胃炎、慢性胃炎、胃癌、胃黏膜脱垂症、十二指肠炎、钩虫病等。

(3)肝、胆管、胰腺疾病　见于肝硬化门脉高压症、肝癌、肝脓肿、胆石症、胆管感染、胆管癌、胰头癌等。

呕血的原因很多,但以消化性溃疡最为常见,其次为食管或胃底静脉曲张破裂,再次为急性糜烂性出血性胃炎和胃癌,因此考虑呕血的病因时,应首先考虑上述 4 种疾病。当病因未明时,也应考虑一些少见疾病,如平滑肌瘤、血管畸形、血友病、原发性血小板减少性紫癜等。

2. 下消化道疾病

(1)小肠疾病　见于肠结核、肠伤寒、急性出血坏死性小肠炎、肠套叠、小肠血管瘤等。

(2)结肠疾病　见于结肠癌、结肠息肉、溃疡性结肠炎、细菌性痢疾、阿米巴痢疾等。

(3)直肠肛管疾病　见于直肠癌、直肠息肉、痔、肛裂、肛瘘等。

3. 其他疾病

(1)急性传染病　见于流行性出血热、钩端螺旋体病、重症肝炎等。

(2)血液病　见于白血病、再生障碍性贫血、血小板减少性紫癜、血友病等。

(3)维生素缺乏　维生素 C 和维生素 K 缺乏症等。

【临床表现】

呕血前有上腹部不适、恶心,随后吐出血性胃内容物,腹痛、黑便等。

1. 出血的部位与颜色　血液的颜色主要取决于出血量及其在胃内或肠内停留的时间。

(1)上消化道出血　呕血量多且在胃内停留的时间短则血色鲜红或暗红;呕血量少或在胃内停留时间长,则因血红蛋白与胃酸作用形成酸化正铁血红蛋白,呕出物为咖啡渣样棕褐色。上消化道或小肠的出血因在肠道停留时间长,红细胞破坏后释放出血红蛋白,与食物中的硫化物结合形成硫化亚铁使粪便转为黑色,由于黏液附着使黑便表面发亮,似柏油状,故又称柏油样便。幽门以下部位出血一般无呕血而仅有黑便;幽门以上部位出血一般既有呕血又有黑便。因此,有黑便的患者可无呕血,而呕血的患者几乎都有黑便。如消化道出血量少而未引起大便颜色改变,须经隐血试验才能确定者称为隐血便。出血 5 mL 以上即可检出。

(2)下消化道出血　便血的颜色可呈鲜红、暗红或黑色。出血部位越低、出血量越大、排出越快,则便血颜色越鲜红;若停留时间较长则为暗红色。痔、肛裂、直肠癌引起的出血颜色鲜红且不与粪便混合。急性细菌性痢疾多有黏液脓血便,急性出血性坏死性肠炎可排出洗肉水样血便。有腥臭味的黏液脓血便(果酱样),右下腹隐痛、无发热是普通型阿米巴痢疾的特点。总之,细致观察血性粪便的颜色、性状及气味等对判断病因有重要提示意义。

2.急性失血与休克 上消化道出血的表现取决于出血量的多少,出现黑便提示上消化道出血量达 50 mL 以上,出现呕血说明胃内积血量达 250 ~ 300 mL。除表现为呕血和黑便外,一次出血量<400 mL,可以不引起全身症状;出血量 800 ~ 1 000 mL,有头晕、乏力、出汗、面色苍白、四肢厥冷、心慌、脉搏增快等急性失血表现;出血量>1 000 mL,出现急性循环衰竭的表现,血压下降、脉搏细弱、呼吸急促等休克表现。

临床上将数小时内出血量超过 1 000 mL,或出血量达循环血量20%的上消化道出血称为上消化道大出血。由于出血量多,血液迅速下流至直肠,患者往往因有便意而去厕所,在排便时或排便后晕厥在地。遇有此种情况,应想到上消化道大出血可能。

3.发热与血液检查 大出血后,多数患者在 24 h 内出现发热,一般体温在 38.5 ℃左右,持续 3 ~ 5 d。大出血早期,血液检查无改变,其后由于组织液的渗出,血液被稀释,红细胞计数和血红蛋白含量降低。因此大出血早期不能根据红细胞数和血红蛋白量来判断有无出血。大量呕血可出现氮质血症等表现。

4.呕血与咯血的鉴别 见本章第八节。

5.出血停止或继续出血的判断 上消化道大出血经适当治疗,可于短时间内停止出血。由于肠道积血需经数日(一般约 3 d)才能排尽,故不能以黑便作为继续出血的指标。如果意识模糊转为清醒,心率由快变慢,血压在正常范围,提示出血停止。临床上出现以下情况应考虑再出血或继续出血:①反复呕血,或黑粪次数增多、粪质稀薄,伴有肠鸣音亢进;②血红蛋白浓度、血细胞比容与红细胞计数继续下降,网织红细胞计数持续增高;③周围循环衰竭经充分补液输血而未见明显改善,或虽暂时好转而又恶化;④补液与尿量足够的情况下,血尿素氮再次或持续增高。

【伴随症状】

1.上腹痛 中青年人,慢性反复发作的上腹痛,具有一定周期性与节律性,多为消化性溃疡;中老年人,慢性上腹痛,疼痛无明显规律性并伴有厌食、消瘦或贫血者,应警惕胃癌。

2.肝脾大 并有蜘蛛痣、肝掌、腹壁静脉曲张或有腹水,化验有肝功能障碍,提示肝硬化门脉高压;肝区疼痛、肝大、质地坚硬、表面凹凸不平或有结节,血清甲胎蛋白(AFP)阳性者多为肝癌。

3.黄疸、发热 有寒战伴右上腹绞痛而呕血者,可能由胆管疾病所引起;黄疸、发热及全身皮肤黏膜有出血倾向者,见于某些感染性疾病,如败血症及钩端螺旋体病等。

4.皮肤黏膜出血 常与血液疾病及凝血功能障碍性疾病有关。

5.近期有服用非甾体抗炎药物史、酗酒史、大面积烧伤、颅脑手术、脑血管疾病和严重外伤伴呕血者,应考虑急性胃黏膜病变。在剧烈呕吐后继而呕血,应注意食管贲门黏膜撕裂。

6.便血伴腹部肿块　应考虑肠道恶性淋巴瘤、结肠癌、肠结核、肠套叠等。

第七节　呼吸困难

案例导入

　　患者,女,25 岁,有支气管哮喘病史 12 年。2 h 前打扫室内卫生时突然出现咳嗽、胸闷、呼吸困难伴哮鸣音。入院后诊断为支气管哮喘。

　　思考:

　　1.该患者呼吸困难,属于吸气性困难还是呼气性困难?

　　2.如何对该患者进行病史采集?

　　呼吸困难是指患者主观上感觉空气不足、呼吸费力,客观上表现为用力呼吸,严重时出现鼻翼扇动、张口耸肩、发绀、辅助呼吸肌参与呼吸运动,可伴有呼吸频率、节律和深度的改变。

【病因】

病因众多,常分为五大类,但主要由呼吸系统和心血管系统疾病引起。

1.呼吸系统疾病

(1)气道阻塞性疾病　如喉、气管、支气管的炎症、水肿、肿瘤或异物所致的狭窄、阻塞或支气管哮喘、慢性阻塞性肺疾病等。

(2)肺部疾病　如肺炎、肺脓肿、肺结核、肺不张、肺淤血、肺水肿、肺间质疾病、细支气管肺泡癌等。

(3)胸壁、胸廓、胸膜疾病　如胸壁炎症、气胸、胸腔积液、严重胸廓畸形、广泛性胸膜粘连、结核、外伤等。

(4)神经肌肉疾病　如急性多发性神经根炎、重症肌无力累及呼吸肌、脊髓灰质炎病变累及颈髓、药物导致呼吸肌麻痹等。

(5)膈运动障碍　如膈肌麻痹、大量腹腔积液、腹腔巨大肿瘤、胃扩张、妊娠末期等。

2.循环系统疾病　常见于心力衰竭、心包压塞、肺栓塞、原发性肺动脉高压等。

3.中毒性疾病　如糖尿病酮症酸中毒、吗啡类药物中毒、有机磷农药中毒、一氧化碳中毒、氰化物中毒等。

4.神经精神性疾病　如脑出血、脑外伤、脑肿瘤、脑炎、脑膜炎、脑脓肿等颅脑疾病和癔病等精神因素所致呼吸困难。

5.血液疾病　如重度贫血、高铁血红蛋白血症、硫化血红蛋白血症等。

【临床表现】

通常按病因不同,将呼吸困难分为 5 类。

1.肺源性呼吸困难　最常见。是指由呼吸系统疾病引起的呼吸困难,常分为 3 种类型。

(1)吸气性呼吸困难　主要特点是表现为吸气显著费力,严重者吸气时出现"三凹征"(即胸骨上窝、锁骨上窝、肋间隙明显凹陷),此时可伴有干咳和高调吸气性哮鸣音。常见由喉、气管、支气管的狭窄与阻塞所致。

(2)呼气性呼吸困难　主要特点是表现为呼气显著费力、呼气缓慢且时间延长,常伴有呼气性哮鸣音。多见于喘息型慢性支气管炎、慢性阻塞性肺气肿、支气管哮喘、弥漫性细支气管炎等。

(3)混合性呼吸困难　主要特点是吸气、呼气均感费力、呼吸频率加快、深度变浅,可伴有呼吸音异常或病理性呼吸音。常见于重症肺炎、重症肺结核、大面积肺栓塞、弥漫性肺间质疾病、大量胸腔积液、气胸、广泛性胸膜增厚等。

2.心源性呼吸困难　是指由心血管疾病引起的呼吸困难,由左心衰竭、右心衰竭或全心衰竭引起,尤其是左心衰竭更严重且常见。其特点是早期表现为活动时发生或加重,休息时消失或缓解;平卧时发生或加重,坐位时减轻或缓解;因此患者常采取端坐位或半卧位呼吸。急性左心功能不全时可发生夜间阵发性呼吸困难(又称为心源性哮喘),表现为夜间睡眠中突然发生胸闷气急,患者被迫坐起,惊恐不安,轻者数分钟至数十分钟后症状逐渐减轻、消失,重者呈端坐呼吸、大汗淋漓、面色发绀、咳粉红色浆液泡沫痰,双肺有哮鸣音,两肺底有较多湿啰音,部分可闻及奔马律。

3.中毒性呼吸困难　是指由内源性中毒或外源性中毒所引起的呼吸困难。

(1)内源性中毒　如代谢性酸中毒、糖尿病酮症酸中毒、尿毒症等。其主要特点是:有引起酸中毒的基本病因;呼吸深长而规则,可伴鼾声。如库斯莫尔呼吸(Kussmaul respiration),又被称为酸中毒大呼吸。

(2)外源性中毒　如各种药物中毒(如吗啡类药物中毒、巴比妥类药物中毒、有机磷农药中毒)和化学毒物中毒(如一氧化碳中毒、氰化物中毒等)。以药物中毒多见,常有中毒史可查,呼吸浅慢且常有节律异常,如潮式呼吸(Cheyne-Stokes respiration)或间停呼吸(Biot 呼吸)。

4.神经精神性呼吸困难　是由中枢性病变引起的呼吸困难。其中神经性呼吸困难常见于重症颅脑疾病,是由颅内高压和脑供血减少所致,患者呼吸深而慢,常有呼吸节律异常;而癔病引起的精神性呼吸困难主要表现为呼吸浅快(每分钟可达 60～100 次),常伴叹气样呼吸或手足搐搦。

5.血源性呼吸困难　由血液疾病所引起,如重度贫血、肠源性发绀等。由红细胞携氧量减少,血氧含量降低所致,以呼吸浅快为主要特点。

【伴随症状】

1.发热　见于肺炎、肺脓肿、胸膜炎、中枢神经系统炎症等。

2.窒息感　见于支气管哮喘、心源性哮喘、癔病、喉水肿、气管内异物等。

3.咯血　见于支气管扩张、肺结核、肺栓塞、二尖瓣狭窄等。

4.昏迷　见于脑炎、脑出血、脑膜炎、肺性脑病、急性中毒等。

第八节　咯　血

案例导入

患者,男,52岁,有多年吸烟史,最近出现反复咯血,每次咯血量为60～80 mL。

思考:

1. 该病例咯血的病因可能是什么?

2. 该患者咯血量为哪种?

3. 如何对该患者进行病史采集?

咯血是指喉部及喉以下的呼吸器官出血,经咳嗽由口腔排出体外。咯血是呼吸系统疾病常见的症状之一,一般呈鲜红色,量多少不一。血液经口腔排出也见于口腔、鼻咽部出血及上消化道出血,因此,在确定咯血前应注意区分。

口腔和鼻咽部出血,在体格检查时即可看到出血部位。上消化道出血表现为呕血,二者的区别见表2-1。

表2-1　咯血和呕血的鉴别

鉴别要点	咯血	呕血
1. 病史	呼吸道疾病或心脏病史	有胃病或肝硬化病史
2. 出血前	常有咽喉发痒或咳嗽症状	恶心、上腹部不适
3. 出血方式	咳出	呕出
4. 血液颜色	鲜红	暗红或棕褐色
5. 血液内混合物	常混有泡沫及痰,碱性	常混有食物残渣,酸性
6. 黑粪	除非咯血咽下,否则不会有黑粪	常有黑粪,呈柏油样便
7. 出血后痰的情况	咯血后继续有痰中带血	无血痰

【病因】

咯血是由于血管通透性增加、血管壁侵蚀破裂、肺血管内压力增高、凝血功能障碍及血管机械性损伤引起。咯血的病因很多,但主要病因是呼吸系统疾病。

1. 支气管疾病　主要见于支气管扩张症、原发性支气管肺癌。尚可见于慢性支气管炎、支气管内膜结核和支气管内结石。支气管扩张症患者咯血主要表现为痰中带血或大咯血,多因感染而诱发。咯血的同时伴发慢性咳嗽、大量脓痰。支气管肺癌患者咯血主要表现为痰中带血,偶见大咯血。咯血的同时伴发刺激性干咳,胸闷、气急,局限性喘鸣,消瘦,发热。

2.肺部疾病　主要见于肺结核、肺炎、肺脓肿。尚可见于肺淤血、肺梗死、肺寄生虫病、肺真菌感染、肺囊肿、肺血管畸形等。肺结核患者的咯血是因为肺毛细血管通透性增高,血液渗出导致,主要表现为痰中带血丝、血点或小血块,若病变侵袭小血管可出现中等量咯血,结核空洞壁的动脉瘤破裂可引起大咯血。

3.心血管疾病　主要见于风湿性心脏病二尖瓣狭窄。尚可见于某些能引起肺淤血的先天性心脏病,如房间隔缺损、室间隔缺损及动脉导管未闭。风湿性心脏病二尖瓣狭窄患者的咯血主要表现为痰中带血,可见大咯血,并发肺水肿时咳粉红色泡沫样痰。咯血同时伴发咳嗽,呼吸困难。

4.其他　见于某些急性传染性疾病,如钩端螺旋体病、流行性出血热;某些血液病,如血小板减少性紫癜、白血病、再生障碍性贫血、血友病等;肺出血-肾炎综合征,尿毒症等。

咯血的四大病因是肺结核、风湿性心脏病二尖瓣狭窄、支气管扩张症、原发性支气管肺癌。

【临床表现】

1.年龄与生活习惯　青壮年咯血主要见于肺结核、支气管扩张症和风湿性心脏病二尖瓣狭窄,支气管扩张症多见于男性、风湿性心脏病二尖瓣狭窄多见于女性;40岁以上如有大量长期吸烟史者,除外慢性支气管炎外,首先考虑原发性支气管肺癌;患者有吃生石蟹或蝲蛄史者,应考虑肺吸虫病。

2.咯血量　咯血量的多少与呼吸道血管破裂情况有关。咯血根据量的多少或表现分为少量、中量、大量咯血。24 h咯血量小于100 mL为少量咯血;100～500 mL为中量咯血;大于500 mL或一次咯血大于300 mL,或咯血时出现窒息者为大量咯血。大量咯血主要见于支气管扩张症、慢性纤维空洞型肺结核。

3.颜色和性状　因肺结核、支气管扩张、肺脓肿和出血性疾病所致咯血,其颜色为鲜红色;铁锈色血痰可见于典型的肺炎球菌肺炎,也可见于肺吸虫病和肺泡出血;砖红色胶冻样痰见于典型的肺炎克雷伯菌肺炎。二尖瓣狭窄所致咯血表现多为暗红色;左心衰竭所致咯血表现为浆液性粉红色泡沫痰;肺栓塞引起咯血表现为黏稠暗红色血痰。

4.全身状况　长期咯血者可表现为全身状态较差,体重减轻如肺结核、原发性支气管肺癌患者;长期咯血而全身状态尚好可见于支气管扩张症、肺囊肿患者。

【伴随症状】

1.发热　见于肺部感染性疾病,如肺结核、肺炎、肺脓肿、钩端螺旋体病等。

2.胸痛　见于肺部疾病,如肺炎球菌性肺炎、肺结核、原发性支气管肺癌、肺梗死等。

3.脓痰　见于肺脓肿、支气管扩张症、慢性纤维空洞型肺结核继发感染等。

4.黄疸　见于肺梗死、钩端螺旋体病等。

5.皮肤黏膜出血　见于钩端螺旋体病、流行性出血热、血液疾病、尿毒症等。

6. 杵状指（趾）　见于慢性缺氧的肺部疾病,如支气管扩张症、肺脓肿、原发性支气管肺癌等。

第九节　水　肿

案例导入

患者,男,30岁。间歇性出现颜面及下肢水肿5年,伴有乏力、头痛。查体:BP 180/110 mmHg,Hb 80 g/L,尿蛋白(+++),尿红细胞6~8个/HP。

思考:

1. 该病例水肿的病因可能为何?

2. 如何对该患者进行病史采集?

人体组织间隙有过多的液体积聚使组织肿胀称为水肿;过多的液体积聚在体腔内称为积液。水肿按部位分为全身性水肿和局部性水肿,按性质分为凹陷性水肿与非凹陷性水肿。体腔积液按部位不同分别称为胸腔积液(胸水)、腹腔积液(腹水)、心包积液等。一般情况下,水肿这一术语不包括内脏器官的局部水肿,如脑水肿、肺水肿等。

【病因】

1. 全身性水肿

(1)心源性水肿　主要由右心衰竭引起。由有效循环血量减少,肾血流量减少,继发性醛固酮增多引起水钠潴留及静脉淤血,毛细血管滤过压增高,组织液回流吸收减少所致。

(2)肾源性水肿　由各型肾炎、肾病引起。主要是多种因素引起肾排水、排钠减少,导致水钠潴留,细胞外液增多引起水肿。

(3)肝源性水肿　见于肝硬化。由于门脉高压、低蛋白血症等引起水肿,主要表现为腹水。

(4)营养不良性水肿　见于慢性消耗性疾病、长期营养缺乏、蛋白丢失性胃肠病、重度烧伤等所致低蛋白血症引起的水肿。

(5)其他原因　①黏液性水肿:由于组织液含黏蛋白量较高引起,为非凹陷性水肿。②经前期紧张综合征:见于妇女经前期或经期。③药物性水肿:服用某些药物引起,如糖皮质激素、雄激素、胰岛素、甘草等。④特发性水肿:多见于妇女,原因不明。目前认为与内分泌功能失调、直立体位反应异常有关。

2. 局部性水肿　常由局部静脉、淋巴回流受阻或毛细血管通透性增加所致。例如血栓性静脉炎、橡皮腿、局部炎症、创伤或过敏等引起的水肿。

【临床表现】

1. 全身性水肿

(1)心源性水肿　可由轻度踝部水肿到严重的全身水肿。其特点是首先出现在身体下垂部位(经常卧床者以腰骶部为明显),颜面一般不肿,水肿为对称性、凹陷性。

(2)肾源性水肿　特点是晨间起床时有颜面与眼睑水肿,以后发展为全身水肿。肾源性水肿和心源性水肿的鉴别见表2-2。

表2-2　肾源性水肿与心源性水肿的鉴别

鉴别点	肾源性水肿	心源性水肿
开始部位	从眼睑、颜面开始而延至全身	从足部开始向上延至全身
发展快慢	发展常迅速	发展较缓慢
水肿性质	软而移动性大	比较坚实,移动性小
伴随病症	伴有其他肾脏病征如高血压、蛋白尿、管型尿等	伴有心功能不全病征如心脏增大、杂音、肝大、静脉压升高等

(3)肝源性水肿　特点是首先出现踝部水肿,逐渐向上蔓延。而头面部和上肢常无水肿,可以仅表现为腹水。

(4)营养不良性水肿　特点是水肿发生前有消瘦、体重减轻的表现。水肿常从足部蔓延至全身,凹陷明显。

(5)其他　黏液性水肿是非凹陷性水肿,颜面及下肢明显;经前期紧张综合征为月经前7~14 d出现眼睑、踝部及手部轻度水肿;特发性水肿主要表现在身体下垂部分,多见于妇女。

2. 局部水肿　常为局部静脉、淋巴回流受阻或毛细血管通透性增加所致。其特点为局部首先出现炎症、血栓形成、创伤或过敏等,然后出现水肿。

【伴随症状】

1. 呼吸困难和发绀　见于右心衰竭等。

2. 肝大　见于右心衰竭等。

3. 高血压　见于急性肾炎、妊娠高血压综合征等。

4. 蛋白尿　见于肾炎、肾病综合征等。

第十节　尿频、尿急与尿痛

　　患者,女,65 岁,糖尿病病史 15 年。近日感尿频尿急,时轻时重,伴排尿时耻骨上区刺痛或灼痛,自服药物治疗无效就诊。测体温 39.0 ℃,查尿道口红肿。

　　思考:

　　1.患者出现以上症状最可能的原因是什么?

　　2.如何对该患者进行病史采集?

　　尿频是指单位时间内排尿次数增多。正常成人白天排尿 4 ~ 6 次,夜间 0 ~ 2 次。尿急是指患者一有尿意即迫不及待需要排尿,难以控制。尿痛是指患者排尿时感觉耻骨上区、会阴部和尿道内疼痛或烧灼感。尿频、尿急和尿痛合称为膀胱刺激征。

【病因及临床表现】

(一)尿频

1.**生理性尿频**　因饮水过多、精神紧张或气候寒冷时排尿次数增多,属正常现象。特点是每次尿量不少,也不伴随尿痛、尿急等其他症状。

2.**病理性尿频**　常见有以下几种情况。

(1)多尿性尿频　排尿次数增多而每次尿量不少,全日总尿量增多。见于糖尿病、尿崩症、精神性多饮和急性肾功能衰竭的多尿期。

(2)炎症性尿频　尿频而每次尿量少,多伴有尿急和尿痛,尿液镜检可见炎症细胞。见于膀胱炎、尿道炎、前列腺炎和尿道旁腺炎等。

(3)神经性尿频　尿频而每次尿量少,不伴尿急尿痛,尿液镜检无炎症细胞。见于中枢及周围神经病变如癔症、神经源性膀胱。

(4)膀胱容量减少性尿频　表现为持续性尿频,药物治疗难以缓解,每次尿量少。见于膀胱占位性病变;妊娠子宫增大或卵巢囊肿等压迫膀胱;膀胱结核引起膀胱纤维性缩窄。

(5)尿道口周围病变　尿道口息肉、处女膜伞和尿道旁腺囊肿等刺激尿道口引起尿频。

(二)尿急

1.**炎症**　急性膀胱炎、尿道炎,特别是膀胱三角区和后尿道炎症,尿急症状特别明显;急性前列腺炎常有尿急,慢性前列腺炎因伴有腺体增生肥大,故有排尿困难、尿线细和尿流中断。

2.结石和异物　膀胱和尿道结石或异物刺激黏膜产生尿频。

3.肿瘤　膀胱癌和前列腺癌。

4.神经源性　精神因素和神经源性膀胱。

5.高温　高温环境下尿液高度浓缩,酸性高的尿可刺激膀胱或尿道黏膜产生尿急。

(三)尿痛

引起尿急的病因几乎都可以引起尿痛。疼痛部位多在耻骨上区、会阴部和尿道内,尿痛性质可为灼痛或刺痛。尿道炎多在排尿开始时出现疼痛;后尿道炎、膀胱炎和前列腺炎常出现终末性尿痛。

【伴随症状】

1.尿频伴有尿急和尿痛见于膀胱炎和尿道炎;膀胱刺激征存在但不剧烈,伴有双侧腰痛见于肾盂肾炎;伴有会阴部、腹股沟和睾丸胀痛见于急性前列腺炎。

2.尿频、尿急伴有血尿,午后低热,乏力盗汗,见于膀胱结核。

3.尿频不伴尿急和尿痛,但伴有多饮多尿和口渴,见于精神性多饮、糖尿病和尿崩症。

4.尿频、尿急伴无痛性血尿,见于膀胱癌。

5.老年男性尿频伴有尿线细、进行性排尿困难,见于前列腺增生。

6.尿频、尿急、尿痛伴有尿流突然中断,见于膀胱结石堵住出口或后尿道结石嵌顿。

第十一节　意识障碍

案例导入

患者,女,65岁,糖尿病病史15年。今晨患者呈昏迷状态,大汗淋漓,呼吸急促,呼吸有烂苹果味。

思考:

1.患者出现以上症状最可能的原因是什么?

2.如何对该患者进行病史采集?

意识是高级神经中枢功能活动(意识、感觉、运动)的综合表现,意识障碍是指人对周围环境及自身状态的识别和觉察能力出现障碍。多由于高级神经中枢功能活动(意识、感觉和运动)受损所引起,可表现为嗜睡、意识模糊和昏睡,严重的意识障碍为昏迷。

【病因】

1.颅内疾病

(1)中枢神经系统炎症　如脑炎、脑膜炎、脑脓肿等。

(2)脑血管意外　脑出血、脑梗死、蛛网膜下腔出血。

(3)占位性病变　颅内血肿、脑肿瘤。

2.颅外疾病

(1)严重感染　伤寒、败血症、中毒性肺炎等。

(2)内分泌及代谢性疾病　肝昏迷、糖尿病酮症酸中毒、低血糖、尿毒症等。

(3)心血管疾病　阿-斯综合征、高血压脑病、肺性脑病、休克、高血压危象等。

(4)药品及化学品中毒　如一氧化碳、有机磷农药、安眠药、麻醉剂等。

(5)物理因素　中暑、触电。

【临床表现】

意识障碍可有下列不同程度的表现。

1.嗜睡　嗜睡是一种最轻的意识障碍。患者处于一种病理性的睡眠状态中,但可被轻度刺激或言语唤醒,醒后可正确回答问题配合检查,但反应迟钝,回答简单缓慢,刺激消除后又进入睡眠。

2.意识模糊(意识朦胧)　意识模糊是比嗜睡重的一种意识障碍。患者主要表现对时间、地点、人物的定向力障碍,伴幻觉、错觉、思维紊乱。但患者能保持简单的精神活动。

3.昏睡　昏睡是一种接近不省人事的睡眠状态。患者在睡眠中不易唤醒,在强刺激下(如压眶反射、摇动肢体等)可被唤醒,但刺激去除又入睡。醒后回答问题答非所问。

4.昏迷　昏迷是一种最严重的意识障碍,也是病情危险的征兆。临床上表现为意识丧失,运动、感觉等功能障碍,给予任何刺激,患者都不能觉醒。按其程度可分为3个阶段。

(1)轻度昏迷　意识大部分丧失,无自主运动,对声、光刺激无反应,对疼痛刺激尚可出现痛苦的表情或肢体退缩等防御反应。角膜反射、瞳孔对光反射、眼球运动、吞咽反射等可存在。

(2)中度昏迷　对周围事物及各种刺激均无反应,对于剧烈刺激可出现防御反射。角膜反射减弱,瞳孔对光反射迟钝,眼球无转动。

(3)深度昏迷　全身肌肉松弛,对各种刺激全无反应。深、浅反射均消失。

5.谵妄　谵妄是一种意识清晰度下降的意识障碍,表现为精神异常、定向力丧失、错觉、幻觉、躁动不安、胡言乱语等急性高级中枢神经功能紊乱失调。谵妄多发生在急性感染的发热期间,也可见于某些药物中毒(如急性酒精中毒、颠茄类药物中毒)、代谢障碍、循环障碍或中枢疾患等。各意识障碍的区别见表2-3。

表2-3　意识障碍的鉴别

分级	对疼痛反应	唤醒反应	无意识自发动作	腱反射	对光反射	生命体征
嗜睡+明显	+	+	+	+	稳定	
昏睡+迟钝	+	+	+	+	稳定	
浅昏迷	+-	可有	+	+	无变化	
中昏迷	重刺激+	-	很少	-	迟钝	轻度变化
深昏迷	-	-	-	-	-	显著变化

【伴随症状】

1. 发热　多见于感染性疾病。超高热伴有皮肤干燥,见于阿托品、颠茄中毒;先有意识障碍后有发热者,见于脑出血、蛛网膜下腔出血。

2. 呼吸缓慢　见于吗啡、巴比妥、有机磷农药中毒;伴深大呼吸,见于酸中毒,如尿毒症、糖尿病酮症酸中毒。

3. 异常呼吸气味　酮症酸中毒呼吸有烂苹果味,酒精中毒者呼吸有酒精味,有机磷农药中毒呼吸有大蒜臭味等。

4. 瞳孔改变　两侧瞳孔散大者,见于癫痫、低血糖、阿托品中毒;一侧瞳孔散大见于蛛网膜下腔出血、颅内血肿等。

5. 血压改变　血压增高见于脑出血、高血压脑病、尿毒症;血压降低见于感染性休克及各种原因所致昏迷的后期。

6. 皮肤黏膜的改变　口唇及指(趾)端明显发绀者为缺氧的征象;一氧化碳中毒表现为口唇、颜面呈樱桃红色;面色红润、结膜充血是酒精中毒的表现;面色苍白应考虑内出血。

7. 脑膜刺激征　见于脑膜炎、蛛网膜下腔出血等。

第十二节　黄　疸

案例导入

患者,男,50岁,因间歇发作性腹痛、黄疸、发热3个月而入院。患者3个月前无明显诱因,餐后突然上腹痛,向后背、双肩部放射,较剧烈,伴发热,体温38℃左右,次日发现巩膜、皮肤黄染,于当地医院应用抗生素及利胆药物后,症状缓解。随后2个月又有类似发作2次,仍行消炎、利胆、保肝治疗,症状减轻。为求进一步明确诊断和治疗来我院。半年前因"慢性胆囊炎、胆囊结石"行胆囊切除术。无烟酒嗜好,无肝炎、结核病史。

思考:

1. 该患者黄疸的原因最可能是什么?

2. 如何对该患者进行病史采集?

黄疸是由于胆红素代谢障碍,导致血清中胆红素增高使皮肤、黏膜和巩膜出现发黄的现象。正常人每天进入和排出血液中的胆红素的数量保持平衡,使血液中胆红素相对稳定在 $1.7 \sim 17.1$ μmol/L。当胆红素在 $17.1 \sim 34.2$ μmol/L 时,临床上不易察觉,称隐性黄疸,超过 34.2 μmol/L 时即出现黄疸。胡萝卜、南瓜、西红柿、柑橘等均含有较多的胡萝卜素,食入过多亦致皮肤黄染,称为假性黄疸,其黄染出现在手掌、足底、前额、鼻部皮肤,实验室检查血清胆红素含量正常。

衰老红细胞所释放的血红蛋白为胆红素的主要来源,占 $80\% \sim 85\%$,$10\% \sim 15\%$ 胆红素来自骨髓中未成熟红细胞的血红蛋白(即无效造血),另 $1\% \sim 5\%$ 来自肝内游离血红素及含血红素的蛋白质。上述胆红素是游离胆红素,又称非结合胆红素(UCB)。非结合胆红素与血清清蛋白结合而输送,不溶于水,不能从肾小球滤出,故尿液中不出现非结合胆红素。游离胆红素于血液循环中附着于血清蛋白上,形成胆红素-清蛋白复合物,运载到肝。在肝窦内,胆红素被肝细胞微突所摄取,并将清蛋白与胆红素分离,游离胆红素进入肝细胞后,在微粒体内经葡萄糖醛酸转移酶催化,与葡萄糖醛酸基相结合,形成结合胆红素(CB)。结合胆红素为水溶性,可通过肾小球滤过从尿中排出。经胆管而排入肠道,进入肠腔后,由肠道细菌的作用还原为尿胆原,大部分随粪便排出,称为粪胆原;小部分在回肠下段或结肠重吸收,通过门静脉血回到肝,转变为胆红素,或未经转变再随胆汁排入肠内。从肠道重吸收的尿胆原,较多经肠肝循环进入体循环,经肾排出。

按病因学分为溶血性黄疸、肝细胞性黄疸、胆汁淤积性黄疸(旧称阻塞性黄疸或梗阻性黄疸)、先天性非溶血性黄疸。以前三类最为多见,第四类较罕见。按胆红素性质分为以 UCB 增高为主的黄疸与以 CB 增高为主的黄疸。

一、溶血性黄疸

【病因】

各种原因引起的溶血性疾病均可产生溶血性黄疸。如自身免疫性溶血性贫血、误输异型血、蚕豆病、新生儿溶血、地中海贫血等。

【发病机制】

由于红细胞大量破坏,非结合胆红素生成过多,超过了肝细胞对胆红素的处理能力。红细胞大量破坏引起的贫血、缺氧和红细胞破坏产物的毒性作用,减弱了肝细胞对胆红素的代谢能力。这两种原因使非结合胆红素在血中潴留,含量上升。

【临床表现】

黄疸一般较轻,呈浅柠檬色。急性溶血时有寒战、发热、头痛、四肢腰背酸痛、呕吐等表现,尿呈酱油色(血红蛋白尿)(图2-7)。

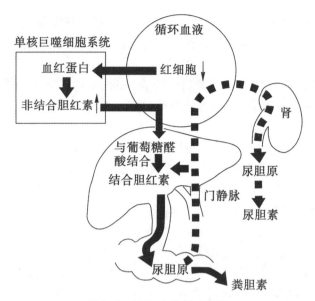

图2-7 胆红素代谢过程图

二、胆汁淤积性黄疸(阻塞性黄疸)

【病因】

1.肝内淤积 见于毛细胆管炎型病毒性肝炎、原发性胆汁性肝硬化、肝内泥沙样结石、肝华支睾吸虫病等。

2.肝外淤积 见于胆管结石、胆管炎、胆道蛔虫病、胆管癌、胰头癌、壶腹癌等。

【发病机制】

肝内或肝外胆管阻塞,结合胆红素不能随胆汁排入肠道,阻塞上方的胆汁淤积,胆管内压力增高,最终使小胆管与毛细胆管破裂,胆汁中的结合胆红素反流入血中,血中结合胆红素含量升高。同时由于胆汁淤积、浓缩,导致胆管内胆盐沉淀与胆栓形成(图2-8)。

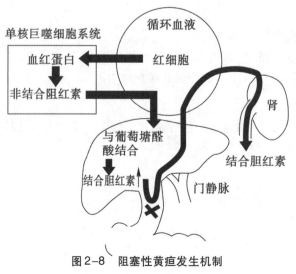

图2-8 阻塞性黄疸发生机制

【临床表现】

1. 黄疸颜色较深,皮肤呈暗黄色,严重时呈黄绿色或绿褐色。

2. 常伴有皮肤瘙痒、心动过缓(血液中胆酸盐升高所致)。

3. 尿色深,粪色变浅或呈灰白色(粪便中粪胆原减少或消失)。

三、肝细胞性黄疸

【病因】

各种使肝细胞广泛损害的疾病均可发生黄疸,如病毒性肝炎、中毒性肝炎、肝癌、肝硬化、钩端螺旋体病、败血症等。

【发病机制】

由于肝细胞损害,转化非结合胆红素为结合胆红素的能力下降,血中非结合胆红素升高。未受损的肝细胞将生成的结合胆红素输入毛细胆管,而这些结合胆红素可通过坏死的肝细胞及破裂的小胆管反流入血,血中结合胆红素升高。以上两种情况引起血中非结合胆红素和结合胆红素含量均升高(图2-9)。

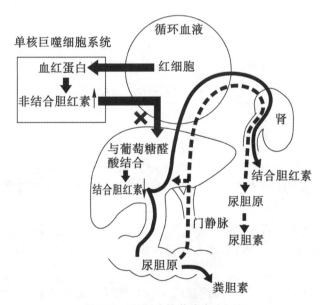

图2-9 肝细胞性黄疸发生机制

【临床表现】

1. 皮肤黏膜呈浅黄色、黄色或深黄色。

2. 常伴有全身乏力、食欲不振、厌油、恶心、腹胀、肝区不适或疼痛等。

3. 肝大、肝硬化患者尚伴有脾大、腹水等。

四、先天性非溶血性黄疸

3 种黄疸的鉴别见表2-4。

表2-4　3 种黄疸的鉴别

鉴别点	溶血性	肝细胞性	胆汁淤积性
TB	增加	增加	增加
CB	正常	增加	明显增加
CB/TB	<15% ~20%	>30% ~40%	>50% ~60%
尿胆红素	−	+	+
尿胆原	增加	轻度增加	减少或消失
GPT、GOT	正常	明显增高	可增高
ALP	正常	增高	明显增高
GGT	正常	增高	明显增高
PT	正常	延长	延长
对维生素 K 反应	无	差	好
胆固醇	正常	轻度增加或降低	明显增加
血浆蛋白	正常	Alb 降低,Glob 升高	正常

【伴随症状】

1.寒战高热　急性病毒性肝炎早期可有短暂发热。持续高热时应注意肝坏死。肝胆系统急性化脓性感染时可有寒战高热。另外,溶血性黄疸时先有寒战高热,然后出现黄疸。

2.腹痛　见于胆管结石、肝脓肿、胆管蛔虫病;右上腹剧痛、寒战高热和黄疸为查科三联征,提示急性化脓性胆管炎;持续右上腹钝痛或胀痛者可见于病毒性肝炎、原发性肝癌等。

3.肝大　轻度和中等度肿大,质地软或中等硬度且表面光滑者,见于病毒性肝炎、急性胆管感染或阻塞。明显肿大,质地坚硬,表面凹凸不平者见于肝癌。肿大不明显,质地较硬边缘不整齐,表面有小结节感者见于肝硬化。

4.胆囊肿大　提示胆总管有梗阻。常见于胰头癌、胆总管癌等。

5.脾大　见于病毒性肝炎、败血症、疟疾等。

6.腹水　见于重症肝炎、肝硬化失代偿期、肝癌等。

第十三节　发　绀

案例导入

患者,女,76岁。因"剧烈心前区疼痛6 h不缓解"前来就诊,急诊心电图提示广泛前壁心肌梗死。查体:BP 85/50 mmHg,R 22 次/min,P 120 次/min,烦躁不安,皮肤湿冷,口唇发绀,心尖区第一心音减弱。

思考:

1. 患者为什么口唇会发绀?

2. 如何对该患者进行病史采集?

发绀亦称紫绀,是指血液中还原血红蛋白增多,或出现异常血红蛋白衍化物(高铁血红蛋白、硫化血红蛋白)而使皮肤黏膜呈现青紫色的现象。发绀是血液中还原血红蛋白的绝对含量增多所致。当毛细血管血液中还原血红蛋白量超过 50 g/L 时,皮肤黏膜即可出现发绀。可出现于全身皮肤黏膜,但在皮肤较薄、色素较少和毛细血管丰富的部位,如口唇、舌、口腔黏膜、鼻尖、颊部、耳垂、甲床等处更易观察到。

【病因】

引起发绀的病因很多,但主要病因是呼吸系统疾病。

1. 血液中还原血红蛋白增多(真性发绀)　正常人血液中的还原血红蛋白极少,血氧饱和度很高(动脉为96%～100%,静脉为72%～75%)。当血氧饱和度严重下降,毛细血管血液中的还原血红蛋白增多超过 50 g/L 时即可出现发绀。但在严重贫血(血中血红蛋白低于 60 g/L)时,即使血氧饱和度严重下降,通常也不会出现发绀。真性发绀的病因可分为 3 类。

(1)呼吸系统疾病　常见于:①呼吸道阻塞,如喉、气管、支气管阻塞。②肺部疾病,如重症肺炎、肺气肿、慢性肺脓肿、尘肺、肺淤血、肺水肿等。③胸膜疾病,如气胸、大量胸腔积液、胸膜粘连肥厚等。

(2)循环系统疾病　常见于:①发绀性先天性心脏病,如法洛四联症(Fallot 四联症)、艾森曼格综合征等。由于心脏有异常通道,存在部分静脉血未在肺脏氧合经异常通道直接分流混入体循环动脉血中,当分流量达心排血量的1/3以上时即可出现发绀。②心包疾病,如慢性缩窄性心包炎、渗出性心包炎、心脏压塞等。③血管疾病,如肺栓塞、原发性肺动脉高压、肺动静脉瘘等。④局部静脉病变和血液循环障碍,如血栓性静脉炎、雷诺病、下肢静脉曲张、休克等。

(3)真性红细胞增多症　少见。

2. 血液中异常血红蛋白衍生物增多(中毒性发绀)

(1)高铁血红蛋白血症 是药物或毒物(如亚硝酸盐、伯氨喹、磺胺类、硝基苯、苯胺等)中毒,使血红蛋白分子的二价铁被三价铁取代形成高铁血红蛋白,导致血红蛋白失去携氧能力。当血中的高铁血红蛋白超过 30 g/L 时即可出现发绀。由于大量进食含亚硝酸盐的变质蔬菜,引起中毒性高铁血红蛋白血症而出现的发绀,临床上被称为肠源性发绀。

(2)硫化血红蛋白血症 凡能引起高铁血红蛋白血症的化学物质,同时患者有便秘或服用硫化物时,可在肠腔内形成硫化氢,后者作用于血红蛋白,产生硫化血红蛋白。当血中硫化血红蛋白超过 5 g/L 即可出现发绀。但临床少见。

【临床表现】

1. 血液中还原血红蛋白血增多(真性发绀) 按其病因和特点不同常分 3 种。

(1)中心性发绀 是指由呼吸、循环系统疾病引起的发绀。其表现特点是呈全身性,除四肢、颜面外还累及口腔和躯干的皮肤,发绀部位皮肤温暖。此类发绀按病因又分为两类。①肺性发绀:是由呼吸系统疾病引起肺通气和(或)换气功能障碍导致毛细血管中还原血红蛋白增多出现的发绀。②心性发绀:是由心脏疾病,特别是发绀性先天性心脏病引起的发绀。

(2)周围性发绀 是因末梢血液循环障碍,氧被组织过多摄取导致外周毛细血管血液中的还原血红蛋白增多引起的发绀。其表现特点是多见于肢体的下垂部位(如肢体末端)、耳垂、鼻尖等处,发绀部位皮肤冰冷,经按摩或加温发绀可消退。此类发绀可分为:①缺血性周围性发绀,常见于心排血量减少性疾病,如严重休克、血栓闭塞性脉管炎、雷诺病、冷球蛋白血症等。②淤血性周围性发绀,常见于引起体循环淤血、周围血流缓慢的疾病,如右心衰竭、心包积液、慢性缩窄性心包炎、渗出性心包炎、心脏压塞、血栓性静脉炎、腔静脉阻塞综合征、下肢静脉曲张等。

(3)混合性发绀 是中心性发绀和周围性发绀并存的发绀,其表现介于二者之间。主要见于心力衰竭。

2. 血液中存在异常血红蛋白衍生物(中毒性发绀)

(1)高铁血红蛋白血症 其发绀特点是:起病急骤,病情急重,氧疗效果差,静脉注射亚甲蓝、硫代硫酸钠或大剂量维生素 C 可使发绀消退,血液检查可证实高铁血红蛋白的存在。

(2)硫化血红蛋白血症 其发绀特点与高铁血红蛋白血症有相似之处,但是持续时间长,可达数月或更长时间,血中可检出硫化血红蛋白。

【伴随症状】

1. 呼吸困难 见于重症心、肺疾病和急性呼吸道梗阻。

2. 胸痛 见于气胸、心肌梗死等。

3. 意识障碍 见于休克、药物或化学物品急性中毒、呼吸衰竭和心力衰竭等。

4. 杵状指(趾) 见于先天性心脏病法洛四联症、慢性肺脓肿、支气管扩张等。

第十四节　疼　痛

疼痛是临床常见的症状,也是促使患者就医的主要原因。疼痛是一种不愉快的感觉和情绪上的感受,伴随着现有的或潜在的组织损伤。是主观性的,每个人在生命的早期就通过损伤的经验学会了表达疼痛的确切词汇。是身体局部或整体的感觉。疼痛对机体的正常生命活动具有保护作用,但强烈或持久的疼痛又会造成生理功能的紊乱甚至休克。

疼痛发生的机制尚不完全清楚。一般认为神经末梢(伤害性感受器)受到各种伤害性刺激(物理的或化学的)后,经过传导系统(脊髓)传至大脑,而引起疼痛感觉。任何形式的刺激达到一定的强度,都能引起疼痛。引起疼痛的刺激物称为致痛物质,包括乙酰胆碱、5-羟色胺、组织胺、缓激肽及钾离子、氢离子和组织损伤时产生的酸性产物等。有研究表明前列腺素 E_1 可提高疼痛感受器对化学介质和其他致痛刺激的敏感性,疼痛感受器是游离神经末梢,外周感受器受刺激后,冲动经脊髓的后根神经节细胞传导,并沿脊髓丘脑侧束,进入内囊传至大脑皮质中央后回的第一感觉区,引起定位的疼痛感觉。头面部的痛觉由三叉神经传导至丘脑束,再上行至脑桥与脊髓丘脑束汇合,进入大脑皮质中央后回第一感觉区。内脏的痛觉冲动主要通过交感神经传入,经后根进入脊髓,沿与躯体神经相同的途径,到达大脑感觉中枢。气管与食管的感觉则是通过迷走神经干的传入纤维而上传。

按疼痛发生的部位与传导途径不同可分为皮肤痛、内脏痛(真性内脏痛和类似内脏痛)、深部痛、牵涉痛。

1. 皮肤痛　皮肤受一定强度的刺激后产生两种不同性质的痛,其特点为:①皮肤痛有明确定位;②双重痛感,皮肤受损后首先出现的是一种尖锐的刺痛(快痛),在 $1\sim2\,s$ 后出现一种烧灼样痛(慢痛)。撤离刺激后快痛很快消失,而慢痛还持续数秒并伴有情绪反应、心血管和呼吸的变化。

2. 内脏痛

(1) 真性内脏痛　是内脏本身受到刺激时产生的疼痛。为一种钝痛、酸痛或烧灼痛,也可为绞痛。由空腔脏器的扩张、痉挛或强烈收缩,化学物质的刺激,脏器的牵拉引起。其特点为:①内脏痛位于身体内部,发生的较缓慢,但持续时间较长;②缺乏双重痛感;③定位不明确,痛区边缘不易确定。

(2) 类似内脏痛　是由体腔的壁层受刺激引起的疼痛,如胸膜、腹膜受到炎症、压力、摩擦或手术等导致的疼痛。此种疼痛还有一个特点是其相应脊髓神经段的皮肤出现疼痛或痛觉过敏。

3. 深部痛　是指肌肉、肌腱、筋膜及关节的疼痛。

4. 牵涉痛　是指内脏器官或深部组织的疾病引起的疼痛,可在体表的某一部位也发生痛感或痛觉过敏。因为有病变的内脏神经纤维与体表某处的神经纤维汇合于同一脊髓段,来自内脏的传入神经纤维途经脊髓上达大脑皮质,除反应内脏痛外,还会影响同一脊髓段的体表神经纤维,传导和扩散到相应的体表部位而引起疼痛。如心绞痛除在心前区及胸骨后引起疼痛外,还可放射至左肩和左臂内侧。

一、头痛

案例导入

患者,男,52岁,既往有高血压病史20年,今早晨跑中突感后枕部剧烈疼痛并伴呕吐。

思考:

1.该患者头痛的原因或诱因最可能是什么?

2.如何对该患者进行病史采集?

头痛是指额、顶、颞及枕部的疼痛。头痛是临床上常见的症状之一。既可由头部病变引起,又可因全身或内脏器官疾病造成。头痛可以由器质性病变引起,如颅内肿瘤;也可以发生于功能性改变,如偏头痛。

【病因】

1.颅脑病变

(1)感染性疾病 各种病原体所致的脑膜炎、脑炎都可出现头痛。常见的疾病有流行性脑脊髓膜炎、结核性脑膜炎、流行性乙型脑炎等。

(2)血管性疾病 脑出血、蛛网膜下腔出血、脑血栓形成、脑供血不足、高血压脑病等。

(3)颅内肿瘤 包括脑肿瘤和颅内转移癌,常见的脑肿瘤有神经胶质瘤、脑膜瘤、垂体腺瘤、神经纤维瘤等;颅内转移癌可由肺癌和鼻咽癌等转移而来。

(4)颅脑损伤 脑震荡、脑挫裂伤、慢性硬膜下血肿、脑内血肿、脑外伤后遗症等。

(5)其他 偏头痛、头痛型癫痫、腰椎穿刺及腰椎麻醉后头痛等。

2.颅外病变

(1)颅骨疾病 颅骨肿瘤、颅骨骨折等。

(2)肌收缩性头痛 又称紧张性头痛,是慢性头痛最常见的一种。由头部或颈部肌肉持久收缩及继发血管扩张引起。

(3)神经痛 三叉神经痛、舌咽神经痛、枕神经痛等。

(4)其他 眼源性头痛(远视、近视、散光)、耳源性头痛(中耳炎)、鼻源性头痛(鼻炎、鼻窦炎、鼻咽癌)、齿源性头痛(牙龈炎、龋齿等)。

3.全身性病变

(1)急性感染 流行性感冒、急性肾盂肾炎、肺炎球菌肺炎等发热性疾病。

(2)心血管疾病 高血压、充血性心力衰竭、风湿热等。

(3)中毒 铅、汞、酒精、一氧化碳、有机磷农药、阿托品、毒蕈等中毒。

（4）其他 月经期头痛、绝经期头痛、中暑、肺性脑病、尿毒症、神经官能症、癔病等。

【临床表现】

1. 发病情况 急性头痛伴发热多为感染性疾病；剧烈头痛持续不减并有意识障碍提示蛛网膜下腔出血；慢性进行性头痛伴有颅内高压表现，应警惕颅内占位性病变；长期反复发作的头痛和搏动性头痛多为偏头痛或神经官能症；因情绪焦虑紧张而引起的慢性头痛多为肌紧张性头痛。

2. 头痛部位 头痛可表现为单侧、双侧、前额、枕部、局部或弥漫性疼痛。急性感染性疾病引起的头痛多呈弥漫性全头痛；偏头痛或颅神经痛出现一侧头痛；流行性脑脊髓膜炎、蛛网膜下腔出血引起的头痛多在颈枕部；高血压引起的头痛多在前额或整个头部；浅表的头痛多见于眼源性、鼻源性、齿源性及颅外疾病引起的头痛，如肌收缩性头痛。深在的头痛多由脑脓肿、脑肿瘤、脑炎等颅内病变引起，疼痛常向病灶同侧放射。

3. 头痛性质 搏动性头痛或跳痛，常见于高血压、偏头痛、脑供血不足、头痛型癫痫、急性感染等。阵发性电击样或撕裂样疼痛多见于三叉神经痛和舌咽神经痛；头部重压感、紧箍感的头痛多见于肌紧张性头痛或脑外伤后遗症。突发异常剧烈头痛，提示蛛网膜下腔出血。

4. 头痛的程度 头痛一般分为轻、中、重度，但与病变的轻重并无平行关系，如三叉神经痛、偏头痛及脑膜刺激所致的疼痛最为剧烈，而脑肿瘤的疼痛多为中度或轻度。

5. 头痛发生时间与持续时间 有规律的晨间头痛见于鼻窦炎；长时间阅读后发生的头痛为近视等引起的眼源性头痛；女性偏头痛在月经期发作频繁；神经衰弱引起的头痛以病程长、明显的波动性与易变性为特点；脑肿瘤的头痛多为持续性和晨间加剧。

6. 头痛的影响因素 转头、低头、咳嗽常使脑肿瘤、脑膜炎的头痛加剧；压迫颈总动脉可使偏头痛或高血压性头痛减轻；偏头痛患者服用麦角胺后头痛可迅速缓解；肌紧张性头痛常因紧张、烦躁、焦虑而加重，也可因局部按摩而缓解。

【伴随症状】

1. 发热 见于全身感染性疾病或颅内感染。
2. 剧烈呕吐 提示颅内压升高，见于脑膜炎、脑炎、颅内肿瘤等。
3. 剧烈眩晕 见于小脑肿瘤、椎-基底动脉供血不足等。
4. 脑膜刺激征 提示脑膜炎或蛛网膜下腔出血。
5. 视力障碍 见于青光眼或脑肿瘤。
6. 失眠、多梦、注意力不集中 多见于神经官能症。
7. 癫痫病 发作者可见于脑血管畸形、脑瘤、颅内寄生虫病。

二、胸痛

案例导入

患者,男,45岁,因活动后心前区呈压榨性疼痛5 min,自服硝酸甘油后缓解。

思考:

1.该患者胸痛的原因或诱因最可能是什么?

2.胸痛的发生部位、性质和持续时间、伴随症状有哪些?

3.如何对该患者进行病史采集?

胸痛是临床上常见的症状,主要由胸部疾病所致,少数由其他疾病引起。胸痛的程度与疾病病情轻重程度不完全一致。

【病因】

引起胸痛的原因主要为胸部疾病。

1.胸壁疾病　急性皮炎、皮下蜂窝织炎、带状疱疹、肋间神经炎、肋软骨炎、流行性肌炎、肋骨骨折、多发性骨髓瘤、急性白血病等。

2.心血管疾病　冠状动脉粥样硬化性心脏病(心绞痛、心肌梗死)、心肌病、二尖瓣或主动脉瓣病变、急性心包炎、胸主动脉瘤(夹层动脉瘤)、肺栓塞(梗死)、肺动脉高压等。

3.呼吸系统疾病　胸膜炎、胸膜肿瘤、自发性气胸、血胸、支气管炎、支气管肺癌等。

4.纵隔疾病　纵隔炎、纵隔气肿、纵隔肿瘤等。

5.其他　过度通气综合征、痛风、食管炎、食管癌、食管裂孔疝、膈下脓肿、肝脓肿、脾梗死等。

各种化学、物理因素及刺激因子均可刺激胸部的感觉神经纤维产生痛觉冲动,并传至大脑皮质的痛觉中枢引起胸痛。胸部感觉神经纤维有:①肋间神经感觉纤维;②支配主动脉的交感神经纤维;③支配气管与支气管的迷走神经纤维;④膈神经的感觉纤维。另外,除患病器官的局部疼痛外,还可见远离该器官某部体表或深部组织疼痛,称放射痛或牵涉痛。其原因是内脏病变与相应区域体表的传入神经进入脊髓同一节段并在后角发生联系,故来自内脏的感觉冲动可直接激发脊髓体表感觉神经元,引起相应体表区域的痛感。如心绞痛时除出现心前区、胸骨后疼痛外也可放射至左肩、左臂内侧或左颈、左侧面颊部。

【临床表现】

1.发病年龄与病史　青壮年胸痛,应注意结核性胸膜炎、自发性气胸、心肌炎、心肌病。40岁以上者应多考虑心绞痛、心肌梗死与肺癌等。此外,尚需问及既往有无心脏病、高血压病、动脉粥样硬化病史,有无肺及胸膜疾病史和胸部手术史,有无大量吸烟史等。

2.胸痛部位　大部分疾病引起的胸痛常有一定部位。例如胸壁疾病所致的胸痛常固定在病变部位且局部有压痛,若为胸壁皮肤的炎症性病变,局部可有红、肿、热、痛表现;带状疱疹所致胸痛,可见成簇的水疱沿一侧肋间神经分布伴剧痛且疱疹不超过体表中线;肋软骨炎引起胸痛,常在第1、第2肋软骨处见单个或多个隆起,局部有压痛,但无红肿表现;心绞痛及心肌梗死的疼痛多在胸骨后方和心前区或剑突下,可向左肩和左臂内侧放射,甚至达环指与小指,也可放射于左颈或面颊部,误认为牙痛;夹层动脉瘤引起疼痛多位于胸背部,向下放射至下腹、腰部与两侧腹股沟和下肢;胸膜炎引起的疼痛多在胸侧部。

3.胸痛性质　胸痛的性质可有多种多样。例如带状疱疹呈刀割样或灼热样剧痛;食管炎多呈烧灼痛。肋间神经痛为阵发性灼痛或刺痛;心绞痛呈绞榨样痛并有重压窒息感,心肌梗死则疼痛更为剧烈并有恐惧、濒死感;气胸在发病初期有撕裂样疼痛;胸膜炎常呈隐痛、钝痛和刺痛;夹层动脉瘤常呈突然发生的胸背部撕裂样剧痛或锥痛;肺梗死亦可突然发生胸部剧痛或绞痛,常伴呼吸困难与发绀。

4.疼痛持续时间　平滑肌痉挛或血管狭窄缺血所致的疼痛为阵发性,如心绞痛发作时间短暂(持续 1 ~ 5 min),而心肌梗死疼痛持续时间很长(数小时或更长)且不易缓解。炎症、肿瘤、栓塞或梗死所致疼痛呈持续性。

5.胸痛的诱因与缓解因素　胸壁疾病所致的胸痛常于局部压迫或胸廓活动时加剧。心绞痛可在劳力或精神紧张时诱发,休息后或含服硝酸甘油或硝酸异山梨酯后于 1 ~ 2 min 内缓解,而对心肌梗死所致疼痛则服上药无效。反流性食管炎的胸骨后烧灼痛,在服用抗酸剂后减轻或消失。胸膜炎及心包炎的胸痛可因咳嗽或用力呼吸而加剧。

【伴随症状】

1.吞咽困难者　提示食管疾病如反流性食管炎。

2.有咳嗽或咯血者　提示为肺部疾病可能为肺炎、肺结核或肺癌。

3.呼吸困难者　提示肺部较大面积病变,如大叶性肺炎或自发性气胸、渗出性胸膜炎以及过度换气综合征等。

4.面色苍白、大汗、血压下降或休克　见于急性心肌梗死等。

三、腹痛

案例导入

患者,男,21 岁,平素体健,饮酒后 4 h 突然出现上腹持续疼痛,向左腰背部放射。

思考:

1.该患者腹痛的原因可能是什么?

2.该患者可能的诊断是什么?

3.如何对该患者进行病史采集?

腹痛是临床上最常见的症状之一。腹痛多由腹腔脏器病变引起,也可因胸部及全身病变造成。病变性质可为器质性或功能性,临床将腹痛分为急性腹痛与慢性腹痛,外科的急性腹痛称为急腹症。

【病因】

1.急性腹痛 急性腹痛具有起病急、病情重、变化快、先腹痛后发热等特点,大多属外科范围。

(1)脏器急性炎症 如急性胃炎、肠炎、阑尾炎、胆囊炎、胰腺炎、急性出血坏死性肠炎等。

(2)腹膜急性炎症 多见于胃肠穿孔所致的急性弥漫性腹膜炎。

(3)空腔脏器阻塞或扩张 如肠梗阻、胆管结石、泌尿道结石、胆管蛔虫症、急性胃扩张等。

(4)脏器扭转或破裂 如肠扭转、卵巢扭转、肝破裂、脾破裂、异位妊娠破裂等。

(5)腹腔内血管阻塞 如缺血性肠炎、门静脉栓塞、夹层腹主动脉瘤等。

(6)腹壁病变 腹壁挫伤、腹壁脓肿等。

(7)其他 胸腔疾病所致的牵涉痛;全身性疾病如腹型过敏性紫癜、尿毒症等。

2.慢性腹痛 慢性腹痛具有起病缓、病程长、病情时轻时重等特点,大多属内科范围。

(1)脏器慢性炎症 如慢性胃炎、慢性胆管感染、反流性食管炎、结核性腹膜炎等。

(2)消化性溃疡 如胃、十二指肠球部溃疡。

(3)脏器包膜牵张 见于实质性器官肿胀,导致包膜张力增加而引起腹痛,如肝淤血、肝炎、肝脓肿、肝癌等。

(4)空腔脏器张力改变 如胃、肠痉挛等。

(5)腹内肿瘤 如胃癌、肝癌、胰腺癌等。

(6)代谢障碍与中毒 如铅中毒、尿毒症等。

(7)其他 如胃下垂、痛经、慢性肠扭转、肠蛔虫病、胃肠神经官能症等。

【临床表现】

1.腹痛部位 腹痛的部位一般即为病变所在部位。胆囊炎、胆结石症多引起右上腹痛;胃炎、胃癌、消化性溃疡多引起上腹部痛;胰腺炎、胰腺癌多引起左上腹痛;急性肠炎、肠蛔虫症多引起脐周疼痛;阑尾炎引起右下腹痛,麦氏点有压痛及反跳痛;细菌性痢疾、溃疡性结肠炎引起左下腹痛。胆囊炎、胆石症的腹痛可向右肩部放射;肾及输尿管结石引起的侧腹部疼痛可向大腿内侧及会阴部放射;胰腺炎的腹痛可向左腰背部放射;子宫、输卵管及直肠病变可向腰骶部放射。

2.腹痛性质与程度 急性腹痛疼痛剧烈,呈刀割样痛、绞痛、锐痛等。突发的刀割样痛多见于胃、十二指肠溃疡急性穿孔;阵发性剑突下钻顶样痛见于胆道蛔虫症;阵发性绞痛多见于胆管结石、泌尿道结石;突发全腹部持续性剧痛伴腹肌紧张提示急性弥漫性腹膜炎。慢性腹痛多为隐痛、钝痛、胀痛等。慢性周期性上腹部烧灼痛或隐痛见于消化性溃疡;慢性右上腹胀痛见于慢性肝炎、肝淤血等;慢性上腹部隐痛或钝痛多见于慢性胃炎。

3.腹痛诱因与缓解因素 如饮食,胆囊炎、胆石症的疼痛常因进食高脂饮食而诱发;胃十二指肠溃疡急性穿孔、急性胰腺炎、急性胃扩张多因暴饮暴食而诱发;胃溃疡的疼痛为饭后痛,服碱性药物可缓解;十二指肠溃疡的疼痛为空腹痛或夜间痛,服碱性药物或进食可缓解。如体位,胃黏膜脱垂症的疼痛左侧卧位减轻,右侧卧位加重;胃下垂可因长时间站立位出现腹痛;反流性食管炎患者烧灼痛在躯体前屈时明显,直立位时减轻。部分机械性肠梗阻多与腹部手术有关,腹部受暴力作用引起的剧痛并有休克者,可能是肝、脾破裂所致。

【伴随症状】

1. 急性腹痛伴寒战高热　提示腹腔脏器急性炎症,如急性胆管感染、肝脓肿等。
2. 慢性腹痛伴发热　提示腹腔脏器慢性炎症、脓肿和恶性肿瘤。
3. 急性腹痛伴休克　见于肝破裂、脾破裂、异位妊娠破裂、急性胃肠穿孔等。
4. 腹痛伴黄疸　提示肝胆系统疾病及胰腺疾病。
5. 腹痛伴呕吐　见于上消化道疾病,如肠梗阻、急性胃肠炎、幽门梗阻等。
6. 腹痛伴血便　见于溃疡性结肠炎、结肠癌、肠结核、急性出血性坏死性肠炎等。
7. 腹痛伴血尿　见于尿路结石、急性膀胱炎等。

四、腰背痛

案例导入

患者,男,52 岁,有肺结核病史 3 年。1 个月前出现腰背痛,活动后加剧,伴低热和体重减轻 1 个月。

思考:

1. 该患者可能的诊断是什么?
2. 如何对该患者进行病史采集?

腰背痛是常见的临床症状之一。许多疾病可以引起腰背痛,其中局部病变占多数,可能与腰背部长期负重、其结构易于损伤有关。邻近器官病变波及或放射性腰背痛也极为常见。

【病因】

腰背痛的病因复杂多样。按病因可分为五大类。

1. 外伤性

(1) 急性损伤　因各种直接或间接暴力、肌肉拉力所致的腰椎骨折、脱位或腰肌软组织损伤。

(2) 慢性损伤　工作时的不良体位、劳动姿势、搬运重物等引起的慢性累积性损伤。在遇到潮湿寒冷等物理性刺激后极易发生腰背痛。

2. 炎症性　引起腰骶部疼痛的炎症性病变包括以下几种。

(1) 感染性炎症　可见于结核菌、化脓菌或伤寒菌对腰部及软组织的侵犯形成感染性炎症。

（2）无菌性炎症　寒冷、潮湿、变态反应和重手法推拿可引起骨及软组织炎症。导致骨膜、韧带、筋膜和肌纤维的渗出，肿胀变性。

3. 退行性变　近年来因胸腰椎的退行性改变引起的腰背痛呈上升趋势。人体发育一旦停止，其退行性改变随之而来，一般认为人从 20～25 岁开始退变。包括纤维环及髓核组织退变。如过度活动，经常处于负重状态则髓核易于脱出，前后纵韧带、小关节随椎体松动移位，引起韧带骨膜下出血，微血肿机化，骨化形成骨刺。髓核突出和骨刺可压迫或刺激神经引起疼痛。

4. 先天性疾患　最常见于腰骶部，是引起下腰痛的常见病因。常见的有隐性脊柱裂、腰椎骶化或骶椎腰化、漂浮棘突、发育性椎管狭窄和椎体畸形等。此类疾病在年轻时常无症状。但以上骨性结构所形成的薄弱环节，为累积性损伤时出现腰背痛提供了基础。

5. 肿瘤性疾患　原发性或转移性肿瘤对胸腰椎及软组织的侵犯。

腰背部的组织，自外向内包括皮肤、皮下组织、肌肉、韧带、脊椎、肋骨和脊髓。上述任何组织的病变均可引起腰背痛。此外腰背部的邻近器官病变也可引起腰背痛。按引起腰背痛的原发病部位可分为以下几种。

（1）脊椎疾病　如脊椎骨折、椎间盘突出、增生性脊柱炎、感染性脊柱炎、脊椎肿瘤、先天性畸形等。

（2）脊柱旁软组织疾病　如腰肌劳损、腰肌纤维组织炎、风湿性多肌炎。

（3）脊神经根病变　如脊髓压迫症、急性脊髓炎、腰骶神经炎、颈椎炎。

（4）内脏疾病　呼吸系统疾病，如肺胸膜病变引起上背部疼痛；泌尿系统疾病如肾及输尿管结石、炎症；盆腔、直肠、前列腺及子宫附件炎症可引起放射性腰背部疼痛。

【临床表现】

不同疾病引起的腰背疼痛具有不同特点。以下简述引起腰背痛常见疾病的临床特点。

1. 脊椎病变

（1）脊椎骨折　有明显的外伤史，且多因由高空坠下，足或臀部先着地，骨折部有压痛和叩痛，脊椎可能有后突或侧突畸形，并有活动障碍。

（2）椎间盘突出　青壮年多见，以腰 4～骶 1 易发。常有搬重物或扭伤史，可突发或缓慢发病。主要表现为腰痛和坐骨神经痛，二者可同时或单独存在。有时候疼痛剧烈，咳嗽、喷嚏时疼痛加重，卧床休息时缓解。可有下肢麻木、冷感或间歇跛行。

（3）增生性脊柱炎　又称退行性脊柱炎，多见于 50 岁以上患者，晨起时感腰痛、酸胀、僵直而活动不便，活动腰部后疼痛好转，但过多活动后腰痛又加重。疼痛以傍晚时明显。平卧可缓解，疼痛不剧烈，敲打腰部有舒适感，腰椎无明显压痛。

（4）结核性脊柱炎　是感染性脊柱炎中最常见的疾病，腰椎最易受累，其次为胸椎。背部疼痛常为结核性脊柱炎的首发症状。疼痛局限于病变部位。呈隐痛、钝痛或酸痛，夜间明显，活动后加剧，伴有低热、盗汗、乏力、纳差。晚期可有脊柱畸形、冷脓肿及脊髓压迫症状。

（5）化脓性脊柱炎　本病不多见，常因败血症、外伤、腰椎手术、腰穿和椎间盘造影感染所致。患者感剧烈腰背痛,有明显压痛、叩痛,伴畏寒、高热等全身中毒症状。

(6)脊椎肿瘤　以转移性恶性肿瘤多见,如前列腺癌、甲状腺癌和乳腺癌等转移或多发性骨髓瘤累及脊椎。其表现为顽固性腰背痛,剧烈而持续,休息和药物均难缓解,并有放射性神经根痛。

2.脊柱旁组织病变

(1)腰肌劳损　常因腰扭伤治疗不彻底或累积性损伤,患者自觉腰骶酸痛、钝痛,休息时缓解,劳累后加重。特别是弯腰工作时疼痛明显,而伸腰或叩击腰部时可缓解疼痛。

(2)腰肌纤维织炎　常因寒冷、潮湿、慢性劳损所致腰背部筋膜及肌肉组织水肿、纤维变性。患者大多感腰背部弥漫性疼痛,以腰椎两旁肌肉及髂嵴上方为主,晨起时加重,活动数分钟后好转,但活动过多疼痛又加重。轻叩腰部则疼痛缓解。

3.脊神经根病变

(1)脊髓压迫症　见于椎管内原发性或转移性肿瘤、硬膜外脓肿或椎间盘突出等。主要表现为神经根激惹征,患者常感觉颈背痛或腰痛,并沿一根或多根脊神经后根分布区放射,疼痛剧烈,呈烧灼样或绞榨样痛,脊柱活动、咳嗽或喷嚏时加重。有一定定位性疼痛,并可有感觉障碍。

(2)蛛网膜下腔出血　蛛网膜下腔所出的血液刺激脊膜和脊神经后根时可引起剧烈的腰背痛。

(3)腰骶神经根炎　主要为下背部和腰骶部疼痛,并有僵直感,疼痛向臀部及下肢放射,腰骶部有明显压痛,严重时有节段性感觉障碍,下肢无力,肌萎缩,腱反射减退。

4.内脏疾病引起的腰背痛

(1)泌尿系统疾病　肾炎、肾盂肾炎、泌尿道结石、结核、肿瘤、肾下垂和肾积水等多种疾病可引起腰背痛。不同疾病有其不同特点,肾炎呈深部胀痛,位于腰肋三角区,并有轻微叩痛;肾盂肾炎腰痛较鲜明,叩痛较明显;肾脓肿多为单侧腰痛,常伴有局部肌紧张和压痛;肾结石多为绞痛,叩痛剧烈;肾肿瘤引起的腰痛多为钝痛或胀痛,有时呈绞痛。

(2)盆腔器官疾病　男性前列腺炎和前列腺癌常引起下腰骶部疼痛,伴有尿频、尿急、排尿困难;女性慢性附件炎、宫颈炎、子宫脱垂和盆腔炎可引起腰骶部疼痛,且伴有下腹坠胀感和盆腔压痛。

5.消化系统疾病　消化道及脏器的传入纤维与一定皮肤区的传入纤维进入相同的脊髓段,故内脏传入疼痛感觉刺激兴奋了皮肤区的传入纤维,引起感应性疼痛。胃、十二指肠溃疡,后壁慢性穿孔时直接累及脊柱周围组织,引起腰背肌肉痉挛出现疼痛。于上腹部疼痛的同时,可出现下胸上腰椎区域疼痛。急性胰腺炎,常有左侧腰背部放射痛;约1/4的胰腺癌可出现腰背痛,取前倾坐位时疼痛缓解,仰卧位时加重。溃疡性结肠炎和克罗恩病在消化道功能紊乱的同时常伴有下腰痛。

6.呼吸系统疾病　胸膜炎、肺结核和肺癌等可引起后胸部和侧胸肩胛部疼痛。背痛的同时常伴有呼吸系统症状及体征,胸膜病变时常在深呼吸时加重,而脊柱本身无病变、无压痛、运动不受限。

【伴随症状】

1.伴脊柱畸形　外伤后畸形多因脊柱骨折、错位所致;自幼有畸形多为先天性脊柱疾病所致;缓慢起病者见于脊柱结核和强直性脊柱炎。

2.伴有活动受限　见于脊柱外伤、强直性脊柱炎、腰背部软组织急性扭挫伤。

3.伴长期发热　伴低热者见于脊柱结核、类风湿性关节炎;伴高热者见于化脓性脊柱炎和椎旁脓肿。

4.伴尿频、尿急、排尿不尽　见于尿路感染、前列腺炎或前列腺肥大;腰背剧痛伴血尿,见于肾或输尿管结石。

5.伴嗳气、反酸、上腹胀痛　见于胃、十二指肠溃疡或胰腺病变。

6.伴腹泻或便秘　见于溃疡性结肠炎或克罗恩病。

7.伴月经异常、痛经、白带过多　见于宫颈炎、盆腔炎、卵巢及附件炎症或肿瘤。

五、关节痛

案例导入

患者,男,55岁,一个半月前出现双手指、腕对称性肿痛,伴晨僵。

思考:

1.该患者诊断为什么?

2.如何对该患者进行病史采集?

关节痛是指患者自述关节部位的疼痛感觉,是临床上极为常见的一个症状,轻者不影响任何活动,重者则生活不能自理。根据不同病因及病程,关节痛可分急性和慢性。急性关节痛以关节及其周围组织的炎症反应为主,慢性关节痛则以关节囊肥厚及骨质增生为主。

【病因】

引起关节疼痛的疾病种类繁多,病因复杂。关节痛可能是单纯的关节病变,也可能是全身疾病的局部表现。常见病因有以下几类。

1.外伤

(1)急性损伤　因外力碰撞关节或使关节过度伸展扭曲,关节骨质、肌肉、韧带等结构损伤,造成关节脱位或骨折,血管破裂出血,组织液渗出,关节肿胀疼痛。

(2)慢性损伤　持续的慢性机械损伤,或急性外伤后关节面破损留下粗糙瘢痕,使关节润滑作用消失,长期摩擦关节面,产生慢性损伤。关节长期负重,使关节软骨及关节面破坏。关节活动过度,可造成关节软骨的累积性损伤。关节扭伤处理不当或骨折愈合不良,畸形愈合所致负重不平衡,造成关节慢性损伤。

2.感染　外伤后细菌侵入关节;败血症时细菌经血液到达关节内;关节邻近骨髓炎、软组织炎症、脓肿蔓延至关节内;常见的病原菌有葡萄球菌、肺炎链球菌、脑膜炎球菌、结核分枝杆菌和梅毒螺旋体等。

3.变态反应和自身免疫　因病原微生物及其产物、药物、异种血清与血液中的抗体形成免疫复合物,流经关节沉积在关节腔引起组织损伤和关节病变。如类风湿性关节炎、细菌性痢疾、过敏性紫癜和结核菌感染后发生反应性关节炎。如外来抗原或理化因素使宿主组织成分改变,形成自身抗原刺激机体产生自身抗体,引起器官和非器官特异性自身免疫病。关节病变是全身性损害之一,表现为滑膜充血水肿,软骨进行性破坏,形成畸形如类风湿性关节炎、系统性红斑狼疮引起的关节病变。

4.退行性关节病　又称增生性关节炎或肥大性关节炎。分原发和继发两种。原发性无明显局部病因。多见于肥胖老人,女性多见,有家族史,常有多关节受累。继发性骨关节病变多有创伤、感染或先天性畸形等基础病变,并与吸烟、肥胖和重体力劳动有关。

5.代谢性骨病　维生素D代谢障碍所致的骨质软化性骨关节病,如阳光照射不足、消化不良、维生素D缺乏和磷摄入不足等。各种病因所致的骨质疏松性关节病,如老年性、失用性骨质疏松;脂质代谢障碍所致的高脂血症性关节病,骨膜和关节腔组织脂蛋白转运代谢障碍性关节炎;嘌呤代谢障碍所致的痛风;以及某些代谢内分泌疾病如糖尿病性骨病;皮质醇增多症性骨病;甲状腺或甲状旁腺疾病引起的骨关节病均可出现疼痛。

6.骨关节肿瘤　良性肿瘤如骨样骨瘤、骨软骨瘤、骨巨细胞瘤和骨纤维异常增殖症。恶性骨肿瘤如骨肉瘤、软骨肉瘤、骨纤维肉瘤、滑膜肉瘤和转移性骨肿瘤。

【临床表现】

1.关节疼痛出现的时间　反复发作的慢性关节疼痛,疼痛不剧烈,而以其他器官受累症状为主,如系统性红斑狼疮、代谢性骨病等常难以陈述确切的起病时间。外伤性、化脓性关节炎常可问出起病的具体时间。

2.关节疼痛的诱因　风湿性关节炎常因气候变冷,潮湿而发病;痛风常在饮酒或高嘌呤饮食后诱发;增生性关节炎常在关节过度负重,活动过多时诱发疼痛。

3.疼痛部位　化脓性关节炎多为大关节和单关节发病;结核性关节炎多见于髋关节和脊椎;类风湿性关节炎多见于指间关节、掌指关节、腕关节;增生性关节炎常以膝关节多见;拇趾和第一跖趾关节红肿热痛多为痛风。

4.疼痛出现的缓急程度及性质　急性外伤、化脓性关节炎及痛风起病急剧,疼痛剧烈,呈烧灼切割样疼痛或跳痛;骨折和韧带拉挫伤则呈锐痛;骨关节肿瘤呈钝痛;系统性红斑狼疮、类风湿性关节炎、增生性骨关节病等起病缓慢,疼痛程度较轻,呈酸痛胀痛。

5.加重与缓解因素　化脓性关节炎局部冷敷可缓解疼痛;痛风多因饮酒而加重,解热镇痛药效果不佳而秋水仙碱效果显著;关节肌肉劳损休息时疼痛减轻,活动则疼痛加重;增生性关节炎夜间卧床休息时,静脉回流不畅,骨内压力增高,疼痛加重,起床活动后静脉回流改善,疼痛缓解,但活动过多疼痛又会加重。

【伴随症状】

1.关节痛伴高热畏寒,局部红肿灼热　见于化脓性关节炎。

2.关节痛伴低热、乏力、盗汗、消瘦、纳差　见于结核性关节炎。

3.全身小关节对称性疼痛,伴有晨僵和关节畸形　见于类风湿性关节炎。

4.关节疼痛呈游走性,伴有心肌炎、舞蹈病　见于风湿热。

5.关节痛伴有血尿酸升高,同时有局部红肿灼热　见于痛风。

6.关节痛伴有皮肤红斑、光过敏、低热和多器官损害　见于系统性红斑狼疮。

7.关节痛伴有皮肤紫癜、腹痛腹泻　见于关节受累型过敏性紫癜。

第十五节　皮肤黏膜出血

案例导入

　　患者,女,55岁,1周前无明显诱因出现背部出血点,直径小于 1 mm,不高出皮面。

　　思考:

　　1.该患者表现为哪种皮肤黏膜出血?

　　2.如何对该患者进行病史采集?

　　皮肤黏膜出血(mucocutaneous hemorrhage)由机体止血或凝血功能障碍引起,临床上主要表现为全身性或局限性皮肤黏膜自发性出血或轻微外伤后难以止血。

【病因】

　　1.血管壁功能异常　如遗传性出血性毛细血管扩张症、血管性假性血友病、过敏性紫癜、单纯性紫癜、维生素缺乏性紫癜等。

　　2.血小板数量或功能异常　如再生障碍性贫血、白血病、特发性血小板减少性紫癜、弥散性血管内凝血等。

　　3.凝血功能障碍　如血友病、严重肝病、尿毒症等。

【临床表现】

　　根据出血部位、出血程度或范围,皮肤黏膜出血有以下几种常见类型,各类型出血可单独或同时存在于同一患者中。

　　1.瘀点　指直径小于 2 mm 的皮肤黏膜出血。出血点常不高出皮面,压之不褪色。

　　2.紫癜　指直径为 3~5 mm 的皮下出血。

　　3.瘀斑　为直径大于 5 mm 的皮下片状出血。

　　4.皮下血肿　表现为片状出血伴皮肤显著隆起。

　　5.鼻出血　亦称鼻衄。

　　6.其他出血　可表现为齿龈出血、月经过多、血尿及黑便,严重者表现为颅内出血。

第三章

体格检查

体格检查（physical examination）是检查者运用自己的感觉器官或借助简便的辅助工具（如体温表、听诊器、血压计、手电筒、叩诊锤等），客观地了解和检查被检查者的身体状况的一系列最基本的检查方法。体格检查的方法有 5 种：视诊、触诊、叩诊、听诊和嗅诊。这里重点讲视诊和触诊。体格检查的注意事项如下：

1.检查环境安静、温暖、舒适和具有私密性，光线充足。

2.检查者衣着整洁，举止大方，态度和蔼，关心体贴被检查者。

3.检查前先有礼貌地向被检查者自我介绍，并说明检查的目的与要求，以取得被检查者的合作，同时要洗净双手。

4.检查者站在被检查者的右侧，按照一定顺序规范、轻柔、细致地实施检查，力求检查结果准确。

5.根据病情变化，随时复查，以发现新的体征，不断补充和修正检查结果，调整和完善诊断与治疗措施。

第一节　基本方法

学习导航

1.掌握体格检查基本方法的种类及其临床适用范围。

2.熟悉体格检查的注意事项；常见异常气味的临床意义。

3.了解体格检查的正确操作方法。

案例导入

患者，女，23 岁，1 型糖尿病史 5 年，中断胰岛素治疗 3 d 后突然昏迷，诊断为糖尿病酮症酸中毒昏迷。

思考：试分析该患者呼吸的气味有何异常。

一、视诊

视诊(inspection)是检查者运用视觉来观察被检查者全身或局部状态有无异常的检查方法。视诊可分为一般视诊和局部视诊,一般视诊能观察被检查者全身一般状态,如年龄、性别、发育、营养、面容、表情、体位、步态等;局部视诊则是对被检查者身体某局部进行深入细致的观察,如巩膜有无黄染、皮肤有无皮疹及心尖搏动情况等。特殊部位的视诊需借助某些仪器如耳镜、喉镜、检眼镜、内镜等进行检查。

视诊最好在自然光线下进行,视诊方法简单,适用范围广,可提供重要的诊断资料和线索。检查者必须有丰富的医学知识和临床经验,通过深入、细致的观察,从而发现有重要意义的临床征象,否则会出现视而不见的情况。

二、触诊

触诊(palpation)是检查者通过手的触觉来判断身体某部位有无异常的一种方法。手的不同部位对触觉的敏感度不同,其中以指腹对触觉较为敏感,掌指关节的掌面皮肤对震动较为敏感。手背皮肤对温度较为敏感,触诊时多用这些部位。触诊的适用范围很广,可遍及全身各部,尤以腹部检查最常用。

(一)触诊方法

临床可分为浅部触诊法和深部触诊法。

1. 浅部触诊法　检查者将一手轻置于被检查的部位,利用掌指关节和腕关节的协同动作,轻柔地进行滑动触摸。浅部触诊适用于体表浅在的病变(如关节、软组织、浅部的动静脉、神经、阴囊、精索等)。浅部触诊一般不引起检查对象痛苦和肌肉紧张,因此更有利于检查腹部有无压痛、抵抗感、搏动、包块和某些脏器肿大等。

2. 深部触诊法　用一手或两手重叠,由浅入深,逐步施加压力,以达深部。主要用于检查腹腔内病变和脏器的情况。根据检查目的和手法的不同又可分为以下几种。①深部滑行触诊法:检查时嘱被检查者张口平静呼吸或与其谈话以转移注意力,尽量放松腹肌,检查者以并拢的示、中、环指末端逐渐触向腹腔脏器或包块,并在其上做上下左右滑动触摸。常用于腹腔深部包块和胃肠病变的检查。②双手触诊法:检查者将左手掌置于被检查脏器或包块的背后部,并将被检查部位推向右手方向,这样可起到固定作用,并可使被检查的脏器或包块更接近体表以利于右手触诊。多用于肝、脾、肾及腹腔肿物的触诊。③深压触诊法:用一个或两个并拢的手指逐渐深压腹壁被检查部位,以探测腹腔深在病变的部位或确定腹部压痛点,如阑尾压痛点、胆囊压痛点等。检查反跳痛时,在手指深压的基础上迅速将手抬起,同时询问被检查者有无疼痛加剧或观察其面部有无痛苦表情。④冲击触诊法:检查时以右手并拢的3、4个手指,弯曲70°~90°,放置于腹壁相应部位,做数次急速而较有力的冲击动作,冲击时会出现腹腔脏器或包块在指端浮沉的感觉。冲击触诊法一般只用于大量腹水时肝、脾或腹腔包块难以触及者。此法会使检查对象感到不适,操作时应避免用力过猛(图3-1)。

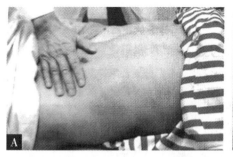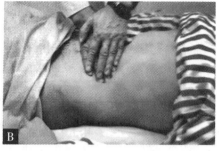

图 3-1 浅部触诊法(A)和深部触诊法(B)

(二)注意事项

1. 触诊前应向被检查者说明检查目的和需要配合的动作。检查者手要温暖,动作轻柔,以免引起被检查者肌肉紧张而影响检查效果。

2. 被检者通常呈仰卧位,双手置于体侧,双腿稍屈,尽可能放松腹肌。

第二节 一般检查

学习导航

1. 掌握生命体征、营养状态和意识状态的概念及正常表现。
2. 熟悉全身状态检查的内容、异常表现及临床意义。
3. 了解一般检查的正确操作方法。

案例导入

患者,男,36 岁,既往有十二指肠溃疡病史,5 h 前饱餐后突然出现上腹部刀割样剧痛,迅速蔓延至全腹,伴恶心、呕吐,确诊为十二指肠穿孔并急性腹膜炎。

思考:该患者为减轻疼痛,宜采取何种体位?

一般检查是体格检查的第一步,是对患者全身状态的概括性观察,以视诊为主,配合触诊、听诊进行检查。

一般检查包括性别、年龄、体温、呼吸、脉搏、血压、发育与营养、意识状态、面容表情、体位姿势、步态等,还有皮肤和淋巴结。

一、全身状态检查

(一)性别

正常人的性征很明显,故性别不难判断。女性性征的正常发育,与雌激素和雄激素有关,男性仅与雄激素有关。疾病的发生与性别有一定的关系,某些疾病可引起性征发生改变。

(二)年龄

年龄与疾病的发生及预后有密切的关系。年龄大小一般通过问诊即可得知,但在某些情况下,如昏迷、死亡或隐瞒年龄时则需通过观察进行判断,其方法是通过观察皮肤的弹性与光泽、肌肉的状态、毛发的颜色和分布、面与颈部皮肤的皱纹、牙齿的状态等进行大体上的判断。

(三)生命体征

生命征是评价生命活动存在与否及其质量的指标,包括体温、脉搏、呼吸和血压,是体格检查必需的项目之一。测量之后应及时而准确地记录。

1.体温　体温测量及正常范围,一般按摄氏法进行记录。

(1)腋测法　正常值 $36 \sim 37$ ℃。为最常用的体温测定方法。

(2)口测法　正常值为 $36.3 \sim 37.2$ ℃。该法结果较为准确,但不能用于婴幼儿及神志不清者。

(3)肛测法　正常值为 $36.5 \sim 37.7$ ℃。该法测值稳定,多用于婴幼儿及神志不清者。

生理情况下,体温有一定的波动。早晨体温略低,下午略高,在 24 h 内波动幅度一般不超过 1 ℃;运动或进食后体温略高;老年人体温略低,月经期前或妊娠期妇女体温略高。

2.呼吸　观察记录患者呼吸的节律性及频率(详见本章第五节)。

3.脉搏　观察记录患者脉搏的节律性及频率(详见本章第五节)。

4.血压　用于观察动脉血压的高低(详见本章第五节)。

(四)发育与体型

1.发育　应通过患者年龄、智力和体格成长状态(包括身高、体重及第二性征)之间的关系进行综合评价。发育正常者,其年龄、智力与体格的成长状态处于均衡一致。机体的发育受种族遗传、内分泌、营养代谢、生活条件及体育锻炼等多种因素的影响。

成人发育正常的指标包括:①头部的长度为身高的 $1/8 \sim 1/7$;②胸围约为身高的 $1/2$;③双上肢展开后,左右指端的距离与身高基本一致;④坐高等于下肢的长度。

2.体型　体型是身体各部发育的外观表现,包括骨骼、肌肉的生长与脂肪分布的状态等。成年人的体型可分为无力型(瘦长型)、正力型(匀称型)和超力型(矮胖型)。

(五)营养状态

营养状态通常根据皮肤、毛发、皮下脂肪、肌肉的发育情况进行综合判断。最简便而迅速的方法是观察皮下脂肪充实的程度,前臂屈侧或上臂背侧下 1/3 处,为判断脂肪充实程度最方便和最适宜的部位。营养状态可以作为评价健康或疾病程度的标准之一。

临床上通常用良好、中等、不良 3 个等级对营养状态进行描述。①良好:黏膜红润、皮肤光泽、弹性良好,皮下脂肪丰满而有弹性,肌肉结实,指甲、毛发润泽。②不良:皮肤黏膜干燥、弹性降低,皮下脂肪菲薄,肌肉松弛无力,指甲粗糙无光泽、毛发稀疏。③中等:介于两者之间。

临床上常见的营养状态异常包括 2 种。

1. 营养不良 由于摄食不足、消化障碍和(或)消耗增多引起。营养不良多见于长期或严重的疾病。当体重减轻低于正常(标准体重)的 10% 时称为消瘦,极度消瘦者称为恶病质。

2. 营养过度 体内中性脂肪积聚过多,主要表现为体重增加,当超过标准体重的 20% 以上者称为肥胖,亦可计算体重指数 = 体重(kg)/[身高(m)]^2,WHO 的肥胖标准为 BMI≥30 kg/m^2;我国标准为 BMI≥28 kg/m^2。肥胖最常见的原因为热量摄入过多,超过消耗量,常与内分泌、遗传、生活方式、运动和精神因素有关。

(六)意识状态

意识是大脑功能活动的综合表现,即对环境的知觉状态。正常人意识清晰,定向力正常,反应敏锐精确,思维和情感活动正常,语言流畅、准确、表达能力良好,凡能影响大脑功能活动的疾病均可引起程度不等的意识改变,称为意识障碍。患者可出现兴奋不安、思维紊乱、语言表达能力减退或失常、情感活动异常、无意识动作增加等。根据意识障碍的程度可将其分为嗜睡、意识模糊、谵妄、昏睡以及昏迷。

判断患者意识状态多采用问诊,通过交谈了解患者的思维、反应、情感、计算及定向力等方面的情况。对较为严重者,还应进行痛觉试验、瞳孔反射等检查,以确定患者意识障碍的程度。

(七)面容与表情

面容是指面部呈现的状态;表情是在面部或姿态上思想感情的表现。通过视诊即可确定患者的面容和表情,临床上常见有:

1. 急性病容 面色潮红,烦躁不安,鼻翼扇动,口唇疱疹,表情痛苦。多见于急性感染性疾病,如肺炎球菌肺炎、疟疾、流行性脑脊髓膜炎等。

2. 慢性病容 面容憔悴,面色晦暗或苍白无华,目光暗淡。见于慢性消耗性疾病,如恶性肿瘤、肝硬化、严重结核病等。

3. 贫血面容 面色苍白,唇舌色淡,表情疲惫。见于各种原因所致的贫血。

4. 肝病面容 面色晦暗,额部、鼻背、双颊有褐色色素沉着。见于慢性肝脏疾病。

5. 肾病面容 面色苍白,眼睑、颜面水肿,舌色淡、舌缘有齿痕。见于慢性肾脏疾病。

6. 甲状腺功能亢进面容 面容惊愕,眼裂增宽,眼球凸出,目光炯炯,兴奋不安,烦躁易怒,见于甲状腺功能亢进症(图 3-2)。

7. 黏液性水肿面容 面色苍黄,颜面水肿,脸厚面宽,目光呆滞,反应迟钝,眉毛、头发稀疏,舌色淡、肥大。见于甲状腺功能减退症。

8. 二尖瓣面容　面色晦暗、双颊紫红、口唇轻度发绀。见于风湿性心瓣膜病二尖瓣狭窄(图3-3)。

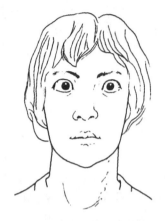

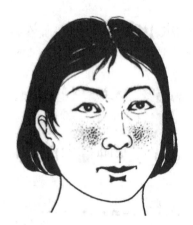

图3-2　甲状腺功能亢进面容　　　　　　图3-3　二尖瓣面容

9. 肢端肥大症面容　头颅增大,面部变长,下颌增大、向前突出,眉弓及两颧隆起,唇舌肥厚,耳鼻增大。见于肢端肥大症(图3-4)。

10. 伤寒面容　表情淡漠,反应迟钝呈无欲状态。见于肠伤寒、脑脊髓膜炎、脑炎等高热衰竭患者。

11. 苦笑面容　牙关紧闭,面肌痉挛,呈苦笑状。见于破伤风。

12. 满月面容　面圆如满月,皮肤发红,常伴痤疮和胡须生长。见于 Cushing 综合征及长期应用糖皮质激素者(图3-5)。

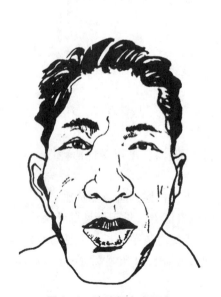

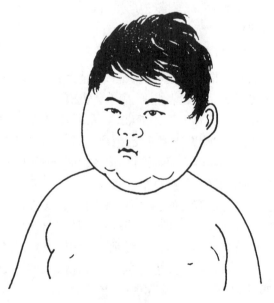

图3-4　肢端肥大症面容　　　　　　图3-5　满月面容

13. 面具面容　面部呆板、无表情,似面具样。见于帕金森病(Parkinson disease)、脑炎等。

（八）体位

体位是指患者身体所处的状态。体位的改变对某些疾病的诊断具有一定的意义。常见的体位有以下几种。

1. 自主体位　身体活动自如,不受限制。见于正常人、轻症和疾病早期患者。

2. 被动体位　患者不能自己调整或变换身体的位置。见于极度衰竭或意识丧失者。

3. 强迫体位　患者为减轻痛苦,被迫采取某种特殊的体位。

（1）强迫仰卧位　患者仰卧,双腿蜷曲,借以减轻腹部肌肉的紧张程度。见于急性腹膜炎等。

（2）强迫俯卧位　俯卧位可减轻脊背肌肉的紧张程度。见于脊柱疾病。

（3）强迫侧卧位　有胸膜疾病的患者多采取患侧卧位,可限制患侧胸廓活动而减轻疼痛和有利于健侧代偿呼吸。见于一侧胸膜炎和大量胸腔积液的患者。

（4）强迫坐位　亦称端坐呼吸,患者坐于床沿上,以两手置于膝盖或扶持床边。该体位便于辅助呼吸肌参与呼吸运动,加大膈肌活动度,增加肺通气量,并减少回心血量和减轻心脏负担。见于心、肺功能不全者。

（5）强迫蹲位　患者在活动过程中,因呼吸困难和心悸而停止活动并采用蹲踞位或膝胸位以缓解症状。见于先天性发绀型心脏病。

（6）强迫停立位　在步行时心前区疼痛突然发作,患者常被迫立刻站住,并以右手按抚心前部位,待症状稍缓解后才继续行走。见于心绞痛。

（7）辗转体位　患者辗转反侧,坐卧不安。见于胆石症、胆管蛔虫症、肾绞痛等。

（8）角弓反张位　患者颈及脊背肌肉强直,出现头向后仰,胸腹前凸,背过伸,躯干呈弓形。见于破伤风及小儿脑膜炎。

（九）步态

步态指走动时所表现的姿态。当患某些疾病时可导致步态发生显著改变,并具有一定的特征性。常见的典型异常步态有以下几种。

1. 蹒跚步态　走路时身体左右摇摆似鸭行。见于佝偻病、大骨节病、进行性肌营养不良或先天性双侧髋关节脱位等。

2. 醉酒步态　行走时躯干重心不稳,步态紊乱不准确如醉酒状。见于小脑疾病、酒精及巴比妥中毒。

3. 共济失调步态　起步时一脚高抬,骤然垂落,且双目向下注视,两脚间距很宽,以防身体倾斜,闭目时则不能保持平衡。见于脊髓痨患者。

4. 慌张步态　起步后小步急速趋行,身体前倾,有难以止步之势。见于帕金森病患者(图3-6)。

5. 跨阈步态　由于踝部肌腱、肌肉弛缓,患足下垂,行走时必须抬高下肢才能起步。见于腓总神经麻痹(图3-7)。

6. 剪刀步态　由于双下肢肌张力增高,尤以伸肌和内收肌张力增高明显,移步时下

63

肢内收过度,两腿交叉呈剪刀状。见于脑性瘫痪与截瘫患者(图3-8)。

7.间歇性跛行 步行中,因下肢突发性酸痛乏力,患者被迫停止行进,需稍休息后方能继续行进。见于高血压、动脉硬化患者。

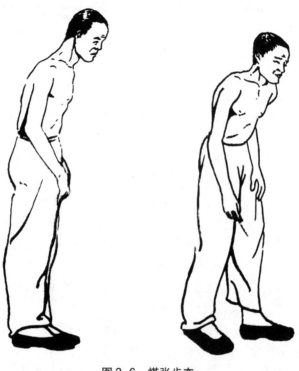

图3-6 慌张步态

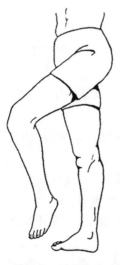

图3-7 跨阈步态

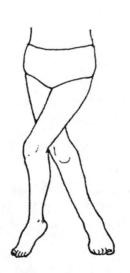

图3-8 剪刀步态

二、皮肤

皮肤本身的疾病很多,许多疾病在病程中可伴随着多种皮肤病变和反应。皮肤的病变和反应有的是局部的,有的是全身的。

(一)颜色

皮肤的颜色与毛细血管的分布、血液的充盈度、色素量的多少、皮下脂肪的厚薄有关。

1. 苍白 皮肤苍白可由贫血、末梢毛细血管痉挛或充盈不足所致,如寒冷、惊恐、休克、虚脱以及主动脉瓣关闭不全等。

2. 发红 皮肤发红是由毛细血管扩张充血、血流加速、血量增加以及红细胞量增多所致,在生理情况下见于运动、饮酒后;病理情况下见于发热性疾病,如肺炎球菌肺炎、肺结核、猩红热、阿托品及一氧化碳中毒等。皮肤持久性发红见于 Cushing 综合征及真性红细胞增多症。

3. 发绀 发绀是皮肤呈青紫色,常出现于口唇、耳郭、面颊及肢端。见于还原血红蛋白增多或异常血红蛋白血症。

4. 黄染 皮肤黏膜发黄称为黄染,常见的原因有以下几点。

(1)黄疸 由于血清内胆红素浓度增高而使皮肤黏膜乃至体液及其他组织黄染的现象为黄疸。血清总胆红素浓度超过 34.2 μmol/L 时,可出现黄疸。

(2)胡萝卜素增高 过多食用胡萝卜、南瓜、橘子等可引起血中胡萝卜素增高,当超过 2.5 g/L 时,可使皮肤黄染。其血中胆红素不高,停止食用富含胡萝卜素的蔬菜或果汁后,皮肤黄染逐渐消退。

(3)长期服用含有黄色素的药物 如米帕林、呋喃类等药物也可引起皮肤黄染。

5. 色素沉着 色素沉着是由于表皮基底层的黑色素增多所致的部分或全身皮肤色泽加深。生理情况下,身体的外露部分,以及乳头、腋窝、生殖器官、关节、肛门周围等处皮肤色素较深。如果这些部位的色素明显加深,或其他部位出现色素沉着,则提示为病理征象。常见于慢性肾上腺皮质功能减退,其他如肝硬化、晚期肝癌、肢端肥大症,使用某些药物如砷剂和抗肿瘤药物等。妇女妊娠期间,面部、额部可出现棕褐色对称性色素斑,称为妊娠斑;老年人也可出现全身或面部的散在色素斑,称为老年斑。

6. 色素脱失 正常皮肤均含有一定量的色素,当缺乏酪氨酸酶致体内酪氨酸不能转化为多巴而形成黑色素时,即可发生色素脱失。临床上常见的色素脱失有 3 种。

(1)白癜 为多形性大小不等的色素脱失斑片,发生后可逐渐扩大,但进展缓慢,无自觉症状亦不引起生理功能改变。最常见于白癜风。

(2)白斑 多为圆形或椭圆形色素脱失斑片,面积一般不大,常发生于口腔黏膜及女性外阴部,部分白斑可发生癌变。

(3)白化症 为全身皮肤和毛发色素脱失,属于遗传性疾病,为先天性酪氨酸酶合成障碍所致。

（二）皮疹

皮疹的种类很多，常见于传染病、皮肤病、药物及其他物质所致的过敏反应等。其出现的规律和形态有一定的特异性，发现皮疹时应仔细观察和记录其出现与消失的时间、发展顺序、分布部位、形态大小、颜色及压之是否褪色、平坦或隆起、有无瘙痒及脱屑等。常见的皮疹有以下几种。

1. 斑疹　表现为局部皮肤发红，一般不凸出皮肤表面。见于斑疹伤寒、丹毒、风湿性多形性红斑等。

2. 玫瑰疹　为一种鲜红色圆形斑疹，直径 2~3 mm，为病灶周围血管扩张所致。检查时拉紧附近皮肤或以手指按压可使皮疹消退，松开时又出现，多出现于胸腹部。为伤寒和副伤寒的特征性皮疹。

3. 丘疹　除局部颜色改变外，病灶凸出皮肤表面。见于药物疹、麻疹及湿疹等。

4. 斑丘疹　在丘疹周围有皮肤发红的底盘称为斑丘疹。见于风疹、猩红热和药物疹等。

5. 荨麻疹　为稍隆起皮肤表面的苍白色或红色的局限性水肿，为速发型皮肤变态反应所致，见于各种过敏反应。

（三）脱屑

皮肤脱屑常见于正常皮肤表层不断角化和更新，但由于数量很少，一般不易察觉。病理状态下可见大量皮肤脱屑。米糠样脱屑常见于麻疹；片状脱屑常见于猩红热；银白色鳞状脱屑见于银屑病。

（四）皮下出血

皮下出血根据其直径大小及伴随情况分为以下几种，小于 2 mm 称为瘀点，3~5 mm 称为紫癜，大于 5 mm 称为瘀斑；片状出血并伴有皮肤显著隆起称为血肿。检查时，较小的瘀点应注意与红色的皮疹或小红痣进行鉴别，皮疹受压时，一般可褪色或消失，瘀点和小红痣受压后不褪色，但小红痣于触诊时可感到稍高于皮肤表面，且表面光亮。皮下出血常见于造血系统疾病、重症感染、某些血管损害性疾病以及毒物或药物中毒等。

（五）蜘蛛痣与肝掌

皮肤小动脉末端分支性扩张所形成的血管痣，形似蜘蛛，称为蜘蛛痣（图 3-9）。多出现于上腔静脉分布的区域内，如面、颈、手背、上臂、前胸和肩部等处。检查时用棉签或火柴杆压迫蜘蛛痣的中心，其辐射状小血管网立即消失，去除压力后又复出现。常见于急、慢性肝炎或肝硬化。慢性肝病患者手掌大、小鱼际处常发红，加压后褪色，称为肝掌，发生机制与蜘蛛痣相同。

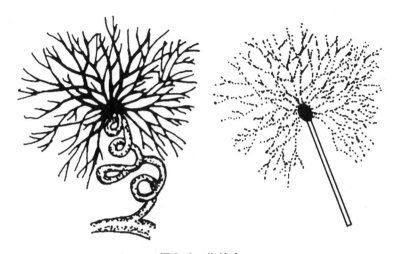

图 3-9　蜘蛛痣

（六）水肿

皮下组织的细胞内及组织间隙内液体积聚过多称为水肿。凹陷性水肿局部受压后可出现凹陷,而黏液性水肿及象皮肿(丝虫病)尽管组织肿胀明显,但受压后并无组织凹陷。

水肿可分为轻、中、重三度。

1. 轻度　仅见于眼睑、眶下软组织、胫骨前、踝部皮下组织,指压后可见组织轻度下陷,平复较快。

2. 中度　全身组织均见明显水肿,指压后可出现明显的或较深的组织下陷,平复缓慢。

3. 重度　全身组织严重水肿,身体低位皮肤紧张发亮,甚至有液体渗出。此外,胸腔、腹腔等浆膜腔内可见积液,外阴部亦可见严重水肿。

（七）皮下结节

皮下结节无论大小均应触诊检查,注意其大小、硬度、部位、活动度及有无压痛等。位于关节附近,长骨骺端,无压痛,圆形硬质小结节多为风湿小结;位于皮下肌肉表面,豆状硬韧可推动小结,无压痛,多为猪绦虫囊蚴结节;如指尖、足趾、大小鱼际肌腱部位存在粉红色有压痛的小结节,称为 Osler 小结,见于感染性心内膜炎;游走性皮下结节,见于一些寄生虫疾病,如肺吸虫病;无明显局部炎症,生长迅速的皮下结节,见于肿瘤所致皮下转移。

（八）瘢痕

瘢痕指皮肤外伤或病变愈合后结缔组织增生形成的斑块,可作为曾患某些疾病的证据。

（九）毛发

毛发的颜色、曲直与种族有关,其分布、多少和颜色可因性别与年龄而有不同,亦受遗传、营养和精神状态的影响。正常人毛发的多少存在一定差异,一般男性体毛较多,阴毛呈菱形分布,以耻骨部最宽,上方尖端可达脐部,下方尖端可延至肛门前方;女性体毛较少,阴毛多呈倒三角形分布。

三、淋巴结

淋巴结分布于全身,一般体格检查仅能检查身体各部表浅的淋巴结。正常情况下,淋巴结直径多在 0.2 ~ 0.5 cm,质地柔软,表面光滑,与毗邻组织无粘连,不易触及,亦无压痛。

(一)表浅淋巴结分布

1. 耳后淋巴结　亦称为乳突淋巴结。收集颞、顶、乳突区及耳部的淋巴液(图3-10)。

2. 颈前、颈后侧淋巴结　收集鼻咽部、喉、气管、甲状腺等处的淋巴液。

3. 锁骨上淋巴结　左侧多收集食管、胃等器官的淋巴液,右侧多收集气管、胸膜、肺等处的淋巴液。

4. 颌下淋巴结　收集颊黏膜、齿龈、口底等处的淋巴液。

5. 颏下淋巴结　收集颏下三角区内、唇、舌部的淋巴液。

6. 腋窝淋巴结　收集躯干上部、乳腺、胸壁等处的淋巴液。

7. 腹股沟淋巴结　收集下肢、会阴、外生殖器等处的淋巴液。

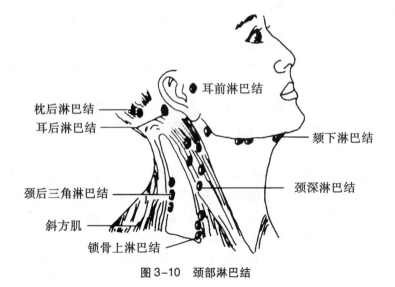

图3-10　颈部淋巴结

(二)检查方法及顺序

1. 检查方法　检查淋巴结的方法是视诊和触诊,以触诊为主。检查者将示、中、环三指并拢,其指腹平放于被检查部位的皮肤上进行滑动触诊。发现淋巴结肿大时,应注意其部位、大小、数量、硬度、压痛、活动度、有无粘连,局部皮肤有无红肿、瘢痕、瘘管等。同时注意寻找引起淋巴结肿大的原发病灶。

2.检查顺序　为了避免遗漏应特别注意淋巴结的检查顺序。头颈部淋巴结的检查顺序是耳前、耳后、枕部、颌下、颏下、颈前、颈后、锁骨上淋巴结。上肢淋巴结的检查顺序是腋窝淋巴结、滑车上淋巴结。下肢淋巴结的检查顺序是腹股沟部、腘窝部。

3.淋巴结肿大病因及表现　淋巴结肿大按其分布可分为局限性和全身性淋巴结肿大。

（1）局限性淋巴结肿大

1）非特异性淋巴结炎：由引流区域的急、慢性炎症所引起，如急性化脓性扁桃体炎、齿龈炎可引起颈部淋巴结肿大。肿大的淋巴结柔软、有压痛，表面光滑、无粘连。

2）淋巴结结核：肿大的淋巴结常发生于颈部血管周围，多发性，质地稍硬，大小不等，可相互粘连，或与周围组织粘连，如发生干酪性坏死，则可触及波动感。晚期破溃后形成瘘管，愈合后可形成瘢痕。

3）恶性肿瘤淋巴结转移：质地坚硬，或有橡皮样感，表面可光滑或突起，与周围组织粘连，不易推动，一般无压痛。胸部肿瘤如肺癌可向右侧锁骨上窝或腋窝淋巴结群转移；胃癌多向左侧锁骨上窝淋巴结群转移，因此处系胸导管进颈静脉的入口，这种肿大的淋巴结称为 Virchow 淋巴结，常为胃癌、食管癌转移的标志。

（2）全身性淋巴结肿大　肿大淋巴结的部位可以遍及全身，大小不等，活动、无粘连、光滑、不痛，可见于淋巴瘤、急慢性白血病、系统性红斑狼疮等。

（刘　斌）

第三节　头部检查

学习导航

1.掌握扁桃体肿大的分度。

2.熟悉头部检查的主要内容，头颅异常的临床意义。

3.了解头部检查的正确操作方法。

一、头发和头皮

检查头发要注意颜色、疏密度、脱发的类型与特点。头皮的检查需分开头发观察头皮颜色、头皮屑，有无头虱、疖痈、外伤、血肿及瘢痕等。

二、头颅

头颅的检查应注意大小、外形变化和有无异常活动。头颅的大小以头围来衡量，测量时以软尺自眉间绕到颅后通过枕骨粗隆。头颅的大小异常或畸形可成为一些疾病的典型体征,临床常见颅形如下。

1. 小颅　小儿囟门多在12~18个月内闭合,如过早闭合可形成小头畸形,常伴有智力发育障碍。

2. 尖颅　亦称塔颅,头顶部尖突高起,造成与颜面的比例异常,原因为矢状缝与冠状缝过早闭合所致。见于先天性疾患尖颅并指(趾)畸形,即Apert综合征(图3-11)。

3. 方颅　前额左右突出,头顶平坦呈方形,见于小儿佝偻病或先天性梅毒。

4. 巨颅　额、顶、颞及枕部突出膨大呈圆形,颈部静脉充盈,对比之下颜面很小。由于颅内压增高,压迫眼球,形成双目下视、巩膜外露的特殊表情,称落日现象,见于脑积水(图3-12)。

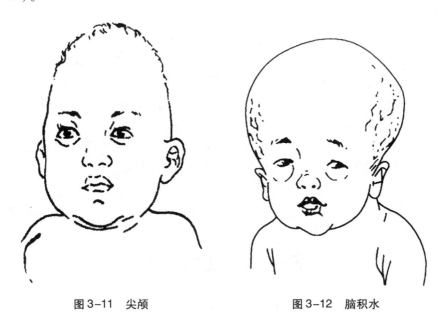

图3-11　尖颅　　　　　　　　　　图3-12　脑积水

5. 变形颅　发生于中年人,以颅骨增大变形为特征,同时伴有长骨的骨质增厚与弯曲,见于畸形性骨炎。

头部的运动异常,如头部活动受限,见于颈椎疾患;头部不随意地颤动,见于帕金森病;与颈动脉搏动一致的点头运动,称Musset征,见于严重主动脉瓣关闭不全。

三、颜面及其器官

(一)眼

1. 眼睑

(1)睑内翻　由于瘢痕形成使睑缘向内翻转,见于沙眼。

(2)上睑下垂　双侧上睑下垂见于先天性上睑下垂、重症肌无力;单侧上睑下垂见于蛛网膜下腔出血、白喉、脑脓肿、脑炎、外伤等引起的动眼神经麻痹。

(3)眼睑水肿　眼睑皮下组织疏松,轻度或初发水肿常在眼睑表现出来。常见原因为肾炎、慢性肝病、营养不良、血管神经性水肿等。此外,还应注意眼睑有无包块、压痛、倒睫等。

2. 结膜 分睑结膜、穹隆部结膜与球结膜3个部分。

检查上睑结膜时需翻转眼睑。结膜常见的改变为:充血时黏膜发红可见血管充盈,见于结膜炎、角膜炎;颗粒与滤泡见于沙眼;结膜苍白见于贫血;结膜发黄见于黄疸;如伴充血、分泌物,见于急性结膜炎;若有大片的结膜下出血,可见于高血压、动脉硬化。除沙眼、春季卡他性结膜炎外,几乎所有的结膜炎症在下睑结膜的表现都比上睑结膜更明显。

3. 眼球 注意眼球的外形与运动。

(1)眼球突出 双侧眼球突出见于甲状腺功能亢进症。甲亢患者除突眼外还可有以下眼征。①Stellwag征:瞬目减少。②Graefe征:眼球下转时上睑不能相应下垂。③Mobius征:表现为集合运动减弱,即目标由远处逐渐移近眼球时,两侧眼球不能适度内聚。④Joffroy征:上视时无额纹出现。单侧眼球突出,多由于局部炎症或眶内占位性病变所致,偶见于颅内病变。

(2)眼球下陷 双侧下陷见于严重脱水;单侧下陷,见于Horner综合征和眶尖骨折。

(3)眼球运动 检查6条眼外肌的运动功能。医生置目标物(棉签或手指尖)于受检者眼前30~40 cm处,嘱患者固定头位,眼球随目标方向移动,一般按左→左上→左下,右→右上→右下6个方向的顺序进行,每一方向代表双眼的一对配偶肌的功能,若有某一方向运动受限提示该对配偶肌功能障碍,并伴有复视。由支配眼肌运动的神经核、神经或眼外肌本身器质性病变所产生的斜视,称为麻痹性斜视,多由颅脑外伤、鼻咽癌、脑炎、脑膜炎、脑脓肿、脑血管病变所引起。

双侧眼球发生一系列有规律的快速往返运动,称为眼球震颤。检查方法是嘱患者眼球随医生手指所示方向(水平和垂直)运动数次,观察是否出现震颤。自发的眼球震颤见于耳源性眩晕、小脑疾患和视力严重低下等。

(4)眼内压改变 眼内压减低可导致双眼球凹陷,见于眼球萎缩或脱水。眼内压增高见于眼压增高性疾患,如青光眼。

4. 角膜 角膜表面有丰富的感觉神经末梢,因此角膜的感觉十分灵敏。检查时用斜照光更易观察其透明度,注意有无云翳、白斑、软化、溃疡、新生血管等。角膜边缘及周围出现灰白色混浊环,多见于老年人,故称为老年环,是类脂质沉着的结果,无自觉症状,不妨碍视力。角膜边缘若出现黄色或棕褐色的色素环,环的外缘较清晰,内缘较模糊,称为Kayser-Fleischer环,是铜代谢障碍的结果,见于肝豆状核变性(Wilson disease)。

5. 巩膜 巩膜不透明,血管极少,为瓷白色。在发生黄疸时,巩膜比其他黏膜更先出现黄染。这种黄染在巩膜是连续的,近角膜巩膜交界处较轻,越远离此越黄。检查时,可让被检查者向内下视,暴露其巩膜的外上部分更容易发现黄疸。

6. 瞳孔

(1)瞳孔的形状与大小 瞳孔是虹膜中央的孔洞,正常为圆形,直径为3~4 mm,双侧等大。

青光眼或眼内肿瘤时可呈椭圆形;虹膜粘连时形状可不规则。生理情况下,在光亮处瞳孔较小,兴奋或在暗处瞳孔扩大,婴幼儿和老年人瞳孔较小,青少年瞳孔较大。病理情况下,瞳孔缩小,见于虹膜炎症、中毒(有机磷类农药)、药物反应(毛果芸香碱、吗啡、氯丙嗪)等;瞳孔扩大见于外伤、颈交感神经刺激、青光眼绝对期、视神经萎缩、药物影响(阿托品、可卡因)等。双侧瞳孔散大并伴有对光反射消失为濒死状态的表现。一侧眼交感神经麻痹,产生 Horner 综合征,出现瞳孔缩小、眼睑下垂和眼球下陷,同侧结膜充血及面部无汗。双侧瞳孔大小不等,常提示有颅内病变,如脑外伤、脑肿瘤、中枢神经梅毒、脑疝等。双侧瞳孔不等且变化不定,可能是中枢神经和虹膜的神经支配障碍;如双侧瞳孔不等且伴有对光反射减弱或消失以及神志不清,往往是中脑功能损害的表现。

(2)对光反射 分直接反射和间接反射。直接对光反射,通常用手电筒直接照射瞳孔并观察其动态反应。正常人当眼受到光线刺激后瞳孔立即缩小,移开光源后瞳孔迅速复原。间接对光反射是指光线照射一眼时,另一眼瞳孔立即缩小,移开光线,瞳孔扩大。检查间接对光反射时,应以一手挡住光线以免对检查眼受照射而形成直接对光反射。瞳孔对光反射迟钝或消失,见于昏迷患者。

(3)调节与集合反射 嘱患者注视 1 m 以外的目标(通常是检查者的示指尖),然后将目标迅速移近眼球(集合反射,患者此时瞳孔逐渐缩小,即为调节反射,再次将目标由1 m 外缓慢移向眼球,可见双眼内聚、瞳孔变小,称为集合反射。动眼神经功能损害时,双眼内直肌麻痹,集合反射和调节反射均消失。

(二)耳

耳是听觉和平衡器官,分外耳、中耳和内耳 3 个部分。

1.耳郭 注意耳郭的外形、大小、位置和对称性,是否有发育畸形、外伤瘢痕、红肿、瘘口、低垂耳等。耳郭红肿并有局部发热和疼痛,见于感染。牵拉和触诊耳郭引起疼痛,常提示有炎症。

2.外耳道 注意皮肤是否正常,有无溢液。如有黄色液体流出并有痒痛者为外耳道炎;外耳道内有局部红肿疼痛,并有耳郭牵拉痛则为疖肿。有脓液流出并有全身症状,则应考虑急性中耳炎。有血液或脑脊液流出则应考虑颅底骨折。

3.中耳 观察鼓膜是否穿孔,注意穿孔位置,如有溢脓并有恶臭,可能为胆脂瘤。

4.听力 可先用粗略的方法了解,检查时在一定距离内用手表测试其听力,并与正常人做对比,如果被检查者存在耳聋,应做音叉试验或电测听仪检查。听力减退见于耳道有盯聍或异物、听神经损害、局部或全身血管硬化、中耳炎、耳硬化等。

(三)鼻

1.鼻的外形 视诊时注意鼻部皮肤颜色和鼻外形的改变。出现红色斑块,病损处高起皮面并向两侧面颊部扩展,见于系统性红斑狼疮。鞍鼻是由于鼻骨破坏、鼻梁塌陷所致,见于鼻骨骨折、鼻骨发育不良、先天性梅毒和麻风病。鼻翼扇动吸气时鼻孔张大,呼气时鼻孔回缩,见于伴有呼吸困难的高热性疾病(如大叶性肺炎)。

2.鼻腔 检查时应注意鼻腔是否通畅,鼻前庭有无分泌物、出血,黏膜有无红肿、糜烂、溃疡、结痂等,鼻中隔有无明显弯曲。

3.鼻窦 为鼻腔周围含气的骨质空腔,共 4 对(图 3-13),都有窦口与鼻腔相通,当引流不畅时容易发生炎症。鼻窦炎时出现鼻塞、流涕、头痛和鼻窦压痛。

　　检查各鼻窦区压痛时,医生用双手拇指分别按压两侧鼻窦,其余四指置于两侧固定头部。蝶窦解剖位置较深,不能在体表进行检查。

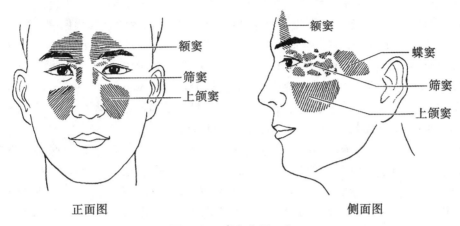

正面图　　　　　　　　　　　　　　　侧面图

图 3-13　鼻窦位置示意

（四）口

口包括口唇、口腔内器官和组织等。

1. 口唇　健康人口唇红润光泽,当毛细血管充盈不足或血红蛋白含量降低,口唇即呈苍白,见于贫血、虚脱、主动脉瓣关闭不全等。口唇发绀为血液中还原血红蛋白增加所致,见于心力衰竭和呼吸衰竭等。口唇疱疹为口唇黏膜与皮肤交界处发生的成簇的小水疱,半透明,多为单纯疱疹病毒感染所引起。

2. 口腔黏膜　正常口腔黏膜光洁呈粉红色。若在相当于第二磨牙的颊黏膜处出现帽针头大小白色斑点,称为麻疹黏膜斑(Koplik 斑),为麻疹的早期特征。黏膜充血、肿胀并伴有小出血点,称为黏膜疹,多为对称性,见于猩红热、风疹和某些药物中毒。雪口病(鹅口疮)为白念珠菌感染,多见于衰弱的病儿或老年患者,也可出现于长期使用广谱抗生素和抗癌药之后。

3. 牙　应注意有无龋齿、残根、缺牙和义齿等。如发现牙疾患,应按下列格式标明所在部位。

上

右	8	7	6	5	4	3	2	1		1	2	3	4	5	6	7	8	左
	8	7	6	5	4	3	2	1		1	2	3	4	5	6	7	8	

下

1.中切牙;2.侧切牙;3.尖牙;4.第一前磨牙;5.第二前磨牙;6.第一磨牙;7.第二磨牙;8.第三磨牙

如 $\underline{1}$ 为右上中切牙;$\overline{4}$ 为右下第一前磨牙;$\dfrac{5}{7}$ 示右上第二前磨牙及左下第二磨牙

为某种病变的部位。

4.牙龈 正常牙龈呈粉红色,质坚韧且与牙颈部紧密贴合。牙龈水肿见于慢性牙周炎,牙龈缘出血常为口腔内局部因素引起,如牙石等,也可由全身性疾病所致,如维生素C缺乏症、肝脏疾病或血液系统出血性疾病等。牙龈的游离缘出现蓝灰色点线称为铅线,是铅中毒的特征。在铋、汞、砷等中毒时可出现类似的黑褐色点线状色素沉着。

5.舌 正常人舌质淡红、湿润、柔软,活动自如,伸舌居中,无震颤,薄白苔。干燥舌可见于鼻部疾患(可伴有张口呼吸、唾液缺乏)、大量吸烟、阿托品作用、放射治疗后等。舌体增大见于黏液性水肿、呆小病和唐氏综合征(Down syndrome)、舌肿瘤等。草莓舌舌乳头肿胀、发红类似草莓,见于猩红热或长期发热患者。镜面舌亦称光滑舌,舌面光滑呈粉红色或红色,见于缺铁性贫血、恶性贫血及慢性萎缩性胃炎。

6.咽部及扁桃体 咽部的检查方法为被检查者取坐位,头略后仰,口张大并发"啊"音,此时医生用压舌板在舌的前2/3与后1/3交界处迅速下压,此时软腭上抬,在照明的配合下即可见软腭、腭垂、软腭弓、扁桃体、咽后壁等。咽部黏膜充血、红肿、黏膜腺分泌增多,多见于急性咽炎。若咽部黏膜充血、表面粗糙,并可见淋巴滤泡呈簇状增殖,见于慢性咽炎。扁桃体发炎时,腺体红肿、增大,在扁桃体隐窝内有黄白色分泌物,或渗出物形成的苔片状假膜,很易剥离,这点与咽白喉在扁桃体上所形成的假膜不同,白喉假膜不易剥离,若强行剥离则易引起出血。扁桃体增大一般分为三度(图3-14),不超过咽腭弓者为Ⅰ度,超过咽腭弓者为Ⅱ度,达到或超过咽后壁中线者为Ⅲ度。一般检查未见扁桃体增大时可用压舌板刺激咽部,引起反射性恶心,如看到扁桃体突出为包埋式扁桃体,同时隐窝有脓栓时常构成反复发热的隐性病灶。

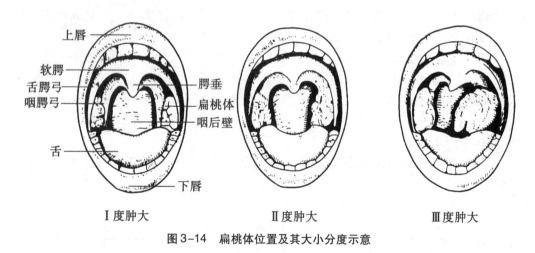

图3-14 扁桃体位置及其大小分度示意

7.喉 是发音的主要器官。急性嘶哑或失声常见于急性喉部炎症,慢性失声要考虑喉癌。喉的神经支配有喉上神经与喉返神经。上述神经受到损害,如纵隔或喉肿瘤时,可引起麻痹以至失声。

8.腮腺 位手耳界、下额角、额弓所构成的三角区内,正常腮腺体薄而软,触诊时摸不出腺体轮廓。腮腺肿大时可见到以耳垂为中心的隆起,并可触及边缘不明显的包块。

腮腺导管位于位于颧骨下1.5 cm处,横过咀嚼肌表面,开口相当于上颌第二磨牙对面的颊黏膜上(图3-15)。检查时应注意导管口有无分泌物。腮腺肿大见于急性流行性腮腺炎、急性化脓性腮腺炎、腮腺肿瘤。

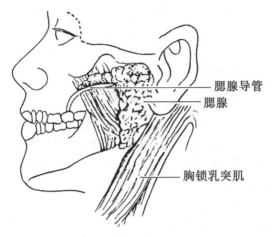

图3-15 腮腺与腮腺导管的位置

第四节 颈部检查

学习导航

1. 掌握颈静脉怒张、甲状腺肿大的临床意义。

2. 熟悉气管移位的临床意义;颈动脉搏动的临床意义。

3. 了解颈部检查的正确操作方法。

颈部检查应注意颈部的姿势、运动及颈部血管、甲状腺和气管等情况。检查要在平静、自然的状态下进行,让被检查者取舒适坐位或仰卧位,充分暴露颈部和肩部。手法轻柔,当怀疑颈椎疾患时更应细心。

一、颈部的外形与分区

1. 颈部外形 正常人颈部直立,两侧对称,矮胖者较粗短,瘦长者较细长,男性甲状软骨比较突出,女性则平坦,转头时可见胸锁乳突肌突起。正常人颈部血管在静坐时不暴露。

2. 分区 为标记颈部病变的部位,根据解剖结构,颈部每侧可分为2个大三角区域,即颈前三角和颈后三角。颈前三角为胸锁乳突肌内侧缘、下颌骨下缘与前正中线之间的区域;颈后三角为胸锁乳突肌后缘、锁骨上缘与斜方肌前缘之间的区域。

二、颈部姿势与运动

正常人坐位时颈部直立,伸屈、转动自如,检查时应注意颈部静态与动态时的改变。如头不能抬起,见于严重消耗性疾病的晚期、重症肌无力、脊髓前角细胞炎、进行性肌萎缩。头部向一侧偏斜称为斜颈,见于颈肌外伤、瘢痕收缩、先天性颈肌挛缩或斜颈。

颈部运动受限并伴有疼痛,可见于软组织炎症、颈肌扭伤、肥大性脊椎炎、颈椎结核或肿瘤等。颈部强直为脑膜受刺激的特征,见于各种脑膜炎、蛛网膜下腔出血等。

三、颈部血管

1. 颈静脉 正常人立位或坐位时颈外静脉(简称颈静脉)常不显露,平卧时可稍见充盈,30°半卧位时充盈水平限于锁骨上缘至下颌角距离的下 2/3 以内。在坐位或半坐位(30°~45°)时静脉充盈度超过正常水平,称为颈静脉怒张,提示静脉压增高,见于右心衰竭、缩窄性心包炎、心包积液或上腔静脉阻塞综合征。

正常不会出现颈静脉搏动,在三尖瓣关闭不全伴有颈静脉怒张时可看到。因颈动脉和颈静脉都会发生搏动,而且部位相近,故应鉴别。一般颈静脉搏动柔和,范围弥散,触诊时无搏动感;颈动脉搏动比较强劲,为膨胀性,搏动感明显。

2. 颈动脉 正常人仅在剧烈活动后心搏出量增加时可见颈动脉搏动,且很微弱。如在安静情况下出现颈动脉的明显搏动,多见于主动脉瓣关闭不全、高血压、甲状腺功能亢进及严重贫血患者。

3. 颈部血管听诊 检查对象一般取坐位,用钟型听诊器听诊。如在颈部大血管区听到血管性杂音,应考虑颈动脉或椎动脉狭窄,多由大动脉炎或动脉硬化所引起。若在锁骨上窝处听到杂音,则可能为锁骨下动脉狭窄,见于颈肋压迫。若在右锁骨上窝听到连续性静脉"嗡鸣",则可能为颈静脉流入上腔静脉口径较宽的球部所产生,这种静脉音是生理性的,用手指压迫颈静脉后即可消失。

四、甲状腺

甲状腺位于甲状软骨下方和两侧(图3-16),呈蝶状贴于气管两侧,部分被胸锁乳突肌覆盖,表面光滑,柔软,不易触及。可随吞咽动作上下移动。

(一)检查方法

1. 视诊 观察甲状腺的大小和对称性。正常人甲状腺不明显,女性在青春发育期可略增大,检查时嘱检查对象做吞咽动作,可见甲状腺随吞咽动作而向上移动,以此可与颈部其他包块相鉴别,如不易辨认时,再嘱被检查者两手放于枕后,头向后仰,再进行观察则较明显。

2. 触诊 是甲状腺检查的基本方法。触诊包括甲状腺峡部和甲状腺侧叶的检查。触诊时应注意甲状腺的大小、质地、对称性,有无结节、压痛及震颤等。甲状腺触诊时动作宜轻柔,避免由于重压引起疼痛、咳嗽、憋气等。

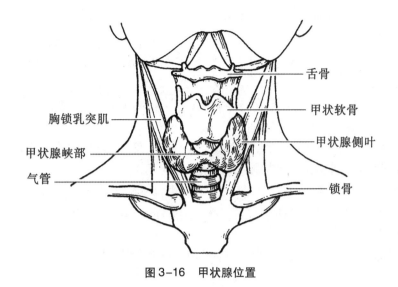

图 3-16　甲状腺位置

（1）甲状腺峡部　站于被检查者前面用拇指或站于被检查者后面用示指从胸骨上切迹向上触摸，可感到气管前软组织，判断有无增厚。请被检查者做吞咽动作，感觉到此软组织在手指下滑动，并判断有无增厚和肿块。

（2）甲状腺侧叶　嘱被检查者头稍前屈，并偏向检查侧以松弛皮肤和肌肉。①前面触诊法：一手拇指施压于一侧甲状软骨，将气管推向对侧，另一手示、中指在对侧胸锁乳突肌后缘向前推挤甲状腺侧叶，拇指在胸锁乳突肌前缘触诊，配合吞咽动作，重复检查，可触及被推挤的甲状腺（图 3-17）。同样方法检查另一侧甲状腺。②后面触诊法：一手示、中指施压于一侧甲状软骨，将气管推向对侧，另一手拇指在对侧胸锁乳突肌后缘向前推挤甲状腺，示、中指在其前缘触诊甲状腺。配合吞咽动作，重复检查（图 3-18）。同样方法检查另一侧甲状腺。

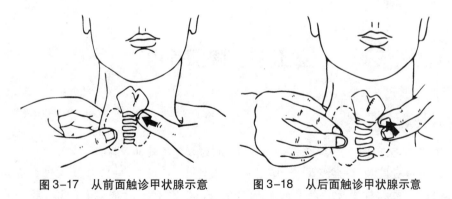

图 3-17　从前面触诊甲状腺示意　　　图 3-18　从后面触诊甲状腺示意

3.听诊　当甲状腺肿大时，用钟型听诊器直接放到肿大的甲状腺上，可听到低调的连续性静脉"嗡鸣"音，有助于甲状腺功能亢进症的诊断。

（二）甲状腺肿大特点及临床意义

甲状腺肿大可分为三度：不能看出肿大但能触及者为Ⅰ度；能看到肿大又能触及，但又在胸锁乳突肌以内者为Ⅱ度；超过胸锁乳突肌外缘者即为Ⅲ度。引起甲状腺肿大的常见疾病如下。

1. 甲状腺功能亢进症　多为弥漫性肿大，甲状腺质地较柔软，表面光滑，无压痛，触诊时可有震颤，常闻及"嗡鸣"样血管杂音。

2. 单纯性甲状腺肿　腺体肿大很突出，多为轻、中度，质地较柔软，表面光滑，可为弥漫性。也可为结节性，不伴有甲状腺功能亢进体征。

3. 甲状腺癌　触诊时包块可有结节感，不规则、质硬、活动受限。

4. 慢性淋巴性甲状腺炎（桥本甲状腺炎）　呈弥漫性或结节性肿大，表面光滑，质地似橡胶，与周围组织无粘连。

5. 甲状旁腺瘤　生长缓慢，多为单个，呈圆形或椭圆形，无压痛，质地较韧。

五、颈部包块

常见的颈部包块有非特异性淋巴结炎、恶性肿瘤转移及淋巴瘤所致的淋巴结肿大、甲状腺肿大及甲状腺包块、囊状瘤等。检查时应注意其部位、大小、数量、质地、活动度、与邻近器官的关系和有无压痛等。

六、气管

正常人气管位于颈前正中部。嘱被检查者取舒适坐位或仰卧位，检查者将示指与环指分别置于两侧胸锁关节上，然后将中指置于气管之上，观察中指是否在示指与环指中间，来判断气管有无偏移。根据气管的偏移方向可以判断病变的部位。如大量胸腔积液、积气、纵隔肿瘤以及单侧甲状腺肿大可将气管推向健侧，而肺不张、肺硬化、胸膜粘连可将气管拉向患侧。

第五节　胸部检查

◀学习导航

1. 掌握肺部正常叩诊音、呼吸音的特点；正常心尖搏动的位置。

2. 熟悉语音震颤、异常叩诊音、啰音的临床意义；呼吸频率、节律及深度改变的临床意义；震颤、心脏相对浊音界改变的临床意义；S_1 与 S_2 的听诊特点；正常心脏相对浊音界；期前收缩和房颤的听诊特点；心脏杂音的产生机制及临床意义。

3. 了解胸壁检查的异常改变；胸膜摩擦感的临床意义；肺界叩诊；异常呼吸音的临床意义；心脏杂音的听诊特点；血管检查异常体征的临床意义。

案例导入

　　患者,男,75 岁。反复咳嗽、咳痰 15 年,冬春季加重,咳痰以白色黏痰为主,偶尔痰中带血丝,入院前数小时感觉胸闷、气促,进行性加重。入院初步诊断为慢性支气管炎。今晨进行体格检查时发现该患者一侧胸部叩诊出现鼓音。

　　思考:

　　1. 试分析该患者最可能发生何种并发症?

　　2. 请说明此种并发症肺部体征还有哪些?

　　胸部是指颈部以下和腹部以上的区域。胸部检查为体格检查的重要部分,内容多,主要包括胸壁、胸廓外形、乳房、纵隔、支气管、肺、胸膜、心脏、血管和淋巴结等(图 3-19)。

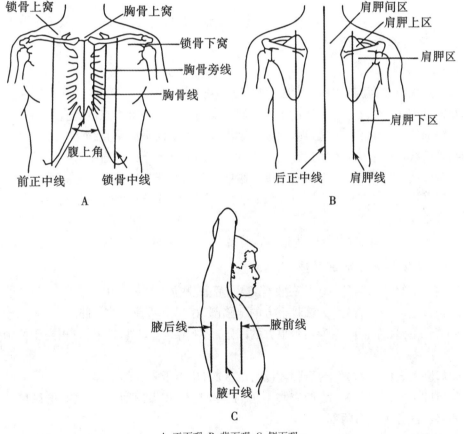

A. 正面观;B. 背面观;C. 侧面观。

图 3-19　胸部体表标志与分区

(确定腋前、中、后三线时被检查者上臂应外展,使上臂与躯干呈 90°)

一、体表标志

(一)骨骼标志

1.胸骨角　又称路易(Louis)角,是由胸骨柄与胸骨体的相连处向前突起而成。此角两侧分别与第 2 肋软骨相连,为计数肋骨和肋间隙顺序的重要标志。此角还相当于支气管分叉、心房上缘和上下纵隔交界及第 5 胸椎水平。

2.肋骨与肋间隙　肋骨共有 12 对。胸骨角与左右第 2 肋软骨相连,第 2 肋骨下面的间隙为第 2 肋间隙,余者以此类推。第 1 ~ 10 肋骨与相应肋软骨相连,再与胸骨相连。第 11 ~ 12 肋骨不与胸骨相连,前端为游离缘,称为浮肋,在背部两侧与相应胸椎相连。第 12 肋骨与脊柱构成的夹角被称为肋脊角,其前为肾脏和输尿管上端所在的区域。

3.肩胛骨　肩胛骨的最下端称肩胛下角。被检查者直立体位并两上肢自然下垂时,肩胛下角可作为第 7 或第 8 肋骨水平的标志,或相当于第 8 胸椎的水平。亦可作为后胸部计数肋骨的标志。

4.脊椎棘突　是后正中线的标志。其中以第 7 颈椎棘突最为突出,其下即是胸椎的起点,常以此处作为计数胸椎的标志。

(二)垂直标志

1.前正中线　即胸骨中线,为通过胸骨正中的垂直线。

2.锁骨中线(左、右)　为通过锁骨的肩峰端与胸骨端两者中点的垂直线。

3.腋前线(左、右)　为通过腋窝前皱襞沿前侧胸壁向下的垂直线。

4.腋后线(左、右)　为通过腋窝后皱襞沿后侧胸壁向下的垂直线。

5.腋中线(左、右)　为自腋窝顶端于腋前线和腋后线之间向下的垂直线。

6.肩胛线(左、右)　即肩胛下角线;为双上肢下垂时经肩胛骨下角向下的与后正中线平行的垂直线。

7.后正中线　即脊柱中线,为通过椎骨棘突,或沿脊柱正中下行的垂直线。

(三)自然陷窝与解剖区域

1.胸骨上窝　为胸骨柄上方的凹陷部,气管正常位于其后正中。

2.锁骨上窝(左、右)　为锁骨上方的凹陷部,相当于两肺尖的上部。

3.锁骨下窝(左、右)　为锁骨下方的凹陷部,下界为第 3 肋骨下缘;相当于两肺尖的下部。

4.肩胛上区(左、右)　为肩胛冈以上的区域,相当于肺尖的下部。

5.肩胛下区(左、右)　为两肩胛下角的连线与第 12 胸椎水平线之间的区域。经后正中线将此区分为左右两部分。

6.肩胛间区　为两肩胛骨内缘之间的区域。经后正中线将此区分为左右两部分。

二、胸壁、胸廓外形与乳房

检查胸壁除应注意皮肤、淋巴结、肌肉和脂肪等外,还应注意检查以下各项。

（一）**胸壁**

1. 静脉曲张　正常胸壁无明显静脉。当上腔或下腔静脉血流受阻建立侧支循环时,胸壁静脉可充盈或曲张。血流方向检查方法见本章第六节。

2. 皮下气肿　正常胸壁皮下无气肿。以手按压皮下气肿的皮肤,使气体在皮下组织内移动,可有捻发感或握雪感;用听诊器按压皮下气肿部位时,可听到类似捻头发的声音;常见于肺、气管、胸膜受伤或病变后气体逸出于皮下所致,偶见于产气菌感染。

3. 压痛　正常胸壁无压痛。当发生肋间神经炎、肋软骨炎、胸壁软组织炎及肋骨骨折时,局部胸壁可有压痛。骨髓异常增生者,胸骨有压痛和叩击痛,常见于白血病。

（二）**胸廓外形**

1. 正常胸廓外形　两侧大致对称,成年人胸廓前后径较左右径短,两者之比约为1:1.5(图3-20A)。小儿和老年人胸廓前后径略小于左右径或几乎相等,呈圆柱形。

2. 胸廓外形改变　常见的胸廓外形改变见图3-20。

(1)扁平胸　胸廓扁平,前后径常短于左右径的一半。常见于慢性消耗性疾病,如肺结核等,也见于瘦长体型者。

(2)桶状胸　胸廓前后径与左右径几乎相等,甚或超过左右径,呈圆桶状。常见于慢性阻塞性肺疾病的患者,也见于老年人或矮胖体型者(图3-20B)。

(3)脊柱病变引起的胸廓外形改变　脊柱前凸、后凸或侧凸,导致胸廓两侧不对称,肋间隙增宽或变窄(图3-20C);严重者可引起呼吸、循环功能障碍。常见于脊柱发育不良、结核、肿瘤、外伤等。

(4)佝偻病胸　为佝偻病所致,多见于儿童。①佝偻病串珠:沿胸骨两侧各肋软骨与肋骨交界处常隆起,形成串珠状。②肋膈沟:即赫氏(Harrison)沟,胸部前下肋骨外翻,自胸骨剑突沿膈肌附着的部位向内凹陷形成的一带沟状。③漏斗胸:若胸骨剑突处显著内陷,形似漏斗,称为漏斗胸(图3-20D)。④鸡胸:胸廓前后径略长于左右径,胸廓上下距离较短,胸骨下端前突,胸廓前侧壁肋骨凹陷,称为鸡胸(图3-20E)。

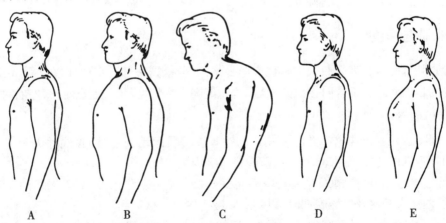

A. 正常胸廓;B. 桶状胸;C. 脊柱后凸;D. 漏斗胸;E. 鸡胸。

图3-20　正常胸廓及常见胸廓外形的改变

（5）胸廓一侧或局部变形　胸廓一侧膨隆常见于大量胸腔积液、气胸或慢性阻塞性肺疾病。

胸壁局限性隆起常见于心脏扩大、心包积液、主动脉瘤等。胸廓一侧下陷常见于肺不张、肺纤维化、广泛性胸膜增厚和粘连等。

（三）乳房

检查乳房时患者采取坐位或仰卧位。一般先做视诊，然后再做触诊。

1.视诊　正常男性和儿童乳房不明显，乳头位于锁中线第4肋间隙。女性乳房自青春期逐渐增大，呈半球形。中老年妇女乳房多下垂或呈袋状，孕妇及哺乳期乳房增大、前突或下垂，乳晕扩大，色素加深，表面可见静脉曲张。乳房有局限性隆起或凹陷，皮肤水肿，毛囊下陷呈橘皮状，乳头上牵或内陷，常是乳腺癌体征。乳房红、肿、热、痛，重时破溃，提示乳腺炎。两侧乳房不对称，常见于一侧不发育、先天畸形、囊肿形成、炎症或肿瘤等。非哺乳期乳头有分泌物提示乳腺导管病变，如为血性分泌物可能为乳腺癌。乳房瘘管及溃疡形成提示乳腺结核或脓肿。男性乳房发育症常见于肝硬化、内分泌功能障碍、肿瘤及药物作用等。

2.触诊　被检查者采取坐位，先两臂下垂，然后双臂高举超过头部或双手叉腰。触诊先健侧，后患侧。检查者的手指和手掌应平置在乳房上，用指腹轻施压力，以旋转或来回滑动进行触诊。以乳头为中心作一垂直线和水平线，将乳房分为4个象限，检查左侧乳房时由外上象限开始，顺时针方向进行由浅入深地触诊4个象限，最后触诊乳头。以同样方式检查右侧乳房，但沿逆时针方向进行。应注意乳房质地、弹性、有无压痛和包块等。正常乳房柔软、有弹性、有颗粒感及坚韧感，妊娠期乳房胀大而柔韧，哺乳期有结节样感。乳房硬度增加，弹性减退，提示局部皮下组织浸润，可能为炎症或肿瘤所致。乳头失去弹性可能为乳晕下癌变。乳房有压痛常见于炎症、月经前和乳腺囊性增生等。触到乳房肿块应描述其部位、外形、大小、数量、质地、活动度及有无压痛等。乳房恶性肿块多形态不规整，可呈"橘皮样"，质地较硬，表面不平，活动度差，无压痛，可有淋巴结转移，应同时检查腋窝、锁骨上窝及颈部淋巴结。

三、肺与胸膜

检查胸部时被检者一般采取坐位或仰卧位，充分暴露胸部。室内环境应舒适、温暖、有良好的自然光线。检查时注意先上后下，先前胸后侧胸再背部，上下对比，左右对比。

（一）视诊

1.呼吸运动　正常成年男性和儿童的呼吸以膈肌运动为主，即腹式呼吸为主；成年女性的呼吸则以肋间肌的运动为主，即胸式呼吸为主。

肺或胸膜疾病可使胸式呼吸减弱而腹式呼吸增强；腹膜炎、大量腹水、肝脾极度肿大、腹腔内巨大肿瘤及妊娠晚期时，以胸式呼吸为主。

呼吸运动增强可见于剧烈运动后、代谢性酸中毒等，呼吸运动减弱可见于慢性阻塞性肺疾病、胸腔积液、气胸、大叶性肺炎等。

2.呼吸频率、节律及深度　正常成人静息状态下，呼吸频率为12~20次/min，节律规整,深浅适宜,呼吸与脉搏之比为 1∶4。常见呼吸类型及特点见图 3-21。

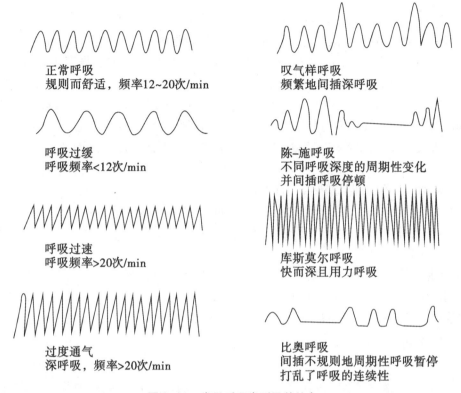

正常呼吸
规则而舒适,频率12~20次/min

呼吸过缓
呼吸频率<12次/min

呼吸过速
呼吸频率>20次/min

过度通气
深呼吸,频率>20次/min

叹气样呼吸
频繁地间插深呼吸

陈-施呼吸
不同呼吸深度的周期性变化
并间插呼吸停顿

库斯莫尔呼吸
快而深且用力呼吸

比奥呼吸
间插不规则地周期性呼吸暂停
打乱了呼吸的连续性

图 3-21　常见呼吸类型及其特点

(1)呼吸频率、深度改变　①呼吸过速:是指呼吸频率超过 20 次/min;常见于发热、疼痛、贫血、甲状腺功能亢进及心力衰竭等。②呼吸过缓:是指呼吸频率低于 12 次/min;呼吸浅慢常见于麻醉剂或镇静剂过量、颅内压增高等。③深长呼吸:当严重代谢性酸中毒时,会出现深而慢的呼吸,常见于糖尿病酮症酸中毒和尿毒症酸中毒等,这种呼吸称为深长呼吸,又名库斯莫尔(Kussmaul)呼吸。

(2)呼吸节律改变　①潮式呼吸:又称陈-施(Cheyne-Stokes)呼吸,是一种由浅慢逐渐变为深快,然后再由深快转为浅慢,可长达 0.5~2 min,呼吸暂停 5~30 s 后,又开始如上变化的周期性呼吸。②间停呼吸:又称比奥(Biot)呼吸,表现为有规律的呼吸几次后,突然停止一段时间,又开始有规律的呼吸,周而复始。以上 2 种呼吸类型提示中枢神经系统疾病等使呼吸中枢兴奋性降低。③断续性呼吸:是胸部发生剧痛所致的呼吸突然受到抑制,患者表情痛苦,呼吸呈断续性浅而快;常见于急性胸膜炎、胸膜恶性肿瘤、肋骨骨折或背部严重外伤等。④叹气样呼吸:患者自觉胸闷,间隔一段时间做一次深大呼吸,并常伴有叹息声;常见于神经衰弱、精神紧张或抑郁症。

(二)触诊

1.胸廓扩张度　即呼吸动度。检查者两手掌平置于前胸下部两侧对称部位,力量适中,嘱被检查者深呼吸,比较两手的动度是否一致。若一侧胸廓扩张受限,另一侧正常或代偿性增强,见于大量胸腔积液、气胸、胸膜增厚和肺不张等;双侧活动受限,常见于肺气肿、双侧胸膜炎、胸膜增厚等。

2.语音震颤 语音震颤是被检查者发出语音时,声波自喉部沿气管、支气管及肺泡,传至胸壁引起的振动,检查者的手可触及,又称触觉语颤。检查者将左右手掌的尺侧缘或掌面轻放于两侧胸壁的对称部位,然后嘱被检查者用同等的强度重复发"yi"长音,两手掌自上至下,从内到外进行触诊。

语音震颤的强弱主要取决于气管、支气管是否通畅及胸壁传导是否良好。发音强、音调低、胸壁薄及支气管至胸壁的距离近者语音震颤强,反之则弱。正常成年男性较女性强,成人较儿童强,瘦者较胖者强;前胸上部较前胸下部强,右胸上部较左胸上部强。

(1)语音震颤减弱或消失 ①肺泡内含气过多,如肺气肿;②支气管阻塞,如阻塞性肺不张;③大量胸腔积液或气胸;④胸膜高度增厚粘连;⑤胸壁皮下气肿。

(2)语音震颤增强 ①肺泡内有炎症浸润,如大叶性肺炎实变期、大片肺梗死等;②接近胸壁的肺内巨大空腔,尤其是当空洞周围有炎症浸润并与胸壁粘连,如空洞型肺结核、肺脓肿(咳出脓液后)等。

3.胸膜摩擦感 正常脏、壁两层胸膜之间有少量浆液润滑,无摩擦感。当急性胸膜炎时,两层胸膜间因纤维蛋白沉着,使接触面变得粗糙,呼吸时脏层和壁层胸膜相互摩擦,触诊时有皮革相互摩擦的感觉,称为胸膜摩擦感;常见于纤维素性胸膜炎、渗出性胸膜炎早期等情况。

(三)叩诊

被检查者取坐位或仰卧位,两臂放松垂放,呼吸均匀。坐位时,查前胸,胸部稍前挺;查侧胸,上肢抱头;查背部,上身稍前倾,头略低,双手交叉抱肩或抱肘。卧位时,先仰卧查前胸,后侧卧查侧胸部及背部。有直接叩诊法与间接叩诊法。检查顺序依次为前胸、侧胸、背部,从上而下,由外向内,两侧对比,逐个肋间进行。

1.正常胸部叩诊音 正常胸部叩诊呈清音。①前胸上部较下部叩诊音相对稍浊;②右肺上部叩诊音亦相对稍浊;③背部的叩诊音较前胸部稍浊;④右侧腋下部叩诊音稍浊;⑤肝脏、心脏无肺及胸骨、肋骨遮盖处叩诊呈实音;⑥左侧腋前线下方有胃泡,叩诊呈鼓音(图3-22)。

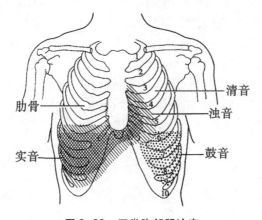

图3-22 正常胸部叩诊音

肋骨 清音
浊音
实音 鼓音

2.肺部病理性叩诊音 正常肺脏的清音区范围内,如出现浊音、实音、过清音或鼓音时则为病理性叩诊音,提示肺、胸膜、膈或胸壁有病理性改变。异常叩诊音的类型取决于病变部位的性质、范围的大小及部位的深浅。一般距胸部表面5 cm以上的深部病灶、直径小于3 cm的小范围病灶或少量胸腔积液,常不能发现叩诊音的改变。

（1）浊音或实音 见于肺部大面积含气量减少的病变,如肺炎、肺不张;肺内不含气的占位病变,如肺肿瘤;胸腔积液、胸膜增厚等病变;胸壁水肿、肿瘤等。

（2）过清音 见于肺张力减弱而含气量增多,如肺气肿。

（3）鼓音 见于肺内空腔性病变,如其腔径大于3～4 cm,且靠近胸壁,如空洞型肺结核;胸膜腔积气,如气胸等。

3.肺界叩诊

（1）肺上界 即肺尖的上界。正常为4～6 cm;正常右侧较左侧稍窄(图3-23)。肺上界变狭小或叩诊浊音,常见于肺结核所致的肺尖浸润、纤维性变及萎缩。肺上界变宽,叩诊稍呈过清音,常见于肺气肿。

（2）肺下界 两侧肺下界大致相同,平静呼吸时位于锁骨中线第6肋间,腋中线第8肋间,肩胛下角线第10肋间。正常肺下界可因体型、发育情况而异,如矮胖者肺下界可上升1肋间隙,瘦长者下降1肋间隙。病理性肺下界降低常见于肺气肿、腹腔内脏下垂;肺下界上升常见于肺不张、腹内压升高使膈上升,如鼓肠、腹水、气腹、肝脾大、腹腔内巨大肿瘤及膈肌麻痹等。

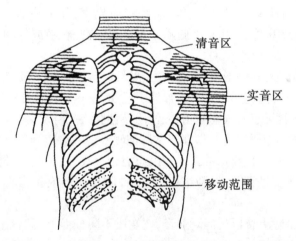

图3-23 正常肺尖宽度与肺下界移动范围(背面观)

（3）肺下界移动范围 可表示膈肌的移动范围。正常成人肺下界的移动范围约为6～8 cm;肺下界移动范围小于4 cm时,即肺下界移动范围减弱,常见于肺组织弹性消失(如肺气肿等)、肺组织萎缩(如肺不张等)等。

（四）听诊

肺部听诊时,被检查者取坐位或卧位。听诊的顺序与叩诊相同,自上至下逐一肋间进行,上下、左右对称的部位进行对比。

1. 正常呼吸音

（1）支气管呼吸音　为吸入空气在声门、气管或主支气管形成湍流所产生的声音。颇似舌抬高后经口腔呼气时所发出"ha"的音响；呼气相音响强、音调高、时相长。在喉部、胸骨上窝、背部，第6、7颈椎及第1、2胸椎两侧可听到支气管呼吸音。

（2）肺泡呼吸音　是由于气体进出肺泡，肺泡弹性的变化和气流的振动所产生。此音类似上齿咬住下唇，吹气时发出的"fu"音。声音较柔和，吸气相音响较强，音调较高，时相较长；呼气时音响较弱，音调较低，时相较短。在大部分肺野内均可听及。

（3）支气管肺泡呼吸音　为兼有支气管呼吸音和肺泡呼吸音特点的混合性呼吸音。其吸气音性质与正常肺泡呼吸音相似，但音调较高且较响亮；呼气音性质与支气管呼吸音相似，但强度稍弱，音调稍低；吸气相与呼气相时相大致相等。于胸骨两侧第1、2肋间隙，肩胛间区第3、4胸椎水平以及肺尖前后部可听及。

2. 异常呼吸音

（1）异常支气管呼吸音　在正常肺泡呼吸音部位听到支气管呼吸音，则为异常支气管呼吸音或称管样呼吸音。常见原因如下：①肺组织实变，常见于大叶性肺炎的实变期。②肺内大空腔，常见于肺脓肿或空洞型肺结核。③压迫性肺不张，指胸腔积液时，于积液区上方可听到支气管呼吸音，但强度较弱且遥远。

（2）异常肺泡呼吸音

1）肺泡呼吸音减弱或消失：与肺泡内的空气流量减少或进入肺内的空气流速减慢有关，常见于：①胸廓活动受限，如胸痛等；②呼吸肌疾病，如重症肌无力等；③支气管阻塞，如慢性阻塞性肺疾病等；④压迫性肺膨胀不全，如胸腔积液或气胸等；⑤腹部疾病，如大量腹水等。

2）肺泡呼吸音增强：双侧增强，与呼吸运动及通气功能增强，使进入肺泡的空气流量增多或进入肺内的空气流速加快有关。常见于运动、发热、贫血、酸中毒等。

3）呼气音延长：常见于支气管哮喘、慢性阻塞性肺疾病等。

（3）异常支气管肺泡呼吸音　即在正常肺泡呼吸音部位听到支气管肺泡呼吸音。其机制为肺部实变区域较小且与正常含气肺组织混合存在，或肺实变部位较深并被正常肺组织所覆盖。常见于支气管肺炎、肺结核、大叶性肺炎初期或在胸腔积液上方肺膨胀不全的部位听到。

3. 啰音　啰音是呼吸音以外的附加音，按性质不同分为干、湿啰音。

（1）湿啰音

1）产生机制：是由于吸气时气体通过呼吸道内的分泌物如渗出液、痰液、血液、黏液等，形成的水泡破裂所产生的声音，又称水泡音；或认为由于小支气管壁因分泌物黏着而陷闭，当吸气时突然张开重新充气所产生的爆裂音。

2）听诊特点：①断续而短暂；②一次常连续多个出现；③于吸气时或吸气终末较为明显，有时也出现于呼气早期；④部位较恒定；⑤性质不易变；⑥中、小湿啰音可同时存在；⑦咳嗽后可减轻或消失。

3）临床分型及意义：湿啰音按呼吸道腔径大小和腔内渗出物多少分为粗、中、细湿啰音和捻发音（图3-24）。①粗湿啰音：又称大水泡音。发生于气管、主支气管或空洞部位,多出现在吸气早期。常见于支气管扩张、肺水肿及肺结核等。②中湿啰音:又称中水泡音。发生于中等大小的支气管,多出现于吸气的中期。常见于支气管炎、支气管肺炎等。③细湿啰音:又称小水泡音。发生于小支气管,多在吸气后期出现。常见于细支气管炎、支气管肺炎、肺淤血和肺梗死等。④捻发音:是一种极细而均匀一致的湿啰音。多在吸气的终末听及,颇似在耳边用手指捻搓头发时所发出的声音。常见于细支气管和肺泡炎症或充血,如肺淤血、肺泡炎等。在正常老年人或长期卧床的患者,于肺底亦可听及捻发音,在数次深呼吸或咳嗽后可消失,一般无临床意义。

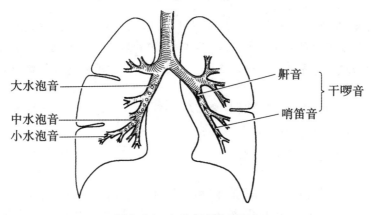

图 3-24　各种啰音发生部位

(2)干啰音

1)产生机制:是由于气管、支气管或细支气管狭窄或部分阻塞,空气吸入或呼出时发生湍流所产生的声音。呼吸道狭窄或部分阻塞是因炎症导致的黏膜充血水肿、分泌物增加;支气管平滑肌痉挛;管腔内肿瘤或异物阻塞;管壁被肿大的淋巴结或纵隔肿瘤压迫引起。

2)听诊特点:干啰音为一种持续时间较长带乐性的呼吸附加音。①音调较高;②持续时间较长;③吸气及呼气时均可听及,但以呼气时为明显;④干啰音的强度和性质易改变,部位易变换,短时间内数量可明显增减。

3)临床分型:根据音调的高低分为高调和低调两种。①高调干啰音:又称哨笛音、飞箭音、鸟鸣音、哮鸣音等,音调高(频率可达 500 Hz 以上),多发生于支气管或细支气管;②低调干啰音:又称鼾音,音调低(频率低于 200 Hz),多似鼾声,多发生于气管或主支气管。

4)临床意义:多发生在双侧肺部,常见于支气管哮喘、慢性支气管炎和心源性哮喘等。局限性干啰音常见于支气管内膜结核或肿瘤等。

4.语音共振　语音共振的产生机制及临床意义与语音震颤相同。嘱被检查者重复发"yi"长音,喉部发音产生的振动经气管、支气管、肺泡传至胸壁,听诊器在胸壁可听及柔和而不清楚的弱音。

5.胸膜摩擦音　正常无胸膜摩擦音。当胸膜由于炎症、纤维素渗出而变得粗糙时,随着呼吸两层胸膜互相摩擦即出现胸膜摩擦音。听诊特点:①用一手掩耳,声音似以另一手指在其手背上摩擦时所听到的声音;②于呼气相及吸气相均可听到,一般于吸气末或呼气初较为明显,屏气时即消失;③最易听到的部位是前下侧胸壁,因呼吸时该部位的呼吸动度最大。

四、心脏

案例导入

患者,女,24 岁。因头晕、乏力、心悸 1 年入院。体格检查:心尖搏动呈抬举性,心尖区收缩期吹风样杂音 3/6 级,不传导,胸骨右缘第 2 肋间收缩期喷射性杂音 4/6 级,向颈部传导并有收缩期震颤。该患者初步诊断为主动脉瓣狭窄。

思考:

1. 试分析该患者心脏听诊的异常体征有哪些。

2. 请问该患者心脏检查应补充哪些内容。

心脏在胸腔的中纵隔内,位于胸骨体和第 2~6 肋软骨后方,第 5~8 胸椎前方,上方(心底部)和大血管相连,下方为膈,约 2/3 居前正中线左侧,心尖位于左前下方。

心脏检查是心血管疾病诊断的基本功,心脏的视诊、触诊、叩诊、听诊对于初步判断有无心脏疾病以及心脏病的病因、性质、部位及程度等具有重要意义。

检查时根据病情需要嘱被检查者取卧位、左侧卧位或前倾坐位,充分暴露胸部;检查环境应安静,光线及温度适宜。

(一)视诊

1. 心前区隆起　正常人心前区与右侧相应部位基本对称,无隆起。心前区隆起多为儿童期风湿性心瓣膜病、先天性心脏病伴右心室增大者;心前区饱满常见于大量心包积液时。

2. 心尖搏动

(1)正常心尖搏动　正常成人心尖搏动位于第 5 肋间,左锁骨中线内侧 0.5~1.0 cm,搏动直径为 2.0~2.5 cm,部分正常人心尖搏动不易看到。

(2)心尖搏动改变

1)位置改变:①生理性因素,正常情况下体位和体型对心尖搏动有一定影响。如仰卧时因膈肌抬高致心尖搏动略上移;左侧卧位时,心尖搏动向左移 2.0~3.0 cm;右侧卧位时向右移 1.0~2.5 cm;矮胖体型者、小儿及妊娠时,心脏呈横位,心尖搏动向上外移;瘦长体型者(特别是处于站立或坐位)心脏呈垂位,心尖搏动移向内下。②病理性因素,见表 3-1。

表3-1 心尖搏动移位的常见病理因素

因素	心尖搏动移位情况	临床常见疾病
心脏因素		
左心室增大	向左下移位	主动脉瓣关闭不全等
右心室增大	向左侧移位	二尖瓣狭窄等
左、右心室增大	向左下移位	扩张型心肌病等
右位心	心尖搏动位于右侧胸壁相应部位	先天性右位心
心外因素		
纵隔移位	心尖搏动向患侧移位	粘连性胸膜炎或肺不张等
	心尖搏动向健侧移位	右侧胸腔积液或气胸等
膈肌移位	心尖搏动向上移位	大量腹水、腹腔内巨大肿瘤

2）心尖搏动强度及范围的改变：①生理性因素。剧烈运动、情绪激动及紧张时，心尖搏动增强；胸壁肥厚、乳房悬垂或肋间隙狭窄时心尖搏动弱、范围小。②病理性因素。心尖搏动增强见于高热、严重贫血、甲状腺功能亢进及左心室肥大患者。心尖搏动减弱或消失常见于心肌收缩力下降（如心肌炎、心肌病、急性心肌梗死等）、心包积液、肺气肿、左侧大量胸腔积液等。心脏收缩时心尖搏动内陷者称为负性心尖搏动，常见于粘连性心包炎，系心包与周围组织广泛粘连所致；当右心室明显增大致心脏顺钟向转位，使左心室向后移位时，也可出现负性心尖搏动。

3.心前区其他部位异常搏动

（1）胸骨左缘第2肋间搏动 常见于肺动脉扩张或肺动脉高压，也可见于正常青年人。

（2）胸骨左缘第3～4肋间搏动 常见于右心室肥大等。

（3）胸骨右缘第2肋间搏动 常见于升主动脉扩张或升主动脉夹层等。

（4）剑突下搏动 常见于肺源性心脏病右心室肥大、腹主动脉瘤等。鉴别要点为嘱患者深吸气后，如搏动增强为右室搏动，如搏动减弱为腹主动脉搏动。

（二）触诊

检查者先用右手全手掌开始检查，置于心前区，然后逐渐缩小到用手掌尺侧（小鱼际）或示指、中指及环指指腹并拢同时触诊，必要时也可单指指腹触诊，由外向内逐渐移动触诊。

1.心尖搏动及心前区搏动 触诊心尖搏动的位置及范围同视诊，可弥补视诊的不足。心尖搏动标志心脏收缩期的开始，可据此判断震颤、心音及杂音出现的时期。左室肥大时，心尖搏动强且范围大，用手指触诊时，可使指端抬起片刻，被称为抬举性心尖搏动，为左心室肥厚的可靠体征。

2.震颤 震颤是血液经狭窄的瓣膜口或异常通道流至较宽广的部位所产生的湍流，使瓣膜、心壁或血管壁产生的振动传至胸壁所致。触诊时手掌感到有种细小震动感,与在猫的喉部触摸到的呼吸震颤类似,又称猫喘。震颤是心脏有器质性病变的可靠体征。常见于某些先天性心血管病或狭窄性瓣膜病变(表3-2)。触到震颤必能听到杂音,有杂音不一定触及震颤。

表3-2 心前区震颤的临床意义

部位	时期	常见病变	部位	时期	常见病变
胸骨右缘第2肋间	收缩期	主动脉瓣狭窄	胸骨左缘第2肋间	连续性	动脉导管未闭
胸骨左缘第2肋间	收缩期	肺动脉瓣狭窄	心尖区	舒张期	二尖瓣狭窄
胸骨左缘第3~4肋间	收缩期	室间隔缺损			

3.心包摩擦感　正常情况下无心包摩擦感。当发生急性心包炎时,脏壁两层心包间有摩擦,可在心前区或胸骨左缘第3、4肋间触及,收缩期和舒张期均能触及粗糙摩擦感,收缩期较明显,坐位前倾或呼气末时更易触及,心包腔内渗液增多,摩擦感消失。

(三)叩诊

用于确定心界大小、形态及位置。心脏浊音界包括相对及绝对浊音界两部分,心脏左右缘被肺遮盖的部分,叩出心脏相对浊音界,不被肺遮盖的部分叩出心脏绝对浊音界(图3-25)。叩诊常采用间接叩诊法,被检查者取仰卧位,以左手中指作为叩诊板指,板指与肋间平行放置;取坐位时,板指可与肋间垂直。一般先左界后右界,由外向内,自下向上进行。左侧在心尖搏动外2~3 cm处开始,由外向内,逐个肋间向上,直至第2肋间。右界叩诊先叩出肝上界,然后于其上一肋间由外向内,逐一肋间进行叩诊,直至第2肋间。对各肋间叩得的由清音变浊音部位逐一做出标记,并测量其与前正中线间的垂直距离。

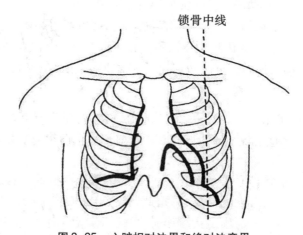

图3-25 心脏相对浊界和绝对浊音界

1.正常心脏相对浊音界　以前正中线至心脏浊音界的垂直距离(cm)表示正常成人

的心脏相对浊音界(表3-3),即反映心脏的实际大小和形状。

表3-3　正常成人心脏相对浊音界

右界/cm	肋间	左界/cm	右界/cm	肋间	左界/cm
2～3	Ⅱ	2～3	3～4	Ⅳ	5～6
2～3	Ⅲ	3.5～4.5		Ⅴ	7～9

注:正常成人左锁骨中线距前正中线的距离为8～10 cm。

2. 心脏相对浊音界各部组成　心脏左界第2肋间为肺动脉段,第3肋间为左心房耳部,第4肋间为左心室。心脏右界第2肋间为上腔静脉和主动脉升部,第3肋间以下为右心房。心脏上界为第1、2肋间隙水平的胸骨部分的浊音区,为心底部,是大血管在胸壁上的投影区;心脏下界为右心室及左心室心尖部组成;心腰部为主动脉与左心室交接处的凹陷部(图3-26)。

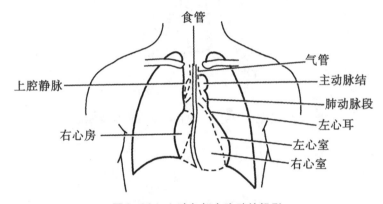

图3-26　心脏各部在胸壁的投影

3. 心脏相对浊音界改变及其临床意义
(1)心脏因素　见表3-4。

表3-4　心脏相对浊音界改变的心脏因素与临床意义

心脏因素	心脏相对浊音界改变	临床意义
左心室增大	向左、向下增大,心腰角度变小,心浊音界呈靴形(图3-27)	主动脉瓣关闭不全等
右心室增大	轻度增大:绝对浊音界增大,相对浊音界无明显改变 显著增大:心界向左右两侧增大,向左增大显著	肺源性心脏病等

续表 3-4

心脏因素	心脏相对浊音界改变	临床意义
左、右心室增大	心脏浊音界向两侧增大,呈普大型	扩张型心肌病等
左心房增大及肺动脉段扩大	心腰部饱满或膨出,心浊音界呈梨形(图3-28)	二尖瓣狭窄等
主动脉扩张	心底部浊音区增宽	升主动脉瘤等
心包积液	两侧增大,相对、绝对浊音界几乎相同,并随体位而改变,坐位时心界呈三角形烧瓶样,仰卧位时心底部浊音增宽	心包积液

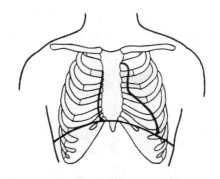

图 3-27 主动脉瓣关闭不全的心脏浊音界(靴形心)

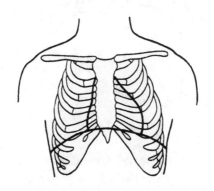

图 3-28 二尖瓣狭窄的心脏浊音界(梨形心)

(2)心外因素 一侧大量胸腔积液或气胸可使心界患侧叩不出,在健侧向外移;一侧胸膜粘连、增厚与肺不张则使心界向患侧移。大量腹水或腹腔巨大肿瘤可使膈肌抬高,心脏呈横位,致心界向左增大等。肺气肿时心脏浊音界变小。

(四)听诊

被检查者多取卧位或坐位,必要时可嘱被检查者变换体位。听诊器应备有钟型和膜型胸件,钟型可听取低频心音和杂音,膜型可听高频心音和杂音。

心脏各瓣膜所产生的声音,常沿血流方向传导到前胸壁不同部位,听诊最清楚处被称为瓣膜听诊区。心脏有 5 个瓣膜听诊区。①二尖瓣听诊区:位于心尖部,心尖搏动最强点。②肺动脉瓣听诊区:位于胸骨左缘第 2 肋间。③主动脉瓣听诊区:位于胸骨右缘第 2 肋间。④主动脉瓣第二听诊区:在胸骨左缘第 3 肋间。⑤三尖瓣听诊区:在胸骨下端左缘,即胸骨左缘第 4、5 肋间。

听诊按逆时针方向依次听诊:二尖瓣区、肺动脉瓣区、主动脉瓣区、主动脉瓣第二听诊区、三尖瓣区。听诊内容包括心率、心律、心音、额外心音、心脏杂音和心包摩擦音等。

1. 心率　指心脏每分钟跳动的次数。正常成人在安静、清醒的情况下心率范围为 60 ~ 100 次/min。老年人偏慢,女性稍快,3 岁以下的儿童多在 100 次/min 以上。凡成人窦性心率超过 100 次/min 称为窦性心动过速;窦性心率低于 60 次/min 称为窦性心动过缓。

2. 心律　指心脏跳动的节律。正常人心律规整。部分青年人及儿童可出现随呼吸改变的心律,吸气时心率增快,呼气时减慢,称窦性心律不齐,一般无临床意义。听诊所能发现的心律失常最常见的是期前收缩和心房颤动。

(1)期前收缩　为异位起搏点发出过早冲动致心脏提前搏动(即早搏)。在正常心跳时突然提前出现一次心跳,其后有代偿间歇;提前出现的心跳第一心音增强,第二心音减弱或难以听到;每次正常心搏后出现一次期前收缩称二联律,每两次正常心脏搏动之后出现一次期前收缩称三联律。常见于洋地黄中毒及心肌疾病。

(2)心房颤动　为心房异位节律点发出的冲动产生的多部位折返所致。听诊表现为心律绝对不规则;第一心音强弱不等;心率大于脉率,这种脉搏脱漏的现象称为脉搏短绌(简称短绌脉)。常见于二尖瓣狭窄、高血压、甲状腺功能亢进症、冠心病等。

3. 心音　有 4 个心音,按其在心动周期中出现的先后次序,依次命名为第一心音(S_1)、第二心音(S_2)、第三心音(S_3)和第四心音(S_4)(图 3-29)。通常情况下,只能听到 S_1、S_2;S_3 可在部分健康儿童和青少年中闻及;S_4 一般听不到,如听到,属病理性。心音的产生机制和听诊特点见表 3-5,其中有 S_1 与 S_2 的鉴别,从而判断出心室的收缩期和舒张期,是心脏听诊的基本技能。

(1)心音强度改变

1)第一心音强度的改变:主要影响因素是心室肌收缩力与心室充盈程度、瓣膜的位置等。①S_1 增强:常见于二尖瓣狭窄等;②S_1 减弱:常见于二尖瓣关闭不全、主动脉瓣关闭不全等;③S_1 强弱不等:常见于心房颤动、室性期前收缩和完全性房室传导阻滞。

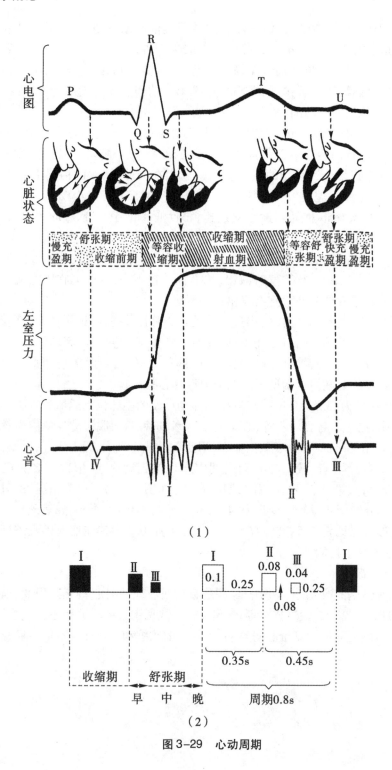

（1）

（2）

图3-29 心动周期

表3-5　心音的产生机制和听诊特点

心音	产生机制	听诊特点
第一心音（S_1）	主要为心室收缩开始时二、三尖瓣骤然关闭振动所致	音调较低钝，强度较响，历时较长（持续0.1 s），在心尖部最响，心室收缩期开始，与心尖搏动同时出现，S_1与S_2的间隔时间比S_2距下一个S_1的时间短
第二心音（S_2）	主要为心室舒张开始时主、肺动脉瓣突然关闭振动所致	音调较高而脆，强度较S_1弱，历时较短（约0.08 s），在心底部最响，心室舒张期开始，在心尖搏动之后出现
第三心音（S_3）	主要为心室快速充盈期末心室肌转为被动舒张时产生紧张性振动所致	音调低钝而短促，强度弱，历时短（约0.04 s），心尖部或其内上方易听到
第四心音（S_4）	在心室舒张末期，S_4与心房收缩导致的心肌振动所致	S_1前0.1 s出现，声音弱，属病理性

2）第二心音强度的改变：主要取决于主动脉和肺动脉内压力、半月瓣的弹性和完整性。S_2有主动脉瓣部分（A_2）和肺动脉瓣部分（P_2），通常A_2在主动脉瓣听诊区最清楚，P_2在肺动脉瓣听诊区最清晰。①A_2增强：常见于高血压、主动脉粥样硬化等。②P_2增强：常见于二尖瓣狭窄、左心衰竭、肺源性心脏病、左向右分流的先天性心脏病（如房间隔缺损、室间隔缺损、动脉导管未闭）等。③A_2减弱：常见于主动脉瓣狭窄或主动脉瓣关闭不全等。④P_2减弱：常见于肺动脉瓣狭窄等。

3）第一心音、第二心音同时改变：主要取决于心室肌收缩力、心排血量、声源距胸壁的距离等。①同时增强：常见于体力活动、情绪激动、贫血、甲亢等。②同时减弱：常见于心肌炎、心肌病、心肌梗死等，心包积液、左侧大量胸腔积液等可致声音传导不良，使心音减弱。

（2）心音性质改变　即第一心音失去原有性质与第二心音相似，心率增快，收缩期与舒张期几乎相等，听诊时类似钟摆声，称为"钟摆律"或"胎心律"；提示心肌严重病变，如大面积急性心肌梗死和重症心肌炎等。

（3）心音分裂　正常心搏时，三尖瓣较二尖瓣晚关闭约0.02～0.03 s，肺动脉瓣较主动脉瓣晚关闭约0.03 s，人耳分辨力为0.04 s，故听诊仍为一个声音。但当S_1或S_2的组成间距超过0.04 s后，听诊为两个声音即称心音分裂。

S_1分裂：三尖瓣关闭晚于二尖瓣；偶见于儿童与青年；常见于完全性右束支传导阻滞等。

S_2分裂：较常见，以肺动脉瓣听诊区听诊明显。①生理性分裂：可在深吸气末出现，肺动脉瓣关闭晚于主动脉瓣；常见于健康儿童和青少年。②通常分裂：常见于二尖瓣狭窄伴肺动脉高压、肺动脉瓣狭窄、动脉导管未闭及室间隔缺损等。③固定分裂：S_2分裂较固定，不受呼气、吸气的影响；常见于房间隔缺损。④反常分裂：又称逆分裂，是指主动脉瓣关闭迟于肺动脉瓣；常见于完全性左束支传导阻滞、主动脉瓣狭窄等。

4. 额外心音　正常S_1、S_2之外听到的病理性附加音，附加1个称为三音律，附加2个称四音律。按出现时期不同,分为收缩期和舒张期额外心音,以舒张期多见。

(1)舒张期额外心音　包括奔马律、开瓣音及心包叩击音等。

1)奔马律:是在 S_2 之后的病理性 S_3,同时常存在心率增快、犹如马奔跑的蹄声,称为奔马律;是心肌严重损害的体征。按出现时间的早晚可分 3 种:①舒张早期奔马律,又称为室性奔马律,是奔马律中最常见的一种。常见于心力衰竭、急性心肌梗死等。②舒张晚期奔马律,又称为房性奔马律。常见于高血压性心脏病、主动脉狭窄、心肌炎及心肌病等。③重叠型奔马律,为室性、房性奔马律同时存在,与 S_1、S_2 构成四音律。

2)开瓣音:又称二尖瓣开放拍击音。常位于 S_2 后,音调高而响亮,在心尖内侧听诊较清楚。开瓣音的存在可证明二尖瓣狭窄患者瓣叶尚具有一定的弹性,是二尖瓣分离术适应证的重要参考条件之一。

3)心包叩击音:心前区均可听到,以心尖部和肋骨下段左缘处听得最清楚,响度不大,即拍击性,距 S_2 约 0.1 s;常见于缩窄性心包炎。

(2)收缩期额外心音　包括收缩早期、中期或晚期额外心音。①肺动脉收缩期喷射音:又称早收缩期喷射音,常见于肺动脉狭窄、肺动脉高压及房间隔缺损等。②主动脉收缩期喷射音:常见于高血压、主动脉扩张、主动脉缩窄等。收缩中、晚期喀喇音常见于二尖瓣脱垂。

5.心脏杂音　心脏杂音是在心音之外的一种具有不同强度、不同频率、持续时间较长的夹杂音,与心音分开或相连续,甚至完全遮盖心音,对诊断瓣膜疾病有重要意义。

(1)杂音产生的机制　正常血流呈层流状态。在血流加速、瓣膜口狭窄或关闭不全、异常血流通道、心腔内有异常漂浮物及大血管有瘤样扩张等情况下,可使层流转变为湍流或旋涡而使心壁、瓣膜或大血管等产生振动(图 3-30),传至胸壁相应部位,闻及为杂音。

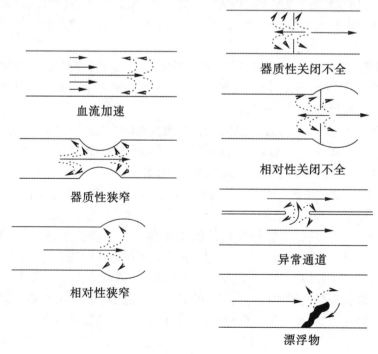

血流加速

器质性关闭不全

器质性狭窄

相对性关闭不全

相对性狭窄

异常通道

漂浮物

图 3-30　心脏杂音产生机制

（2）分析及听诊杂音要点　从以下 6 个方面进行分析其诊断意义。

1）最响部位：杂音最响部位常与病变部位有关；一般来说，杂音在某瓣膜听诊区最响，提示病变部位是在该区相应的瓣膜。如杂音在心尖部最响，提示二尖瓣病变；杂音在主动脉瓣区最响，提示病变在主动脉瓣。

2）所在时期：杂音所在时期不同病变情况不一。根据杂音所在时期分为收缩期杂音、舒张期杂音、连续性杂音和双期杂音（收缩期与舒张期均出现但不连续的杂音）。如二尖瓣狭窄的舒张期杂音，常出现在舒张中、晚期；二尖瓣关闭不全的杂音可占整个收缩期，并遮盖 S_1 与 S_2；主动脉瓣关闭不全的舒张期杂音，常在舒张早期；动脉导管未闭杂音为连续性杂音。

3）杂音性质：病变部位不同杂音的频率不同，音调与音色亦不同。杂音音调有柔和、粗糙；音色有吹风样、隆隆样（雷鸣样）、机器样、喷射样、叹气样、乐音样和鸟鸣样等。如二尖瓣区粗糙的吹风样收缩期杂音提示二尖瓣关闭不全、舒张期隆隆样杂音提示二尖瓣狭窄；主动脉瓣第二听诊区舒张期叹气样杂音提示主动脉瓣关闭不全；胸骨左缘第 2 肋间连续性机器样杂音提示动脉导管未闭。

4）传导方向：杂音常沿产生杂音的血流方向传导。如二尖瓣关闭不全的杂音多向左腋下传导；主动脉瓣关闭不全杂音向胸骨下端或心尖部传导；主动脉瓣狭窄杂音可向上传至颈部；二尖瓣狭窄杂音常局限于心尖部。

5）杂音强度：即杂音的响度。杂音强度取决于狭窄程度、血流速度、压力阶差及心肌收缩力。收缩期杂音的强度一般用 6 级分法。即 1 级为杂音较弱，在安静环境下仔细听诊才能听到；2 级为较易听到的弱杂音；3 级杂音不太响亮，呈中等强度；4 级杂音响亮，常伴有震颤；5 级杂音很响亮，听诊器体件边缘接触胸壁即可听到，有明显震颤；6 级杂音极响亮，听诊器体件距胸壁一定距离亦能听到，有强震颤；如响度为 2 级的杂音则记录为 2/6 级杂音。舒张期杂音绝大多数为器质性，一般不分级，也可分为轻、中、重度三级。

6）体位、呼吸和运动对杂音的影响：体位、呼吸和运动可影响杂音的强弱，有助于杂音的判定和鉴别。①体位：左侧卧位可使二尖瓣狭窄的舒张期隆隆样杂音更明显；前倾坐位时，易于闻及主动脉瓣关闭不全的叹气样杂音；仰卧位则二尖瓣、三尖瓣与肺动脉瓣关闭不全的杂音更明显。②呼吸：深吸气时，右心排血量大，与右心相关的杂音增强，如三尖瓣或肺动脉瓣狭窄与关闭不全。深吸气后紧闭声门并用力作呼气动作（Valsalva 动作），经瓣膜产生的杂音一般都减轻，而肥厚型梗阻性心肌病的杂音则增强。③运动：会使心率增快，心搏增强，在一定的心率范围内亦使杂音增强。如二尖瓣狭窄时杂音在运动后明显增强。

（3）杂音的临床意义　器质性杂音是指杂音产生部位有器质性病变存在，属病理性杂音；功能性杂音是心脏没有器质性损害出现的杂音或心脏有相对性的瓣膜关闭不全或狭窄，属于生理性杂音和相对性杂音。功能性杂音一般为收缩期杂音，故收缩期功能性杂音与器质性杂音的鉴别有重要临床意义（表 3-6）。

表3-6　收缩期功能性与器质性杂音的鉴别要点

鉴别点	功能性杂音	器质性杂音
年龄	儿童、青少年多见	不定
部位	肺动脉瓣区和(或)二尖瓣区	不定
性质	柔和、吹风样	粗糙、吹风样或喷射样
持续时间	短促	较长、常为全收缩期
强度	一般≤2/6级	常为≥3/6级
震颤	无	常有震颤
传导	局限	沿血流方向传导较远而广

1)收缩期杂音临床意义:见表3-7。

表3-7　不同瓣膜听诊区收缩期杂音临床意义

瓣膜听诊区	收缩期功能性杂音临床意义	收缩期器质性杂音临床意义
二尖瓣区	常见于运动、发热、贫血、妊娠与甲状腺功能亢进;左心增大(高血压性心脏病、冠心病、贫血性心脏病和扩张型心肌病)引起的二尖瓣相对性关闭不全	风湿性心瓣膜病二尖瓣关闭不全、二尖瓣脱垂
主动脉瓣区	高血压和主动脉粥样硬化致相对性主动脉狭窄	主动脉瓣狭窄
肺动脉瓣区	在健康青少年及儿童中多见。二尖瓣狭窄、房间隔缺损致肺动脉高压	肺动脉瓣狭窄
三尖瓣区	右心室扩大(如二尖瓣狭窄、肺心病)致三尖瓣相对性关闭不全	极少见
其他部位	在胸骨左缘第2、3、4肋间,部分青少年中可闻及生理性杂音	胸骨左缘第3、4肋间杂音伴震颤示室间隔缺损

2)舒张期杂音临床意义:①二尖瓣区,功能性杂音常见于中、重度主动脉瓣关闭不全;器质性杂音常见于风湿性心瓣膜病的二尖瓣狭窄。②主动脉瓣区,常见于风湿性心瓣膜病或先天性心脏病的主动脉瓣关闭不全。③肺动脉瓣区,常见于二尖瓣狭窄、肺源性心脏病所致肺动脉瓣对性关闭不全。④三尖瓣区,极少见。

3)连续性杂音临床意义:常见于动脉导管未闭。杂音粗糙、响亮似机器转动样,持续整个收缩与舒张期。在胸骨左缘第2肋间稍外侧闻及,常伴有震颤。

6.心包摩擦音　产生机制及临床意义同心包摩擦感,听诊音质粗糙、高音调,似纸张摩擦的声音,在心前区或胸骨左缘第3、4肋间最响亮,坐位前倾及呼气末更明显;心包摩擦音与心搏一致,屏气时摩擦音仍存在。而胸膜摩擦音屏气后消失,即可鉴别两者。

五、血管

血管检查是心血管检查的重要组成部分,可为疾病的诊断提供有价值的依据。

(一)视诊

1. 颈静脉　见本章第四节。

2. 肝颈静脉回流征　检查时嘱被检查者平静呼吸,避免屏气,持续按压中腹部30～60 s;正常人在按压开始时可出现短暂的一过性颈静脉轻度充盈;而在右心排血量障碍伴体静脉淤血时,颈静脉充盈为持续性,被称为肝颈静脉回流征阳性,是右心衰竭的重要体征之一,也见于缩窄性心包炎和心包积液。

3. 毛细血管搏动征　用手指轻压患者指甲末端或玻片轻压被检查者口唇黏膜,使局部发白,当心脏收缩和舒张时发白的局部边缘发生有规律的红、白交替改变即为毛细血管搏动征,常见于脉压增大的疾病,如主动脉瓣关闭不全、甲状腺功能亢进、严重贫血、动脉导管未闭等。

(二)触诊

触诊主要用于脉搏检查。一般选择桡动脉,必要时可选肱动脉、股动脉、颈动脉及足背动脉等。检查时需注意两侧对称、上下肢脉搏进行比较,以及脉率、脉律、强弱、波形、动脉壁等情况。

1. 脉率　正常成人脉率在安静、清醒的情况下为60～100 次/min。应观察脉率与心率是否一致。

2. 脉律　正常人脉律规则,有窦性心律不齐者的脉律可随呼吸改变,吸气时增快,呼气时减慢。各种心律失常均可影响脉律,如心房颤动有脉搏短绌。

3. 强弱　脉搏的强弱与心搏出量、脉压和周围血管阻力有关。每次心搏出量大、脉压大、周围血管阻力小,则脉搏增强且振幅大,常见于高热、甲状腺功能亢进、主动脉瓣关闭不全等。反之,则脉搏减弱而振幅低,常见于心力衰竭、主动脉瓣狭窄与休克等。

4. 波形　正常脉搏波形由升支、波峰和降支3 个部分构成。常见异常脉搏波形如下。

(1)水冲脉　脉搏骤起骤落,如潮水涨落,故名水冲脉,为脉压增大所致。检查者握紧被检查者手腕掌面,将其前臂高举过头部,则冲击感更明显。临床意义同毛细血管搏动征。

(2)交替脉　节律规则而强弱交替的脉搏,为左室收缩力强弱交替所致,是左心衰竭的重要体征之一,常见于高血压性心脏病、急性心肌梗死等。

(3)奇脉　是指吸气时脉搏明显减弱或消失的现象,常见于心包积液和缩窄性心包炎,是心脏压塞的重要体征。

(4)重搏脉　正常脉搏降支有一个小的重复上升波,波幅低,不能触及。如此波增大并可触及,似脉搏重复,被称为重搏脉,常见于伤寒、发热等。

(5)无脉　即脉搏消失,常见于严重休克及多发性大动脉炎等。

5. 动脉壁　正常动脉壁光滑、柔软,有一定弹性。动脉硬化明显时,动脉壁变硬,弹性丧失,呈迂曲的索条状,可有结节。

(三)听诊

正常在锁骨上窝靠近颈总动脉和锁骨下动脉可听到相当于第一心音和第二心音的血管搏动音。部分儿童和青少年于上述部位还可听到较为柔和的收缩早期杂音。病理状态可产生异常血管搏动音或在病变部位出现血管杂音。

1. 动脉杂音 甲状腺功能亢进症在甲状腺侧叶的连续性杂音,提示局部血流丰富;多发性大动脉炎的狭窄病变部位可听到收缩期杂音;肾动脉狭窄时,在上腹部或腰背部闻及收缩期杂音;外周动静脉瘘时则在病变部位出现连续性杂音。

2. 枪击音 脉压增大时可听到枪击音(Duroziez 双重杂音),即在外周较大动脉表面,如股动脉可闻及与心跳一致短促如射枪的双期杂音。临床意义同毛细血管搏动征。枪击音与水冲脉、毛细血管搏动征一起,统称为周围血管征。

(四)血压

血压通常指体循环动脉血压(blood pressure,BP),是重要的生命体征之一。

1. 测量方法 包括直接测压法和间接测压法,直接测压法即经皮穿刺将导管由周围动脉送至主动脉,为有创方式;常采用间接测量法,即袖带加压法,以血压计测量。常用血压计有汞柱式、电子血压计。间接测量法的优点为简便易行。

被检查者半小时内禁烟、禁咖啡、排空膀胱,安静环境下在有靠背的椅子上安静休息 $5 \sim 10$ min。取坐位或仰卧位测血压,上肢裸露伸直并轻度外展,肘部置于心脏同一水平,将气袖均匀紧贴皮肤缠于上臂,使其下缘在肘窝以上 $2 \sim 3$ cm,气袖中央位于肱动脉表面。检查者触及肱动脉搏动后,将听诊器体件置于搏动上准备听诊;然后,向袖带内充气,边充气边听诊,待肱动脉搏动声消失,再升高 30 mmHg 后,缓慢放气,双眼随汞柱下降,平视汞柱表面,根据听诊结果读出血压值;首先听到的响亮拍击声代表收缩压,声音消失时的血压值即舒张压。血压至少应测量 2 次,间隔 $1 \sim 2$ min;可以 2 次读数的平均值作为测量结果。收缩压与舒张压之差为脉压,舒张压加 1/3 脉压为平均动脉压。有疾病需要时再加测下肢血压,一般下肢血压高于上肢。

2. 血压标准 18 岁及以上成人正常血压为收缩压 < 120 mmHg 和舒张压 < 80 mmHg,正常高值血压为收缩压 $120 \sim 139$ mmHg 和(或)舒张压 $80 \sim 89$ mmHg。

3. 血压变化的临床意义

(1)高血压 在安静、清醒的条件下采用标准测量方法,至少 3 次非同日血压值达到或超过收缩压 140 mmHg 和(或)舒张压 90 mmHg,可诊断为高血压;如仅收缩压达到标准则为单纯收缩期高血压。高血压绝大多数是原发性高血压;约 5% 继发于其他疾病,为继发性高血压,常见于肾脏疾病、甲状腺功能亢进、颅内高压等。

(2)低血压 凡血压低于 90/60 mmHg 时称低血压;常见于休克、心肌梗死、急性心脏压塞等;也见于极度衰弱者或低血压体质者。

(3)双侧上肢血压差别显著 正常双侧上肢血压差别达 $5 \sim 10$ mmHg。超过此范围则属异常,常见于多发性大动脉炎或先天性动脉畸形等。

(4)上下肢血压差异常 正常下肢血压高于上肢血压达 $20 \sim 40$ mmHg。如下肢血压低于上肢应考虑主动脉缩窄或胸腹主动脉型大动脉炎等。

（5）脉压改变　正常脉压 30~40 mmHg。脉压明显增大,常见主动瓣关闭不全、高血压等;若脉压减小,常见于主动脉瓣狭窄、心包积液及严重心力衰竭者。

第六节　腹部检查

学习导航

1. 掌握腹部检查的正常表现。
2. 熟悉腹部检查异常体征的临床意义。
3. 了解腹部体表标志及分区。

案例导入

患者,女,35 岁。因剧咳后右大腿根部肿物突然增大、变硬,疼痛难忍来诊。1 d 后用手法还纳后,出现剧烈的持续性下腹痛,并有明显的腹肌紧张、压痛与反跳痛,临床初步诊断为急性腹膜炎。

思考:

1. 试分析应给该患者怎样做腹部的体格检查。
2. 请说明腹膜炎患者有哪些腹部体征。

腹部上起自横膈,下至骨盆,前面和侧面由腹壁组成,后面为脊柱和腰肌。腹部主要内容有腹壁、腹腔和腹腔内脏器。检查时用视诊、触诊、叩诊、听诊等方法,其中以触诊最重要。

一、体表标志及分区

(一)体表标志

常用的腹部体表标志:肋弓下缘、胸骨剑突、腹上角、脐、髂前上棘、腹直肌外缘、腹中线、腹股沟韧带、耻骨联合、肋脊角等(图 3-31)。

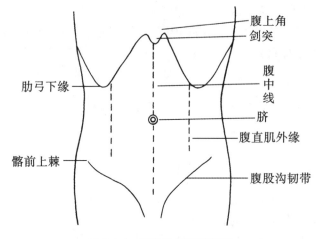

图 3-31　腹部体表标志示意

（二）腹部分区

目前常用的腹部分区有两种。

1. 四区法　通过脐画一水平线与一垂直线,两线相交,将腹部分为四区,即左、右上腹部和左、右下腹部(图 3-32)。

2. 九区法　通过两条水平线和两条垂直线将腹部分为九区。两条水平线是由两侧肋弓下缘连线和两侧髂前上棘连线,两条垂直线是由左、右髂前上棘至腹中线连线的中点所画。四线相交将腹部划分为九区,即:左、右上腹部(季肋部),左、右侧腹部(腰部),左、右下腹部(髂部),上腹部,中腹部(脐部),下腹部(图 3-33)。

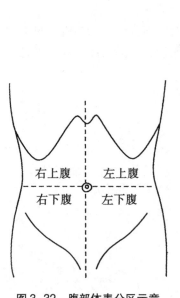

图 3-32　腹部体表分区示意
（四区法）

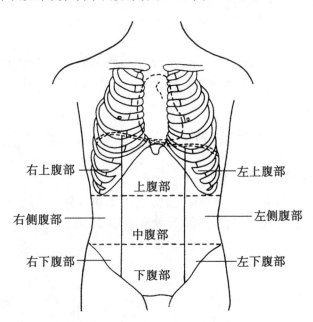

图 3-33　腹部体表分区示意(九区法)

二、视诊

腹部视诊时应光线充足柔和,取低枕仰卧位,充分暴露全腹,医生站于被检查者右侧进行。内容包括腹部外形、呼吸运动、腹壁静脉、胃肠型和蠕动波、腹壁皮肤及疝等。

(一)腹部外形

正常成年人平卧时,前腹壁大致处于肋缘至耻骨联合同一平面或略为低凹,称为腹部平坦,坐起时脐以下部分稍前凸。消瘦者及老年人,因腹壁皮下脂肪较少,腹壁稍低于肋缘与耻骨联合的平面。肥胖者或小儿(尤其餐后)腹部外形较饱满,腹壁稍高于肋缘与耻骨联合的平面。上述腹形均属于正常。

1.腹部膨隆　平卧时前腹壁明显高于肋缘与耻骨联合的平面,外观呈凸起状,称为腹部膨隆,见于生理状态如肥胖、妊娠等,或病理状态如腹水、胃肠胀气、巨大肿瘤等。

2.腹部凹陷　即仰卧位时前腹壁明显低于肋缘与耻骨联合的平面。全腹凹陷常见于严重消瘦和脱水者。局部凹陷常见于手术或外伤后腹壁瘢痕收缩。

(二)呼吸运动

正常成年男性及小儿以腹式呼吸为主,而成年女性以胸式呼吸为主。腹式呼吸减弱常见于腹膜炎症、腹水、急性腹痛、腹腔内巨大肿物或妊娠等;腹式呼吸消失常见于剧烈腹痛、膈肌上升或膈肌麻痹等。

(三)腹壁静脉

正常人的腹壁静脉一般看不清,仅在较瘦和皮肤较白的人腹壁上隐约可见,腹壁薄而松弛的老人也可见,并可突出皮肤,但不迂曲怒张。腹壁静脉曲张常见于门静脉高压、上或下腔静脉回流受阻时,此时腹壁静脉可见迂曲变粗。检查血流方向可辨别腹壁静脉曲张来源。门静脉高压时,以脐为中心向四周伸展;上腔静脉阻塞时,静脉血流方向自上而下;下腔静脉阻塞时,血流方向自下而上。指压法可以鉴别(图3-34)。

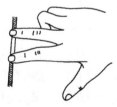 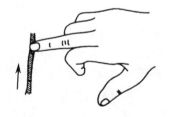

a.两指挤出血管中的血液　　　b.收回中指,血管不充盈　　　c.收回示指,血管充盈

图3-34　检查静脉血流方向示意

(四)胃肠型和蠕动波

正常人胃肠型和蠕动波一般看不到。胃肠道发生梗阻时,梗阻近端的胃或肠段扩张而隆起,可出现各自的轮廓,称为胃型或肠型,伴有该部位蠕动加强,可以看到蠕动波。幽门梗阻时可见自左向右缓慢蠕动的较大的胃蠕动波;肠梗阻时可看到肠蠕动波;发生

肠麻痹时,蠕动波消失。

(五)腹壁其他情况

1.腹纹 妊娠纹出现于下腹部和髂部,与身体长轴平行,妊娠纹晚期呈浅蓝色,产后渐为白纹。腹壁紫纹常见于皮质醇增多症,除下腹部和臀部外,还可见于股外侧。白纹常见于肥胖者,为真皮开裂所致。

2.疝 腹部疝分为腹内疝和膜外疝,腹外疝多见,为腹腔内容物经腹壁或骨盆壁的间隙薄弱部分向体表突出而形成;脐疝常见于婴幼儿;白线疝常见于先天性腹直肌两侧闭合不良者;切口疝常见于手术瘢痕愈合不良处,股疝位于腹股沟韧带中部,多见于女性。男性腹股沟疝可下降至阴囊,在直立体位或咳嗽时明显,至卧位时可缩小或消失,可以手法还纳,有嵌顿时可引起急性腹痛。

3.色素 常在皮肤皱褶处(如腹股沟、系腰带部位)有褐色色素沉着者见于肾上腺皮质功能减退。脐周围或下腹壁皮肤蓝色是腹腔内大出血的征象,即 Cullen 征,见于宫外孕破裂或急性出血坏死型胰腺炎。左腰部皮肤蓝色是血液自腹膜后渗到侧腹壁皮下所致,即 Grey-Turner 征,见于急性出血坏死型胰腺炎或绞窄性肠梗阻等。

4.皮疹 不同类型皮疹提示不同疾病。充血性或出血性皮疹常见于发疹性高热疾病或某些传染病(如麻疹、猩红热、斑疹伤寒)及药物过敏等。紫癜或荨麻疹可能是过敏性紫癜、全身荨麻疹的全身表现中的一部分。一侧腹部或腰部的疱疹(沿脊神经走行分布)提示带状疱疹。

5.上腹部搏动 多由腹主动脉搏动传导而来,可见于较瘦者。腹主动脉瘤和肝血管瘤时,上腹部搏动明显。在三尖瓣关闭不全时,可见明显的上腹部搏动,为肝脏扩张性搏动所致。

三、触诊

触诊是腹部检查的主要方法。被检查者排尿后取仰卧位,两手自然置于身体两侧,双腿屈曲并稍分开,使腹肌尽量松弛,做张口缓慢腹式呼吸。

医生站立于被检查者右侧,剪短指甲,手要温暖。检查顺序一般自左下腹开始逆时针方向进行,依次检查腹部各区。原则为先触诊健康部位,逐渐移向病变区域,以避免患者的痛苦和感受的错觉。边触诊边观察被检查者的反应与表情,对精神紧张或有痛苦者给予安慰和解释;边触诊边与被检查者简单交谈,转移其注意力而减少腹肌紧张,避免影响检查结果。

(一)腹壁紧张度

正常人腹壁有一定的张力,但触之柔软,较易压陷,称腹壁柔软。

1.腹壁紧张度增加 急性胃肠穿孔或脏器破裂所致急性弥漫性腹膜炎,腹膜受刺激而引起腹肌痉挛、腹壁明显紧张,甚至强直硬如木板,称为板状腹。结核性炎症或其他慢性病变致腹壁柔韧有抵抗感,称为揉面感或柔韧感,也见于癌性腹膜炎。腹腔内容物增加可见于肠胀气、气腹或腔内大量腹水等情况,触诊腹部张力可增加,但无腹肌痉挛。局部腹壁紧张常见于脏器炎症波及腹膜。

2.腹壁紧张度降低 多为腹肌张力下降或消失。常见于慢性消耗性疾病或大量放腹水后、脱水患者以及经产妇或老年体弱者。脊髓损伤所致腹肌瘫痪和重症肌无力使腹壁张力消失。局部紧张度降低多见于局部的腹肌瘫痪或缺陷。

（二）压痛及反跳痛

1.压痛 正常腹部触诊时不引起疼痛,重按时仅有一种压迫感。压痛多来自腹壁或腹腔内的病变。压痛的部位常提示存在相关脏器的病变,腹部常见疾病的压痛部位见图3-35。胰体和胰尾的炎症和肿瘤为左腰部压痛;胆囊的病变常有右肩胛下区压痛。一些位置较固定的压痛点常反映特定疾病,如位于右锁骨中线与肋缘交界处的胆囊点,压痛标志胆囊的病变;位于脐与右髂前上棘连线中、外 1/3 交界处的 McBurney 点（麦氏点）,压痛标志阑尾的病变等。

2.反跳痛 当医生用手触诊腹部出现压痛后,用并拢的 2~3 个手指（示、中、环指）压于原处稍停片刻,然后迅速将手抬起时,患者感觉腹痛骤然加重,并常伴有痛苦表情或呻吟。反跳痛是壁腹膜已经受到炎症累及的征象。腹膜炎患者常有腹肌紧张、压痛与反跳痛并存,称为腹膜刺激征,又称腹膜炎三联征。

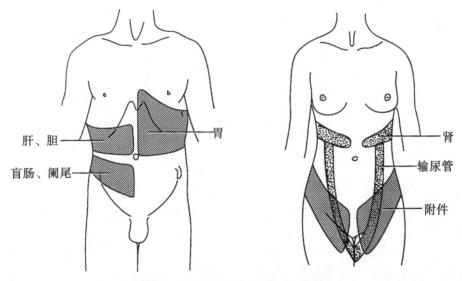

图 3-35 腹部常见疾病的压痛部位

（三）脏器触诊

1.肝脏触诊

（1）触诊方法 被检查者仰卧位,双膝关节屈曲,腹壁放松。肝脏触诊常用以下两种方法。

1)单手触诊法:检查者将右手四指并拢,掌指关节伸直,手指端与肋缘大致平行地放在右下腹部（脐水平线下方）,随被检查者呼气时,压向腹壁深部,吸气时,缓慢抬起朝肋缘向上迎触下移的肝缘,即滑行触诊,如此反复进行,手逐渐向肋缘移动,直到触及肝缘或肋缘为止。分别在右锁骨中线和前正中线两条线上进行触诊。

2) 双手触诊法：检查者右手放置及触诊方法同单手法，用左手托住被检查者右腰部，拇指张开置于肋部，触诊时左手向上推，致肝下缘紧贴前腹壁下移，且能限制右下胸扩张，增加膈下移的幅度，这样吸气时下移的肝脏就更易碰到右手指端，进而提高触诊的效果(图3-36)。

（2）触诊内容　触诊肝脏时，应详细体会、描述其大小、质地、边缘与表面状态、压痛及搏动等。

1) 大小：正常成人肝脏在肋缘下未触及；但腹壁松软的瘦长体型，于深吸气时可于肋弓下触及肝下线，在1 cm以内；在剑突下可触及肝下缘，多在3 cm以内，或不超过上腹部剑突下至脐连线的上1/3处。如右侧少量胸腔积液、慢性阻塞性肺疾病等，肝下缘亦可触及。

肝大分为弥漫性与局限性；弥漫性肿大常见于肝炎、肝淤血、脂肪肝、早期肝硬化、血吸虫病、白血病、华支睾吸虫病等；局限性肝大常见于肝脓肿、肝肿瘤及肝囊肿等。肝脏缩小常见于急性和亚急性重症肝炎、门脉性肝硬化晚期。

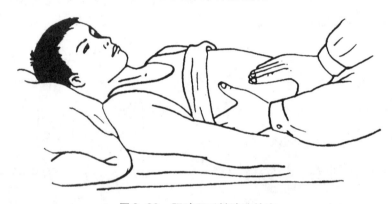

图3-36　肝脏双手触诊法检查

2) 质地：分为三级，即质软、质韧和质硬。正常肝脏质地柔软，如触口唇；急性肝炎及脂肪肝时肝质地稍韧，慢性肝炎及肝淤血时质韧，如触鼻尖；肝硬化时质硬，肝癌时质地最坚硬，如触前额。

3) 边缘与表面状态：正常肝脏边缘整齐、厚薄一致、表面光滑、无结节。肝边缘圆钝常见于脂肪肝或肝淤血。肝边缘锐利，表面扪及细小结节，常见于肝硬化。肝边缘不规则，表面不光滑，呈不均匀的结节状，常见于肝癌。

4) 压痛及叩击痛：正常肝脏无压痛。肝包膜有炎症反应或肝大可有压痛。轻度弥漫性压痛见于肝炎、肝淤血等；局限性剧烈压痛见于较表浅的肝脓肿(常在右侧肋间隙处)；此时叩击可有叩击痛。右心衰竭致肝淤血、肝大时，会引出肝-颈静脉回流征阳性。

5) 搏动：正常肝脏无搏动。肝脏搏动见于三尖瓣关闭不全或腹主动脉搏动。

（3）肝大的临床意义　肝脏病变触诊时须逐项检查，详细描述，综合判断其临床意义。急性肝炎肝脏轻度肿大，表面光滑，边缘较钝，质韧，轻压痛；脂肪肝表面光滑，质地柔软或稍韧，压痛不明显；肝硬化早期肝脏增大，晚期缩小，质地较硬，边缘锐利，表面触及结节，无压痛；肝癌时肝脏明显增大，质地坚硬，表面有大小不等的结节、巨块，边缘不整,压痛明显。

2.胆囊触诊 正常时胆囊不能触及。胆囊肿大时可在右肋缘下、腹直肌外缘处触到。胆囊触痛检查方法为医生以左手掌平放于患者右胸下部,以拇指指腹勾压于右肋下胆囊点处(图3-37),嘱患者缓慢深吸气,在吸气过程中发炎的胆囊下移时碰到用力按压的拇指,即可引起疼痛,称为胆囊触痛;如因剧烈疼痛而致吸气中止,称为墨菲(Murphy)征阳性;常见于急性胆囊炎。

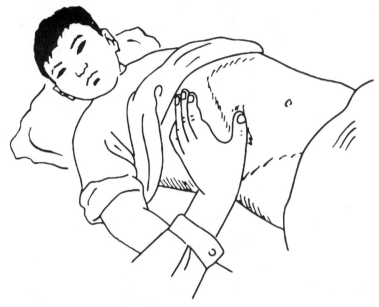

图3-37 胆囊触痛检查

3.脾脏触诊 正常脾脏不能触及。触诊脾脏时,被检查者取仰卧位,两腿稍屈曲,医生左手绕过被检查者腹前方,手掌置于其左胸下部第9~11肋处,将其脾脏从后向前托起,右手掌平放于右下腹,与左肋弓大致垂直,配合腹式呼吸进行滑行触诊,直至触到脾缘或左肋缘为止(图3-38)。

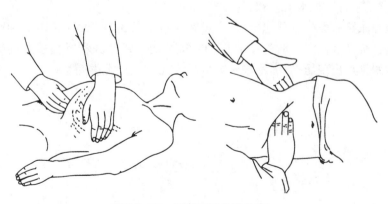

图3-38 脾脏双手触诊检查

(1)脾大测量方法 脾大分为轻度、中度和高度。深吸气时,脾下缘不超过肋下 2 cm 为轻度肿大;超过 2 cm、在脐水平线以上为中度肿大;超过脐水平线或前正中线为高度肿大(又称巨脾)。当触及巨脾时,临床常以 3 条线记录其大小(图 3-39)。

1)1 线(甲乙线):左锁骨中线与左肋缘交点至脾下缘的距离,用厘米计(以下同)。

2)2 线(甲丙线):左锁骨中线与左肋缘交点至脾脏最远点的距离(应大于第 1 线测量)。

3)3 线(丁戊线):脾右缘与前正中线的距离。如脾脏高度肿大向右越过前正中线,则测量脾右缘至前正中线的最大距离,以"+"表示,未超过前正中线则测量脾右缘与前正中线的最短距离,以"-"表示。

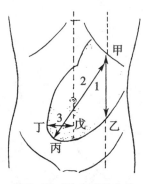

图 3-39 脾大测量方法

(2)脾大的临床意义 轻度肿大常见于急慢性肝炎、伤寒、粟粒型结核、急性疟疾等。脾脏中度肿大常见于肝硬化、疟疾后遗症、慢性淋巴细胞性白血病、淋巴瘤等。脾脏高度肿大,表面光滑者常见于慢性粒细胞性白血病、黑热病、慢性疟疾和骨髓纤维化等,表面不平滑有结节者常见于淋巴瘤和恶性组织细胞病。

4.肾脏触诊 检查肾脏一般采用双手触诊法,可取平卧位或立位。正常人肾脏一般不易触及。身材瘦长者,肾下垂、游走肾或肾脏代偿性增大时,肾脏较易触到。在深吸气时能触到 1/2 以上的肾脏即为肾下垂;如肾下垂明显并能在腹腔各个方向移动时称为游走肾;肾大常见于肾盂积水或积脓、肾肿瘤、多囊肾等。

当肾脏和尿路有炎症或其他疾病时,可在相应部位出现压痛点(图 3-40)。肋脊点和肋腰点是肾脏炎症性疾患时的压痛点,如肾盂肾炎、肾脓肿和肾结核等疾病。上输尿管点或中输尿管点出现压痛,提示输尿管结石、结核或化脓性炎症。

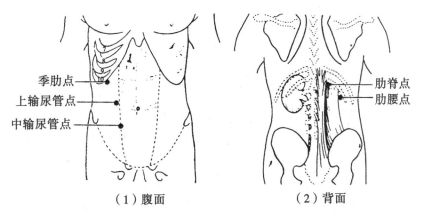

季肋点
上输尿管点
中输尿管点

（1）腹面

肋脊点
肋腰点

（2）背面

图3-40　肾脏和尿路疾病压痛点

5. 膀胱触诊　正常膀胱空虚时隐存于盆腔内,不易触到。只有当膀胱积尿,充盈胀大时,才越出耻骨上缘而在下腹中部触及。

（四）腹部肿块

1. 正常腹部可触到的组织与脏器

（1）腹壁肌肉　腹肌发达者可触及腹直肌肌腹及腱划。

（2）腰椎椎体　腹壁薄弱者、在脐附近中线位常可触到骨样硬度的肿块,自腹后壁向前突出,此即腰椎($L_4 \sim L_5$)椎体或骶骨岬(S_1向前突出处)。

（3）乙状结肠　正常人用滑行触诊法可触到;有粪潴留时可触及,为光滑索条状,而无压痛,可被手指推动;如有肿瘤浸润则失去移动性。

（4）盲肠　除腹壁过厚者外,大多数人在右下腹近腹股沟韧带处可触到盲肠。正常时外形为圆柱状,下部为梨状,能移动,表面光滑,无压痛。

2. 异常肿块　在腹部触到肿块,如为异常应注意以下几点。

（1）部位　触到肿块常来源于该区的脏器。例如:右肋下部肿块常与肝、胆有关;上腹中部触到肿块常为胃或胰腺的肿瘤、囊肿或胃内结石等;两侧腹部的肿块常为结肠肿瘤;脐周或右下腹不规则、有压痛的肿块常为结核性腹膜炎引起的肠粘连;但肠系膜或大网膜肿块或带蒂的肿块位置可多变。

（2）大小　触到肿块均应测量其上下(纵长)、左右(横宽)和前后径(深厚)。临床常用公认大小的实物作比喻,如拳头、鸡蛋、核桃、黄豆等。

（3）形态　触到肿块应注意其形状、轮廓、边缘与表面情况。圆形且表面光滑的肿块多为良性,多考虑为囊肿;形态不规则,表面不平,坚硬者,多考虑为恶性肿瘤、结核性肿块或炎性肿块等;索条状或管状肿物,短时间内形态多变者,多考虑为蛔虫团或肠套叠;在右上腹触到边缘光滑的卵圆形肿物,多考虑为胆囊积液。

（4）质地　肿块若为实质性的,其质地可为柔韧、中等硬或坚硬,常见于肿瘤、结核浸润或炎症,如胃癌、回盲部结核等;肿块若为囊性,质地柔软,常见于囊肿、脓肿,如卵巢囊肿、多囊肾等。

（5）压痛　炎性肿块有明显压痛。若位于右下腹的肿块压痛明显，常为阑尾脓肿。

（6）搏动　消瘦者可在腹部看到或触到动脉的搏动。若在腹中线附近触到明显的膨胀性搏动，多考虑为腹主动脉或其分支的动脉瘤。

（7）移动度　若肿块随呼吸而上下移动，多为肝、脾、肾等或其肿物。若肿块能用手推动者，可能来自胃、肠或肠系膜。移动度大的肿块多见为带蒂的肿物或游走的脏器。局部炎性肿块或脓肿及腹腔后的肿瘤，一般不能移动。

（8）其他　触及的腹部肿块还需确定其与邻近脏器、皮肤和腹壁的关系。

四、叩诊

腹部叩诊可补充视诊和触诊，可叩知某些脏器的大小和叩痛情况，胃肠道充气情况，腹腔内有无积气、积液和肿块等。一般多采用间接叩诊法。

（一）腹部叩诊音

腹部正常叩诊音为鼓音，其程度随胃肠充气多少而不同。明显的鼓音可见于胃肠高度充气、麻痹性肠梗阻和胃肠穿孔等。腹内脏器的肿大、肿瘤和大量腹水时，鼓音范围缩小，病变部位可出现浊音或实音。

（二）肝脏及胆囊叩诊

1.肝脏叩诊　用间接叩诊法叩诊肝界时一般沿三线，即右锁骨中线、右腋中线和右肩胛线，经肋间隙由肺区向下叩诊，当由清音转为浊音时，即为肝上界（肝脏相对浊音界）；再向下轻叩，由浊音变为实音处，是肝脏不再被肺所遮盖而直接贴近胸壁，即为肝绝对浊音界（亦为肺下界）；再继续下叩，由实音转为鼓音处，即为肝下界。

肝浊音界扩大常见于肝炎、肝淤血、肝脓肿、肝癌和多囊肝等。肝浊音界缩小常见于急性重型肝炎、肝硬化和胃肠胀气等。肝浊音界消失代之以鼓音者，常见于肝脏表面覆有气体引起，为急性胃肠穿孔的一个重要征象。肝脏叩击痛对诊断肝炎、肝脓肿有一定临床意义。

2.胆囊叩诊　胆囊因位于深部，被肝脏遮盖，临床上一般不能用叩诊检查。但能检查胆囊区有无叩击痛，胆囊区有叩击痛是胆囊炎的重要体征。

（三）胃泡鼓音区叩诊

胃泡鼓音区（又名 Traube 鼓音区）位于左前胸下部，呈鼓音，形似半圆。正常情况下其大小受胃内含气量的多少和周围器官组织病变的影响。若其扩大常见于胃扩张、幽门梗阻；若其缩小或消失常见于脾大、肝左叶扩大、左侧胸腔积液、心包积液等。

（四）腹水叩诊

检查时先让患者仰卧，腹中部由于含气的肠管在液面浮起，叩诊呈鼓音，两侧腹部因腹水积聚叩诊呈浊音，然后检查者自腹中部脐水平面开始向患者左侧叩诊，发现浊音时，板指固定不动，嘱患者右侧卧位，再度叩诊该处，如呈鼓音，表明浊音变动，再在相反方向叩诊也有同样的结果，即因体位不同而出现浊音区变动的现象，即称移动性浊音。当腹腔内游离腹水在 1 000 mL 以上时，可检查出移动性浊音。此是诊断腹水的重要检查方法之一。腹水常见于肝硬化、肾病综合征、结核性腹膜炎、心力衰竭、腹膜癌等。

巨大卵巢囊肿与腹水叩诊鉴别：腹部浊音位于腹中位且不移动，而鼓音位于腹两侧（图3-41）。

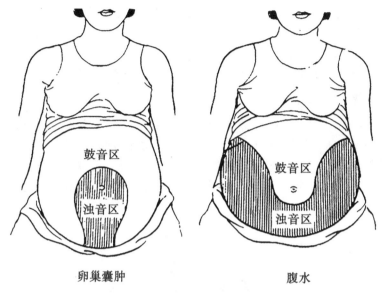

卵巢囊肿　　　　　　　　　腹水

图3-41　卵巢囊肿和腹水叩诊鉴别示意

（五）肾脏叩诊

嘱被检查者取坐位或侧卧位，医生用左手掌平放在其肋脊角处（肾区），右手握拳用由轻到中等力量叩击左手背。正常时肋脊角处无叩击痛。在肾炎、肾结石、肾结核及肾周围炎时，肾区有不同程度的叩击痛。

（六）膀胱叩诊

于耻骨联合上方进行叩诊，膀胱空虚时呈鼓音，有尿液充盈时，叩诊呈圆形浊音区。女性在妊娠的子宫、子宫肌瘤或卵巢囊肿时，叩诊也呈浊音，应予以鉴别。尿潴留所致膀胱增大，排尿或导尿后复查，浊音区会转为鼓音区。

五、听诊

腹部听诊是将听诊器膜型体件置于腹壁上，全面听诊各区，内容主要有肠鸣音、振水音、血管杂音等。

（一）肠鸣音

肠蠕动时，肠管内气体和液休随之而流动，产生一种断断续续的咕噜声（或称气过水声），即为肠鸣音。

在正常情况下，肠鸣音大约每分钟4~5次。在肠蠕动增强时，肠鸣音可达每分钟10次以上，但音调不是特别高亢，称肠鸣音活跃（增显），常见于急性胃肠炎、服泻药后或胃肠道大出血时。如次数多且肠鸣音响亮、高亢，甚至呈叮当声或金属音，称肠鸣音亢进,常见于机械性肠梗阻。肠鸣音连续 3 ~ 5 min 以上才听到 1 次,称肠鸣音减弱。始终听不到者,为肠鸣音消失,见于急性腹膜炎或麻痹性肠梗阻。

(二)振水音

在胃内有大量液体及气体存留时可出现振水音。检查时患者仰卧,医生一手以冲击触诊法振动胃部,另一手将听诊器胸件置于上腹部或一耳近腹壁,可在腹部听到气液撞击的声音。正常人在餐后或饮进大量液体时可有上腹部振水音;若在清晨空腹或餐后 6 ~ 8 h 以上仍有此音,则提示幽门梗阻、胃扩张或胃液分泌过多等。

(三)血管杂音

1. 动脉性杂音　腹中部的收缩期血管杂音(喷射性杂音)常提示腹主动脉瘤或腹主动脉狭窄;收缩期血管杂音在左、右上腹,常提示肾动脉的狭窄,可见于年轻的高血压患者;杂音在下腹两侧,应考虑髂动脉狭窄(图3-42)。当左叶肝癌压迫肝动脉或腹主动脉时,也可在肿块部位听到吹风样杂音或在肿瘤部位(较表浅时)听到轻微的连续性杂音。

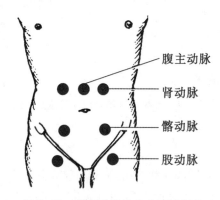

图 3-42　腹部动脉性杂音听诊部位

2. 静脉性杂音　在脐附近、胸骨剑突下,闻及静脉"嗡鸣"声,无收缩期和舒张期节奏,音低弱,压迫脾脏声音加强,常见于肝硬化伴有门静脉高压患者。妊娠 5 个月以上的妇女在脐下方深压听诊器胸件可听到胎儿心音。

第七节　生殖器、肛门与直肠检查

◆学习导航

1. 熟悉生殖器、肛门与直肠检查的正常表现。
2. 了解生殖器、肛门与直肠检查的方法及异常体征的临床意义。

检查外生殖器、肛门与直肠时应对被检查者说明检查目的、方法和重要性,以便配合检查。如被检查者为女性,男性医生必须有女医护人员或家属陪同,方能检查。

一、男性生殖器

男性生殖器包括阴茎、阴囊、前列腺和精囊等。阴囊内有精索、睾丸及附睾等。检查时取立位或坐位,两腿分开,视诊与触诊相结合。先检查外生殖器阴茎与阴囊,后检查内生殖器前列腺与精囊。

(一)阴茎

1.包皮　成年人包皮不应掩盖尿道口,翻起包皮后应露出阴茎头。如翻起后仍不能露出尿道外口或阴茎头者称为包茎,常见于先天性包皮口狭窄或炎症、外伤后粘连;如包皮长度超过阴茎头,但翻起后能露出尿道口或阴茎头,称包皮过长。

2.阴茎头与冠状沟　阴茎头与冠状沟正常时红润光滑。观察其表面有无充血、水肿、分泌物及结节等。如阴茎头有硬结伴暗红色溃疡、易出血者应疑为阴茎癌,晚期呈菜花状,表面有白色坏死组织,有腐臭味。如冠状沟处有单个椭圆形硬性溃疡是下疳,愈后有瘢痕,见于梅毒。

3.尿道口　检查时医生用示指与拇指轻轻挤压龟头使尿道张开,观察尿道口有无压痛、红肿、分泌物及溃疡。

4.阴茎大小　正常成人阴茎长 7～10 cm。过小,见于垂体功能或性腺功能不全患者;在儿童期呈成人型,见于性早熟、肾上腺皮质肿瘤。

(二)阴囊

1.阴囊外观　肤色深暗而皱缩。中间由隔膜分为左右两囊,各有精索、睾丸和附睾。视诊时注意观察阴囊皮肤有无皮疹、脱屑溃烂等损害,观察阴囊外形有无肿胀、肿块。阴囊常见病变有阴囊湿疹、象皮肿、阴囊疝、鞘膜积液等。

2.精索　在附睾上方,正常柔软呈索条状,无挤压痛。如呈串珠样肿胀,见于输精管结核;如有挤压痛且局部皮肤红肿常为精索急性炎症;沿精索有蚯蚓团样感常为精索静脉曲张所致。

3.睾丸　检查时注意大小、形状、硬度及有无触压痛等,两侧对比。正常睾丸表面光滑柔韧,有弹性。在阴囊触诊未触及睾丸时,可能是隐睾,应触诊腹股沟管内或阴茎根部、会阴部等处,或做超声检查腹腔。睾丸急性肿痛,压痛明显者,见于急性睾丸炎。睾丸慢性肿痛多由结核引起;一侧睾丸肿大、质硬并有结节,应考虑睾丸肿瘤或白血病细胞浸润。睾丸鞘膜积液表现为阴囊肿大,表面光滑,囊性感,透光试验阳性。透光试验用于肿大的阴囊检查,方法是用不透光纸片卷成圆筒,一端置于阴囊表面,将手电筒置于对侧照射,如阴囊被照亮,呈半透明红色,为阳性;不透明为透光试验阴性,提示为腹股沟斜疝或睾丸肿瘤。

4.附睾　在睾丸的后外侧,上膨大,下细小。检查时注意大小、有无结节和压痛。急性炎症时肿痛明显,常伴有睾丸肿大,附睾与睾丸分界不清;慢性附睾炎附睾肿大而压痛轻。如附睾肿胀而无压痛,质硬有结节感,伴有输精管增粗呈串珠状,为附睾结核。

(三)前列腺

前列腺位于膀胱下方,包绕尿道根部,腺体开口于尿道,距肛门 4 cm。检查时被检者取胸膝位,医生示指戴指套或戴手套,指端涂以润滑剂,徐徐伸入肛门,触向腹侧。正常前列腺质韧而有弹性,中间有一浅沟称正中沟。正中沟消失,表面光滑有韧感,无压痛及粘连,多见于老年人前列腺肿大。前列腺肿大伴有明显压痛,常见于急性前列腺炎;前列腺肿大、质硬、无压痛,表面有硬结节者多为前列腺癌。前列腺触诊时可同时进行前列腺按摩留取前列腺液送检。

(四)精囊

位于前列腺外上方,正常柔软,直肠指诊不易感知。精囊病变常继发于前列腺。

二、女性生殖器

通常由妇产科医生根据病情需要进行。检查时被检查者应排空膀胱,暴露下身,取截石位仰卧于检查台,医生戴无菌手套进行检查。

(一)外生殖器

首先通过视诊观察外阴的发育及阴毛的多少和分布,大小阴唇有无畸形或水肿、炎症、湿疹、溃疡等,前庭有无红肿等情况。

(二)内生殖器

1. 阴道 用阴道窥器检查,应注意其黏膜的色泽,有无瘢痕、肿块、分泌物、出血等。正常阴道黏膜粉红色、分泌液不多,呈白色糊状,为酸性,无腥臭味。泡沫样分泌物见于滴虫性阴道炎;白色豆腐渣样分泌物,多是真菌感染所致。阴道壁和宫颈均可取活组织做病理检查。

2. 子宫 阴道窥器检查时可见正常宫颈表面光滑,粉红色,妊娠时质软呈紫色。子宫体积匀称性增大见于妊娠,非匀称性增大见于良性或恶性肿瘤。

3. 输卵管 正常输卵管表面光滑,质韧无压痛。输卵管肿胀、增粗或有结节,弯曲或僵直或与周围组织粘连、固定,明显触压痛者,常见于急、慢性炎症。

4. 卵巢 成人女性的卵巢表面光滑、质软。绝经后萎缩变小、变硬;卵巢增大有压痛常见于卵巢炎症;卵巢肿瘤常可出现卵巢不同程度增大。

(三)双合诊检查

妇产科检查的常用方法,医生一手戴无菌手套用示、中两指伸进阴道,放于阴道后穹隆,另一手的四指(除拇指外)置于下腹部,进行双合诊检查(图3-43)。腹部的手要设法把盆腔各器官置于双手之间以便被扪及。当宫颈、宫体被触及后,注意感觉子宫的大小、形状、位置,软硬度、活动度,有无结节或不规则感及压痛。然后将阴道内的手指移向侧边,在腹部的手亦移向盆腔的同一侧,并向深处推压,使子宫旁组织、卵巢、输卵管等处在内、外两手之间。正常情况下输卵管一般摸不清,卵巢偶能触及。如扪及增厚的组织或有压痛的肿块,往往表示输卵管、卵巢或子宫旁组织有异常,可再做超声检查协助诊断。

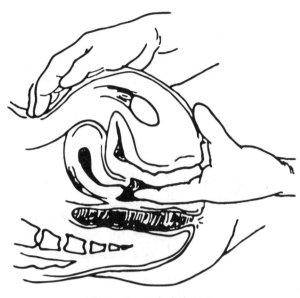

图 3-43 双合诊检查法

如被检查者为未婚妇女,不便进行阴道检查时,可改用直肠-腹部双合诊。

三、肛门与直肠

肛门与直肠的检查方法以视诊、触诊为主,可辅以内镜检查。

(一)视诊

注意肛门及其周围皮肤颜色及皱褶。正常颜色较深,皱褶自肛门向外周呈放射状。还应观察肛门周围有无脓血、黏液、肛裂、外痔、瘘管口或脓肿等。

1. 痔 是直肠下端黏膜下或肛管边缘皮下的内痔静脉丛或外痔静脉丛扩大和曲张所致的静脉团,称为痔。多见于成年人,患者常有大便带血、痔块脱出、疼痛或瘙痒感。痔分为内痔(齿状线以上)、外痔(齿状线以下)和混合痔(两者兼有)3 种。

2. 肛门闭锁与狭窄 常见于新生儿先天性畸形,表现是新生儿无便或排便困难。

3. 肛门外伤或感染 肛门周围有创口或瘢痕,常见于外伤或手术后;肛门周围有局限性红肿及压痛,常为肛门周围炎症或脓肿。

4. 肛裂 肛门常可见裂口,触诊时有明显触压痛。患者自觉排便时疼痛,排出的粪便周围常附有少许鲜血。

5. 肛门直肠瘘 简称肛瘘;有内口和外口,常为肛管或直肠周围脓肿与结核所致,不易愈合,可见肛门周围皮肤有瘘管开口,时有脓性分泌物流出。

6. 直肠脱垂 俗称脱肛;指直肠黏膜脱出。患者取蹲位,屏气做排便动作,肛门外可见紫红色球状突出物为直肠部分脱垂;如突出部分呈椭圆形块状物表面有环形皱襞为直肠完全脱垂。加大腹压突出更为明显,停止排便后突出物常可回复至肛门内。

（二）触诊

1.常用体位

（1）胸膝位　被检查者两肘关节屈曲,置于检查台上,胸部尽量靠近检查台,两膝关节屈曲呈直角跪于检查台上,臀部抬高。此体位最常用于直肠前部、前列腺、精囊疾病（图3-44）。

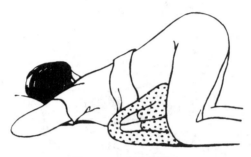

图3-44　胸膝位检查

（2）仰卧位或截石位　被检查者仰卧于检查台上,臀部垫高,两腿屈曲、抬高并外展。此体位常用于重症体弱患者或膀胱直肠窝的检查,亦可进行直肠双合诊,检查盆腔脏器或病变情况。

（3）左卧位　被检查者左腿伸直,右腿向腹部屈曲,臀部靠近检查台缘（图3-45）,医生位于被检查者的背面检查。此体位适用于女患者或重症患者。

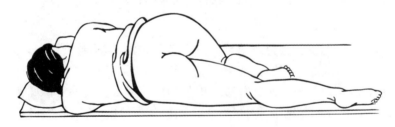

图3-45　左卧位检查

2.记录方法　肛门与直肠检查所发现的病变按时针方向进行记录,注明检查时患者所取体位。胸膝位时肛门后正中点为12点钟位,前正中点为6点钟位;而仰卧位记录则与此相反。

3.直肠指诊　或称肛诊;触诊时医生右手示指戴指套或手套,涂上润滑剂后,将示指徐徐插入肛门、直肠内。先检查肛门及括约肌的紧张度,再查肛管及直肠的内壁情况,有指征时再进行双合诊。

直肠指诊的临床意义:①直肠剧烈触痛,常因肛裂及感染引起;②触痛伴有波动感见于肛门、直肠周围脓肿;③直肠内触及柔软、光滑而有弹性的包块常为直肠息肉;④直肠内触及坚硬凹凸不平的包块,应考虑直肠癌。指诊后指套表面带有黏液、脓液或血液,提示炎症且有组织破坏,应留做涂片镜检或做细菌学检查。

第八节 脊柱与四肢检查

◀ 学习导航

1. 熟悉脊柱与四肢检查的正常表现。
2. 了解脊柱与四肢的检查方法及异常体征的临床意义。

一、脊柱

脊柱是支持体重及维持躯体各种姿势的重要支柱,是躯体活动的枢纽。脊柱检查的主要内容为疼痛、姿势或形态异常及活动受限。被检查者可取站立位或坐位,按视、触、叩诊的顺序进行。

(一)弯曲度

正常人直立位时脊柱有 4 个生理弯曲,其中颈、腰段向前凸,而胸、骶段向后凸。检查者用示、中指或拇指沿脊椎的棘突尖以适当的压力自上往下划压,划压后皮肤出现一条红色充血线,以此线为准,观察脊柱有无侧弯。

1. 颈椎变形 检查患者立位时颈段脊柱有无侧偏、前屈、过度后伸和僵硬感。颈段侧偏见于先天性斜颈,患者头向一侧倾斜,患侧胸锁乳突肌隆起。

2. 脊柱后凸 多发生于胸段脊柱。脊柱后凸时前胸凹陷,头颈部前倾。胸段后凸常见于小儿的佝偻病、青少年的胸椎结核、成年人的强直性脊柱炎及老年人的胸椎退行性变等,其中胸椎结核好发于下胸段,由于椎体被破坏、压缩,棘突向后明显突出,有特征性的成角畸形。

3. 脊柱前凸 多发生于腰段脊柱,患者腹部明显向前突出,臀部明显向后突出,常见于晚期妊娠、大量腹水、腹腔巨大肿瘤、髋关节结核及先天性髋关节后脱位等所致。

4. 脊柱侧凸 为脊柱离开后正中线向两侧偏曲,侧凸严重时可出现肩部及骨盆畸形。根据侧凸发生部位不同,分为胸段侧凸、腰段侧凸及胸腰段联合侧凸;根据侧凸的特点不同,分为姿势性和器质性两种。

(1)姿势性侧凸 无脊柱结构的异常。姿势性侧凸早期脊柱的弯曲度多不固定,改变体位可使侧凸得以纠正,如平卧位或向前弯腰时脊柱侧凸可消失。常见于儿童发育期坐立姿势不良、椎间盘突出、脊髓灰质炎后遗症等。

(2)器质性侧凸 特点是改变体位不能使侧凸得到纠正。常见于佝偻病、先天性脊柱发育不全、肌肉麻痹、营养不良、慢性胸膜粘连肥厚及肩部或胸廓的畸形等。

(二)活动度

1. 正常活动度 脊柱有一定的活动度,颈段和腰段的活动范围最大;胸段活动范围小;骶段几乎无活动性。检查颈段活动度时用手固定被检者两肩,正常前屈、后伸、左右侧弯各为 45°,旋转约 60°。检查腰段活动度时用手固定骨盆,腰椎前屈应为 75°~90°。后伸约 35°,左、右侧弯各 30°,旋转 45°。已有脊柱外伤可疑骨折或关节脱位时,应避免脊柱活动,以防损伤脊髓。

2. 活动度受限　颈段脊柱活动受限常见于颈部肌纤维组织炎及韧带受损、颈椎病、结核或肿瘤浸润、颈椎外伤、骨折或关节脱位。腰段脊柱活动受限常见于腰部肌纤维组织炎及韧带受损、腰椎椎管狭窄、椎间盘突出、腰椎结核或肿瘤、腰椎骨折或脱位。

(三)压痛与叩击痛

1. 压痛　检查时嘱被检查者取端坐位,身体稍向前倾。检查者以右手拇指从枕骨粗隆开始自上而下逐个按压脊椎棘突及椎旁肌肉,正常时均无压痛。如某一部位有压痛,提示压痛部位可能有病变,常见于脊柱结核、椎间盘突出及脊柱外伤、急性腰肌劳损等。

2. 叩击痛

(1)直接叩击法　用中指或叩诊锤垂直叩击各椎体的棘突,多用于检查胸椎与腰椎。颈椎疾病,特别是颈椎骨关节损伤时,一般不用此法检查。

(2)间接叩击法　又称传导痛或冲击痛,嘱被检查者取坐位,医生将左手掌置于其头顶部,右手半握拳以小鱼际肌部位垂直叩击左手背,观察患者脊柱各部位有无疼痛。正常无疼痛;如有疼痛,叩击痛的部位多为病变部位,常见于脊柱结核、脊椎骨折及椎间盘突出等。

二、四肢

四肢检查以视诊与触诊为主,二者相互配合,注意软组织的状态、肢体位置、形态及活动度有无异常。

(一)形态异常

1. 腕关节变形

(1)腱鞘囊肿　腕关节背侧或桡侧局部隆起,圆形、无痛、坚韧、囊状隆起,可顺肌腱垂直方向稍微推动。

(2)腱鞘滑膜炎　腕背侧或掌侧肿胀,关节部呈结节状隆起,影响关节活动,常见于类风湿性关节炎或结核性病变。

(3)腱鞘纤维脂肪瘤　常发生于腕关节背面,触之柔软或柔韧,可随肌腱推动而来回移动。腕关节肿胀还可由外伤、关节炎、关节结核等引起。

2. 指关节变形

(1)梭形关节　关节呈梭状,常为双侧性,早期局部有红肿及疼痛,晚期明显强直、活动受限,手腕及手指向尺侧偏斜(图 3-46),指关节或掌关节活动受限。常见于类风湿性关节炎。

(2)杵状指(趾)　手指或足趾的末端增生、增宽、增厚,指甲从根部到末端拱形隆起呈杵状(图 3-47)。常见于:①呼吸系统疾病,如慢性肺脓肿、支气管扩张和支气管肺癌;②某些心血管疾病,如发绀型先天性心脏病、亚急性感染性心内膜炎;③营养障碍性疾病,如肝硬化。

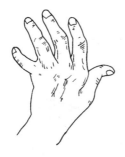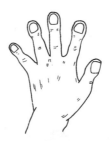

图 3-46　梭形关节　　　　　图 3-47　杵状指

3. 膝关节变形　大量关节腔积液时,可见关节周围明显肿胀,触诊有浮动感,称为浮髌现象。检查时嘱患者平卧,医生以一手的拇指和其余手指分别固定在膝关节上方的两侧,另一手拇指和其余手指分别固定在关节下方两侧,然后用一手示指将髌骨连续垂直按压数次,按下时有髌骨与关节面的碰触感,松开时有髌骨浮起感,即为浮髌试验阳性(图 3-48)。若为结核性膝关节腔积液,因结核病变破坏关节软骨,且滑膜有肉芽增生,髌骨与关节面相碰有一种触及绒垫样的柔软感觉。

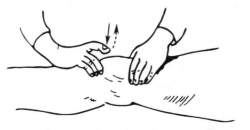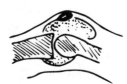

图 3-48　浮髌试验

4. 匙状指　又称反甲,特点为指甲中央凹陷,边缘翘起,指甲变薄,表面粗糙,有条纹(图 3-49)。临床常见于缺铁性贫血和高原疾病,偶见于风湿热及甲癣。

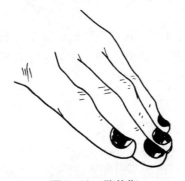

图 3-49　匙状指

5. 膝内、外翻　正常人双脚并拢直立,双膝及双踝均能靠拢。立位时,患者双脚内踝部靠拢时两膝却向外分离形成"O"状,称"O 形腿"或膝内翻(图 3-50)。立位或平卧位时,双膝靠拢,而两内踝分离使两小腿向外分离呈"X"状,称"X 形腿"或膝外翻(图 3-51)。以上两种畸形常见于佝偻病和大骨节病等。

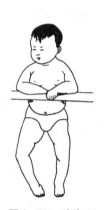
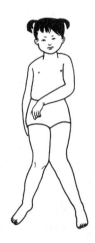

图 3-50　膝内翻　　　　　图 3-51　膝外翻

6. 足内、外翻　正常人膝关节固定时,足掌向内翻、外翻均可达 35°。足掌部呈固定形内翻、内收畸形,称足内翻。足掌部呈固定形外翻、外展畸形,称足外翻。以上两种畸形多见于先天性畸形和脊髓灰质炎后遗症。

7. 水肿　全身性水肿时,下肢较上肢明显,常为指凹性。非指凹性水肿常见于甲状腺功能减退症。单侧肢体水肿常见于局部静脉或淋巴回流障碍所致;如血栓性静脉炎、静脉外伤受压;丝虫病引起的水肿为淋巴回流障碍,局部纤维组织增生,皮肤增厚变粗,指压后无凹陷称象皮肿。

8. 骨折与关节脱位　骨折时可见肢体缩短或变形,骨折处红肿、压痛,有时可触到骨擦感,听到骨擦音。关节脱位可见肢体位置改变,关节运动受限,不能伸屈、内收、外展和旋转。

9. 下肢静脉曲张　多见于小腿,小腿静脉如蚯蚓状弯曲、突起皮面、怒张,如久立则加重,卧位抬高下肢时可减轻;严重者小腿有肿胀感,局部皮肤颜色紫暗并有色素沉着,时有痒感,甚至产生下肢浅部溃疡。

(二)运动障碍

四肢运动是在神经组织的协调下,由肌肉、肌腱带动关节的活动来完成,神经、肌肉组织或关节的损害均可引起运动障碍。

1. 神经、肌肉组织损害　可出现不同程度的随意运动障碍。检查测试四肢的屈、伸、内收、外展、旋转及抵抗能力。肢体随意运动的肌力障碍称为瘫痪。

2. 关节损害　可使关节的主动和被动运动障碍。当各关节不能达到各自的幅度时,为关节运动受限。临床常见于骨折、脱位、关节炎、肌腱及软组织损伤、退行性变等。

第九节 神经反射检查

学习导航

1. 掌握神经反射检查的正常表现。
2. 熟悉神经反射检查的临床意义。
3. 了解神经反射检查的方法。

神经系统检查包括脑神经、运动系统、感觉系统、神经反射及自主神经等方面。神经反射是通过反射弧完成的,反射弧包括感受器、传入神经元、神经中枢、传出神经元与效应器等。反射弧中任何一个环节有病变都影响反射,使其减弱或消失;反射又受高级神经中枢控制,如锥体束以上病变,可使反射活动失去抑制而出现反射亢进。神经反射包括生理反射和病理反射。根据刺激的部位不同,将生理反射分为浅反射和深反射。

一、生理反射

(一)浅反射

浅反射是刺激皮肤、黏膜或角膜等引起的反应。

1. **角膜反射** 被检者眼睛注视内上方,检查者用捻成细束的棉絮毛轻触角膜外侧,避免触及睫毛。正常反应是刺激侧的眼睑迅速闭合,称为直接角膜反射;对侧角膜亦出现闭合反应,称为间接角膜反射。

直接与间接反射均消失见于被检查侧的三叉神经病变(传入障碍);直接反射消失,间接反射存在,见于被检查侧(患侧)的面神经病变(传出障碍)。深昏迷患者角膜反射完全消失。

2. **腹壁反射** 被检查者仰卧,双下肢稍屈曲,使腹壁松弛,然后用钝头竹签分别沿肋缘下、脐平及腹股沟上的方向,由外向内轻划两侧腹壁皮肤(图 3-52),分别称为上、中、下腹壁反射。正常反应是上、中、下局部腹肌收缩。神经中枢分别为胸髓 7~8 节、9~10 节、11~12 节。反射消失分别见于上述不同平面的胸髓病损。双侧上、中、下部反射均消失见于昏迷和急性腹膜炎者。一侧的上、中、下部腹壁反射消失见于同侧锥体束病损。肥胖、老年人及经产妇因腹壁过于松弛也会出现腹壁反射减弱或消失。

3. **提睾反射** 检查者用竹签由下而上轻划被检查者股内侧上方皮肤,可引起同侧提睾肌收缩,睾丸上提。中枢为腰髓 1~2 节。双侧反射消失为腰髓 1~2 节病损。一侧反射减弱或消失见于锥体束损害。局部病变如腹股沟疝、阴囊水肿等也可影响提睾反射(图 3-52)。

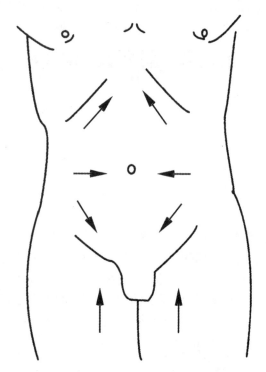

图3-52　腹壁反射和提睾反射检查

4. 跖反射　被检查者仰卧,下肢伸直,检查者手持被检查者踝部,用钝头竹签划足底外侧,由足跟向前至近小趾跖关节处转向拇趾侧。正常反应为足跖屈曲(即 Babinski 征阴性)。中枢为骶髓 1～2 节。反射消失为骶髓 1～2 节病损。

5. 肛门反射　用棉签钝头轻划肛门周围皮肤,可看到肛门外括约肌收缩。中枢为骶髓 4～5 节。反射消失为骶髓 4～5 节病损。

(二)深反射

深反射是刺激骨膜、肌腱经深部感受器完成的反射,又称腱反射。需被检查者合作,肢体肌肉放松;检查者叩击力量要均等,两侧对比。

1. 肱二头肌反射　被检查者前臂屈曲,检查者以左拇指置于患者肘部肱二头肌腱上,然后右手持叩诊锤叩击左手拇指。正常反应为使肱二头肌收缩,前臂快速屈曲(图3-53)。中枢为颈髓 5～6 节。

2. 肱三头肌反射　被检查者外展上臂,半屈肘关节,检查者用左手托住其上臂,右手用叩诊锤直接叩击鹰嘴上方的肱三头肌腱。正常反应为肱三头肌收缩,引起前臂伸展(图3-54)。中枢为颈髓 6～7 节。

3. 桡骨骨膜反射　被检查者前臂置于半屈半旋前位,检查者以左手托住其腕部,并使腕关节自然下垂,随即以叩诊锤叩桡骨茎突。正常反应为肱桡肌收缩,发生屈肘和前臂旋前动作(图3-55)。中枢为颈髓 5～6 节。

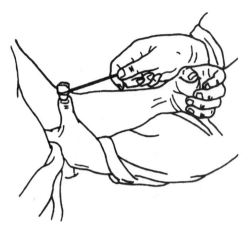

图 3-53 肱二头肌反射检查

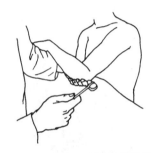

图 3-54 肱三头肌反射检查

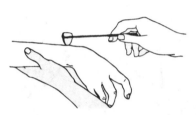

图 3-55 桡骨骨膜反射检查

4. 膝腱反射 被检查者坐位,小腿完全松弛下垂与大腿呈直角,或者被检查者仰卧,检查者以左手置于腘窝托起其膝关节使之屈曲约120°,用右手持叩诊锤叩击髌骨下方的股四头肌肌腱。正常反应为小腿伸展(图3-56)。中枢为腰髓2~4节。

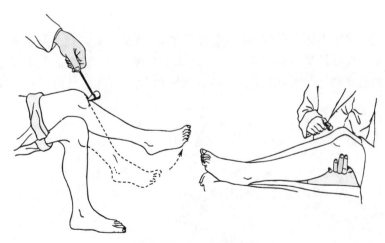

图 3-56 膝腱反射检查

5. 跟腱反射(踝反射)　被检查者仰卧,髋及膝关节屈曲,下肢取外旋外展位,检查者左手将被检查者足部背屈呈直角,以叩诊锤叩击跟腱,反应为腓肠肌和比目鱼肌收缩,足向跖面屈曲(图3-57)。中枢为骶髓1~2节。

6. 阵挛　当锥体束以上病变时,深反射亢进,用力使相关肌肉处于持续性紧张状态,该组肌肉会发生节律性收缩,称为阵挛。常见的有踝阵挛和髌阵挛。

(1)踝阵挛　患者仰卧,髋与膝关节稍屈,医生一手持患者小腿,一手持患者足掌前端,突然用力使踝关节背屈并维持之。阳性表现为腓肠肌与比目鱼肌发生连续性节律性收缩,致足部呈现交替性屈伸动作,系腱反射极度亢进。

(2)髌阵挛　患者仰卧,下肢伸直,检查者以拇指与示指控住其髌骨上缘,用力向远端快速连续推动数次后维持推力。阳性反应为股四头肌发生节律性收缩使髌骨上下移动,意义同上。

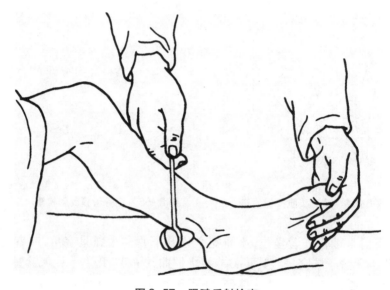

图3-57　跟腱反射检查

深反射亢进多因锥体束受损,如脑血管后遗症、高位脊髓病损的恢复期。深反射减弱或消失多是使反射弧受损害的器质性病变,如末梢神经炎、神经根炎、脊髓前角灰质炎等;当脑、脊髓有急性病变时、骨关节病和进行性肌营养不良症时也可致深反射减弱或消失。

二、病理反射

病理反射是指因锥体束病损,大脑失去了对脑干和脊髓的抑制作用而出现的异常反射(图3-58)。1岁半以内的婴幼儿因神经系统发育尚未完善,可出现这类反射,非病理性。

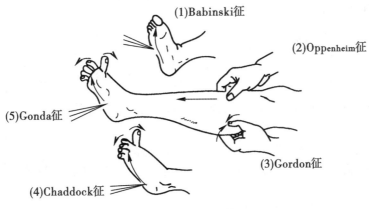

图 3-58　病理反射检查

1. Babinski 征　方法同跖反射。若拇趾背伸，余趾呈扇形展开，为阳性反应。

2. Oppenheim 征　检查者用拇指及示指沿被检查者胫骨前缘用力由上向下捏压，阳性表现同 Babinski 征。

3. Gordon 征　检查者用手以一定力量捏压被检查者腓肠肌，阳性表现同 Babinski 征。

4. Chaddock 征　检查者用钝头竹签划外踝下方及足背外缘，阳性表现同 Babinski 征。

5. Gonda 征　检查者将手置于足外侧两趾背面，然后向趾面按压，数秒后突然松开，阳性表现同 Babinski 征。

以上5征临床意义相同，均提示锥体束受损，以 Babinski 征是最典型的病理反射。

6. Hoffmann 征　检查者左手持被检查者腕部，使腕关节稍背伸，再以右手中指与示指夹住患者中指并稍向上提，以拇指迅速弹刮被检查者的中指指甲，引起其余四指掌屈则为阳性反应（图 3-59）。神经中枢为颈髓第7节至胸髓第1节。多见于颈髓病变。

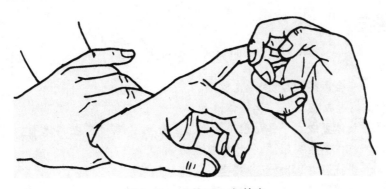

图 3-59　Hoffmann 征检查

三、脑膜刺激征

脑膜刺激征是指脑膜受激惹的体征,临床常见于脑膜炎、蛛网膜下腔出血和颅内压增高等。

1.颈强直　被检者仰卧,检查者一只手置于胸前,另一手托其枕部,做被动屈颈动作。有明显抵抗感为增高或颈强直。在除外颈椎或颈部肌肉局部病变后,即可认为脑膜刺激征阳性。

2. Kernig 征　被检查者仰卧,一侧下肢髋、膝关节屈曲呈直角,检查者将此侧小腿抬高,伸膝。正常人膝关节可伸达 135°以上(图 3–60)。如伸膝受阻,伴疼痛和屈肌痉挛,为阳性反应。

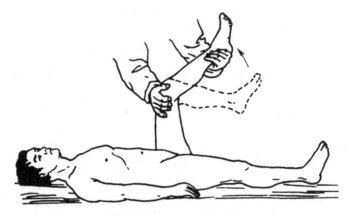

图 3–60　Kernig 征检查

3. Brudzinski 征　被检查者仰卧,下肢伸直,检查者一手托其枕部,另一手按于其胸前。当头部前屈时,双髋与膝关节同时屈曲,为阳性反应。

知识链接

肌力的六级分法

0 级　完全瘫痪,测不到肌肉收缩。

1 级　可见肌肉收缩而无肢体活动。

2 级　肢体可做水平移动但不能抵抗自身重力,即不能抬离床面。

3 级　肢体能抬离床面,但不能抗阻力。

4 级　能抗阻力运动,但不完全。

5 级　正常肌力。

本章小结

　　体格检查是临床医生的基本技能,必须认真学习,反复训练,熟练掌握,灵活运用,以培养系统、规范的操作技能。本章重点内容为体格检查的基本方法,一般状态、头、颈、胸、腹、生殖器、肛门、脊柱、四肢及神经反射检查的正常表现、常见异常体征的临床意义。

第四章

实验室检查

学习导航

1. 知识目标

(1)理解红细胞计数、血红蛋白、血小板、白细胞计数和白细胞分类计数增多、减少的临床意义。

(2)理解血管壁、血小板、凝血因子、抗凝物质、纤溶活性及血液流变学各项检查的参考值及临床意义。

(3)掌握尿液、粪便一般检查、化学检查、显微镜检查。

(4)掌握脑脊液检查的适应证及常见中枢神经系统疾病的脑脊液特点。

(5)掌握常用肾功能、肝功能实验室检测项目及临床意义。

(6)掌握血糖、血脂、心肌酶、血清电解质和内分泌激素测定的临床意义。

(7)掌握临床常用免疫功能检测的临床意义。

(8)掌握病毒性肝炎检测和性传播疾病病原体检测的临床意义。

2. 技能目标

(1)具备对红细胞计数、血红蛋白、血小板、白细胞计数和白细胞分类计数增多、减少的临床判断能力。

(2)具备结合检查结果对血管壁、血小板、凝血因子、抗凝物质、纤溶活性及血液流变学的临床判断能力。

(3)具备对尿液、粪便一般检查、化学检查、显微镜检查的结果判断能力。

(4)具备对脑脊液检查结果的临床识别能力。

(5)具备对常用肾功能、肝功能实验室检测项目及结果临床识别的能力。

(6)具备对血糖、血脂、心肌酶、血清电解质和内分泌激素测定项目及结果的识别能力。

(7)具备对临床常用免疫功能检测的临床识别能力。

(8)具备对病毒性肝炎和性传播疾病病原体检测项目及结果的识别能力。

3. 素质目标 具有高度的责任心和使命感,养成关爱生命、热爱患者、热爱工作的职业素质,养成严谨细致的专业学风。

第一节　血常规检测

案例导入

　　患者,女,30岁,活动后心悸1年余。患者近1年来时常活动后心悸,伴面色苍白,神疲乏力,头晕,视目昏花,食欲减退等症状。为明确诊断,前来就诊。既往有月经过多史。查体:T 36.5 ℃,P 80 次/min,R 18 次/min,BP 110/80 mmHg。神志清,精神尚可,营养适中,形体偏瘦,唇甲色淡,心肺检查(-),肝脾肋下未触及,腹平软,无压痛,周身皮肤无出血点,生理反射未见异常,病理反射未引出。实验室检查:血常规示红细胞计数$3.0×10^{12}$/L,血红蛋白85 g/L,肝脾超声检查(-)。心电图:正常。

　　思考:

　　1.该患者最可能的诊断是什么?

　　2.指出其主要的诊断依据。

　　传统的血常规检查包括红细胞(RBC)计数、血红蛋白(Hb)测定、白细胞(WBC)计数及分类计数(DC)。近年来由于血细胞分析仪的广泛应用,血常规检查的项目增多,在上述检查项目的基础上,又增加了红细胞平均值测定、红细胞形态检测、血小板计数、血小板平均值测定和血小板形态检查等。

一、红细胞计数和血红蛋白测定

　　红细胞计数和血红蛋白测定是了解单位容积内红细胞和血红蛋白在数量上的变化,借以诊断有关疾病。

【参考值】

(1)成年

RBC:男性$(4.0～5.5)×10^{12}$/L,女性$(3.5～5.0)×10^{12}$/L。

Hb:男性120～160 g/L,女性110～150 g/L。

(2)新生儿

RBC:$(6.0～7.0)×10^{12}$/L;Hb:170～200 g/L。

【临床意义】

　　1.红细胞和血红蛋白减少　单位容积血液中红细胞数及血红蛋白量低于参考值低限。常见原因如下。

　　(1)生理性减少　见于妊娠中、后期的孕妇,由于血浆容量明显增加而使血液稀释;

也可见于生长发育期的婴幼儿及某些造血功能减退的老年人。

（2）病理性减少　见于各种原因引起的贫血。常见原因如下：①造血原料不足，如缺铁性贫血；②骨髓造血功能障碍，如再生障碍性贫血；③红细胞丢失过多，如急、慢性失血；④红细胞破坏过多，如溶血性贫血等。

2.红细胞和血红蛋白增多　单位容积血液中红细胞数及血红蛋白量高于参考值高限。

（1）相对性增多　见于剧烈呕吐、腹泻、出汗过多、大面积烧伤等，由于大量失水使血液浓缩所致。

（2）绝对性增多　多由于组织缺氧致细胞代偿性生成增多，少数由造血系统疾病所致。①生理性增多：见于新生儿、高原居民或剧烈活动等。②病理性增多：见于阻塞性肺气肿、慢性肺源性心脏病及真性红细胞增多症等。

二、白细胞计数和分类计数

白细胞计数和分类计数是测定血液中各种白细胞的总数量和五种类型白细胞的比值。

【参考值】

1.白细胞计数　成人$(4 \sim 10) \times 10^9/L$，新生儿$(15 \sim 20) \times 10^9/L$，6 个月至 2 岁$(11 \sim 12) \times 10^9/L$。

2.白细胞分类计数　各类白细胞正常百分率和绝对值。

（1）中性粒细胞（N）

杆状核（st）　$0 \sim 5\%$，$(0.04 \sim 0.5) \times 10^9/L$。

分叶核（sg）　$50\% \sim 70\%$，$(2 \sim 7) \times 10^9/L$。

（2）嗜酸性粒细胞（E）　$0.5\% \sim 5\%$，$(0.05 \sim 0.5) \times 10^9/L$。

（3）嗜碱性粒细胞（B）　$0 \sim 1\%$，$(0 \sim 0.1) \times 10^9/L$。

（4）淋巴细胞（L）　$20\% \sim 40\%$，$(0.8 \sim 4) \times 10^9/L$。

（5）单核细胞（M）　$3\% \sim 8\%$，$(0.12 \sim 0.8) \times 10^9/L$。

【临床意义】

白细胞计数高于$10 \times 10^9/L$称白细胞增多；低于$4 \times 10^9/L$称白细胞减少。因中性粒细胞的百分率占$50\% \sim 70\%$，故白细胞总数的增减常和中性粒细胞的增减一致，临床意义亦相同。

1.中性粒细胞

（1）中性粒细胞增多　生理性增多常见于新生儿、妊娠及分娩时、剧烈运动、饱餐、高温或寒冷等，但多为一过性。病理性增多常见于：①急性感染：为引起中性粒细胞病理性增多最常见的原因，尤其是化脓性球菌（如金黄色葡萄球菌、肺炎链球菌等）引起的局部或全身性感染最为明显。②严重组织损伤或坏死：如手术、严重创伤、大面积烧伤及急性心肌梗死等。③急性中毒：包括急性化学药物、农药中毒、代谢性中毒如糖尿病酮症酸中毒及尿毒症等。④其他：如急性大出血、急性溶血、白血病及恶性肿瘤等。

（2）中性粒细胞减少　①某些感染：特别是革兰氏阴性杆菌感染，如伤寒、副伤寒等；某些病毒感染性疾病，如流感、病毒性肝炎、水痘、风疹等。②化学药物中毒：如氯霉素、磺胺类药、抗甲状腺药及抗肿瘤药等。③放射性损伤：机体长期接触电离辐射如 X 射线、放射性核素等。④某些血液病：如再生障碍性贫血、粒细胞缺乏症等。⑤其他：如脾功能亢进症、某些自身免疫性疾病，如系统性红斑狼疮等。

（3）中性粒细胞的核象变化　病理情况下，中性粒细胞核象可发生变化，出现核左移或核右移现象。①核左移：外周血中杆状核粒细胞>5%，乃至出现更幼稚的细胞，称为核左移。常见于急性感染、急性中毒、溶血和粒细胞性白血病等。②核右移：外周血中中性粒细胞核出现 5 叶或更多叶，其百分率>3%时称为核右移。此为骨髓造血功能减退或造血物质缺乏的表现，主要见于巨幼细胞性贫血和应用抗代谢药物后等。

（4）中性粒细胞毒性变化　如细胞大小不均、中毒颗粒、空泡变性等，见于严重感染、中毒及恶性肿瘤等。

2. 嗜酸性粒细胞

（1）嗜酸性粒细胞增多　①过敏性疾病：如支气管哮喘、荨麻疹、血管神经性水肿等。②寄生虫病：如蛔虫病、钩虫病、血吸虫病等。③皮肤病：如湿疹、银屑病等。④血液病：如慢性粒细胞白血病、嗜酸性粒细胞白血病等。⑤某些恶性肿瘤及某些传染病。

（2）嗜酸性粒细胞减少　常见于伤寒、副伤寒、长期应用肾上腺皮质激素者。

3. 嗜碱性粒细胞

（1）嗜碱性粒细胞增多　见于慢性粒细胞白血病、嗜碱性粒细胞白血病、某些转移癌及骨髓纤维化等。

（2）嗜碱性粒细胞减少　无临床意义。

4. 淋巴细胞

（1）淋巴细胞增多　儿童期淋巴细胞常有生理性增多。病理性增多常见于：①病毒或杆菌感染，如流行性腮腺炎、麻疹、传染性单核细胞增多症、百日咳、结核病等；②血液病与恶性肿瘤，如淋巴细胞白血病、淋巴瘤；③急性传染病的恢复期；④移植排斥反应等。

（2）淋巴细胞减少　主要见于放射病、免疫缺陷性疾病及应用糖皮质激素或烷化剂等。

5. 单核细胞

（1）单核细胞增多　生理性增多见于婴幼儿及儿童。病理性增多见于：①某些感染，如活动性肺结核疟疾等；②某些血液病，如单核细胞白血病、恶性组织细胞病等。

（2）单核细胞减少　多无临床意义。

三、血小板计数

测定单位容积血液中血小板的含量，主要了解血小板生成与消耗之间的平衡变化。

【参考值】

$(100 \sim 300) \times 10^9/L$。

【临床意义】

1. 血小板减少　血小板<$100×10^9$/L 称为血小板减少,血小板<$50×10^9$/L 可发生自发性出血。

病理性减少见于:①骨髓造血功能障碍,如再生障碍性贫血、急性白血病、放射线损伤等;②血小板破坏或消耗过多,如特发性血小板减少性紫癜、脾功能亢进、弥散性血管内凝血(DIC);③血小板分布异常,如肝硬化所致脾大、输入大量库存血或大量血浆引起血液稀释。

2. 血小板增多　血小板>$400×10^9$/L 称为血小板增多。常见于慢性粒细胞白血病、真性红细胞增多症、特发性血小板增多症、急性大失血或溶血等。

四、网织红细胞计数

网织红细胞(Ret)是晚幼红细胞到成熟红细胞之间尚未完全成熟的红细胞。其量的增减可反映骨髓造血功能的盛衰。

【参考值】

0.005 ~ 0.015,绝对值(24 ~ 84)×10^9/L。

【临床意义】

1. 网织红细胞增多　表示骨髓红细胞系统增生旺盛,常见于溶血性贫血、急性失血性贫血;缺铁性贫血和巨幼红细胞性贫血治疗有效时,早期网织红细胞即可迅速升高。

2. 网织红细胞减少　表示骨髓造血功能减退,常见于再生障碍性贫血。

第二节　血栓与止血检测

=========== 案例导入 ===========

患者,女,29 岁,做剖宫产前要求需做凝血 4 项检查,即凝血酶原时间(PT)、活化部分凝血活酶时间(APTT)、凝血酶时间(TT)、纤维蛋白原(FIB)。

思考:

1. 做凝血 4 项的原因是什么?

2. 凝血 4 项检查有何临床意义?

一、出血时间测定

【参考值】

测定器法:(6.9±2.1)min,超过 9 min 为异常。

【临床意义】

出血时间(BT)延长见于:①血小板显著减少,如原发性及继发性血小板减少性紫癜。②血小板功能不良,如血小板无力症、巨大血小板综合征。③毛细血管壁异常,如维生素C缺乏症、遗传性出血性毛细血管扩张症。④某些凝血因子严重缺乏,如血管性血友病、弥散性血管内凝血。⑤药物影响,如阿司匹林、肝素或溶栓药。BT缩短临床意义不大。

二、血块收缩试验

【参考值】

1. 血块收缩率　55%～77%。

2. 血块收缩时间　正常血小板凝块2 h开始收缩,18～24 h达到完全收缩。

【临床意义】

1. 血块收缩率降低(<40%)或收缩时间延长　见于原发性血小板减少性紫癜、原发性血小板增多症、血小板无力症、红细胞增多症、低(无)纤维蛋白原血症、多发性骨髓瘤、原发性巨球蛋白血症。

2. 血块收缩率增高或收缩时间缩短　见于先天性和获得性凝血因子Ⅷ缺陷症等。

三、凝血时间测定

【参考值】

试管法:4～12 min。硅管法:15～32 min。塑料管法:10～19 min。

【临床意义】

1. 凝血时间延长　见于:①凝血因子Ⅷ、Ⅸ、Ⅺ明显减少,分别见于血友病A、血友病B和因子Ⅺ缺乏症;②凝血酶原、凝血因子Ⅴ和Ⅹ等重度减少,如严重的肝损伤等;③纤维蛋白原严重减少,如纤维蛋白(原)减少症、DIC等;④应用肝素、口服抗凝药时;⑤纤溶亢进使纤维蛋白原降解增加时;⑥循环抗凝物质增加,如肝素和类肝素物质增多等。

2. 凝血时间缩短　见于高凝状态,但敏感度差。

四、凝血酶时间测定

【参考值】

正常值16～18 s。超过正常对照3 s以上为异常。

【临床意义】

1. 延长　见于血浆纤维蛋白原降低或结构异常;临床应用肝素,或在肝病、肾病及系统性红斑狼疮时体内的肝素样抗凝物质增多;纤溶蛋白溶解系统功能亢进。

2. 缩短　无临床意义。

五、血浆凝血酶原时间测定

【参考值】

1.不同方法、不同的试剂检测的结果有较大差异　本试验需设正常对照值。测定值超过正常对照值3 s以上为异常。

2.凝血酶原时间比值(PTR)　受检血浆的凝血酶原时间(s)/正常人血浆的凝血酶原时间(s)的比值。参考值为$(1.0\pm0.05)/(0.82\sim1.15)$s。

【临床意义】

1.延长　见于先天性凝血因子Ⅰ(纤维蛋白原)、Ⅱ(凝血酶原)、Ⅴ、Ⅶ、Ⅹ缺乏;获得性凝血因子缺乏,如严重肝病、维生素K缺乏、纤溶亢进、DIC、使用抗凝药物等。

2.缩短　血液高凝状态如DIC早期、心肌梗死、脑栓塞、深静脉血栓形成、多发性骨髓瘤等,但敏感性和特异性差。

六、活化部分凝血活酶时间测定

【参考值】

不同方法、不同的试剂检测的结果有较大差异。本试验需设正常对照值,测定值与正常对照值比较,延长超过10 s以上为异常。

【临床意义】

1.延长　见于凝血因子Ⅻ、Ⅺ、Ⅸ、Ⅷ、Ⅹ、Ⅴ、Ⅱ缺乏,以及PK(激肽释放酶原)、HMWK(高分子量激肽原)和纤维蛋白原缺乏;此外,活化部分凝血活酶时间是监测普通肝素和诊断狼疮抗凝物质的常用试验。

2.缩短　见于血栓性疾病和血栓前状态,但灵敏度和特异度差。

七、血浆纤维蛋白原测定

【参考值】

$2\sim4$ g/L。

【临床意义】

1.增高　见于糖尿病、急性心肌梗死、风湿病、急性肾小球肾炎、肾病综合征、大面积灼伤、多发性骨髓瘤、休克、大手术后、妊娠高血压综合征、急性感染、恶性肿瘤以及血栓前状态、部分老年人等。

2.降低　见于DIC、原发性纤溶症、重症肝炎、肝硬化和低(无)纤维蛋白原血症。

八、血浆纤溶酶原活性测定

【参考值】

发色底物法:75%～140%。

【临床意义】

1.增高　表示纤溶活性降低,见于血栓前状态和血栓性疾病。如弥散性血管内凝血、前置胎盘、大手术后。

2.降低　表示纤溶活性增高,见于原发性纤溶症、继发性纤溶症和先天性纤溶酶原缺乏症。可作为易栓症的指标之一。

九、纤维蛋白降解产物测定

【参考值】

<5 mg/L。

【临床意义】

纤维蛋白降解产物(FDP)阳性或增高见于原发性纤溶和继发性纤溶,后者如 DIC、恶性肿瘤、急性早幼粒细胞白血病、肺栓塞、深静脉血栓形成、肾脏疾病、肝脏疾病、器官移植术后的排斥反应、溶栓治疗等。

十、D-二聚体测定

【参考值】

0~0.256 mg/L。

【临床意义】

1.正常　可排除深静脉血栓(DVT)和肺血栓栓塞(PE)。

2.增高　见于 DIC、恶性肿瘤、急性早幼粒细胞白血病、肺血栓栓塞、深静脉血栓形成等。临床上也利用其测定值的变化判断溶栓治疗的效果。

有血块形成的出血时 D-二聚体检测值也可增高,但在陈旧性血块存在时,本试验又可呈阴性,故其特异性低,敏感度高。

第三节　排泄物、分泌物及体液检测

案例导入

　　患者,女,28岁,已婚。发热伴尿频、尿急、尿痛2 d。2 d前劳累后出现尿频、尿急、尿痛,无肉眼血尿,后出现发热,体温37.8 ℃。无咳嗽、恶心、呕吐,无腹痛及腰痛。1年前有类似发作史1次,经抗感染治疗后症状消失。否认结核病史,无药物过敏史。

查体:T 37.5 ℃,P 93 次/min,R 18 次/min,BP 120/70 mmHg。一般情况好,浅表淋巴结未触及,扁桃体不大,无口唇疱疹,颈软,心肺无异常,肝脾肋下未触及,肝肾区无叩击痛,双下肢不肿。

辅助检查:血白细胞$11×10^9$/L,N 80%。尿常规:蛋白阴性,WBC 10~20 个/HP,RBC 5~10 个/HP。

思考:

1. 该患者最可能的诊断是什么?

2. 主要的诊断依据是什么?

一、尿液检测

尿液是通过肾小球滤过、肾小管和集合管的重吸收及排泄产生的终末代谢产物。尿液检查主要用于泌尿系统疾病及其他系统疾病的诊断与疗效观察,并作为临床安全用药的监测手段之一。

(一)标本的采集

不同的检查项目留尿方法有所不同。常用方法如下。

1.尿液的一般检查 通常留取新鲜中段尿液 10~100 mL,应避免经血、白带、精液、粪便等混入。标本要在 0.5 h 内送检。

2.尿液的细菌培养 留尿前应停用抗生素 5 d,留尿时用 0.1% 新洁尔灭消毒外阴部及尿道口,留取中段尿于无菌瓶中及时送检。禁用防腐剂。

3.尿液中所含物质的定量检查 多用 12 h 尿或 24 h 尿。测定开始的当天中餐与晚餐应限制液体摄入量在 200 mL 以下,晚餐后不再饮水;次晨 8 时排空膀胱并计时,收集此后 12 h 或 24 h 内的所有尿液,包括粪便排出时的尿液以及第 2 天上午 8 时最后排出的尿液。留尿时适当加防腐剂,一般选择甲醛、甲苯或盐酸作为防腐剂。

4.婴幼儿尿液检查 先给婴幼儿做外阴冲洗,然后将容器紧贴于尿道口外或直接套住阴茎上经适当固定后留尿,否则不易留取满意的尿液标本。

(二)尿液一般检查

尿液一般检查包括一般性状检查、化学检查及显微镜检查。目前,尿液检查已经基本上被尿液干化学方法和尿沉渣分析仪法所取代,其检查结果可反映体内糖代谢、肝功能、酸碱平衡和菌尿等情况,并能快速准确打印出检测结果,但不能取代手工操作方法的尿沉渣镜检。

1.一般性状检查

(1)尿量

●参考值

正常成人尿量为 1 000~2 000 mL/24 h。

●临床意义

1)多尿:成人尿量>2 500 mL/24 h 称为多尿。正常人可因饮水、饮茶、饮酒过量及精神紧张等因素致尿量暂时性增多。病理性多尿见于糖尿病、尿崩症、慢性肾炎和慢性肾盂肾炎后期、急性肾功能衰竭多尿期。

2)少尿或无尿:成人尿量<400 mL/24 h 或尿量<17 mL/h 称为少尿;而尿量<100 mL/24 h 称为无尿。常见原因:①肾前性少尿,见于休克、大出血、严重脱水、心力衰竭等;②肾性少尿,见于急性肾小球肾炎、各种肾实质疾病所致的肾功能衰竭等;③肾后性少尿,见于各种原因所致的尿路梗阻,如结石、肿瘤等。

(2)外观 正常新鲜尿液呈淡黄色、透明。尿色的改变易受食物、药物、尿量、疾病等影响。病理情况下尿色改变常见的有如下几种原因。

1)血尿:每升尿液中含血量超过 1 mL 时,即可呈淡红色、洗肉水样或血红色,甚至混有凝血块,称肉眼血尿。多见于泌尿系统炎症、肾结石、肾结核、肾肿瘤、急性肾小球肾炎等,也可见于某些出血性疾病,如血友病、血小板减少性紫癜等。

2)脓尿或菌尿:因尿内含有大量的脓细胞或细菌等炎性渗出物,尿液常呈云雾状混浊,菌尿静置后不下沉;脓尿静置后可有白色云絮状沉淀。此两种尿液加热或加酸均不能使混浊消失。常见于泌尿系统感染,如肾盂肾炎、膀胱炎等。

3)血红蛋白尿:因血管内溶血所致,尿液呈酱油色或红葡萄酒色。见于阵发性睡眠性血红蛋白尿、溶血性贫血、血型不合的输血反应等。

4)胆红素尿:因尿中含有大量结合胆红素所致,外观呈深黄色,振荡后出现黄色泡沫且不易消失。常见于阻塞性黄疸和肝细胞性黄疸。

5)乳糜尿:因尿内含有大量脂肪微粒所致,外观呈乳白色,见于丝虫病、肾周淋巴管阻塞等。

(3)气味 尿液的气味来自尿内的挥发性酸。尿液长时间放置后,尿素分解可出现氨臭味。若刚排出的尿即有氨味,见于慢性膀胱炎或尿潴留等;烂苹果味见于糖尿病酮症酸中毒;蒜臭味见于有机磷农药中毒;此外,进食多量葱、蒜等食品时亦可使尿液呈特殊气味。

(4)酸碱反应(pH 值)

●参考值

正常尿液多呈弱酸性,pH 值约 6.5,波动在 4.5~8.0。

●临床意义

1)尿 pH 值降低:见于酸中毒、糖尿病、高热、痛风及口服维生素 C 等酸性药物。

2)尿 pH 值升高:见于碱中毒、膀胱炎、肾小管性酸中毒及服用碱性药物等。

(5)比重(SG)

●参考值

成人尿比重在 1.015~1.025。

●临床意义

正常尿比重的高低随尿液中水分、所含盐类及无机物含量而异,如大量饮水后可低至 1.003 以下。尿比重的高低可粗略判断肾小管的浓缩稀释功能。

病理情况下,尿少而比重增高见于高热、脱水、周围循环衰竭等;尿多而比重增高见于糖尿病;尿比重降低见于慢性肾功能衰竭、尿崩症等,如尿比重低而固定在 1.010 ± 0.003,称为等张尿,提示肾浓缩稀释功能丧失。

2.化学检查

(1)尿蛋白　正常人尿蛋白含量甚微,成人为 $0\sim80$ mg/24 h 尿。尿蛋白含量>150 mg/24 h 尿,或尿蛋白定性试验阳性称为蛋白尿。临床上用阴性(-)与阳性(+)表示定性结果,同时用(+)~(++++)表示尿蛋白阳性的程度。

●参考值

尿蛋白定性试验阴性,定量试验 $0\sim80$ mg/24 h 尿。

●临床意义

1)生理性蛋白尿:当在剧烈运动、精神紧张、寒冷、直立较久、高温环境下,可出现暂时性蛋白尿,尿蛋白定性一般不超过(+)。

2)病理性蛋白尿:器质性病变,尿蛋白定性试验持续阳性。①肾小球性蛋白尿:见于急、慢性肾小球肾炎及糖尿病、系统性红斑狼疮等继发性肾小球疾病。②肾小管性蛋白尿:见于肾盂肾炎、间质性肾炎、肾小管性酸中毒等。③混合性蛋白尿:肾小球和肾小管同时受累所致的蛋白尿,如肾小球肾炎或肾盂肾炎后期、糖尿病肾病等。④溢出性蛋白尿:见于急性溶血、多发性骨髓瘤等。

(2)尿糖　正常人尿内葡萄糖含量甚微,含糖量<5 mmol/24 h,尿糖定性试验为阴性。当血糖浓度>8.88 mmol/L(160 mg/dL),尿糖定性试验阳性,称糖尿。临床上用阴性(-)与阳性(+)表示定性试验的结果,用(+)~(++++)表示尿糖阳性程度或大致的含量变化。

●操作方法

常用的检查方法有以下 2 种。

1)试纸法:用特定的葡萄糖氧化物试纸浸入尿液,根据试纸出现的颜色改变与标准比色板比较,确定尿糖定性及阳性程度。该法简单方便,是目前临床上最常用的方法。

2)班氏试剂法:由于该方法操作步骤较多,目前临床上已趋于淘汰。

●参考值

尿糖定性试验阴性,定量为 $0.56\sim5.0$ mmol/24 h。

●临床意义

1)血糖增高性糖尿:最常见于糖尿病。尿糖可用来间接判断血糖情况,监测病情变化和观察疗效。其次见于甲状腺功能亢进症、腺垂体功能亢进症、嗜铬细胞瘤、库欣综合征等内分泌异常所致的继发性高血糖症。

2)血糖正常性糖尿:血糖浓度正常,因肾小管对葡萄糖重吸收的功能减退,肾糖阈降低产生的糖尿,又称肾性糖尿。常见于慢性肾小球肾炎、肾病综合征等。

3)暂时性糖尿:①生理性糖尿,食糖过多或静脉注入大量葡萄糖后可出现暂时性血糖浓度升高,尿糖阳性。②应激性糖尿,见于颅脑外伤、脑出血、急性心肌梗死时出现的暂时性血糖和尿糖浓度升高。

4)其他糖尿:肝功能严重破坏所致果糖或半乳糖性糖尿;妊娠期及哺乳期妇女产生

的乳糖尿。

此外,应用某些药物(如阿司匹林、链霉素、水杨酸、异烟肼等)后可出现尿糖假阳性反应。

(3)尿酮体 酮体(KET)是乙酰乙酸、β 羟丁酸和丙酮的总称,是体内脂肪代谢的中间产物。当糖代谢障碍或脂肪分解加速时,产生的酮体量超过组织利用酮体的能力,血中酮体增多并从尿排出酮尿。

● 参考值

定性试验呈阴性。

● 临床意义

阳性见于糖尿病酮症酸中毒、严重呕吐、腹泻、剧烈运动、饥饿及应激状态等。

3. 显微镜检查 尿显微镜检查(简称镜检)是试纸条不能取代的。主要检查细胞、管型和结晶等。临床上各细胞计数的检查结果可用(+)~(++++)表示,即大于 5 个为(+)、大于 10 个为(++)、大于 15 个为(+++)、大于 20 个为(++++)。

(1)红细胞 正常人尿沉渣镜检红细胞 0~3 个/HP,如平均大于 3 个/HP,尿外观正常者,称为镜下血尿。临床意义同血尿。

(2)白细胞和脓细胞 正常人尿内白细胞平均 0~5 个/HP,如大于 5 个/HP,称镜下脓尿。临床意义同脓尿。成年女性生殖系统有炎症时,常有阴道分泌物混入尿内,可见成团脓细胞,并伴有多量扁平上皮细胞。

(3)上皮细胞 正常尿液中可见少量扁平上皮细胞和移行上皮细胞,泌尿道炎症时可大量出现。尿中出现肾小管上皮细胞,常提示肾小管病变,见于急性或慢性肾小球肾炎、肾移植后排异反应期。

(4)管型 管型是蛋白质、细胞或碎片在肾小管、集合管中凝固而成的圆柱状蛋白质聚体。管型的出现往往提示有肾实质损害。管型可有多种类型,常见的有透明管型、细胞管型、颗粒管型、蜡样管型等。

(5)结晶体 尿液中常见的结晶体如尿酸、草酸钙、磷酸盐类,多无临床意义。

二、粪便检测

粪便由食物残渣、胃肠道分泌物、脱落物、细菌和水分混合而成。粪便检查可了解消化道及肝、胆、胰腺等器官有无炎症、出血、寄生虫、肿瘤等病变,间接判断胃肠、胰腺、肝胆系统的功能状态等。

(一)标本采集与送检

粪便标本的采集和送检是否正确,直接影响检查结果的准确性,标本采集时应注意以下事项。

(1)通常采用自然排出的新鲜粪便,必要时可经肛门指诊采集粪便。

(2)粪便一般检查留取花生仁大小(5 g)粪便即可。采集标本时应用干净竹签挑取含有脓血黏液的粪便,外观无异常的粪便可多部位取材。

(3)做化学法粪便隐血试验,为避免出现假阳性,患者应于试验前 3 d 禁食瘦肉、动物血、肝类及大量绿叶蔬菜,并禁服铁剂及维生素 C,有牙龈出血者应嘱其勿下咽。

(二)粪便常规检查

粪便常规检查包括一般性状检查、显微镜检查及化学检查,其中前两项应用最多。

1. 一般性状检查

(1)量 正常人大多每天排便 1 次,量为 100～300 g,可随进食量、食物种类及消化器官功能状态而变化。如大量进食粗纤维食物,胃、肠、胰腺功能紊乱或炎症时排便量增加。

(2)颜色和性状 正常粪便多为黄褐色成形软便,其颜色可随进食和服药不同而发生变化。病理情况下,粪便颜色和性状可有以下改变。

1)稀糊状或水样便:常因肠蠕动增快或肠黏膜分泌过多所致。见于各种感染性和非感染性腹泻,最常见于急性肠炎。伪膜性肠炎可排出大量含有膜状物的黄绿色稀汁样便。艾滋病伴肠道隐孢子虫感染时可见大量稀水样便。

2)黏液便:正常粪便可含少量黏液,因与粪便均匀混合而不易察见,小肠炎症时黏液增多,均匀混在粪便中,来自大肠的黏液不易与粪便混合,来自直肠的黏液多附着于粪便表面。

3)米泔样便:粪便呈白色淘米水状,含黏液片块,且量大。见于重症霍乱、副霍乱。

4)柏油样便:呈稀薄、黏稠、发亮的黑色粪便,如柏油状。见于上消化道出血,因红细胞破坏后,血红蛋白的铁和肠道内的硫化物结合成硫化铁呈黑色,其光泽为硫化铁刺激小肠分泌过多黏液所致。服用活性炭、铋剂、铁剂时粪便也可呈黑色,但无光泽且隐血试验阴性。

5)白陶土样便:因粪便中粪胆素减少或缺如所致。见于各种原因引起的阻塞性黄疸。

6)脓性及脓血便:提示肠道下段病变。见于痢疾、溃疡性结肠炎、局限性肠炎、结肠及直肠癌等。阿米巴痢疾以血为主,血中带脓,呈暗红色果酱样;细菌性痢疾则以黏液和脓为主,脓中带血。

7)鲜血便:多附着于粪便表面,见于直肠癌、肛裂等,痔疮犯病时常在排便后有鲜血滴落在粪便上。

8)乳凝块便:乳儿粪便中夹杂着黄白色乳凝块,提示脂肪、蛋白质等消化不完全。见于婴儿消化不良。

9)硬结便:粪便呈圆球状或羊粪状,干硬秘结,多见于便秘者,可同时伴有肛裂出血。

10)细条状便:粪便常呈细条状或扁条状,常提示直肠狭窄,多见于直肠癌。

(3)气味 正常粪便中含有蛋白质分解产物如吲哚及粪臭素等,因而有臭味,食肉者味重,素食者味轻。患慢性肠炎、胰腺疾病及直肠癌溃烂时呈恶臭味。

(4)寄生虫体 肉眼可见蛔虫、蛲虫、绦虫等较大虫体及片段,钩虫体须将粪便冲洗过滤后才能发现。服用驱虫剂者应检查粪便中有无排出的死虫体以判断驱虫效果,特别是驱绦虫后应该仔细寻找绦虫头部。

2. 显微镜检查

(1)细胞 用显微镜观察细胞的形态及数量是粪便显微镜检查的基本内容。主要包括以下几种。

1)红细胞:正常粪便中无红细胞,肠道下段炎症或出血时可见到,如细菌性痢疾、肠炎、结肠癌、直肠癌、息肉等。

2)白细胞:正常粪便中无或偶见白细胞,主要为中性粒细胞。肠炎时白细胞增多,数量一般小于15个/HP;细菌性痢疾时可见大量白细胞及脓细胞,常成堆存在。

3)巨噬细胞:一种吞噬较大异物的单核细胞,常见于细菌性痢疾和直肠炎症。

(2)寄生虫卵和原虫 患肠道寄生虫病时,从粪便中能见到相应的病原体。粪便中可见到的寄生有蛔虫卵、钩虫卵、鞭虫卵、血吸虫卵、姜片虫卵等。原虫主要是阿米巴滋养体及其包囊。

3.化学检查 粪便隐血试验(FOBT):当消化道少量出血时,红细胞被消化破坏,粪便颜色无变化,肉眼及显微镜均不能发现出血,但隐血试验可呈阳性。目前检测方法主要有两种。①化学方法:如联苯胺法,简单易行,但缺乏特异性,为避免出现假阳性,患者应禁食动物血、瘦肉、肝脏、铁剂,以及大量绿叶蔬菜然后再留取标本送检。②免疫学方法:灵敏度高、特异性好,一般粪便标本中血红蛋白为0.2 mg/L就可得到阳性结果。同时不受动物血红蛋白干扰,因而不需限制饮食。

• 参考值

阴性。

• 临床意义

粪便隐血试验对消化道出血有重要价值。①消化性溃疡活动期阳性率为40%,呈间断阳性。②消化道恶性肿瘤,如胃癌、结肠癌,阳性率可达95%,呈持续阳性。③其他疾病所致的消化道出血,如急性胃黏膜病变、钩虫病、肠结核等,均可呈阳性反应。

三、脑脊液检测

脑脊液(CSF)是存在于脑室和蛛网膜下腔的一种无色透明液体,由脑室系统脉络丛产生。正常成人脑脊液容量为120~180 mL,平均150 mL,新生儿为10~60 mL。脑脊液主要功能包括:①保护大脑和脊髓避免震荡损伤;②调节颅内压力;③参与大脑、脊髓的新陈代谢;④调节神经系统碱储量,维持酸碱平衡等。生理状态下,血液和脑脊液之间存在血脑屏障,对物质的通过具有选择性。中枢神经系统疾病、水肿、出血、肿瘤、外伤、缺血和阻塞等都可以引起血脑屏障通透性增高,使得脑脊液性状、成分及颅内压发生改变。因此脑脊液检查对神经系统疾病的诊断、病情观察及预后判断均有重要意义。

(一)适应证及标本采集

(1)适应证 ①有脑膜刺激征需明确诊断者;②疑有颅内出血者;③疑有中枢神经系统恶性肿瘤者;④有剧烈头痛、抽搐、瘫痪及昏迷等表现而原因未明者;⑤中枢神经系统手术前的常规检查;⑥中枢神经系统疾病需椎管内给药者。

(2)标本采集 一般通过腰椎穿刺术获得脑脊液标本,特殊情况下可采用小脑延髓池或脑室穿刺术。穿刺后先做压力测定,然后将脑脊液分别收集于3个无菌试管中,每管1~2 mL。第一管做化学和免疫学检查;第二管做细菌学培养,该样本不得放入冰箱保存;第三管做一般性状检查、显微镜检查和核酸检查。如疑有恶性肿瘤,应另留一管做脱落细胞检查。收集脑脊液后应立即送检,一般不能超过 1 h,以免放置过久细胞破坏、葡萄糖分解、病原菌酸坏或溶解等影响检查结果。

(二)检验项目

1. 一般性状检查

(1)颜色 正常脑脊液为无色透明液体。病理情况下脑脊液颜色改变如下。

1)红色:主要见于穿刺损伤、蛛网膜下腔或脑室出血。穿刺损伤者第一管为血性,以后两管颜色逐渐变清,离心后上清液无色透明,红细胞沉于管底。蛛网膜下腔或脑室出血三管呈均匀血性,离心后上清液为淡红色或黄色。

2)黄色:又称黄变症,见于陈旧性蛛网膜下腔出血、脊髓肿瘤压迫引起的蛛网膜下腔梗阻。因脑脊液浓缩、血红蛋白破坏、蛋白量异常增高等引起脑脊液呈现黄色,见于结核性脑膜炎。此外,也见于血清中胆红素明显升高。

3)米汤样:由脓细胞增多引起,见于各种化脓性细菌感染引起的脑膜炎。

4)微绿色:见于铜绿假单胞菌、肺炎链球菌等感染引起的脑膜炎。

5)褐色或黑色:见于侵犯脑膜的中枢神经系统黑色素瘤。

(2)透明度 正常脑脊液清亮透明。病毒性脑膜炎、流行性乙型脑炎等,由于脑脊液中细胞轻度增加,脑脊液清亮透明或微浊。结核性脑膜炎时脑脊液细胞中度增加,呈磨玻璃样。化脓性脑膜炎时脑脊液中细胞数明显增加,呈脓样混浊。

(3)凝固物 正常脑脊液不形成薄膜及凝块。当纤维蛋白原及细胞数增加时,可使脑脊液中出现凝固物。脑脊液静置 1~2 h 即可出现凝块或沉淀物,见于急性化脓性脑膜炎;脑脊液静置 12~24 h 后,表面薄膜形成,见于结核性脑膜炎,取此薄膜涂片检查结核杆菌阳性率高。脑脊液呈黄色胶冻状,见于脊髓肿瘤引起的蛛网膜下腔阻塞。

(4)压力 正常成人卧位时脑脊液压力为 80~180 mmH_2O 或 40~50 滴/min,随呼吸波动在 10 mmH_2O 之内;儿童压力为 40~100 mmH_2O。若压力超过 200 mmH_2O,为脑脊液压力增高,见于内占位性病变、颅内感染、急性脑出血等。若脑脊液压力低于 70 mmH_2O,为脑脊液压力降低,主要见于蛛网膜下腔阻塞、脱水、休克、脑脊液分泌减少、循环衰竭等。

2. 化学检查

(1)蛋白质测定 在生理状态下,由于血脑屏障的作用,脑脊液中蛋白含量甚微,约为血浆蛋白含量的 0.5%。病理情况下可致脑脊液中蛋白质含量增加。测定脑脊液蛋白质有助于神经系统疾病的诊断。

● 参考值

蛋白定性试验:阴性。

蛋白定量试验:成人 0.15~0.45 g/L,儿童 0.20~0.40 g/L。

● 临床意义

脑脊液中蛋白含量增加的原因如下。①血脑屏障通透性增加:常见于颅内感染,如化脓性脑膜炎时蛋白显著增加,结核性脑膜炎时中度增加,病毒性脑膜炎时轻度增加;其他还见于颅内出血(蛛网膜下腔出血和脑出血等)、内分泌或代谢性疾病(尿毒症及脱水等)。②脑脊液循环障碍:如脑部肿瘤或蛛网膜下腔梗阻(脊髓肿瘤等)。③鞘内免疫球蛋白合成增加及血脑屏障通透性增加:如吉兰-巴雷综合征、多发性硬化、神经梅毒等。

(2)葡萄糖测定

● 参考值

2.5 ~ 4.5 mmol/L。

● 临床意义

脑脊液中葡萄糖含量取决于血糖高低,其含量约为血糖的 60%。脑脊液中葡萄糖含量降低主要由于病原菌或破坏的细胞释出葡萄糖分解酶,使糖无氧酵解增加,或血糖向脑脊液转送障碍,导致脑脊液中葡萄糖降低。常见于化脓性脑膜炎,脑脊液中葡萄糖含量可显著减少或缺如;结核性脑膜炎葡萄糖减少不如化脓性脑膜炎显著;病毒性脑膜炎葡萄糖含量多正常。

(3)氯化物测定

● 参考值

120 ~ 130 mmol/L。

● 临床意义

脑脊液中氯化物常随血清中氯化物的改变而变化,由于正常脑脊液中蛋白质含量较少,为了维持脑脊液和血液渗透压平衡,脑脊液中氯化物含量常较血浆为高(约高20%),即 Donnan 平衡。此外,脑脊液氯化物浓度受血 pH 值、血脑屏障通透性影响。细菌性脑膜炎,特别是结核性脑膜炎,氯化物降低明显,可降至 102 mmol/L 以下。其他中枢神经系统疾病,如病毒性脑膜炎、脑脓肿时氯化物多正常。严重呕吐、腹泻、水肿等造成血氯降低时,脑脊液中氯化物亦可减少。

(4)酶学测定 正常脑脊液中含有多种酶,但含量低于血清,绝大多数酶不能通过血脑屏障。当炎症、肿瘤、脑血管疾病时,由于脑细胞内酶的溢出或血脑屏障通透性增加,脑脊液中酶活性增高。

1)乳酸脱氢酶(LDH)及其同工酶测定

参考值:成人 109 ~ 245 U/L。

临床意义:①鉴别细菌性脑膜炎与病毒性脑膜炎:细菌性脑膜炎脑脊液中的 LDH 活性多增高,同工酶以 LDH4、LDH5 为主;病毒性脑膜炎 LDH 活性多正常,同工酶以 LDH1、LDH2 为主。②鉴别颅脑外伤与脑血管疾病:颅脑外伤红细胞完整,脑脊液中 LDH 活性正常;脑血管疾病 LDH 活性多明显增高。③其他:中枢神经系统恶性肿瘤与脱髓鞘病进展期,脑脊液中 LDH 活性增高,而缓解期下降。

2)肌酸激酶(CK)测定:脑脊液中 CK 同工酶全部是 CK-BB,其活性约为血浆的1/50。

临床意义:化脓性脑膜炎 CK-BB 明显增高,其次为结核性脑膜炎、出血性脑血管病及颅脑肿瘤,病毒脑膜炎 CK-BB 正常轻度增高,据此有利于中枢神经系统细菌性与病毒性感染的鉴别。

3)谷草转氨酶(GOT)测定

参考值:13 ~ 35 U/L,其活性约为血清的 1/4。

临床意义:同肌酸激酶测定。

4)溶菌酶(LZM)测定

正常人脑脊液中含量极低。结核性脑膜炎时,脑脊液中 LZM 活性增高显著,可达正常 30 倍,化脓性脑膜炎、病毒性脑膜炎也可升高。

5)腺苷脱氨酶(ADA)测定

参考值:0~8 U/L。

临床意义:结核性脑膜炎时 ADA 显著增高,用于本病的诊断及与化脓性脑膜炎的鉴别诊断。

3. 显微镜检查

(1)细胞计数　正常脑脊液中无红细胞,仅有少量白细胞。

●参考值

成人(0~8)×10⁶/L;儿童(0~15)×10⁶/L。

(2)细胞分类　在高倍镜下分别计数单个核细胞(淋巴细胞及单核细胞)和多核细胞(中性粒细胞)。

●参考值

淋巴细胞:成人 40%~80%,新生儿 5%~35%。

单核细胞:成人 15%~45%,新生儿 50%~90%。

中性粒细胞:成人 0~6%,新生儿 0~8%。

●临床意义

脑脊液中细胞增多见于以下几种疾病。

1)感染性脑膜炎:化脓性脑膜炎细胞数增加显著,白细胞总数常超过 1 000×10⁶/L,以中性粒细胞为主。结核性脑膜炎细胞中度增加,多不超过 500×10⁶/L,中性粒细胞、淋巴细胞及浆细胞同时存在是本病的特征。新型隐球菌性脑膜炎细胞数轻中度增加,以淋巴细胞为主。病毒性脑炎细胞数轻度增加,以淋巴细胞为主。

2)脑寄生虫病:脑脊液中细胞数升高,以嗜酸性粒细胞为主。

3)脑膜白血病:脑脊液细胞数可正常或稍高,以淋巴细胞为主,可见白血病细胞。

4)脑室、蛛网膜下腔出血:脑脊液内可见多量红细胞。

4. 细菌学检查　用直接涂片法或离心沉淀后取沉淀物制成薄涂片。临床怀疑流行性脑脊髓膜炎或化脓性脑脊髓膜炎时,做革兰氏染色后镜检;如疑为结核性脑膜炎,做抗酸染色后镜检;如疑为新型隐球菌性脑膜炎则做墨汁染色,可见未染色的厚荚膜。必要时亦可用培养或动物接种法检查。

5. 免疫学检查

(1)免疫球蛋白检测　感染时免疫球蛋白合成量可明显增加,脑脊液中的含量也可增加。

●参考值

IgG 0.01~0.04 g/L;IgA 0.001~0.006 g/L;IgM 0.000 11~0.000 22 g/L。

●临床意义

IgG 增加见于多发性硬化症、结核性脑膜炎和梅毒性脑膜炎等。IgA 增加见于各种脑膜炎及脑血管疾病。正常脑脊液含 IgM 甚微,升高则提示近期中枢神经系统感染(如急性化脓性脑膜炎、急性病毒性脑膜炎)及多发性硬化症。

(2)结核性脑膜炎抗体检测　检测结核性脑膜炎患者血清及脑脊液中抗结核杆菌特异性 IgG 抗体,若脑脊液中抗体水平高于自身血清,提示结核性脑膜炎。用实时荧光定量 PCR 方法可检出脑脊液中微量结核杆菌,敏感性更高。

(3)乙型脑炎病毒抗原检测　用荧光素标记的特异性抗体检测细胞内乙型脑炎病毒抗原,有助于乙脑的早期诊断,但阳性率不高。

(4)单克隆抗体技术检测脑脊液中的癌细胞　脑脊液常规细胞学检查因癌细胞形态难以确定或假阴性时,采用单克隆抗体技术检测脑脊液中癌细胞,有助于癌性脑病的早期诊断及判定癌性细胞的组织来源。

6.脑脊液蛋白电泳测定
● 参考值
前白蛋白0.02~0.07 g/L;白蛋白0.56~0.76 g/L;α_1 球蛋白0.02~0.07 g/L;α_2 球蛋白0.04~0.12 g/L;β 球蛋白0.08~0.18 g/L;γ 球蛋白0.03~0.12 g/L。
● 临床意义
①前白蛋白增加:见于脑积水、脑萎缩及中枢神经系统变性疾病。②白蛋白增加:见于脑血管病变、椎管阻塞及脑肿瘤等。③α_1 和 α_2 球蛋白增加:见于急性化脓性脑膜炎、结核性脑膜炎急性期、脊髓灰质炎等。④β 球蛋白增加:见于动脉硬化、脑血栓等脂肪代谢障碍性疾病;若同时伴有 α 球蛋白明显减少或消失,多见于中枢神经系统退行性病变,如小脑萎缩或脊髓变性等。⑤γ 球蛋白增加:γ 球蛋白增加而总蛋白量正常,见于多发性硬化和神经梅毒;两者同时增高,见于慢性炎症和脑实质恶性肿瘤;寡克隆区带出现是神经系统内部能合成 IgG 的标志,对多发性硬化的诊断有重要价值,也可见于急性感染性多发性神经炎、视神经炎。

7.髓鞘碱性蛋白测定　髓鞘碱性蛋白(MBP)是中枢神经系统髓鞘的重要组成蛋白,约占髓鞘蛋白质总量的30%。MBP 可反映中枢神经系统有无实质性损害,是髓鞘脱失的重要指标。外伤和神经系统疾病时,因神经组织细胞破坏及血脑屏障通透性增加导致脑脊液 MBP 增加。脑脊液 MBP 检测对判断多发性硬化的病情严重程度、病程、预后和指导治疗有重要意义。此外,重度新生儿缺氧缺血性脑病、脑积水患者,脑脊液 MBP 也显著增高。

8.Tau 蛋白测定
● 参考值
诊断阿尔茨海默病的临界值为 375 ng/L。
● 临床意义
Tau 蛋白是含量最高的微管相关蛋白。从早期到晚期的阿尔茨海默病患者,脑脊液 Tau 蛋白水平均增高,是诊断阿尔茨海默病的重要生物学标志物。

第四节　常用肾功能实验室检测

案例导入

患者,男,35 岁。发现晨起眼睑水肿 2 年,腰酸,体格检查血压 168/95 mmHg,双踝部凹陷性水肿,血红蛋白 100 g/L,尿常规:蛋白(++),红细胞 10 ~ 15/HP,白细胞 0 ~ 3/HP,24 h 尿蛋白定量 1.2 g,血 Scr 123.8 μmol/L,BUN 10.7 mmol/L。

思考:

1. 该患者最可能的诊断是什么?

2. 主要的诊断依据是什么?

肾脏的主要功能是生成尿液,维持体内水、电解质、蛋白质和酸碱等代谢平衡,同时也兼有内分泌功能,可产生肾素、活性维生素 D、红细胞生成素等,调节血压、钙磷代谢和红细胞生成。肾功能检查是判断肾脏疾病严重程度和估计预后、制订治疗方案、观察疗效、调整某些药物剂量的重要依据,但尚无早期诊断价值。

一、肾小球功能试验

(一)内生肌酐清除率

肌酐是肌酸的代谢产物。血液中肌酐的生成有内源性和外源性两种。在严格控制饮食条件和肌肉活动相对稳定时,血肌酐的生成和尿的排出量较稳定,其含量的变化主要受内源性肌酐的影响,且肌酐大部分经肾小球滤过,不被肾小管重吸收,也很少排泌,故肾在单位时间内将若干毫升血浆中的内生肌酐全部清除出去,称为内生肌酐清除率(Ccr),相当于肾小球滤过率。

【标本采集方法】

(1)检查前连续摄入低蛋白质饮食(蛋白质<40 g/d)3 d,并禁食肉类,避免剧烈运动。

(2)于第 4 天晨 8 时排净尿液,然后收集 24 h 尿液,加入甲苯 3 ~ 5 mL 防腐,并记录尿量。

(3)试验日抽取静脉血 2 ~ 3 mL,注入抗凝管内,充分混匀,与 24 h 尿液同时送检。

因在严格控制条件下,24 h 内血浆和尿液肌酐排泄量相对恒定,故可用 4 h 留尿改良方法,即准确收集 4 h 尿液,空腹一次性抽取静脉血 2 mL 进行肌酐测定。

【参考值】

成人 80 ~ 120 mL/min。

【临床意义】

1. 判断肾小球损害的敏感指标 成人 Ccr<80 mL/min,提示肾小球滤过功能已有下降趋势,当 Ccr<50 mL/min 时,血清尿素氮、肌酐测定仍可在正常范围。

2. 评估肾小球滤过功能受损程度 Ccr 在 51~70 mL/min 为轻度损害;Ccr 在 30~50 mL/min 为中度损害;Ccr<30 mL/min 为重度损害(肾功能衰竭),其中 11~30 mL/min 属肾功能衰竭早期,6~10 mL/min 为肾功能衰竭晚期,<5 mL/min 属肾功能衰竭终末期。

3. 指导治疗护理 Ccr 在 30~40 mL/min 时应限制蛋白质摄入,Ccr<30 mL/min 时噻嗪类利尿剂常无效,Ccr<10 mL/min 时应开始进行透析治疗。此外,肾功能不全时,凡由肾代谢或从肾排出的药物可根据 Ccr 降低的程度调节药物剂量和决定用药时间。

4. 动态观察肾移植术是否成功 肾移植术后 Ccr 应回升,若回升后又下降,提示可能有急性排异反应。

(二)血清尿素氮和血清肌酐测定

血清尿素氮(BUN)和血清肌酐(Scr)均为蛋白质代谢产物,主要经肾小球滤过而随尿排出。当肾实质受损,肾小球滤过率降低时,血中尿素氮和肌酐就会升高,故测定两者在血中的浓度可作为肾小球滤过功能受损的重要指标。Scr 反映肾损害较 BUN 更敏感,但并非早期诊断指标。

【标本采集方法】

抽取空腹静脉血 3 mL,注入干燥试管内送检,不抗凝。注意标本勿溶血。

【参考值】

BUN:成人 3.2~7.1 mmol/L;婴幼儿 1.8~6.5 mmol/L。

Scr:男性 53~106 μmol/L;女性 44~97 μmol/L。

【临床意义】

1. 血清肌酐和血清尿素氮增高 见于急/慢性肾小球肾炎、肾动脉硬化症、严重肾盂肾炎、肾结核、肾肿瘤等所致的肾小球滤过功能减退时。当肾功能轻度受损时,血清肌酐和血清尿素氮可无变化。当肾小球滤过功能下降 1/3 以上时,Scr 开始升高;下降 1/2 以上时,BUN 升高。因此,BUN 和 Scr 测定不能作为早期肾功能受损的指标。但对慢性肾功能衰竭,BUN 和 Scr 升高程度与病前严重性一致,可以此分期和采取有针对性的治疗。

2. 鉴别肾前性和肾实质性少尿

(1)肾前性少尿 如心力衰竭、脱水、休克、肝肾综合任等所致的血容量不足,肾血流量减少致少尿,此时 BUN 升高,但血清肌酐升高不明显。

(2)肾实质性少尿 血清肌酐上升常高于 200 μmol/L,BUN 常同时升高。

3. 蛋白质分解或摄入过多 如上消化道大出血、大面积烧伤、甲状腺功能亢进症、高蛋白质饮食等可使 BUN 增高,但血清肌酐多正常。

二、肾小管功能试验

(一)酚红排泄试验

酚红(PSP)是一种对机体无害的指示剂,静脉注射后大部分与蛋白质结合并经近端肾小管排泌,很少一部分呈游离状态经肾小球滤过或通过肝胆排出。故测定尿中酚红含量的变化,可以反映近端肾小管的排泌功能。

【标本采集方法】

(1)检查前避免使用阿司匹林、青霉素、酚酞、大黄等影响检测结果的药物。

(2)检查前 2 h 开始至检查结束,禁止吸烟、饮茶或咖啡等。

(3)检查开始时嘱患者一次性饮水 300 ~ 500 mL,20 min 后排净尿液。

(4)静脉注射 0.6% 酚红 1 mL,为了保证用量准确,最好用少量生理盐水冲洗安瓿及注射器后将残量也注入血管。

(5)静脉注射酚红后 15 min、30 min、60 min、120 min 分别收集患者尿液 4 次,将标本置于 4 个贴有编号的干燥清洁容器中送检。

【参考值】

15 min 排泄量≥25%,2 h 排泄总量≥55%。

【临床意义】

1. 酚红排泄量减少 提示肾小管排泌功能降低,见于慢性肾盂肾炎、慢性肾小球肾炎、肾动脉硬化症等,其降低程度一般与病变严重度呈正相关,但不能作为早期诊断肾功能改变的指标。此外,酚红排泄量减少尚可见于各种原因引起的肾血流量减少和尿路梗阻时。

2. 酚红排泄量增高 见于甲状腺功能亢进症、低蛋白血症等。

(二)肾脏浓缩和稀释功能试验

在日常或特定的饮食条件下,通过观察患者尿量和尿比重的变化,借以判断肾浓缩与稀释功能的方法,称为肾脏浓缩和稀释试验。

【标本采集方法】

1. 昼夜尿比重试验 又称莫氏浓缩和稀释功能试验。试验当日患者照常进食,但每餐含水量不宜超过 500 ~ 600 mL,此外不再进餐、饮水。晨 8 时排尿弃去,自上午 10、12 时和下午 2、4、6、8 时各留尿 1 次,此后到次晨 8 时的尿液收集在一个容器内(共 7 次),分别测定尿量和比重,要注意排尿间隔时间必须确,尿应排净。

2. 3 h 尿比重试验 又称季氏试验。试验当日患者照常饮食和活动,晨 8 时排尿弃去,以后每隔 3 h 留尿 1 次,直至次晨 8 时,分装于 8 个容器,分别测定尿量和比重。

【参考值】

24 h 尿总量 1 000 ~ 2 000 mL;昼尿量与夜尿量之比为(3 ~ 4):1,12 h 夜尿量不应超 750 mL;尿液最高比重应在 1.020 以上,最高比重与最低比重之差不应小于 0.009。

【临床意义】

1. 早期肾功能不全 表现为夜尿量>750 mL,夜尿量>日尿量。

2. 浓缩功能不全 表现为最高尿比重<1.018,最高与最低比重之差<0.009。若尿比重固定在1.010称为等渗尿,表明肾小管浓缩功能严重障碍,常见于慢性肾小球肾炎、慢性肾盂肾炎及高血压、肾动脉硬化等疾病引起严重肾功能损害。

3. 肾稀释功能不全 日尿比重固定在1.018或更高,常见于急性肾小球肾炎、脱水等。

第五节 肝病常用实验室检测

案例导入

患者,男,59岁。因"乏力、食欲减退2年,腹胀1个月,加重3 d"入院,既往有乙型病毒肝炎病史20余年,查体发现腹部两侧膨隆呈蛙腹状,脐周静脉呈海蛇头样,肝剑突下3 cm可触及,质硬,表面欠光滑,脾大,移动性浊音(+)。实验室检查,ALT 382 IU/L,AST 400 IU/L,白蛋白25.6 g/L,总胆红素39 μmol/L;直接胆红素19.8 μmol/L。

思考:

1. 该患者最可能的诊断是什么?

2. 主要的诊断依据是什么?

一、蛋白质代谢和清蛋白、球蛋白比值测定

肝脏是合成蛋白质的重要器官,90%以上的血清总蛋白和全部的血清清蛋白由肝脏合成。当肝细损害时血浆蛋白质合成减少,因此血清总蛋白和清蛋白含量是反映肝功能的重要指标。

【标本采集方法】

抽取空腹静脉血2 mL,注入干燥试管内送检,不抗凝。

【参考值】

血清总蛋白(TP)60~80 g/L;清蛋白(A)40~50 g/L;球蛋白(G)20~30 g/L。

清蛋白与球蛋白的比值(A/G)(1.5~2.5):1。

【临床意义】

1. 血清总蛋白及清蛋白降低 常见于肝细胞严重受损,如亚急性重症肝炎、慢性肝炎、肝硬化、肝癌等,亦见于某些肝外疾病,如长期营养不良、肾病综合征、恶性肿瘤等。

2.血清总蛋白及球蛋白增高　常见于慢性肝脏病,如慢性活动性肝炎、肝硬化、慢性酒精性肝病等,亦见于某些肝外疾病如疟疾、黑热病、系统性红斑狼疮、多发性骨髓瘤等。

3.A/G 倒置　清蛋白降低和(或)球蛋白增高均可使 A/G 倒置。见于肝功能严重受损及 M 球蛋白血症,如肝硬化、原发性肝癌、多发性骨髓瘤、原发性巨球蛋白血症等。血清清蛋白和 A/G 的动态观察常可提示病情的发展和预后。清蛋白持续下降,A/G 降低,提示肝细胞坏死进行性加重,预后不良;病情好转则清蛋白上升,A/G 也逐渐接近正常。

二、胆红素代谢检测

胆红素代谢试验,肝脏是胆红素代谢的重要场所。血清胆红素分为非结合胆红素和结合胆红素两类。非结合胆红素为脂溶性,难溶于水,不能通过肾脏排出,结合胆红素可溶于水,随胆汁排入肠道,在肠道细菌的作用下还原成尿胆原,随粪便排出体外。约20%的尿胆原经肠道重吸收入门静脉,重新转变为结合胆红素,再随胆汁排入肠腔,形成胆红素的肠肝循环,仅极少量尿胆原自尿中排出。当胆红素生成过多或肝脏摄取、结合、转运及排泄障碍或胆管阻塞时,可引起血中胆红素增高,可出现黄疸。临床上通过检测血清总胆红素、结合和非结合胆红素含量,尿内胆红素及尿胆原含量,借以判断肝、胆系统在胆色素代谢中的功能状态及有无溶血,对黄疸的诊断与鉴别诊断具有重要价值。

(一)血清总胆红素、血清结合胆红素和血清非结合胆红素测定

【参考值】

血清总胆红素(STB)3.4～17.1 μmol/L。

血清结合胆红素(CB)0～6.8 μmol/L。

血清非结合胆红素(UCB)1.7～10.2 μmol/L。

【临床意义】

(1)判断有无黄疸及黄疸的程度　血清总胆红素在 17～34 μmol/L 时,患者皮肤黏膜尚未见黄染,称为隐性黄疸;34～170 μmol/L 为轻度黄疸;170～340 μmol/L 时为中度黄疸;340 μmol/L 以上为重度黄疸。

(2)鉴别黄疸的类型　胆红素生成过多为溶血性黄疸,肝脏对胆红素的处理障碍为肝细胞黄疸,肝外胆汁排泄障碍为胆汁淤积性黄疸。

(二)尿内胆红素及尿胆原测定

【参考值】

尿内胆红素定性:阴性。

尿胆原定性:阴性或弱阳性。

尿胆原定量:24 h 尿含尿胆原0.84～4.2 μmol/L。

【临床意义】

溶血性黄疸,为尿胆红素阴性、尿胆原强阳性;肝细胞黄疸,为尿胆红素阳性、尿胆原阳性;胆汁淤积性黄疸,为尿胆红素强阳性、尿胆原阴性。

三、血清酶检测

血清酶学检查,肝内含有丰富的酶,酶蛋白含量约占肝总蛋白含量的 2/3。当肝脏有实质性损伤时,可使部分受损的肝细胞内逸出入血,胆管病变可影响某些酶的排出,致使血清中这些酶的活性升高。因此,通过血清酶的变化可了解肝脏病变情况及其程度。

(一)血清转氨酶测定

转氨酶是肝脏氨基酸代谢的关键酶之一。血清中的转氨酶有二十多种,作为肝功能检查的转氨酶有谷丙转氨酶(GPT)和谷草转氨酶(GOT)。GPT 主要分布在肝脏,其次是骨骼肌、肾脏、心肌等组织中;GOT 在心肌中含量最高,其次是肝脏。

【参考值】

转氨酶参考值见表 4-1。

表 4-1 转氨酶测定方法及参考值

项目	终点法(Karmen 法)	速率法(37 ℃)
GPT	5~25 卡门单位	10~40 U/L
GOT	8~28 卡门单位	10~40 U/L
GPT/GOT	≤1	

【临床意义】

1. 急性病毒性肝炎　GPT 与 GOT 均显著升高,可达正常上限的 20~50 倍甚至以上,但 GPT 更明显,GPT/GOT>1,为病毒性肝炎最敏感的检测指标。在肝炎病毒感染后 1~2 周,转氨酶达高峰 3~5 周逐渐下降,GPT 与 GOT 的比值也趋于正常。急性重症肝炎病情恶化时,黄疸进行性加深,酶活性反而降低,即出现"胆酶分离"现象,提示肝细胞严重坏死,预后不良。急性肝炎恢复期,如转氨酶活性降至正常或再上升,则提示急性病毒性肝炎转为慢性。

2. 慢性病毒性肝炎　转氨酶轻度上升或正常,GPT/GOT>1,若 GOT 升高较 GPT 显著,即 ALT<1,则提示慢性肝炎可能转入活动期。

3. 肝硬化　转氨酶活性取决于肝细胞进行性坏死程度,终末期肝硬化转氨酶活性可能正常或降低。

4. 非病毒性肝病　酒精性肝病、药物性肝炎、脂肪肝、肝癌等,转氨酶轻度增高或正常,且 GPT/GOT<1。

5. 急性心肌梗死　急性心肌梗死后 6~8 h,GOT 开始升高,18~24 h 达高峰,4~5 d 后降至正常。如 GOT 下降后又再次升高,提示梗死范围扩大或出现新的梗死。

(二)血清碱性磷酸酶测定

碱性磷酸酶(ALP)大部分来自肝脏和毛细胆管、骨骼,小部分来自肾脏。ALP 经胆管排入小肠,肝脏病变时 ALP 产生过多或因胆道排出受阻均可使血清 ALP 升高。

【参考值】

磷酸对硝基苯酚速率法(30 ℃):成人 40~110 U/L,儿童>250 U/L。

【临床意义】

1. 阻塞性黄疸　各种肝内、外胆管阻塞性疾病,ALP 明显增高,其增高程度与梗阻程度和持续时间成正比,且先于黄疸出现。

2. 原发性或转移性肝癌　ALP 明显增高。

3. 骨骼疾病　如佝偻病、纤维性骨炎、骨软化症、成骨细胞瘤等 ALP 可增高。

(三)血清 γ-谷氨酰转移酶测定

血清中 γ-谷氨酰转移酶(GGT)主要来自肝胆系统。因此,当肝细胞合成亢进或胆汁排出受阻时,血清中 GGT 可升高。

【参考值】

<50 U/L。

【临床意义】

1. 胆管阻塞性疾病　GGT 明显升高,其升高幅度与梗阻性黄疸的程度相平行。

2. 原发性或转移性肝癌　由于肝内阻塞,诱使肝细胞产生大量 GGT,癌细胞也合成 GGT,均可使 GGT 明显升高,阳性率高达 90% 以上。

3. 病毒性肝炎、肝硬化　急性肝炎 GGT 中度升高;慢性肝炎、肝硬化酶活性正常,若 GGT 持续升高,提示病变活动或病情恶化。

4. 其他　酒精性肝炎、药物性肝炎 GGT 明显或中度以上升高;脂肪肝、胰腺疾病等 GGT 可轻度升高。

(四)单胺氧化酶测定

单胺氧化酶(MAO)大部分存在于肝细胞线粒体内,能促进结缔组织形成,血清 MAO 活性与体内结缔组织增生成正相关,因此,临床上常用 MAO 活性检测来观察肝纤维化程度。

【参考值】

伊藤法:MAO<30 U。中野法:MAO 23~49 U。

【临床意义】

1. 肝脏病变　约80%的肝硬化患者 MAO 活性增高,且与肝脏纤维化程度成正比。急性肝炎时 MAO 多正常,当发生肝细胞广泛坏死时,线粒体中的 MAO 释放入血可致 MAO 升高。慢性肝炎活动期约半数患者可增高。

2. 肝外疾病　慢性充血性心力衰竭、甲状腺功能亢进症、糖尿病等,MAO 亦可升高。

第六节　常用生物化学检测

案例导入

患者,男,50岁,多饮、多尿、多食1年余,伴有体重减轻。OGTT检查结果:空腹6.0 mmol/L,餐后1 h为11.0 mmol/L,餐后2 h为11.9 mmol/L。

思考:

1.该患者最可能的诊断是什么?

2.主要的诊断依据是什么?

一、血糖及其代谢产物的检测

(一)空腹血糖检测

空腹血糖(FBG)是指在隔夜空腹(至少8~10 h未进任何食物,饮水除外)后,早餐前采的血,所检定的血糖值,为糖尿病最常用的检测指标,反应胰岛 β 细胞功能,一般代表基础胰岛素的分泌功能。

【参考值】

(1)葡萄糖氧化酶法　3.9~6.1 mmol/L。

(2)邻甲苯胺法　3.9~6.4 mmol/L。

【临床意义】

1.FBG增高　FBG增高而又未达到诊断糖尿病标准时,称为空腹血糖过高;FBG增高超过7.0 mmol/L时称为高糖血症。引起血糖增高的常见原因如下。

(1)生理性增高　餐后1~2 h、高糖饮食、剧烈运动、精神过度紧张等。

(2)病理性增高　①各型糖尿病。②内分泌疾病:如甲状腺功能亢进症、巨人症、肢端肥大症、皮质醇增多症、嗜铬细胞瘤和胰高血糖素瘤等。③应激性因素:如颅内压增高、颅脑损伤、中枢神经系统感染、心肌梗死、大面积烧伤、急性脑血管病等。④药物影响:如噻嗪类利尿剂、口服避孕药、泼尼松等。⑤肝脏和胰腺疾病:如严重的肝病、坏死性胰腺炎、胰腺癌等。

2.FBG降低　FBG低于3.9 mmol/L时为血糖降低,当FBG低于2.8 mmol/L时称为低糖血症。引起血糖降低的常见原因如下。

(1)生理性降低　饥饿、长期剧烈运动、妊娠期等。

(2)病理性降低　①胰岛素过多:如胰岛素用量过大、口服降糖药、胰岛 β 细胞增生或肿瘤等。②对抗胰岛素的激素分泌不足:如肾上腺皮质激素、生长激素缺乏。③肝糖原贮存缺乏:如急性肝坏死、急性肝炎、肝癌、肝淤血等。④急性酒精中毒。⑤先天性糖原代谢酶缺乏。⑥消耗性疾病:如严重营养不良、恶病质等。⑦非降糖药物影响:如磺胺药、水杨酸、吲哚美辛等。

(二)口服葡萄糖耐量试验

口服葡萄糖耐量试验(OGTT)是一种葡萄糖负荷试验,用以了解胰岛 β 细胞功能和机体对血糖的调节能力,是诊断糖尿病的确诊试验,对于处于其他疾病急性期的患者,可能需要重复进行以明确糖尿病的诊断。口服葡萄糖耐量试验,是指给成人口服 75 g 无水葡萄糖,儿童按 1.75 g 每千克体重计算,总量不超过 75 g,然后测其血糖变化,观察患者耐受葡萄糖的能力,是目前公认的诊断糖尿病的金标准,在血糖异常增高但尚未达到糖尿病诊断标准时,为明确是否为糖尿病可以采用该试验。

【参考值】

餐后 2 h 血糖低于 6.1 mmol/L。

【临床意义】

正常的空腹血糖在 3.9~6.1 mmol/L(餐后 2 h 应恢复至空腹血糖水平),空腹血糖达 6.1~7.0 mmol/L 为空腹血糖受损,餐后 2 h 血糖在 7.8~11.1 mmol/L 为糖耐量降低,若空腹血糖高于 7.0 mmol/L 和(或)餐后 2 h 血糖高于 11.10 mmol/L 即为糖尿病。

(三)血清胰岛素检测和胰岛素释放试验

在做口服葡萄糖耐量试验的同时,利用口服葡萄使血糖升高而刺激胰岛 β 细胞分泌胰岛素,通过测定空腹及服糖后 1 h、2 h、3 h 血中胰岛素动态变化,来反映胰岛 β 细胞的功能状况,即为胰岛素释放试验。

【参考值】

空腹胰岛素 10~20 mU/L,正常人胰岛素分泌与血糖的高低是一致的。空腹时胰岛素为一基础低值,服糖后随着血糖的升高,胰岛素的分泌增加,1 h 血糖及胰岛素均为高峰值,达空腹时的 5~10 倍,2 h 下降<30 mU/L,3 h 降回至空腹水平。

【临床意义】

1. 胰岛素依赖型(1 型)糖尿病　空腹胰岛素水平很低,服糖刺激后,胰岛素水平并不随血糖上升而上升,释放曲线呈低反应型或无反应型,表示胰岛功能衰竭或遭到严重破坏。这些患者需终身注射胰岛素。

2. 非胰岛素依赖型(2 型)糖尿病　空腹胰岛素水平正常或偏高,服糖刺激后其峰值也随血糖升高而上升,呈高峰反应,但高峰出现时间延迟,如在服糖后 2 h 或 3 h 才出现。此型用饮食治疗或服用降血糖药物,常可获得良好控制效果。

(四)血清 C 肽释放试验

C 肽是胰岛 β 细胞的分泌产物,它与胰岛素有一个共同的前体——胰岛素原。一个分子的胰岛素原在特殊的作用下,裂解成一个分子的胰岛素和一个分子的 C 肽,因此在理论上 C 肽和胰岛素是等同分泌的,血中游离的 C 肽生理功能尚不很清楚,但 C 肽不被肝脏破坏,半衰期较胰岛素明显为长,故测定 C 肽水平更能反应 β 细胞合成与释放胰岛素功能。对已经用胰岛素治疗的患者,体内产生的胰岛素抗体可干扰胰岛素测定;同时现在采用的放免法测定胰岛素,也分辨不出是内生的还是外源性胰岛素,给了解 β 细胞的功能带来困难,而 C 肽与胰岛素之间有相当稳定的比例关系,且不受胰岛素抗体的干扰,注射的外源性胰岛素又不含 C 肽,所以测定血中 C 肽水平,可以反应内生胰岛素的水平,也可了解胰岛 β 细胞的功能。

【参考值】

$0.3 \sim 1.3$ nmol/L。口服葡萄糖后 $0.5 \sim 1$ h,出现高峰,其峰值为空腹时的 $5 \sim 6$ 倍。

【临床意义】

C 肽其意义与血清胰岛素一样,且 C 肽不受胰岛素抗体干扰,可以更真实反映胰岛素水平,也可指导临床中胰岛素用量的调整。

1. C 肽水平增高

(1)胰岛 β 细胞瘤时空腹血清 C 肽增高,C 肽释放试验呈高水平曲线。

(2)肝硬化时血清 C 肽增高,且 C 肽/胰岛素比值降低。

2. C 肽水平减低

(1)空腹血清 C 肽降低,见于糖尿病。

(2)C 肽释放试验:口服葡萄糖后 1 h 血清 C 肽水平降低,提示胰岛 β 细胞储备功能不足。释放曲线低平提示 1 型糖尿病;释放延迟或呈低水平见于 2 型糖尿病。

3. C 肽水平不升高,而胰岛素增高,提示为外源性高胰岛素血症,如胰岛素用量过大。

(五)糖化血红蛋白检测

血糖测定只代表即刻的血糖水平,提示患者当时的身体状况,并不能作为评价疾病控制程度的指标。因此糖化血红蛋白(HbA1c)水平反映的是在检测前 120 d 内的平均血糖水平,与抽血时间、患者是否空腹、是否使用胰岛素等因素无关。糖化血红蛋白水平是判定糖尿病长期控制的良好指标,它反映 $4 \sim 8$ 周的体内血糖的平均水平,其增高可能是造成糖尿病并发症的一个重要原因。糖化血红蛋白的测定结果以百分率表示,指的是和葡萄糖结合的血红蛋白占全部血红蛋白的比例。非糖尿病患者的糖化血红蛋白的水平为 $4\% \sim 6\%$;许多研究发现,糖尿病患者如果能将糖化血红蛋白水平降低至 8% 以下,糖尿病的并发症将大大降低。如果糖化血红蛋白>9%,说明患者持续性高血糖,会发生糖尿病性肾病、动脉硬化、白内障等并发症,并有可能出现酮症酸中毒等急性合并症。

【参考值】

HbA1c $4\% \sim 6\%$。

【临床意义】

健康人 HbA1c 为 $4.0\% \sim 6.0\%$;<8% 排除糖尿病;未控制的 DM 患者 HbA1c 可高达 $10\% \sim 20\%$;随机检测 HbA1c,若为 9%,预报糖尿病的标准度约为 78%,灵敏度为 68%,特异性 94%;HbA1c>10%,则有 80% 以上为糖尿病,灵敏度 43%,特异性 99%,有效率 86%。所以,目前并不主张单独用 HbA1c 来诊断糖尿病,原因是精确度不高,有时造成临床解释困难。

(六)糖化清蛋白检测

血液中的葡萄糖与白蛋白和其他蛋白分子 N 未端发生非酶促糖化反应,形成糖化血清蛋白(GA)。由于血清中白蛋白的半衰期约 21 d,糖化血清蛋白测定可有效反映患者过去 1~2 周内平均血糖水平,而且不受当时血糖浓度的影响,是糖尿病患者血糖控制非常适宜的良好指标。

【参考值】

10.8% ~17.1% 。

【临床意义】

1. GA 反映 2~3 周前的血糖控制水平,作为糖尿病近期内控制的一个灵敏指标,能在短期内得到治疗效果的回馈。

2. GA≥7.1% 可以筛查出大部分未经诊断的糖尿病,同时检测空腹血糖和 GA 可以提高糖尿病筛检率。

二、血清脂质和脂蛋白检测

(一)血清脂质检测

1. 总胆固醇(CHO)测定　血清总胆固醇是指血液中所有脂蛋白所含胆固醇之总和。总胆固醇包括游离胆固醇和胆固醇酯,肝脏是合成和储存的主要器官。胆固醇是合成肾上腺皮质激素、性激素、胆汁酸及维生素 D 等生理活性物质的重要原料,也是构成细胞膜的主要成分,其血清浓度可作为脂代谢的指标。临床上将血总胆固醇增高称为高胆固醇血症。

• 参考值

成人:2.9~6.0 mmol/L;儿童:3.1~5.2 mmol/L。

• 临床意义

增高见于肾病综合征、动脉粥样硬化、胆总管阻塞、胆石症、胆道肿瘤、糖尿病、黏液性水肿等;降低见于甲状腺功能亢进、恶性贫血、急性重症肝炎、肝硬化胆固醇合成减少等。

2. 甘油三酯(TG)测定　甘油三酯是 3 分子长链脂肪酸和甘油形成的脂肪分子。甘油三酯是人体内含量最多的脂类,大部分组织均可以利用甘油三酯分解产物供给能量,理想的甘油三酯水平应低于 1.70 mmol/L,超过 1.70 mmol/L 则需要改变生活方式,高于 2.26 mmol/L 则表示甘油三酯偏高。甘油三酯增高与动脉粥样硬化性心血管疾病风险密切相关。在他汀治疗有效降低低密度脂蛋白胆固醇后,甘油三酯增高成为"心血管病剩留风险"的重要组分。有效管理甘油三酯,对进一步降低心血管系统风险,进而减少心血管疾病的发病率与致死、致残率具有重要意义。

• 参考值

儿童:<1.13 mmol/L;成人:<1.7 mmol/L。

● 临床意义

(1)血清甘油三酯升高 原发性继发性高脂蛋白血症、动脉粥样硬化、糖尿病、肾病、脂肪肝等。

(2)血清甘油三脂降低 原发性 β-脂蛋白缺乏症、甲状腺功能亢进、肾上腺皮质功能不全、肝功能严重低下及吸收不良等。

(二)血清脂蛋白检测

1.乳糜微粒(CM)测定 乳糜微粒是人血浆中最大的脂蛋白颗粒,CM 是多数膳食 TG 从小肠吸收部位输送至体循环。CM 清除速度快,半衰期为 10 min,正常人空腹 12 h 后不能检出,脂蛋白电泳时 CM 位于原点。

● 参考值

阴性。

● 临床意义

阳性,常见于高脂蛋白血症 I 型和高脂蛋白血症 V 型。血清中 CM 极易受饮食中 TG 影响,出现乳糜样血液,如果血液中脂蛋白酯酶(LPL)缺乏或活性降低,血清 CM 不能及时被降解廓清,使血清浑浊,即高脂蛋白血症。

2.高密度脂蛋白(HDL) 高密度脂蛋白为血清蛋白之一。高密度脂蛋白运载周围组织中的胆固醇,再转化为胆汁酸或直接通过胆汁从肠道排出,动脉造影证明高密度脂蛋白胆固醇含量与动脉管腔狭窄程度呈显著的负相关。所以高密度脂蛋白是一种抗动脉粥样硬化的血浆脂蛋白,是冠心病的保护因子。俗称"血管清道夫"。

● 参考值

正常值:1.03 ~ 2.07 mmol/L;降低:≤1.0 mmol/L。

● 临床意义

(1)高密度脂蛋白偏低 多由不良的生活习惯所致,常见于动脉粥样硬化,急性感染、糖尿病、肾病综合征以及应用雄激素、β 受体阻滞剂及孕酮等药物。

(2)高密度脂蛋白胆固醇过高 可能是体力劳动透支、注射雌激素胰岛素,或服用避孕药、烟酸、胰岛素、肝素、维生素 E 等药物,这种情况下只需要适当休息,停止服用或是减量服用药物即可恢复正常。胆汁淤积性肝硬化、慢性肝炎、肝硬化、酒精中毒性肝损伤、脂肪肝等疾病也可导致高密度脂蛋白胆固醇过高。

3.低密度脂蛋白(LDL) 是一种运载胆固醇进入外周组织细胞的脂蛋白颗粒,可被氧化成氧化低密度脂蛋白。当低密度脂蛋白,尤其是氧化修饰的低密度脂蛋白(OX-LDL)过量时,它携带的胆固醇便积存在动脉壁上,久了容易引起动脉硬化。因此低密度脂蛋白被称为"坏的胆固醇"。

【参考值】

正常范围:≤3.4 mmol/L。边缘水平:3.4 ~4.1 mmol/L。

升高:>4.1 mmol/L。

【临床意义】

(1)增高 见于高脂蛋白血症、急性心肌梗死、冠心病、肾病综合征、慢性肾功能衰竭、肝病和糖尿病等,也可见于神经性厌食及怀孕妇女。

(2)降低 见于营养不良、慢性贫血、骨髓瘤、创伤和严重肝病等。

4.脂蛋白(a)测定 脂蛋白(a)是一种特殊独立的血浆脂蛋白,与动脉粥样硬化有关。

【参考值】

10~140 mmol/L(0~300 mg/L)。

【临床意义】

(1)增高 见于动脉粥样硬化性心脑血管病、急性心肌梗死、家族性高胆固醇血症、糖尿病、大动脉瘤及某些癌症等。

(2)降低 见于肝脏疾病、酗酒、摄入新霉素等药物后。

三、心肌酶和心肌蛋白检测

心肌缺血损伤时的生物化学指标变化较多,如心肌酶和心肌蛋白等,但反映心肌缺血损伤的理想生物化学指标应具有以下的特点:①具有高度的心脏特异性。②心肌损伤后迅速增高,并持续较长时间。③检测方法简便快速。④其应用价值已由临床所证实。

(一)心肌酶检测

1.肌酸激酶测定 肌酸激酶(CK)又名磷酸肌酸激酶(CPK)。CK主要存在于骨骼肌、脑和心肌中。肌酸激酶对诊断急性心肌梗死有较高价值。

• 参考值

男性:50~310 U/L;女性:40~200 U/L。

• 临床意义

(1)增高 主要用于心肌梗死诊断,CK升高幅度较AST和LDH都大,且出现早,2~4 h开始升高,12~48 h达到高峰,2~4 d恢复到正常。尤其对心肌缺血和心内膜下心肌梗死的诊断比其他酶灵敏度高。故动态检测CK变化有助于观察病情和预后估计;还见于进行性肌营养不良发作期、病毒性心肌炎、多发性心肌炎、肌肉损伤或手术后、脑血管疾病、酒精中毒、甲状腺功能减退、肺梗死等。

(2)降低 见于甲状腺功能亢进症。需要检测的人群:心肌缺血患者、心肌梗死患者、甲状腺功能亢进者。

2.肌酸激酶同工酶测定 有4种同工酶形式:肌肉型(MM)、脑型(BB)、杂化型(MB)和线粒体型(MiMi)。MM型主要存在于各种肌肉细胞中,BB型主要存在于脑细胞中,MB型主要存在于心肌细胞中,MiMi型主要存在于心肌和骨骼肌线粒体中。

• 参考值

CK-MM:94%~96%;CK-MB<5%;CK-BB极少或无。

• 临床意义

升高:急性心肌梗死、甲状腺功能减退症、脑血管疾病、肺部疾病、慢性醇中毒、手术后恢复期肌肉痉挛、心脏复苏后、休克、破伤风、骨骼肌损伤等。

3.肌酸激酶异型测定 CK-MB主要存在于心肌组织中,可分为MB$_1$、MB$_2$两种异型,MB$_2$是CK-MB在心肌细胞中的主要存在形式,当心肌组织损伤时释放MB$_2$,导致短时间内血清CK-MB$_2$水平增高。

●参考值

CK-MB$_1$<0.71 U/L,CK-MB$_2$<1.0 U/L,MB$_2$/MB$_1$<1.4。

●临床意义

CK-MB$_1$、CK-MB$_2$对诊断AMI具有更高的灵敏度和特异性,明显高于CK-MB。以CK-MB$_1$<0.71 U/L,CK-MB$_2$<1.0 U/L,MB$_2$/MB$_1$>1.5为临界值,则CK-MB异型于发病后2~4 h诊断AMI灵敏度为59%,4~6 h为92%,而CK-MB仅为48%。另外,CK-MB异型对诊断溶栓治疗后是否有冠状动脉再通也有一定价值,MB$_2$/MB$_1$>3.8提示冠状动脉再通。

4.血清乳酸脱氢酶(LD)测定

●参考值

连续检测法:104~245 U/L。速率法:95~200 U/L。

●临床意义

由于LD在人体组织中广泛存在,所以LD在诊断组织损伤时具有较高的灵敏度,但特异性较差。LD活性升高见于急性心肌梗死,与CK比较升高慢(8~18 h),高峰出现迟(24~72 h),但持续时间长(6~10 d)。疾病中,LD持续增高或再次增高,提示梗死面积扩大或再次出现梗死。也见于肝脏疾病、骨骼肌损伤、贫血、白血病等。

(二)心肌蛋白检测

1.心肌肌钙蛋白T及心肌肌钙蛋白I测定　肌钙蛋白(cTn)是由3个亚单位即肌钙蛋白C、肌钙蛋白I(cTnI)及肌钙蛋白T(cTnT)组成的复合物。cTn是目前用于急性冠脉综合征(ACS)诊断最特异的生化标记物,最早可在症状发作后2 h出现,且具有较宽的诊断窗:cTnT 5~15 d,cTnI 4~10 d,是维持最长的非酶类标志物。在诊断窗中,cTn增高的幅度要比CK-MB高5~10倍。由于在无心肌损伤时cTn在血液中含量很低,因此也可用于微小心肌损伤(MMD)的诊断。cTn还具有判断预后的价值,对冠状动脉疾患患者,只要cTn增高,应视为具有高危险性。心肌肌钙蛋白检测正逐步取代CK-MB成为急性心肌梗死(AMI)诊断的"金标准"。

(1)心肌肌钙蛋白T测定

●参考值

0.02~0.13 μg/L。0.2 μg/L为诊断临界值;超过0.5 μg/L可以诊断AMI。

●临床意义

1)诊断AMI:是诊断AMI的确定性标志物。AMI发病后3~6 h cTnT即升高,10~24 h达峰值。诊断AMI的灵敏度为50%~59%,特异性为74%~96%,明显优于CK-MB和LD。对非Q波性、亚急性心肌梗死或CK-MB无法诊断的患者更有价值。

2)判断心肌微小损伤:不稳定型心绞痛患者在发生微小心肌损伤时,其他检测难以发现,只有检测cTnT才能确诊。心肌炎时cTnT升高程度与心肌受损程度成正比。

3)评价其他可致心肌损伤因素:如肾衰竭患者反复血液透析、围手术期、经皮腔内冠状动脉成形术、甲状腺功能减退症、药物损伤及严重脓毒血症等,均可致心肌损伤,cTnT

可以评价心肌损伤的程度。

（2）心肌肌钙蛋白 I 测定

● 参考值

cTnI<0.2 μg/L。1.5 μg/L 为诊断临界值。

● 临床意义

1）诊断 AMI:cTnI 对诊断 AMI 与 cTnT 无显著性差异。与 cTnT 比较,cTnI 具有较低的初始灵敏度和较高的特异性。AMI 发病后 3~6 h,cTnI 即升高,14~20 h 达到峰值,5~7 d 恢复正常。其诊断 AMI 的灵敏度为 6%~44%,特异性为 93%~99%。

2）判断心肌微小损伤:用于诊断不稳定型心绞痛时的微小心肌损伤(含侵入性心脏治疗)。

3）诊断急性心肌炎:cTnI 可出现低水平增高,其阳性率达 88%。

2.血清肌红蛋白（Mb）测定

● 参考值

定性:阴性。定量:50~85 μg/L。75 μg/L 为诊断临界值。

● 临床意义

1）诊断 AMI:在 AMI 发病后 0.5~2 h 升高,5~12 h 达到高峰,18~30 h 恢复正常。灵敏度为 50%~59%,特异性为 77%~95%。Mb 阴性,基本可以排除 AMI;疾病中,如 Mb 重新升高,应考虑为再梗死或者梗死延展。Mb 也是溶栓治疗中判断有无再灌注的较敏感而准确的指标。

2）其他:Mb 增高还见于急性肌损伤、肌营养不良、肌萎缩、多发性肌炎、急性或慢性肾功能衰竭、严重充血性心力衰竭和长期休克等。

3.脂肪酸结合蛋白测定　脂肪酸结合蛋白是细胞内脂肪酸载体蛋白。心型脂肪酸结合蛋白(hFABP)是 9 种脂肪酸结合蛋白之一,具有高度心脏特异性。

● 参考值

正常值:<5 μg/mL。

● 临床意义

心肌缺血性损伤出现后,hFABP 可以在胸痛发作后 1~3 h 在血液中被发现,6~8 h 达到峰值,在 24~30 h 内恢复正常。

四、血清电解质检测

(一)血清阳离子检测

1.血钾测定　98% 的钾离子分布于细胞内液,是细胞内的主要阳离子,少量存在于细胞外液,血钾实际反映了细胞外液钾离子的浓度变化,但由于细胞内液、外液之间钾离子互相交换以保持动态平衡,因此,血钾在一定程度上也可间接反映细胞内液钾的变化。在血清钾测定>5.5 mmol/L 时,称为高钾血症。因高钾血症常无症状或很少症状而骤然致心脏停搏,应及早发现,及早防治。

● 参考值

3.5~5.5 mmol/L。

● 临床意义

(1)血钾增高　血钾>5.5 mmol/L 时称为高钾血症。高血钾可能与下列原因有关。

1)摄入过多:高钾饮食、静脉输注大量钾盐、输入大量库存血液等。

2)排出减少:①急性肾功能衰竭少尿期、肾上腺皮质功能减退症;②长期使用螺内酯、氨苯蝶啶等潴钾利尿剂;③远端肾小管上皮细胞泌钾障碍,如系统性红斑狼疮、肾移植术后、假性低醛固酮血症等。

3)细胞内钾外移增多:①组织损伤和血细胞破坏,如严重溶血、大面积烧伤、挤压综合征等;②缺氧和酸中毒;③β受体阻滞剂、洋地黄类药物;④家族性高血钾性麻痹;⑤血浆晶体渗透压增高,如应用甘露醇、高渗葡萄糖盐水等静脉输液。

4)假性高钾:①采血时上臂压迫时间过久;②血管外溶血;③白细胞增多症;④血小板增多症。

(2)血钾降低　血清钾<3.5 mmol/L 时称为低钾血症。低钾血症发生的原因和机制如下。

1)分布异常:①细胞外钾内移。如应用大量胰岛素、低钾性周期性麻痹、碱中毒等;②细胞外液稀释,如心功能不全、肾性水肿或大量输入无钾盐液体时,导致血钾降低。

2)丢失过多:①频繁呕吐、长期腹泻、胃肠引流等;②肾衰竭多尿期、肾小管性酸中毒、肾上腺皮质功能亢进症、醛固酮增多症等使钾丢失过多;③长期应用呋塞米、利尿酸和噻嗪类利尿剂等排钾利尿剂。

3)摄入不足:①长期低钾饮食、禁食和厌食等;②饥饿、营养不良、吸收障碍等。

4)假性低钾:血标本未能在 1 h 内处理,WBC>$100×10^9$/L,白细胞可从血浆中摄取钾。

2. 血钠测定　钠是细胞外液的主要阳离子,44%存在于细胞外液,9%存在于细胞内液,47%存在于骨骼中,血清钠多以氯化钠的形式存在,其主要功能在于保持细胞外液容量、维持渗透压及酸碱平衡并具有维持肌肉、神经正常应急性的作用。

【参考值】

135~145 mmol/L。

【临床意义】

(1)增多　临床上较少见,可见于以下几方面。

1)严重脱水、大量出汗、高热、烧伤、糖尿病性多尿。

2)肾上腺皮质功能亢进、原发或继发性醛固酮增多症、脑性高钠血症(脑外伤、脑血管意外及垂体瘤等)。

3)饮食或治疗不当导致钠盐摄入过多。

(2)减少

1)肾脏失钠,如肾皮质功能不全、重症肾盂肾炎、糖尿病等。尿钠排出增多,因肾小管严重损害,再吸收功能降低,尿中钠大量丢失。

2)胃肠失钠(如胃肠道引流、幽门梗阻、呕吐及腹泻)。

3)应用抗利尿激素过多。

4)心力衰竭、肾衰、补充水分过多。

5)高脂血症,由于血清中脂质多,钠浓度下降。

6)心血管疾病,如充血性心功能不全、急性心肌梗死等可致低血钠。

7)脑部疾病如脑炎、脑外伤、脑出血、脑脓肿、脑脊髓膜炎等,因涉及一系列神经体液因素而致血清钠降低。大面积烧伤、创伤、皮肤失钠、出大汗后,体液及钠从创面大量丢失,只补充水而忽略电解质的补充等。

3. 血钙测定　钙是人体含量最多的金属宏量元素。人体内99%以上的钙以磷酸钙或碳酸钙的形式存在于骨骼中,血中钙含量甚少,仅占人体钙含量的1%。血液中的钙以蛋白结合钙、复合钙(与阴离子结合的钙)和游离钙(离子钙)的形式存在。

【参考值】

2.25~2.58 mmol/L。

【临床意义】

(1)血清钙升高　高钙血症比较少见,引起血钙增加的原因有溶骨作用增强,小肠吸收作用增加以及肾对钙的吸收增加等。可见于下述情况。

1)原发性甲状旁腺功能亢进:产生过多的甲状旁腺素,多见于甲状旁腺瘤,X射线检查可见骨质疏松等情况。

2)甲状旁腺素异位分泌:某些恶性肿瘤可以分泌甲状旁腺素,如肾癌、支气管癌等,但此种情况如未发现原发癌,则很难诊断。

3)恶性肿瘤骨转移:是引起血钙升高最常见的原因。多发性骨髓瘤、乳腺癌、肺癌等伴有骨转移时有大量骨质破坏,而肾和肠又不能及时清除过多的钙,遂引起高血钙。

4)维生素D中毒:多因治疗甲状旁腺功能低下或预防佝偻病,长期大量服用维生素D时而引起,但此种情况是可以避免的。

5)其他:此外高血钙还可见于类肉瘤病、肾上腺功能不全、急性肾功能不全、酸中毒、脱水等情况。

(2)血清钙降低　低钙血症临床上较多见,尤多见于婴幼儿。

1)甲状旁腺功能低下:可见于原发性甲状旁腺功能低下、甲状腺切除手术后、放射性治疗甲状腺癌时伤及甲状旁腺等情况。血清钙可降到1.75 mmol/L以下,血磷可增高。

2)维生素缺D缺乏:常见原因有食物中维生素D缺乏,阳光照射少,消化系统疾患导致维生素D缺乏。维生素D缺乏时,钙、磷经肠道吸收少,导致血钙、血磷降低。而血钙降低引起甲状旁腺功能继发性亢进,这样虽能使血钙维持在近于正常水平,但磷大量从肾排出,引起血磷下降,使得钙、磷浓度的乘积下降。婴幼儿缺乏维生素D可引起佝偻病,成人引起软骨病。

3)新生儿低钙血症:是新生儿时期常见惊厥原因之一。多发生于出生1周内。

4)长期低钙饮食或吸收不良:严重乳糜泻时,食物中的钙与未吸收的脂肪酸结合,生成钙皂,排出体外,造成低钙。

5)严重肝病、慢性肾病、尿毒症、远曲小管性酸中毒等时血清钙可下降,血浆蛋白降低时可使非扩散性钙降低。

6)血 pH 值:可影响血清游离钙浓度,碱中毒 pH 值升高时血清游离钙和性成分结合加强,虽然总钙不变但离子钙下降是碱中毒时产生手足抽搐的主要原因。如有酸中毒,pH 值下降,游离钙浓度可相对增加。

(二)血清阴离子检测

1.血氯　测定氯是细胞外液的主要阴离子,但细胞内外均有分布。

【参考值】

$95 \sim 105$ mmol/L。

【临床意义】

(1)血清氯化物降低　临床多见,血清氯离子变化与钠离子基本呈平行关系,低钠血症常伴低氯血症。但当大量损失胃液时,才以失氯为主而失钠很少;若大量丢失肠液时,则失钠甚多而失氯较少。低氯血症还见于大量出汗、长期应用利尿剂等引起氯离子丢失过多。

(2)血清氯化物增高　见于过量补充 $NaCl$、$CaCl_2$、NH_4Cl 溶液,高钠血症性脱水,肾功能不全、尿路梗阻或心力衰竭等所致的肾脏排氯减少。

2.血磷测定　人体中 70% ~80% 的磷以磷酸钙的形式沉积于骨骼中,只有少部分存在于体液中,血磷与血钙有一定的浓度关系,即正常人的钙、磷浓度(mg/dL)的乘积为30 ~40 mg/dL。

【参考值】

$0.97 \sim 1.67$ mmol/L。

【临床意义】

(1)血清无机磷升高

1)甲状旁腺功能减退:原发性甲状旁腺功能减退、继发性甲状旁腺功能减退(甲状腺切除术后、放射性治疗甲状腺癌伤及甲状旁腺等)及假性甲状旁腺功能低下。由于尿磷排出减少,使血磷升高。

2)慢性肾功能不全:肾小球滤过率下降,肾排磷量减少,血磷上升,血钙降低。

3)维生素 D 中毒:由于维生素 D 的活性型促进溶骨,促进小肠对钙磷吸收,及肾对磷的重吸收,因此维生素 D 中毒时伴有高血磷。

4)其他:甲状腺功能亢进、肢端肥大症、酮症酸中毒、乳酸酸中毒、严重急性病、饥饿等。

(2)血清无机磷降低　可由于小肠磷吸收降低、肾排磷增加、磷向细胞内转移等原因引起。可见于以下几方面。

1)原发性或继发性甲状旁腺功能亢进:使无机磷随尿排出增多,造成低血磷。

2)维生素 D 缺乏:使小肠磷吸收降低,尿排磷增加,导致低血磷,可见于佝偻病、软骨病等。

3)肾小管病变:肾小管重吸收功能障碍,尿磷排出量增加,血磷下降。

五、内分泌激素检测

(一)甲状腺激素检测

1.甲状腺素 T_4 和游离甲状腺素 FT_4 测定 血清总甲状腺素这是判断甲状腺功能亢进症(俗称"甲亢")或甲状腺功能减退症(俗称"甲减")的常用指标,同时对病情严重程度评估、疗效监测有应用价值。TT_4、T_4 全部由甲状腺产生,每天约产生 $80 \sim 100$ μg。血清中99.96%的 T_4 以与蛋白结合的形式存在,其中90%与甲状腺激素结合球蛋白(TBG)结合,TT_4 测定的是这部分结合于蛋白的激素,所以血清 TBG 量和蛋白与激素结合力的变化都会影响测定的结果。妊娠、雌激素、急性病毒性肝炎、先天因素等可引起 TBG 升高,导致 TT_4 增高;雄激素、糖皮质激素、低蛋白血症、先天因素等可以引起 TBG 降低,导致 TT_4 降低。甲亢时 TT_4 增高。

【参考值】

TT_4:65 ~ 155 nmol/L;FT_4:10.3 ~ 25.7 pmol/L。

【临床意义】

FT_3 和 FT_4 基本不受 TBG 浓度影响,一些急慢性疾病所伴随;T_4 外环脱碘导致的总 T_4 减少也不影响 FT_4 的水平,故 FT_3 和 FT_4 能更准确地反映甲状腺功能状态。甲亢时这两项测定数值显著高于正常范围;甲低时显著低于正常范围。若对多项指标进行全面评价,则对甲亢的诊断价值依次为 $FT_3 > FT_4 > T_3 > T_4$;对甲低的诊断价值依次为 $FT_4 = TSH > T_4 > FT_3 > T_3$,对孕妇等常合并 TBC 变化的甲亢患者,$FT_3$ 和 FT_4 测定尤为重要。临床上甲亢时 FT_4、FT_3 均升高比 TT_4、TT_3 灵敏。甲亢早期和复发前兆的甲亢,血清 FT_4 正常,而 FT_3 可明显升高。

(1)T_4 和 FT_4 升高

1)甲状腺中毒症:无痛性甲状腺炎、亚急性甲状腺炎、突眼性甲状腺功能亢进症,服甲状腺制剂、畸胎瘤、恶性绒毛膜上皮瘤、垂体促甲状腺激素肿瘤。

2)正常甲状腺功能:TBG 增加症(家族性)、妊娠、新生儿、部分肝癌、肝炎(急性期)、急性间歇性卟啉症、药物(类固醇类、避孕药)、抗甲状腺素抗体阳性的慢性甲状腺炎、家族性异常白蛋白血症、T_4 结合前白蛋白(TBPA)过多症、一过性高 T_4 血症(急性疾病、口服胆囊造影剂)。

(2)T_4 和 FT_4 降低

1)甲状腺功能减退症:慢性甲状腺炎、克汀病、碘有机化障碍、垂体性甲状腺功能减退症。

2)正常甲状腺功能:TBG 减少症(家族性)、肾病综合征、人工透析治疗、低蛋白血症、蛋白丧失性胃肠症、肝硬化、药物(睾丸酮、蛋白分化激素、肾上腺糖皮质激素、水杨酸、苯妥英钠、大伦丁、肝素)。

3)低 T_3 综合征(重症)、甲状腺中毒症、服用 T_3 过量。

（3）T_4 型甲状腺功能亢进症（T_4 增高而 T_3 正常）。

2. 三碘甲状腺原氨酸 T_3 和游离三碘甲状腺原氨酸 FT_3 测定　T_4 经脱碘后转变为 3,5,3′-三碘甲状腺原氨酸（T_3）。T_3 以两种形式存在：一种是与 TBG 结合，为结合 T_3；另一种呈游离状态，为游离型 T_3（FT_3），两型可互相转化。结合型与游离型之和为总 T_3（TT_3）。T_3 不能进入外周组织细胞，只有转化为 FT_3 后才可进入细胞发挥其生理功能，故测定 FT_3 比 TT_3 测定意义更大。但是，生理情况下，主要以 T_3 为主，FT_3 含量甚少。TSH 刺激甲状腺分泌 T_3，T_3 反馈抑制 TSH 释放。

【参考值】

TT_3：$1.6 \sim 3.0$ nmol/L；FT_3：$6.0 \sim 11.4$ pmol/L。

【临床意义】

（1）TT_3 和 FT_3 是判定甲状腺功能的基本试验。甲亢时 TT_3 和 FT_3 升高；甲减时 TT_3 和 FT_3 降低。FT_3 对甲亢的诊断较为敏感，是诊断 T_3 型甲亢特异的指标。

（2）观察甲亢和甲减药物治疗的效果。

（3）与 T_4 同时测定可作为 T_3 型及 T_4 型甲亢鉴别的特异方法；T_3 型甲亢 T_3 升高，T_4 正常；T_4 型甲亢 T_4 升高，T_3 正常。

3. 反三碘甲状腺原氨酸（rT_3）检测　反三碘甲状腺原氨酸又称 3,3′,5′-三碘甲腺原氨酸，是正常人血清中存在的一种甲状腺激素，是 T_4 在肝、肾、垂体及心肌等组织中经 5-脱碘酶脱去酪氨酸环上的一个碘而生成的。约 98% 的 rT3 结合在血清蛋白上，其中主要为 TBG，故 TBG 的多寡明显影响 rT_3 的测定结果。rT_3 在体内降解速度较快，其半衰期为 $30 \sim 60$ min。它在血液中含量甚微，生物活性很低，但在不同的生理及病理状况下，血清含量有显著区别，因此，测定血清中 rT_3 水平在临床上仍有一定意义。妊娠时，脐血及羊水 rT_3 含量较高，能反映胎儿甲状腺功能状态。

【参考值】

血清：$0.2 \sim 0.8$ nmol/L。

【临床意义】

（1）升高　甲状腺功能亢进，未控制的糖尿病患者，肝硬化、急性心肌梗死的患者均有 rT_3 的显著增高，此时 TT_3 降低，而 TT_4 正常。rT_3 测定对判断肝硬化患者预后有一定参考价值。如 T_3/rT_3 比值<3，预示肝功能极差，死亡率较高（正常比值为 $5 \sim 8$）。50 岁以上老年人 rT_3 值上升。服用乙胺碘呋酮可使血清中 rT_3 浓度升高。

（2）降低　甲状腺功能减退症。

4. 甲状腺素结合球蛋白测定　甲状腺素结合球蛋白（TBG）是有 4 个亚基构成的酸性糖蛋白，由肝脏合成。TBG 是甲状腺激素在血液循环中的主要载体蛋白，对甲状腺激素的储存、运输、代谢以及维持甲状腺激素的浓度和游离甲状腺激素的动态稳定，均具有重要的作用。

【参考值】

$13 \sim 30$ mg/L。

【临床意义】

主要用于评估 TT_4、TT_3；测定结果与 TSH 水平或临床症状不符的情况，或评估 TT_4、TT_3 与 FT_3、FT_4 检测结果的不一致。

（1）增高　见于以下疾病。①甲减：甲减时 TBG 增高，随病情好转，TBG 也逐渐恢复正常。②肝脏疾象：肝硬化、病毒性肝炎等，TBG 显著增高，可能与肝脏间质细胞合成、分泌 TBG 增多有关。③其他：Graves 病、甲状腺癌、风湿病、先天性 TBG 增多症、口服避孕药或大剂量雌激素治疗时，TBG 也可增高。

（2）降低　甲亢、家族性 TBG 减少症、肢端肥大症、肾病综合征、失蛋白性肠道疾病、恶性肿瘤和大剂量糖皮质激素治疗等，TBG 降低。

（二）甲状旁腺激素检测

1.甲状旁腺激素（PTH）测定

【参考值】

化学发光法：1～10 pmol/L。

【临床意义】

PTH 用于诊断和鉴别诊断甲状旁腺功能亢进和甲状旁腺功能降低，慢性肾病患者骨代谢的监测、疗效评估及骨营养不良危险程度的评估。

（1）增高　原发性甲状旁腺功能亢进症，PTH 增高，同时伴有高血钙和低血磷；继发性甲状旁腺功能亢进症，PTH 增高，伴有低血钙和高血磷，多见于维生素 D 缺乏、肾衰竭等。

（2）降低　见于甲状腺或甲状旁腺手术后、原发性甲状旁腺功能减退症。

2.降钙素（CT）测定

【参考值】

化学发光法：<100 ng/L。

【临床意义】

（1）增高　①是诊断甲状腺髓样癌（C 细胞癌）的重要标志物，还见于甲状腺 C 细胞良性肿瘤及可分泌降钙素的肿瘤，如小细胞肺癌、结肠癌、乳腺癌等；②见于原发性甲状旁腺功能亢进、肾性营养不良、慢性肾衰以及恶性贫血等。

（2）降低　见于甲状腺切除术后、原发性甲状旁腺功能降低、绝经后骨质疏松。

第七节 临床常用免疫学检测

案例导入

患者,男,50 岁。持续性上腹不适 3 个月入院。患者 3 个月前出现右上腹不适伴恶心、呕吐,没有引起重视,按消化不良自己服了中药治疗。之后出现乏力,食欲下降,体重减轻 3 kg。体检:神志清楚,无黄疸,贫血貌,肝区叩击痛,肝肋缘下未触及。B 型超声波检查:肝左叶有一约 15 cm×9 cm 低回声占位性病变。肝功能正常,乙型肝炎表面抗原阳性。AFP 放射免疫法≥400 μg/L。

思考:

1.该患者最可能的诊断是什么?

2.主要的诊断依据是什么?

一、血清免疫球蛋白检测

(一)免疫球蛋白 G

【参考值】

9.5~12.5 mg/mL 或 7.0~16.6 g/L。

【临床意义】

(1)升高 ①结缔组织病:系统性红斑狼疮、类风湿性关节炎、硬皮病、斯约格伦氏综合征、干燥综合征等。②免疫球蛋白 G(IgG)型多发性骨髓瘤、原发性单克隆丙种球蛋白血症。③肝脏病:慢性病毒性活动性肝炎、隐匿性肝硬化、狼疮样肝炎等。④传染病:结核、麻风、黑热病、传染性单核细胞增多症、性病、淋巴肉芽肿、放射线菌病、疟疾、锥虫病等。⑤类肉瘤病。

(2)降低 ①各种先天性和获得性抗体缺乏症、免疫缺陷综合征、重链病、轻链病、肾病综合征、病毒感染及服用免疫抑制剂。②非 IgG 型多发性骨髓瘤、某些白血病。③代谢性疾病:肌紧张性营养不良、甲状腺功能亢进。④烧伤、变应性湿疹、天疱疮。

(二)免疫球蛋白 A

【参考值】

成人血清免疫球蛋白 A(IgA)0.7~3.5 g/L,唾液 0.3 g/L,泪液 30~80 g/L,初乳 5.06 g/L,粪 1.3 g/L。

【临床意义】

(1)升高 IgA 型多发性骨髓瘤,系统性红斑狼疮(SLE),结节病,类风湿性关节炎,白塞(Behcet)综合征,门静脉性肝硬化,某些感染性疾病,湿疹,血小板减少症,Wiskott-Aldrich综合征(湿疹血小板减少多次感染),慢支缓解期等。分泌型IgA介于500~2 500 mg/L则病情重,病程长者<500 mg/L。脐带血IgA升高:风疹,单纯疱疹,弓形体病,巨细胞病毒,柯萨奇病毒,革兰氏阴性杆菌宫内感染等。

(2)降低 遗传性毛细血管扩张症(80%),非IgA型多发性骨髓瘤,重链病,轻链病,吸收不良综合征,原发性无丙种球蛋白血症,继发性蛋白血症,继发性无丙种球蛋白血症,继发性免疫缺陷病(放射线照射,使用免疫抑制剂),反复呼吸道感染,输血反应,自身免疫性疾病,肾病综合征,慢性淋巴细胞白血病,霍奇金病,遗传性胸腺发育不全,丙种球蛋白异常血症Ⅲ型,丙种球蛋白异常血症Ⅰ型(IgG、IgA降低,IgM增加),丙种球蛋白异常血症Ⅱ型等。

(三)免疫球蛋白 M

【参考值】

0.5~2.6 g/L(40~345 mg/dL)。

【临床意义】

(1)升高 巨球蛋白血症,系统性红斑狼疮(SLE),类风湿性关节炎,硬皮病,急、慢性肝病(病毒性肝炎,胆汁性肝硬化,隐匿性肝硬化),恶性肿瘤,传染性单核细胞增多症,梅毒,黑热病,锥虫病,伤寒,弓形体病,乙型脑炎,单核细胞性白血病,霍奇金病等。脐带血免疫球蛋白M(IgM)升高见于革兰氏阴性杆菌感染、梅毒、风疹、巨细胞病毒感染、单纯疱疹、弓形体等宫内感染等。

(2)降低 原发性无丙种球蛋白血症,非IgA和IgG型多发性骨髓瘤,霍奇金病,慢性淋巴细胞白血病,蛋白丧失性胃肠病等。

(四)免疫球蛋白 E

【参考值】

0.1~0.9 mg/L。

【临床意义】

(1)增高 见于寄生虫感染、药物过敏、免疫球蛋白E(IgE)型骨髓瘤、肝脏疾病、系统性红斑狼疮、类风湿性关节炎等病。

(2)减少 见于某些运动失调毛细血管扩张症、无丙种球蛋白血症、非IgE型骨髓瘤、慢性淋巴细胞白血病、免疫功能不全等疾病。

(五)M 蛋白

M蛋白(M)是浆细胞或B淋巴细胞单克隆恶性增殖所产生的一种大量的异常免疫球蛋白,其本质是一种免疫球蛋白或免疫球蛋白的片段。

【参考值】

阴性。

【临床意义】

阳性见于多发性骨髓瘤、重链病、恶性淋巴瘤、慢性淋巴细胞白血病、巨球蛋白血症、单核细胞白血病、冷球蛋白血症、继发性单克隆丙种球蛋白血症和良性 M 蛋白血症。

二、血清补体检测

(一)总补体溶血活性(CH50)检测

血清总补体活性的变化,对某些疾病的诊断和治疗有极其重要的作用。总补体活性临床意义在于许多病理情况下,血清补体含量可以发生变化,因此临床上观察补体含量的动态变化,如总补体活性、补体个别成分特别是 C3 和 C4 量的变化等,对一些疾病的诊断、病因研究及预后判断都有一定意义。

【参考值】

50 ~ 100 U/L。

【临床意义】

(1)升高　在患系统性红斑狼疮、类风湿性关节炎和强直性脊柱炎等自身免疫病时,血清补体水平随病情发生变化。疾病活动期补体活化过度,血清补体水平下降;病情稳定后补体水平又反应性增高。因此补体检测常可作为自身免疫病诊断或是否有疾病活动的参考指标。细菌感染特别是革兰氏阴性细菌感染时,常因补体旁路途径的活化过度引起血清补体水平降低。心肌梗死、甲状腺炎、大叶性肺炎、糖尿病、妊娠等情况下血清补体水平常升高。

(2)降低　CH50 法检测是补体经典途径的溶血活性,所反映的主要是补体 9 种成分的综合水平。如果测定值过低或者完全无活性,首先考虑补体缺陷,可分别检测 C4、C2、C3 和 C5 等成分的含量;严重肝病时血浆蛋白合成能力受损。营养不良时蛋白合成原料不足,也可以不同程度地引起血清补体水平下降。

(二)补体 C1q

【参考值】

免疫比浊法:0.025 ~ 0.05 g/L。

【临床意义】

(1)升高　见于骨髓炎、类风湿性关节炎、血管炎、硬皮病、痛风、活动性过敏性紫癜等。

(2)降低　见于系统性红斑狼疮(SLE)、活动性混合性结缔组织病、重度营养不良、肾病综合征、肾小球肾炎等。

(三)补体 C3

C3 是血清中含量最高的补体成分,分子量为 195 000,主要有巨噬细胞和肝脏合成,在 C3 转换酶的作用下,裂解成 C3a 和 C3b 两个片段,在补体经典激活途径和旁路激活途径中均发挥重要作用。

【参考值】

0.8 ~ 1.5 g/L。

【临床意义】

（1）升高　常见于某些急性炎症、传染病早期、肿瘤，如风湿热急性期、心肌炎、心肌梗死、关节炎、肝癌等。

（2）降低　常见于补体合成能力下降，如慢性活动性肝炎、肝硬化、肝坏死等，系统性红斑狼疮和类风湿性关节炎活动期，大多数肾小球肾炎。

（四）补体旁路 B 因子

【参考值】

0.1 ~ 0.4 g/L。

【临床意义】

同补体旁路途径溶血活性检测。

（1）升高　见于某些自身免疫性疾病、肾病综合征、慢性肾炎、恶性肿瘤。

（2）降低　见于肝病、急性肾小球肾炎、自身免疫性溶血性贫血。

三、细胞免疫检测

（一）T 淋巴细胞表面标志物检测

1. T 细胞花结形成试验

● 参考值

64.4% ±6.7%。

● 临床意义

1）升高：见于甲状腺功能亢进症、慢性淋巴细胞性甲状腺炎、传染性单核细胞增多症、重症肌无力、中度慢性肝炎、系统性红斑狼疮活动期及器官移植排斥反应等。

2）降低：见于免疫缺陷性疾病，如艾滋病、恶性肿瘤、系统性红斑狼疮，麻疹、流感等病毒感染，以及大面积烧伤、多发性神经炎、淋巴增殖性疾病等。

2. T 细胞转化试验

● 参考值

转化百分率为 60.1% ±7.6%。

● 临床意义

1）判定机体细胞免疫功能：转化率降低，见于细胞免疫缺陷或细胞免疫功能低下患者，如恶性肿瘤、重症结核。转化率增高偶见于唐氏综合征。

2）判定疾病的疗效和预后：如恶性肿瘤经治疗后，T 细胞转化率升至正常，提示治疗有效，反之疗效差，预后不良。

3. T 细胞分化抗原测定

● 参考值

$CD3^+T$ 细胞：61% ~ 85%；$CD4^+T$ 细胞：28% ~ 58%；$CD8^+T$ 细胞：19% ~ 48%。$CD4^+/CD8^+$ 细胞比值：0.9 ~ 2.0。

● 临床意义

1）CD3$^+$T 细胞：CD3 是 T 细胞表面所特有的标志，能反映 T 细胞总数的变化。降低见于免疫疾病，如艾滋病、联合免疫缺陷病等。

2）CD4$^+$/CD8$^+$细胞比值：降低提示细胞免疫抑制；降低见于艾滋病常<0.5，恶性肿瘤进行时和复发时。增高提示细胞免疫异常亢奋。增高见于自身免疫性疾病、病毒性感染、变态反应等。器官移植后 CD4$^+$/CD8$^+$比值动态增高，预示可能发生排斥反应。

（二）B 淋巴细胞表面标志物检测

B 淋巴细胞是机体免疫系统唯一产生抗体的细胞，其表面有多种表面抗原和表面受体。表面抗原主要包括 CD19、CD20、CD22 等；表面受体主要包括 B 细胞抗原受体（BCR）、细胞因子受体（CKR）、补体受体（CR）及 Fc 受体等。

【参考值】

CD19 阳性细胞：11.74%±3.37%（流式细胞术）。

【临床意义】

（1）升高 见于 B 细胞系统的恶性肿瘤，如急性淋巴细胞白血病、慢性淋巴细胞白血病、多发性骨髓瘤等。

（2）降低 见于无丙种球蛋白血症及使用化疗或免疫抑制剂后。

（三）自然杀伤细胞免疫活性测定

自然杀伤细胞（natural killer cell，NK）是机体重要的免疫细胞，不依赖抗体和补体，不仅直接杀伤靶细胞，抗肿瘤、抗病毒感染和免疫调节，而且在某些情况下参与超敏反应和自身免疫性疾病的发生，是机体在抗肿瘤免疫监视作用的第一道防线。

1. 自然杀伤细胞活性测定

● 参考值

^{51}Cr 释放法：自然杀伤率为 47.6%～76.8%。

胞质乳酸脱氢酶释放法：自然杀伤率为 27.5%～52.5%。

流式细胞术法：8.1%～19.6%。

● 临床意义

NK 细胞活性可作为判断机体抗肿瘤和抗病毒感染的指标之一。宿主抗移植物反应等，NK 细胞活性升高；在血液系统肿瘤、实体瘤、免疫缺陷病、艾滋病和某些病毒感染患者，NK 细胞活性降低。

2. 抗体依赖性细胞介导的细胞毒测定

● 参考值

Cr 释放法：Cr 释放率<10% 为阴性，10%～20% 为可疑阳性，≥20% 为阳性。

溶血空斑法：低于 5.6% 为阴性。

● 临床意义

本试验反映 K 细胞的免疫活性。①升高：见于抗体介导的 2 型变态反应性疾病，如自身免疫性血小板减少症、自身免疫性溶血性贫血、免疫性粒细胞缺乏症、甲状腺功能亢进症、移植排斥反应等。②降低：见于慢性消耗性疾病，如恶性肿瘤、免疫缺陷病、慢性肝炎、肾衰竭等。

(四)细胞因子检测

细胞因子(cytokine,CK)是由免疫细胞分泌的具有生物活性的小分子蛋白物质的统称(不包括免疫球蛋白、补体和一般生理性细胞产物)。在免疫应答过程中,CK 在免疫调节、炎症应答、肿瘤转移等生理和病理过程中起重要作用。在病理状态下,细胞因子会出现异常性表达,表现为细胞因子及其受体的缺陷,检测细胞因子及其相应受体是判断机体免疫功能的一个重要指标。

目前,常见细胞因子有白细胞介素(IL-2、IL-4、IL-6、IL-8)、肿瘤坏死因子、干扰素、集落刺激因子、红细胞生成素等,但是细胞因子在体内的含量甚微,给细胞因子的检测带来困难。

1. 白细胞介素-2 活性测定

●参考值

5 ~ 15 kU/L。

●临床意义

1)升高:见于系统性红斑狼疮、类风湿性关节炎、再生障碍性贫血、多发性骨髓瘤、排斥反应等。

2)降低:见于艾滋病、恶性肿瘤、1 型糖尿病、某些病毒感染等。

2. 白细胞介素-2 受体检测

●参考值

血清或血浆中可溶性 IL-2R<1 000 U/mL。

●临床意义

1)血液系统疾病:白血病及淋巴系统恶性疾患,如病毒感染引起的成人 T 淋巴细胞白血病、毛细胞白血病、慢性 B 淋巴细胞白血病和复发期霍奇金病患者,血清 IL-2R 均明显升高。

2)免疫缺陷病:艾滋病及其相关综合征患者,血清 IL-2R 也明显升高。

3)器官移植:异体移植后发生排斥反应的 IL-2R 水平明显高于存活稳定者。

4)自身免疫:如活动期系统性红斑狼疮、T 细胞红皮病及麻风病患者 IL-2R 升高。

5)实体瘤:随病情进展,肿瘤恶性度增高,IL-2R 也升高。

3. 白细胞介素-6 检测

●参考值

血清或血浆中<10 ng/L。

●临床意义

IL-6 升高见于:①多克隆 B 淋巴细胞激活或自身免疫性疾病:如类风湿性关节炎、艾滋病、系统性红斑狼疮、硬皮病、酒精性肝硬化、膜性增生性肾小球性肾炎、银屑病。②淋巴细胞系肿瘤:如多发性骨髓瘤、淋巴瘤、霍奇金病、心脏黏液瘤、宫颈癌。③其他:烧伤、急性感染、移植排斥反应。

4.白细胞介素-8检测

● 参考值

血浆中<10 ng/L。

● 临床意义

IL-8升高见于慢性斑状牛皮癣患者的鳞屑中、类风湿性关节炎和麻风患者的关节滑液中、自发性肺纤维化和急性呼吸窘迫综合征患者支气管灌洗液中。另外,IL-8还与败血症休克、内毒素血症、输血溶血反应等密切相关。

5.肿瘤坏死因子测定

● 参考值

酶免疫测定法:(4.3±2.8) μg/L。

● 临床意义

TNF升高对恶性肿瘤及感染性疾病(如脑膜炎链球菌感染)的病情观察有价值:①恶性肿瘤及免疫性疾病,如肝癌、慢性类风湿性关节炎、多发性硬化症、肾移植等。②细菌感染,如革兰氏阴性杆菌或脑膜炎球菌引起的弥漫性血管内凝血、中毒性休克等。③病毒感染,如重型肝炎、艾滋病等。

6.干扰素测定

● 参考值

1~4 kU/L。

● 临床意义

升高见于系统性红斑狼疮、非活动性类风湿性关节炎、恶性肿瘤早期、急性病毒感染、再生障碍性贫血等。降低见于乙肝病毒携带者、哮喘、活动性类风湿性关节炎等。

四、肿瘤标志物检测

肿瘤标志物(tumor marker)是由肿瘤细胞本身合成、释放,或是机体对肿瘤细胞反应而产生或升高的一类物质。肿瘤标志物存在于血液、细胞、组织或体液中,反映肿瘤的存在和生长,通过化学、免疫学以及基因组学等方法测定肿瘤标志物,对肿瘤的诊断、治疗疗效和复发的监测、预后的判断具有一定的价值。肿瘤标志物主要包括蛋白质类、糖类、酶类和激素类肿瘤标志物。主要用于肿瘤诊断、治疗疗效、肿瘤预后判断、治疗后随访、化放疗敏感性判断等。

(一)蛋白质类肿瘤标志物检测

1.甲胎蛋白(AFP)测定　AFP是一种糖蛋白,正常情况下,这种蛋白主要来自胚胎的肝细胞,胎儿出生后约两周甲胎蛋白从血液中消失,因此正常人血清中甲胎蛋白的含量尚不到20 μg/L。

● 参考值

放射免疫法　<25 μg/L。

● 临床意义

1)原发性肝癌:AFP是诊断肝细胞癌特异的标志物,血清中AFP 300 μg/L可作为原发性肝癌的诊断阈值。但也有 18% 的患者,AFP 不增高或增高不明显,可能与瘤体大小、分化程度有关。

2)病毒性肝炎、肝硬化:受损的肝细胞修复再生 AFP 可有升高。

3)妊娠:妊娠 3~4 个月后,AFP 上升,7~8 个月达高峰,分娩后约 3 周即恢复正常。孕妇血清中 AFP 异常升高,有可能为胎儿神经管畸形、双胎、先兆流产等。

4)其他:生殖腺胚胎性肿瘤、胃癌或胰腺癌时,血中 AFP 也可升高。

2. 癌胚抗原测定

● 参考值

血清<5 μg/L。

● 临床意义

CEA 测定无特异性,临床主要用于疾病观察。①CEA 升高:主要见于胰腺癌、结肠癌、直肠癌、乳腺癌、胃癌、肺癌等患者。②动态观察:一般病情好转时,CEA 浓度下降,病情加重时可升高。③结肠炎、胰腺炎、肝脏疾病、肺气肿及支气管哮喘等也常见 CEA 轻度升高。④96%~97% 非吸烟健康人血清 CEA 浓度<2.5 μg/L,大量吸烟者中有 20%~40% 的人 CEA>2.5 μg/L,少数人>5 μg/L。

3. 鳞状上皮细胞癌抗原测定

● 参考值

RIA、CLIA 法:≤1.5 μg/L。

● 临床意义

血清中 SCC 水平升高,可见于 83% 的宫颈癌、25%~75% 的肺鳞状细胞癌、30% 的 Ⅰ 期食管癌、89% 的 Ⅲ 期食管癌,也见于卵巢癌、子宫癌和颈部鳞状上皮细胞癌。临床上常用于监测上述恶性肿瘤的治疗效果、复发、转移或评价预后。部分良性疾病如银屑病、天疱疮、特应性皮炎等皮肤疾病,肾功能不全、良性肝病、乳腺良性疾病、上呼吸道感染性疾病等也可引起 SCC 浓度升高。

4. 组织多肽抗原测定

● 参考值

血清<130 U/L。

● 临床意义

恶性肿瘤患者血清 TPA 水平均可显著升高,与肿瘤发生部位和组织类型无相关性。恶性肿瘤经治疗好转后,TPA 水平降低;若 TPA 再次增高,提示有肿瘤复发。TPA 与 CEA 同时检测可有利于恶性与非恶性乳腺病的鉴别诊断。急性肝炎、胰腺炎、肺炎及妊娠后期等血清中 TPA 亦可升高。

5. 前列腺特异抗原及游离前列腺特异抗原测定

● 参考值

RIA 法和 CLIA 法:血清 t-PSA<4.0 μg/L;f-PSA<0.8 μg/L;f-PSA/t-PSA 比值>0.25。

● 临床意义

1)PSA 是高度的前列腺组织特异抗原,前列腺癌时 60%~90% 患者血清 t-PSA 水平明显升高;当行外科切除术后,90%患者血清 t-PSA 水平明显降低。

2)若前列腺癌切除术后 t-PSA 浓度无明显降低或再次升高,提示肿瘤转移或复发。前列腺癌增生、前列腺炎等良性疾病,约有 14% 的患者血清 t-PSA 轻度升高(一般 4.0 ~ 10.0 μg/L),此时应注意鉴别。

3)当 t-PSA 处于 4.0 ~ 10.0 μgL 时,应用 f-PSA/t-PSA 比值测定更有诊断价值,若 f-PSA/t-PSA 比值<0.1 提示前列腺癌,当 f-PSA/t-PSA 比值>25% 提示前列腺增生,其特异性达 90%,准确性>80%。手术后 t-PSA 降至正常。

4)肛门指诊、前列腺按摩、膀胱镜等检查及前列腺手术会引起前列腺组织释放 PSA 而引起血清浓度升高,建议在上述检查前或检查后数日、手术后数周进行 PSA 检查。

(二)糖脂肿瘤标志物检测

1.癌抗原 153(CA153)测定

● 参考值

RIA 法和化学发光免疫分析法(CLIA):血清<2.5 万 U/L。

● 临床意义

CA153 不能用于筛查和早期诊断,主要用于乳腺癌患者的治疗监测和预后判断,乳腺癌患者 CA153 浓度升高较临床症状出现或影像学检查的发现时间早。

其他恶性肿瘤,如转移性卵巢癌、结肠癌、支气管肺癌、原发性肝癌等,CA153 也有不同程度的升高。乳腺、肝、肺等的良性疾病,CA153 也有不同程度的升高。

2.癌抗原 125(CA125)测定

● 参考值

RIA、CLIA 和 ELISA:<3.5 万 U/L。

● 临床意义

卵巢癌患者血清 CA125 水平明显升高,早期诊断和复方诊断的敏感性可达50% ~ 90%,故 CA125 对诊断卵巢癌有较大临床价值,尤其对观察治疗效果和判断复发较为灵敏。其他癌症,如宫颈癌、乳腺癌、胰腺癌、胆管癌、肝癌、胃癌、大肠癌、肺癌等,也有一定的阳性反应。

3.糖链抗原 199(CA199)测定

● 参考值

RIA、CLIA、ELISA 法:<3.7 万 U/L(血清)。

● 临床意义

CA199 测定有助于胃肠道恶性肿瘤的诊断,尤其对胰腺癌有较高的敏感度及特异性(胰腺癌早期,当特异性为 95% 时,敏感性可达 80% ~90%)。连续监测 CA199 对病情进展、手术疗效、预后估价及复发的早期发现都有重要价值。此外,对消化道良恶性疾病鉴别诊断(如胰腺癌与胰腺炎、胃癌与胃溃疡)也有一定价值。

(三)酶类肿瘤标志物检测

1. 前列腺酸性磷酸酶(PAP)测定

- 参考值

RIA、CLIA 法:≤2.0 μg/L。

- 临床意义

血清 PAP 浓度明显增高见于前列腺癌,其升高程度与癌瘤发展基本呈平行关系。前列腺肥大、前列腺炎和泌尿生殖系统疾病时,血清 PAP 也可升高。

2. 神经元特异性烯醇化酶(NSE)测定

- 参考值

RIA、ELISA 法:<15 μg/L(血清)。它被发现与神经内分泌组织起源的肿瘤有关。正常红细胞中含 NSE,标本溶血影响检测结果。

- 临床意义

血清 NSE 升高主要见于小细胞肺癌(肺鳞癌、腺癌、大细胞癌的 NSE 水平较低),是小细胞肺癌诊断、鉴别诊断及监测放疗、化疗效果的重要指标;增高还见于神经母细胞瘤(灵敏度 90%)。

3. α-L-岩藻糖苷酶(AFU)测定

- 参考值

ELISA 法和分光光度连续检测法:234~414 μmol/L。

- 临床意义

血清 AFU 升高主要用于原发性肝癌的诊断(阳性率 81.2%),与 AFP 联合检测可提高原发性肝癌诊断阳性率(93.1%);增高还见于转移性肝癌、肺癌、乳腺癌、卵巢癌、子宫癌以及肝硬化、慢性肝炎、消化道出血等。

(四)激素类肿瘤标志物检测

1. 人绒毛膜促性腺激素(HCG)测定

- 参考值

RIA、CLIA 法:男性 5.0 U/L;女性绝经前为 7.0 U/L,绝经后为 10.0 U/L。

- 临床意义

(1)HCG 升高　见于葡萄胎、绒毛膜上皮细胞癌,可高达 100 万 U/L;也可见于精原细胞瘤、畸胎瘤;还见于异位 HCG 分泌肿瘤(如胃癌、胰腺癌、肺癌、结肠癌、肝癌、卵巢癌、消化系统类癌等)。脑脊液中 HCG 增高,提示上述肿瘤有中枢神经系统转移。

(2)HCG 降低　见于流产、异位妊娠等。

2. 降钙素(CT)测定

- 参考值

CT:<100 ng/L。

- 临床意义

升高对起源于滤泡旁细胞的甲状腺髓样癌的诊断、判断手术疗效和观察术后复发等有重要意义。CT 是甲状腺髓样癌特异而敏感的肿瘤标志物。也见于其他疾病,部分肺癌、乳腺癌、胃肠道癌及嗜铬细胞癌患者可因为高血钙或产生异位分泌而使血清降钙素增加,另外肝癌和肝硬化患者偶见血清降钙素增高。降低见于甲状腺手术切除、重度甲状腺功能亢进等。

五、自身抗体检测

由各种原因造成的机体 B 细胞针对自身组织成分、器官、细胞及细胞成分产生的抗体,称为自身抗体(autoantibody)。自身抗体可以是生理性或病理性的。正常人体内存在自身抗体,但滴度很低。当某些原因削弱或破坏机体的自身免疫耐受时,该机体的免疫系统就会对自身组织或成分产生免疫应答,这种机体免疫系统对自身组织或成分产生的免疫应答称为自身免疫反应。由于自身免疫反应而产生的疾病称为自身免疫性疾病(autoimmune disease,AID)。自身抗体的检查,对自身免疫性疾病的诊断、疗效观察均具有重要意义。

(一)抗核抗体检测

经典的抗核抗体(anti-nuclear antibody,ANA)是以真核细胞的核成分为靶抗原的自身抗体的总称,无器官及种族特异性。依其与细胞核不同抗原成分起反应而分为抗组蛋白抗体(AHA)、抗双链 DNA(dsDNA)抗体、抗单链 DNA(ssDNA)抗体等。

1. 抗双链 DNA 抗体测定　抗双链 DNA 抗体(anti-double strand DNA antibody)的靶抗原在 DNA 双股螺旋结构框架上。检测抗 dsDNA 抗体最特异和最敏感的方法是用马疫锥虫或绿蝇短膜虫作为抗原基质进行间接免疫荧光测定。抗双链 DNA 抗体是活动期系统性红斑狼疮的特征性标志抗体。

- 参考值

健康人阴性。

- 临床意义

抗双链 DNA 抗体阳性对系统性红斑狼疮的特异性较高但敏感性较低。对系统性红斑狼疮合并狼疮性肾炎的诊断具有重要意义。肾炎、血管炎、慢性肝炎、类风湿性关节炎、干燥综合征等,该抗体亦可出现阳性。

2. 抗 Sm 抗体测定　抗 Sm 抗体是一种位于细胞核中的 RNA 结合蛋白。抗 Sm 抗体最早在红斑狼疮患者 Stephanie Smith 体内检出。抗 Sm 抗体仅发现于系统性红斑狼疮患者中,是系统性红斑狼疮的血清标志抗体。

- 参考值

健康人阴性。

- 临床意义

抗 Sm 抗体为系统性红斑狼疮所特有,特异性达 99%,但敏感性较低,平均为 30%。抗 Sm 抗体水平与系统性红斑狼疮的活动程度、各种临床表现、治疗与否无关。与中枢神经受体受累、肾病、肺纤维化及心内膜炎有一定关系。

3. 抗组蛋白抗体测定　组蛋白是细胞核内最丰富的蛋白质,相应抗体称抗组蛋白抗体(anti-histone antibody,AHA)。

●参考值

健康人阴性。

●临床意义

AHA可在多种自身免疫性疾病中出现,无诊断特异性。系统性红斑狼疮患者阳性率为50%(活动期可达90%)。药物性狼疮(DIL)时,AHA阳性率可达95%。

(二)抗组织细胞抗体检测

1.抗精子抗体测定 男性的血睾屏障可使精子与免疫系统隔离。精子或其可溶性抗原逸出,可导致机体产生抗精子抗体(anti-sperm antibody,AsAb)。女性生殖道的酶系统能降解进入的精子抗原。该酶系统的缺陷可产生抗精子抗体。

●参考值

健康人阴性。

●临床意义

AsAb滴度升高是造成免疫性不孕的重要原因,女性不孕10%~30%是AsAb阳性所致。男性梗阻性无精症,AsAb阳性率可高达60%。

2.抗心肌抗体测定 抗心肌抗体(human anti-myocardial antibody,AMA)是由于人类心肌受损后释放出心肌抗原,引起机体产生的自身抗体。

●参考值

健康人阴性。

●临床意义

许多心脏疾患和免疫功能有关,在细菌感染,部分心肌变性、坏死,长期冠状动脉痉挛缺血时,患者血中常出现心肌抗体。AMA阳性见于心肌炎、心力衰竭、风湿热、重症肌无力、克山病、心肌病、心肌梗死后综合征、心脏手术后和心包切开综合征。此外,0.4%的正常人和某些风湿性心脏病患者也可见此抗体。

(三)其他自身抗体检测

1.类风湿因子测定 类风湿因子(rheumatoid factor,RF)发现于类风湿性关节炎(RA)患者血清中。类风湿因子是由于感染因子(细菌、病毒等)引起体内产生的以变性IgG(一种抗体)为抗原的一种抗体,故又称抗抗体。有IgG、IgA、IgM、IgD、IgE五型,无种族特异性。用乳胶凝集试验测出的主要是IgM型。

●参考值

RF<20 U/mL(乳胶凝集法、浊度分析法);<1∶10(血清稀释度)。

●临床意义

类风湿性关节炎患者,约80% RF阳性,且滴度常>1∶160。系统性红斑狼疮、硬皮病、皮肌炎等风湿性疾病,感染性疾病如传染性单核细胞增多症、感染性心内膜炎、结核病等,RF也可阳性,但其滴度均较低。人体内普遍存在着类风湿因子,并起着一定的生理作用。

2.抗中性粒细胞胞质抗体测定 抗中性粒细胞胞质抗体(ANCA)代表一簇抗中性粒细胞胞质成分的抗体谱。ANCA最早发现于坏死性肾小球肾炎患者血清中,现已证实该抗体是系统性血管炎的血清标志性抗体,对血管炎的诊断、分类及预后具有较重要的意义。采用间接免疫荧光法检测,ANCA 主要有两型:胞质型(cANCA)和核周型(pANCN)。

· 参考值

间接免疫荧光法:阴性。

· 临床意义

1)cANCA:阳性见于多种血管炎,对 Wegner 肉芽肿的诊断特异性高,敏感性强。

2)pANCA:阳性主要见于多发性微动脉炎,其效价与疾病的活动性相关。也见于风湿性和胶原性血管炎、溃疡性结肠炎等。

第八节　临床常见病原体检测

案例导入

　　患者,男,43 岁,因"乏力、纳差、尿黄 1 个多月,进行性眼黄、皮肤黄加深 10 d"入院。患者发现 HBsAg(+)20 余年,乏力、纳差、尿黄 2 个多月,进行性眼黄、皮肤黄加深 10 d。近半年因建房子比较劳累。起病后在院外曾服 3 d 中药及静脉输注"甘利欣"等治疗,无明显效果。遂来我院就诊。体格检查:T 37.2 ℃,P 78 次/min,BP 120/70 mmHg,神志清楚,面色晦暗,皮肤、巩膜重度黄染,上胸部可见蜘蛛痣。有肝掌,心、肺无异常,腹稍胀,无压痛反跳痛,肝肋下未触及,脾大,未触及病理性包块,移动性浊音阳性。注射部位有片状瘀斑。下肢不肿。

　　思考:

　　1.该患者最可能的诊断是什么?

　　2.主要的诊断依据是什么?

一、病毒性肝炎检测

(一)甲型肝炎病毒标志物检测

抗甲型肝炎病毒 IgM 抗体(酶联免疫夹心法)阴性、免疫黏附血球凝集试验(IAHA)阴性、早期单份血清抗-HAV IgM 抗体效价显著升高,或双份血清 HAV 抗体效价递增者即可确诊。

1.甲型肝炎病毒抗原测定　甲型肝炎病毒抗原是一种能够引发甲型肝炎病毒抗体产生的物质,检测出甲型肝炎病毒抗原可证实甲型肝炎病毒在体内的存在。

· 参考值

阴性。

● 临床意义

阳性见于甲型肝炎潜伏期和发病后几天之内。此时,血及粪便均有传染性。粪便为主要传染源,其甲型肝炎病毒的检出可始于发病前 1~2 周,发病时达高峰,谷丙转氨酶(GPT)达高峰前排毒中止。一般 50% 的急性甲型肝炎患者住院后 1 周可于粪便中检出甲型肝炎病毒。甲型肝炎病毒流行病学调查意义大于临床。特别在幼托机构发现甲型肝炎后,收集同一人群粪便送检能及早发现潜伏期及亚临床感染的个体从而尽早隔离,切断传染源,对控制甲型肝炎流行有重要意义。甲型肝炎病毒及其 RNA 检测可用于食品检疫、追踪传染源,如对流行区河海口水源及贝壳类食品检疫可及早确定传染源。

2. 甲型肝炎病毒抗体检测　抗体检测是用于判断甲型肝炎病毒感染的主要方法之一。

● 参考值

ELISA 法抗-HAV IgM 和抗-HAV IgA 均为阴性;抗-HAV IgG 阴性。

● 临床意义

1)抗-HAV IgM:发病后 1 周左右即可在血清中测出。其出现与临床症状及化验指标异常的时间一致,第 2 周达高峰。一般持续 8 周,少数患者可达 6 个月以上。但个别患者病初阴性,2~3 周后方检出阳性。所以临床疑诊甲型肝炎,而抗-HAV IgM 阴性,应重复 1~2 次,以免漏诊。当前,抗-HAV IgM 是早期诊断甲型肝炎的特异性较高的指标,且有简便、快速的优点。

2)抗-HAV IgA:IgA 型抗体又称分泌型抗体,主要存在于泪液、唾液、尿液、胃液、乳汁、鼻腔分泌物中,胃液中的 IgA 可排入粪便中,在甲型肝炎患者粪便提取液中可测得抗-HAV IgA。可作为甲型肝炎的辅助诊断。

3)抗-HAV IgG:是既往感染的指标,因其是保护性抗体,可保护人体再次感染故可作为流行病学调查,了解易感人群。

3. HAV-RNA 检测　粪便中 HAV 的检测和血清甲肝核糖核酸(HAV-RNA)亦有诊断价值,但需要一定的设备和技术,不作为常规检查项目。

● 参考值

反转录聚合酶反应(RT-PCR)法阴性。

● 临床意义

阳性对诊断,特别是早期诊断具有特异性。可检测粪便水源排毒情况,有利于及时监测与预防工作。

(二)乙型肝炎病毒标志物检测

乙型肝炎病毒(HBV)是一种嗜肝脱氧核糖核酸病毒,属于包膜病毒。现用于临床的病毒标志物有乙型肝炎病毒表面抗原(hepatitis B virus surface antigen,HBsAg)、乙型肝炎病毒表面抗体(hepatitis B virus surface antibody,抗-HBs)、乙型肝炎病毒 e 抗原(hepatitis B virus e antigen,HBeAg)、乙型肝炎病毒 e 抗体(hepatitis B virus e antibody,抗-HBe)、乙型肝炎病毒核心抗原(hepatitis B vinus core antigen,HBcAg)、乙型肝炎病毒核心抗体(hepatitis B virus core antibody,抗-HBc)、乙型肝炎病毒表面抗原蛋白前 S1 和前 S1 抗体、乙型肝炎病毒表面抗原蛋白前 S2 和前 S2 抗体、乙型肝炎病毒 DNA。

【标本来源】

外周血、唾液、尿液。

【常用检测方法】

ELISA法、化学发光法、RIA法和分子生物学方法。

乙肝六项检测:传统乙型肝炎病毒标志物检测常为五项联合检测,俗称"乙肝二对半检测",包括HBsAB、抗HBs、HBeAg、抗-HBe、抗-HBc。随着方法学发展,HBcAg也被加入检测范围。

• 参考值

各项指标ELISA法为阴性(S/CO≤2.1;S/CO:样品与对照的光密度比值);放射免疫分析(RIA)法为阴性。

• 临床意义

1)HBsAg阳性:见于急性乙肝的潜伏期,发病时达高峰;如果发病后3个月不转阴,则易发展成慢性乙型肝炎或肝硬化。携带者HBsAg也呈阳性。HBsAg是HBV的外壳,不含DNA,故HBsAg本身不具传染性;但因其常与HBV同时存在,常被用来作为传染性标志之一。

2)抗-HBs:是保护性抗体,可阻止HBV穿过细胞膜进入新的肝细胞。抗-HBs阳性提示机体乙病毒有一定程度的免疫力。抗体一般在发病后3~6个月才出现,可持续多年。注射过乙型肝炎疫苗或抗-HBs免疫球蛋白者,抗-HBs可呈现阳性反应。

3)HBeAg阳性:表明乙型肝炎处于活动期,并有较强的传染性。孕妇阳性可引起垂直传播,所以有的新生儿是HBeAg阳性。HBeAg持续阳性,表明肝细胞损害较重,且可转为慢性乙型肝炎或肝硬化。

4)抗-HBe阳性:可见于慢性乙型肝炎、肝硬化、肝癌。乙肝急期即出现抗-HBe阳性者,易进展为慢性乙型肝炎;慢性活动性肝炎出现抗-HBe阳性者可进展为肝硬化;HBeAg与抗-HBe均阳性,且GPT升高时可进展为原发性肝癌。抗-HBe阳性表示大部分乙肝病毒被消除,复制减少,传染性减低,但并非无传染性。

5)抗-HBc:是HBcAg的抗体,可分为IgM、IgG和IgA 3型。目前常检测抗-HBc总抗体,也可分别检测抗-HBc的IgM、IgG或IgA。抗-HBc总抗体主要反映的是抗-HBc IgG。抗-HBc比HBsAg更敏感,可作为HBsAg阴性的HBV感染的敏感指标。在HBsAg携带者中多为阳性,在HBsAg阴性者中仍有6%左右的阳性率。此外,抗-HBc检测也可用作乙型肝炎疫苗和血液制品的安全性鉴定和献血员的筛选。抗-HBc IgG对机体无保护作用,其阳性可持续数十年甚至终身。

6)HBcAg:存在于Dane颗粒的核心部位,是一种核心蛋白,其外面被乙型肝炎表面抗原所包裹,通常血清中不易检测到游离的HBcAg。HBcAg阳性,提示患者血清中有感染性的HBV存在,含量较多表示复制活跃,传染性强,预后较差。

(三)丙型肝炎病毒检测

丙型肝炎病毒(hepatitis C virus,HCV)为黄病毒属、单链正股RNA病毒。其基因组为一线状正股RNA,全长9 500 hp;编码结构蛋白与核心蛋白。临床上诊断HCV感染的主要标志物为 HCV-RNA、抗-HCV IgM 和抗-HCV IgG 测定。

1. 丙型肝炎病毒 RNA 测定

• 参考值

阴性。

• 临床意义

阳性提示 HCV 复制活跃,传染性强;HCV-RNA 转阴提示 HCV 复制受抑,预后较好。连续观察 HCV-RNA,结合抗-HCV 的动态变化,可作为丙肝的预后判断和干扰素等药物疗效的评价指标。检测 HCV-RNA,对研究丙型肝炎发病机制和传播途径有重要价值。

2. 丙型肝炎病毒抗体测定

• 参考值

阴性。

• 临床意义

1)抗-HCV IgM 抗体:主要用于早期诊断,抗-HCV IgM 抗体一般在发病的 2~4 d 出现,最早于发病的第一天即可检测到,7~15 d 达高峰。其持续时间一般为 1~3 个月。持续阳性常可作为转为慢性肝炎的指标,或是提示病毒持续存在并有复制。

2)抗-HCV IgG 抗体:阳性表明已有 HCV 感染但不能作为感染的早期指标。输血后肝炎有 80%~90% 的患者抗-HCV IgG 阳性。经常接受血制品(血浆、全血)治疗的患者可以合并 HCV 的感染,易使病变转为慢性、肝硬化或肝癌。

(四)丁型肝炎病毒检测

丁型肝炎病毒(hepatitis D virus, HDV)是沙粒病毒科(Arenaviridae)δ 病毒属(Deltavirus)的一个成员。成熟的 HDV 呈直径 35~37 nm 的球形。HDV 是目前已知的动物病毒中唯一具有负单链共价闭环 RNA 基因组病毒缺陷病毒,需有 HBV 或其他嗜肝病毒的辅助才能复制和传播。其外壳为 HBsAg,内部含 HDVAg 和 HDV 基因组。

1. 丁型肝炎病毒抗原测定

• 参考值

阴性。

• 临床意义

丁型肝炎病毒抗原(HDVAg)出现较早,但仅持续 1~2 周,由于检测不及时,往往呈阴性反应。HDVAg 与 HBsAg 同时阳性,表示丁型和乙型肝炎病毒同时感染,患者可迅速发展为性或急性重症肝炎。慢性 HDV 感染时,存在持续而高滴度的抗-HDV,HDVAg 多以免疫复合物的形式存在,ELISA 法很难检出。

2. 丁型肝炎病毒抗体测定　丁型肝炎病毒抗体分为抗-HDV IgG 和抗-HDV IgM 两型。

• 参考值

阴性。

• 临床意义

1)抗-HDV IgG 阳性:只能在 HBsAg 阳性的血清中测得,是诊断丁型肝炎的可靠指标,病愈后仍可存在多年。

2)抗-HDV IgM:出现较早,一般持续 2～20 周,可用于丁型肝炎早期诊断。HDV 和 HBV 同时感染,抗-HDV IgM 一过性升高;重叠感染时,抗-HDV IgM 持续升高。

3.丁型肝炎病毒 RNA 测定

● 参考值

阴性。

● 临床意义

丁型肝炎病毒 RNA(HDV-RNA)阳性可明确诊断为丁型肝炎。HDV 与 HBV 重叠感染的患者易迅速发展成肝硬化或肝癌。

(五)戊型肝炎病毒检测

戊型肝炎病毒(hepatitis E virus,HEV)呈球状,无包膜,平均直径 27～34 nm。其基因组为单股正链 RNA,全长 7.5 kb。

● 参考值

阴性。

● 临床意义

1)抗-HEV IgM:95% 的急性期患者呈阳性反应,8 个月后全部消失。抗-HEV IgM 的持续时间较短,可作为急性感染的诊断指标。

2)抗-HEV IgG:恢复期抗-HEV IgG 效价超过或等于急性期 4 倍,提示有 HEV 新近感染。

3)HEV-RNA:患者血清、胆汁和粪便中的 HEV-RNA 阳性可诊断急性戊型肝炎,急性期血清 HEV-RNA 的检出率可达 70%。此外,在对抗体检测结果进行确证、判断患者排毒期限、分子流行病学研究等方面也具有临床意义。

二、性传播疾病病原体检测

(一)AIDS 病原体检测

目前检测 HIV 的方法有 100 多种,可以分为抗体检测和病毒检测两大类。

1.病毒检测 包括细胞培养(病毒分离)、p24 抗原检测和病毒核酸检测。早期对 HIV 的诊断主要是通过血清学试验检测抗 HIV 的抗体,间接地诊断 HIV 感染。随着生物科技的发展,近年来分子生物学方法不断被应用到 HIV 的检测中,尤其核酸检测已经成为了 HIV 实验室诊断的发展方向,它可直接检查 HIV RNA,可在发现血清学变化之前检测 HIV 感染,而且比 P24 抗原检测方法更灵敏。

2.抗体检测 HIV 抗体一般在人感染后几周逐渐出现,可延续至终生,血清学试验分为初筛和确认试验。最常用的初筛试验和确认试验分别是酶联免疫吸附试验和免疫印迹试验(WB)。常规实验方法:酶联免疫吸附试验、免疫印迹试验、间接免疫荧光法(IFA)。快速检测方法:明胶颗粒凝集试验、斑点免疫结合试验、P24 抗原的检测、分子生物学方法、RT-PCR 检测法、荧光实时 PCR 检测技术、支链 DNA(bDNA)、连接酶酶促链式反应(LCR)、核酸序列依赖性扩增(NASBA)、转录介导的扩增(TMA)。

（二）梅毒病原体检测

1.暗视野显微镜检 暗视野显微镜检查是一种检查梅毒螺旋体的方法。暗视野，顾名思义即是显微镜下没有明亮的光线，它便于检查苍白的螺旋体。这是一种病原体检查，对早期梅毒的诊断有十分重要的意义。

早期皮肤黏膜损害（一期、二期梅毒）可查到苍白螺旋体。一期梅毒苍白螺旋体多在硬下疳的硬结、溃疡的分泌物和渗出液中存在，肿大的淋巴结穿刺也可检出。二期梅毒苍白螺旋体可在全身血液和组织中检出，但以皮肤检出率最高。早期先天性梅毒，可以通过皮肤或黏膜损害处刮片发现梅毒苍白螺旋体。通过羊膜穿刺术获得孕妇的羊水，以其作暗视野显微镜观察，对先天性梅毒有诊断价值。

2.梅毒血清学检测 梅毒血清学检查对于诊断二期、三期梅毒，以及判定梅毒的发展和痊愈，判断药物的疗效都有十分重要的意义。梅毒血清学检查包括非梅毒螺旋体血清学试验和梅毒螺旋体血清学试验。前者常用于临床筛选及判定治疗的效果，抽血后1 h即可出结果，费用也低廉。后者主要是用于判定试验，但是它不能判定治疗效果，一旦患有梅毒，这一试验将终身阳性。

（1）非梅毒螺旋体血清试验 这类试验的抗原分为心磷脂、卵磷脂和胆固醇的混悬液，用来检测抗心磷脂抗体。由于这些试验具有相同的标准化抗原，所以敏感性相似。常用的有3种：①性病研究实验室玻片试验（VDRL）；②血清不加热的反应素玻片试验（USR）；③快速血浆反应素环状卡片试验（RPR）。可用作临床筛选，并可作定量，用于疗效观察。

（2）梅毒螺旋体血清试验 包括有：①荧光螺旋体抗体吸收试验（FTA-ABS）；②梅毒螺旋体血凝试验（TPHA）；③梅毒螺旋体制动试验（TPI）等。这类试验特异性高，主要用于诊断试验。

（3）梅毒螺旋体IgM抗体检测 梅毒螺旋体IgM抗体检测是近年来才有的新诊断梅毒的方法。IgM抗体是一种免疫球蛋白，用它来诊断梅毒具有敏感性高、能早期诊断、能判定胎儿是否感染梅毒螺旋体等优点。特异性IgM类抗体的产生是感染梅毒和其他细菌或病毒后机体首先出现的体液免疫应答，一般在感染的早期呈阳性，随着疾病发展而增加，IgG抗体随后才慢慢上升。经有效治疗后IgM抗体消失，IgG抗体则持续存在，TP-IgM阳性的一期梅毒患者经过青霉素治疗后，约2~4周TP-IgM消失。二期梅毒TP-IgM阳性患者经过青霉素治疗后，2~8个月之内IgM消失。此外，TP-IgM的检测对诊断新生儿的先天性梅毒意义很大，因为IgM抗体分子较大，其母体IgM抗体不能通过胎盘，如果TP-IgM阳性则表示婴儿已被感染。

3.基因检测技术 特异性强，敏感性高，适用于梅毒孕妇羊水、新生儿血清和脑脊液标本检查，所谓PCR即多聚酶链式反应，即从选择的材料扩增选择的螺旋体DNA序列，从而使经选择的螺旋体DNA拷贝数量增加，能够便于用特异性探针来进行检测，以提高诊断率。但是，这种实验方法，要求有条件绝对好的实验室和技术一流的技师。其实诊断梅毒不一定要做PCR，做一般的抽血化验即可。

4.脑脊液检查 晚期梅毒患者，当出现神经症状，经过驱梅治疗无效，应做脑脊液检查。这一检查对神经梅毒的诊断、治疗及预后的判断均有帮助。检查项目应包括细胞计数、总蛋白测定、VDRL 试验及胶体金试验。

（三）淋病病原体检测

1. 涂片检查　取患者尿道分泌物或宫颈分泌物，做革兰氏染色，在多形核白细胞内找到革兰氏阴性双球菌。对于有大量脓性分泌物的单纯淋菌性前尿道炎患者，此法阳性率在 90% 左右，可以初步诊断。女性宫颈分泌物中杂菌多，敏感性和特异性较差，阳性率仅为 50%～60%，且有假阳性，因此世界卫生组织不推荐用培养法检查女患者。慢性淋病由于分泌物中淋球菌较少，阳性率低，因此要取前列腺按摩液，以提高检出率。咽部涂片发现革兰氏阴性双球菌不能诊断淋病，因为其他奈瑟菌属在咽部是正常的菌群。另外对症状不典型的涂片阳性应做进一步检查。

2. 培养检查　淋球菌培养是诊断的重要佐证，培养法对症状很轻或无症状的男性、女性患者都是较敏感的方法，只要培养阳性就可确诊，在基因诊断问世以前，培养法是世界卫生组织推荐的筛选淋病的唯一方法。目前国外推荐选择培养基有改良的 thayer-martin（TM）培养基和 new york city（NYC）培养基。国内采用巧克力琼脂或血琼脂培养基，均含有抗生素，可选择地抑制许多其他细菌生长。在 36 ℃，70% 湿度，含 5%～10% CO_2（烛缸）环境中培养，24～48 h 观察结果。培养后还需进行菌落形态、革兰氏染色、氧化酶试验和糖发酵试验等鉴定。培养阳性率男性 80%～95%，女性 80%～90%。

3. 抗原检测

（1）固相酶免疫试验　用来检测临床标本中的淋球菌抗原，在流行率很高的地区而又不能做培养或标本需长时间远送时使用，可以在妇女人群中用来诊断淋球菌感染。

（2）直接免疫荧光试验　通过检测淋球菌外膜蛋白的单克隆抗体作直接免疫荧光试验。但目前在男女二性标本的敏感不高，特异性差，加之实验人员的判断水平，故该实验尚不能推荐用来诊断淋球菌感染。

4. 基因诊断

（1）淋球菌的基因探针诊断　淋球菌的基因探针诊断所用的探针有质粒 DNA 探针、染色体基因探针和 rRNA 基因探针。

（2）淋球菌的基因扩增检测　上面讲述的探针技术检测淋球菌的方法，虽然比培养方法在灵敏度，特异性和方便性上有了很大的提高，但其仍有一定的局限性，如多数情况下需要标本的淋球菌浓度很高，PCR 技术和连接酶链反应的出现进一步提高了检测淋球菌的灵敏性，它具有快速、灵敏、特异、简便的优点，可以直接检测临床标本中极微量的病原体。

（四）非淋菌尿道炎病原体检测

1. 直接免疫荧光法　将特异的衣原体单克隆抗体用荧光素标记后检测标本中的衣原体抗原，如标本中有衣原体，则和抗体结合，在荧光镜下可见苹果绿色的荧光，一张涂片中衣原体数在 10 个以上时为阳性，特异性>97%，敏感性为 70%～92%。

2. 血清学酶联免疫法　用光谱测相仪检测泌尿生殖道中的衣原体抗原，发现颜色改变为阳性，24 h 获得结果，敏感性为 60%～90%，特异性为 92%～97%。

3. 沙眼衣原体培养　沙眼衣原体为专性细胞内寄生物，只有在活细胞中才能生长繁殖,常用于衣原体培养的细胞是 McCoy 细胞和 Hela229 细胞,特异性为 99% ~100%,敏感性为 68.4% ~100%,是目前诊断沙眼衣原体的金标准。

4.解脲支原体培养 利用解脲支原体能分解精氨酸产氨,发酵葡萄糖产酸的原理,分别使含精氨酸的肉汤培养基变为碱性,指示剂颜色由黄变红,葡萄糖肉汤培养基由粉红色变为黄色,该方法已广泛应用于临床。

5.分子生物学 利用聚合酶链反应(PCR)和连接酶联反应(LCR),敏感性和特异性均优于其他方法,但要注意防止污染造成的假阳性。

(五)生殖器疱疹病原体检测

1.细胞学检查 挑取泡液或从疱底溃疡面刮取少量皮损进行涂片,通过 Wright-Giemsa 染色或 Papanicolaou 染色,寻找大的多核巨细胞和多核巨细胞核内嗜酸包涵体。但此方法不能区别 HSV 感染或水痘-带状疱疹病毒感染等相关疱疹病毒类疾病,只有在急性期水疱出现时才可能得出阳性结果。一般作为初筛试验。

2.免疫细胞化学检查 通常用皮损细胞涂片,经特殊处理后在荧光显微镜下观察检测抗原,生殖器疱疹病毒感染细胞可见亮绿色荧光。

3.病毒分离 通常用棉拭子从发病 1~3 d 内的水疱底部取得标本,用人胚胎成纤维细胞、人羊膜细胞、肾细胞等进行病毒分离培养、再通过免疫荧光法鉴定、加以确认。其分离成功的前提是取材的准确和尽快接种,由于其操作复杂,费用昂贵,技术条件要求高,目前尚不能普遍使用。

4.抗体检测法 HSV 抗体检测不能作为生殖器疱疹诊断的依据。但情况下,如判断是否曾经感染过 HSV;症状不典型的感染者;评估生殖器疱疹患者配偶所生新生儿的感染风险以及单纯疱疹预防接种时可能得到的成功率。这时应用酶联免疫吸附试验(ELISA)检测血清中 HSV-1 和 HSV-2 IgM/IgG 抗体。

5.基因检测法 用 PCR 荧光定量法检测皮损的 HSV-Ⅱ-DNA。能直接检测出生殖器溃疡性疾病患者损害部位的 HSV-2 病原体,敏感性和特异性高,大大提高生殖器溃疡患者中 HSV 确诊的能力。其费用较昂贵,且操作技术、实验室条件和设备的要求也较高。

(六)尖锐湿疣病原体检测

1.醋白试验 以 3% ~5% 的醋酸溶液浸湿的纱布包绕或敷贴在可疑的皮肤或黏膜表面,3~5 min 后揭去,典型的尖锐湿疣损害将呈现白色丘疹或疣赘状物,而亚临床感染则表现为白色的斑片或斑点。醋白试验对辨认早期尖锐湿疣损害及亚临床感染是一个简单易行的检查方法。对发现尚未出现肉眼可见改变的亚临床感染是一个十分有用的手段。醋白试验简单易行,应作为尖锐湿疣患者的一个常规检查手段,有助于确定病变的范围,进行指导治疗。但醋白试验并不是个特异性的试验,对上皮细胞增生或外伤后初愈的上皮可出现假阳性的结果。

2.细胞学宫颈涂片检查 主要用于检查女性阴道或宫颈上皮有否 HPV 的感染。在被检部位刮取细胞并涂于玻片上,以 95% 酒精固定;常用巴氏染色法,镜下所见分为五级。

3.分子生物学聚合酶链反应(PCR) 取病变组织或可疑部位样品,提取 DNA,利用特异引物对目标 DNA 予以扩增。引物可以是 HPV 通用引物,亦可以是针对某一型的特异引物。该法敏感性高,特异性强,但该方法应该在通过相关机构认可或认证的实验室进行开展。

4.免疫组化检查 用带有过氧化物的抗体检查 HPV 抗原,对病原体进行组织定位,有 PAP 法和 ABC 法。

（七）软下疳病原体检测

1.抗体检测法 在目前,抗体检测应用最广泛的是 HSV-2 抗体检测,如蛋白印迹法。也可用 GD2 作抗原检测 HSV-2 抗体,具有敏感性,且能区分 HSV-1 和 HSV-2 的优点。

2.血清学检查 一般情况下,血清学检查主要用于检测抗 HSV-1 和抗 HSV-2 抗体,诊断 HSV 的原发性感染,进行 HSV 感染的血清流行病学调查。可采用免疫荧光试验、酶联免疫吸附试验、免疫印迹试验和放射免疫试验等法检测。

3.电镜检查 经过临床观察,发现取水疱液或病变脑组织制片,在电镜下观察病毒颗粒,阳性率为 50%,但 HSV 与其他软下疳病毒在形态上难以区分。免疫电镜检查较为特异。

4.细胞培养法 通常,这种检查方法从水疱底部取材做组织培养分离病毒,为目前最敏感、最特异的检查方法,需时 5~10 d。因其技术条件要求高,价格昂贵,目前尚不能普遍使用。

5.基因检测法 用 PCR 荧光定量法检测皮损的 HSV-2-DNA。能直接检测出生殖器溃疡性疾病患者损害部位的 HSV-2 病原体,敏感性和特异性高,大大提高生殖器溃疡患者中 HSV 确诊的能力。其费用较昂贵,且操作技术、实验室条件和设备的要求也较高。

第五章

临床诊断思维

📖 学习导航

1. 知识目标　掌握疾病的诊断步骤和主要内容,掌握临床思维方法。
2. 技能目标　具备临床诊断思维的能力。
3. 素质目标　树立良好的医德医风,培养严谨的科学态度。

第一节　疾病的诊断步骤和内容

诊断疾病的步骤,包括:①搜集临床资料;②分析、综合、评价资料;③提出初步诊断;④验证或修正诊断。

一、搜集临床资料

通过病史采集和体格检查获得的数据,与初步的实验室检查结果一起,共同形成了初步诊断推理的基础。如果一开始数据不准确,推理就会是错误的。而获得有效数据的前提是娴熟的问诊和体格检查技能。

1. 病史采集　采集病史的方法主要是问诊,也包括查阅患者的各种病历资料。病史的主体是症状,症状的特点及其发生发展与演变情况,对于形成诊断起重要作用。但症状不是疾病,医生应该在病史采集中结合医学知识和临床经验,来认识和探索患者的疾病本质。病史采集要全面系统,资料真实可靠,病史要反映出疾病的动态变化及个体特征。

2. 体格检查　在病史采集的基础上,对患者进行全面、规范和正确的体格检查,所发现的阳性体征和阴性表现,都可以成为诊断疾病的重要依据。在体格检查过程中应边查边问,边查边想,思考症状、体征与诊断的关系,核实、补充和完善证据,使临床资料更真实、完整,更具诊断价值。

3. 实验室及辅助检查　在获得病史和体格检查资料的基础上,考虑可利用的实验室及辅助检查。合理选择一些必要的检查,无疑会使临床诊断更准确、可靠。在选择检查时应考虑:①检查的意义;②检查的时机;③检查的敏感性、准确性和特异性;④检查的安全性;⑤成本与效果分析等。检查及结果判读要及时。

二、分析、综合、评价资料

对病史、体格检查、实验室检查和辅助检查所获得的各种临床资料进行综合分析和评价,是非常重要但又是常被忽视的一个环节。

1. 确定主要临床问题　疾病表现是复杂多样的,患者因受疾病、性格特点、文化素养、知识层次、心理状态和社会因素等方面的影响,所述病史可能是琐碎、凌乱、不确切、主次不分、顺序颠倒,甚至有些虚假、隐瞒或遗漏等现象。因此要对各种临床资料进行分析、综合和评价。列出患者的所有症状,识别异常的体征,归纳整理为单一或多重问题。确定主要临床问题,包括症状、体格检查发现、实验结果的异常等。

2. 准确表述临床问题　简明、准确地概括患者的临床表现是鉴别诊断至关重要的切入点。要从临床资料中提取疾病的关键信息,例如膝关节痛诊断的关键信息:多(单)关节、间断(连续)发作、突然(逐步)开始,剧烈(轻微)疼痛。这些关键信息常常是配对的、相反的描述,起限制性诊断作用,与诊断推理密切相关。

3. 辅助检查必须与临床资料相结合　实验室和辅助检查,通常是基于对已有问诊和查体资料的分析,为了验证某种或几种诊断假设而开具。由于检查时机和技术因素等影响,一两次阳性或阴性结果有可能不足以证实或排除疾病的存在。因此,在利用检查结果时必须考虑:①假阴性和假阳性问题;②准确性,误差大小;③稳定性,有无影响检查结果的因素;④真实性,结果与其他临床资料是否相符、如何解释等。所以,临床医生应结合病史资料和体格检查结果综合考虑,而不应简单地采用检查结果诊断疾病。

通过对临床资料的综合分析和评价,医生应对疾病的主要临床表现及特点、疾病的演变情况、治疗效果等有清晰明确的认识,为进行鉴别诊断、提出初步诊断打下基础。

三、提出初步诊断

在对各种临床资料进行分析、评价和综合以后,结合医生掌握的医学知识和临床经验,将可能性较大的疾病排列出来,作为诊断假设。尝试用诊断假设解释患者的临床表现,并排优先次序。选择可能性最大的、最能解释所有临床发现的疾病形成初步诊断。如其暂时不能,保留几种疾病予以进一步观察。

注意可能危及生命的诊断与可治疗疾病的诊断。

初步诊断带有主观臆断的成分,这是由于在认识疾病的过程中,医生只发现了某些自己认为特异的征象。由于受到病情发展的不充分、病情变化的复杂性和医生认识水平的局限性等影响,这些征象在诊断疾病中的作用常常受到限制,这是导致临床思维方法片面、主观的重要原因。因此,初步诊断只能为疾病进行必要的治疗提供依据,为验证和修正诊断奠定基础。

四、验证和修正诊断

临床诊断是医生对疾病的一种认识,属于主观范畴。认识常常不是一次就能完成的,它的正确与否还需通过临床实践的不断检验。初步诊断是否正确,也需要在临床实践中验证。由于疾病的复杂性和人的认识能力的限制,一个正确的诊断往往需要经过从感性认识到理性认识,再从理性认识到医疗实践的多次反复才能产生。这就要求临床医生根据病情的变化不断地验证或修改自己原有的诊断,在继续发展的疾病面前多次证实、补充、修改,如此循环往复,直到得出正确的诊断。

因此,提出初步诊断之后给予必要的治疗;客观细致的病情观察;某些检查项目的复查以及选择一些必要的特殊检查等,都将为验证诊断或修正诊断提供可靠依据。临床上常常需要严密观察病情,随时发现问题,提出问题,查阅文献资料解决问题,或是开展讨论等,这在一些疑难病例的诊断和修正诊断过程中发挥重要作用。

如果这个主要诊断及其他有意义的诊断都不能确诊,那么应该继续进行其他鉴别诊断的检查并确定优先考虑的顺序。有时候正确的诊断并不符合这个疾病最初的表现,这也是为什么在新的病情数据资料基础上重复排查不同鉴别诊断是一件非常重要的事。

诊断疾病不能撒大网。必须按照诊断疾病的步骤进行,这种认识疾病的程序不能遗漏,不能跨越,一般不容颠倒。在诊断疾病过程中,这种思维程序应该成为医生自觉的临床实践活动和临床思维方法。

诊断是制订治疗方案的依据,应反映疾病的本质与全貌,应体现疾病的病因、性质、部位、病理形态、功能状态以及患者的全面健康状况。具体诊断内容包括病因诊断、病理解剖诊断、病理生理诊断、并发症诊断和伴发疾病诊断。

1. 病因诊断　病因诊断明确致病原因,体现疾病的性质,最能反映疾病的发生、发展、转归和预后,对疾病的治疗和预防都有决定性的意义。如风湿性心瓣膜病、病毒性心肌炎、结核性腹膜炎、遗传性球形红细胞增多症、病毒性肝炎、有机磷杀虫剂中毒、过敏性鼻炎等。有些疾病的病因目前还不十分明确,临床诊断时只能用"原发"来表示,如原发性血小板减少性紫癜、原发性高血压、原发性痛风等。

2. 病理解剖诊断　体现病理形态特点,反映病变部位、范围、性质以及组织结构的改变,列在第二位。如二尖瓣关闭不全、前壁心肌梗死、胃溃疡、肺纤维化、肝硬化、肾小球肾炎等。

3. 病理生理诊断　病理生理诊断是疾病引起的机体功能变化,如心功能不全、心律失常、肝性脑病、肾衰竭等。它不仅是机体和脏器功能判断所必需的,而且也可由此做出预后判断和劳动力的鉴定。

4. 疾病的分型与分期　不少疾病有不同的分型与分期,其治疗及预后各不相同,诊断中亦应予以明确。如钩端螺旋体病有流感伤寒型、黄疸出血型、肺出血型、脑膜脑炎型等不同临床类型;传染性肝炎可分甲、乙、丙、丁、戊、己、庚等多种类型;肝硬化有肝功能代偿期与失代偿期。疾病的分型和分期可对治疗抉择及预后判断起指导作用。

5. 并发症诊断　并发症是指原发疾病的进一步发展或是在原发病的基础上产生和导致机体脏器的进一步损害。虽然与主要疾病性质不同,但在发病机制上有密切关系。如胃溃疡并发穿孔、急性心肌梗死并发乳头肌功能不全、风湿性心瓣膜病并发脑栓塞等。

6. 伴发疾病诊断　伴发疾病是指与主要诊断的疾病同时存在但在发病机制上又不相关的疾病,伴发病对机体和主要疾病可能产生影响,如糖尿病患者同时有龋齿、肺结核患者同时有腰椎病等。

临床实践中由于疾病的复杂性、医生认识的有限性以及客观条件的限制,有时疾病暂时难以做出完整的诊断。未查明病因的,应根据疾病的病理和(或)功能改变,做出病理解剖诊断和(或)病理生理诊断,如肺纤维化、心包积液、肾衰竭。对于一时查不清病因,也难以做出病理解剖和病理生理诊断的疾病,可以用主诉的原因待诊作为临时诊断,如"腹部肿块原因待诊""血尿原因待诊"等。对于待诊病例应尽可能根据临床资料的分析和综合,提出一些诊断的可能性,按可能性大小排列,反映诊断的倾向性。如血尿原因待诊:①肾结核;②肾结石;③泌尿系统肿瘤待排除。并应选择进一步的检查与治疗,尽可能在规定时间内明确诊断。如果没有提出诊断的倾向性,仅仅一个症状的待诊等于未做诊断。

临床综合诊断传统上应写在病历记录末页的右下方。诊断之后要有医生签名,以示负责。

第二节　临床思维方法

临床思维方法是医生认识疾病、判断疾病和治疗疾病等临床实践过程中采用的一种逻辑推理方法,贯穿于疾病诊断的全过程。

一、临床思维要素

临床实践与科学思维构成临床思维的两大要素。没有临床实践,科学思维是无源之水、无本之木,而没有科学思维指导的临床实践则是盲目的。

1.临床实践　这是临床医生获取第一手诊断资料的重要过程。主要是床旁接触患者,通过问诊、体格检查、实验室及器械检查观察病情,搜集临床资料,发现问题,分析问题,解决问题。

2.科学思维　在科学思维的指导下,进行临床实践,将搜集的临床资料及患者病情进行分析、推理、判断,由感性认识上升到理性认识,建立疾病的诊断。这一过程是任何先进的仪器设备都不能代替的思维活动,对诊断有非常重要的意义。但科学思维不是孤立的,临床资料越翔实,医学知识越广博,临床经验越丰富,则思维越正确,越能做出正确的诊断。

二、临床思维哲学

1.现象与本质　疾病的临床表现,属于事物的现象,疾病的病理及病理生理改变,属于事物的本质,这就是疾病的现象与本质的关系。诊断疾病时,应思外揣内,透过现象看本质,如心脏杂音是血流产生湍流的反映,而血流出现湍流是产生杂音的基础。如何透过临床表现去认识疾病的本质,这要求我们必须掌握各种症状、体征及各项检查结果与疾病病理及病理生理的联系,这是诊断疾病最基本的哲学思想。

2.主要表现与次要表现　有时疾病的临床表现和过程往往比较复杂,临床资料也较多,涉及多个系统。在纷繁复杂的临床表现中必须分清哪些是主要的,哪些是次要的;哪些是原发的,哪些是继发的;哪些是直接的,哪些是间接的。要厘清各种临床表现之间的关系。反映疾病本质的是主要表现,缺乏这些资料则临床诊断不能成立,次要表现虽然不能作为疾病的主要诊断依据,但可为临床诊断提供旁证。

3.共性与个性　共性即不同疾病出现的相同表现,个性即不同疾病的同一表现又各有其临床特点。如心脏病、肝脏病、肾脏病及营养不良都可能出现同一症状水肿,水肿为这些疾病的共性。心性水肿常以下垂性水肿伴体循环静脉压增高为特征;肝性水肿以腹水伴门静脉高压为特征;肾性水肿则以先出现于皮下疏松组织如眼睑等处为特征;营养不良性水肿则以低蛋白血症为特征。这些不同疾病的水肿特点就是上述诸病的个性。抓共性进行全面考虑可以避免漏诊,抓个性有利于鉴别诊断,可以减少误诊。

4.典型与不典型　典型与不典型是相对而言的,所谓典型表现只是由于较常见,为临床医生所熟知而已,不典型表现只是由于相对特殊少见而已。造成疾病临床表现不典型的因素有以下几种:①患者的因素:如年老体弱、婴幼儿、机体反应能力、个体差异等。②疾病的因素:如疾病的早期或晚期、多种疾病的干扰影响。③医生的认识水平。④治疗的干扰。⑤器官解剖变异。⑥地域、季节等因素。

5.局部与整体　人体各系统、器官功能既相对独立,又密切相关,既相互配合,又相互制约。局部病变可以影响整体,整体病变也可突出地表现在某一局部,这就是局部和整体的关系。例如,扁桃体炎为局部病变,却常常引起发热、寒战、白细胞升高、红细胞沉降率加快等全身性表现。慢性粒细胞白血病是造血干细胞克隆增生性疾病,却可突出地表现为脾大。局部的症状、体征可以是全身性疾病表现的一部分,而全身性表现又常由局部病变所引起。诊断时切忌片面地、孤立地对待各种表现,一定要关注疾病过程中局部和整体的内在联系。要能从纷繁复杂的临床表现中抓住本质。

三、临床诊断思维原则

在疾病诊断过程中,根据科学与医学伦理学原理,医生必须遵循以下临床诊断思维的基本原则,以远离思维误区,提高诊断的正确率。

1.实事求是原则　实事求是原则是临床医生诊断疾病的最基本原则。它要求从客观实际出发,尊重客观规律,不要主观臆断。有些资料可能不符合某些疾病的一般规律,但也不能随意取舍,应考虑患者的个体差异以及一些疾病的特殊性,绝不能牵强附会地将其纳入自己理解的框架中,以满足不切实际的所谓的诊断要求,更不能不顾客观事实或歪曲客观事实,武断坚持己见。

2.一元论原则　当疾病有多种临床表现时,抓住主要表现,尽可能以一种疾病去解释多种临床表现,若患者的临床表现确实不能用一种疾病解释时,可再考虑有其他疾病的可能性。

3.优先考虑常见病、多发病原则　疾病的发病率及疾病谱随不同年代、不同地区而变化,但在同一时期、同一地区相对稳定。当几种疾病的可能性都存在时,要首先考虑常见病、多发病,再考虑少见病、罕见病。同样的道理,应考虑当时当地流行和发生的传染病与地方病。这一原则符合概率分布的基本原理,有其数学、逻辑学依据。遵循此原则在临床上可以大大减少诊断失误的机会。

4.优先考虑器质性疾病的原则　当器质性疾病与功能性疾病的鉴别存在困难时,应优先考虑器质性疾病。在没有充分根据可排除器质性疾病前,不要轻易做出功能性疾病的诊断,以免导致延诊、漏诊或误诊,失去治疗机会,给患者带来不可弥补的损失。有时器质性疾病可能存在一些功能性疾病的症状,甚至与功能性疾病并存,此时也应重点考虑器质性疾病的诊断。但应实事求是,警惕不要把功能性疾病误诊为器质性疾病。

5.优先考虑可治愈性疾病的原则　当诊断不明确,可治愈性疾病和不可治愈性疾病的诊断均有可能性时,基于医学伦理学的原则,应首先考虑可治愈性疾病,以便及时地给予恰当治疗,最大限度地减少诊断过程的周折,减轻患者的负担和痛苦。但这并不意味可以忽略不可治或预后不良疾病的诊断。

6.简化思维程序原则　医生在获得临床资料后,根据医学知识与临床经验,抓住疾病的主要表现及规律特点,形成一定的诊断意向,逐一对照,逐一排除,在最小范围内选择最大可能的诊断,以给患者最及时的处理。这一原则有利于迅速建立诊断,对急重危症患者的救治有重要意义。

7.以患者为整体原则　人是一个整体,人与社会、自然是一个整体。生物-心理-社会医学模式要求医生考虑疾病的影响因素除病因、病理生理等生物学因素外,还应考虑年龄、性别、家庭、文化程度、生活环境、工作情况、心理状态、宗教信仰等因素,要避免见病不见人的现象。只有这样,患者才能得到及时恰当的治疗。

四、临床诊断误区

疾病的复杂性、多样性和医生实践与认识的局限性往往使诊断偏离疾病的本质,走入误区,造成诊断失误,表现为误诊、漏诊、病因判断错误、疾病性质判断错误以及延误诊断等。临床上诊断失误的常见原因有以下几种。

1.观察检测误差　临床观察不细致,各种检验、检查结果的准确性不够,或遗漏了一些重要的病史或体征,一些必要的辅助检查未进行,或解释错误,都可能导致诊断失误。

2.临床资料缺陷　临床资料不客观、不完整、不确切,无重点,缺乏系统性、动态性,难以成为诊断依据。

3.思维判断有误　先入为主,主观臆断,妨碍了客观而全面地搜集、分析和评价临床资料。某些个案的经验或错误的印象占据了思维的主导地位,致使判断偏离了疾病的本质,走入误区。

4.知识经验不足　医学知识不全面,临床经验不足,难以认识疾病的本质,造成诊断错误。

5.疾病复杂罕见　对于一些复杂的疾病、罕见的疾病、新的疾病或疾病新的临床表现型缺乏认识与经验,又不查阅文献和会诊讨论,最终导致诊断失误。

第六章

影像检查

第一节 概　述

1895 年德国物理学家 Rontgen 发现了 X 射线,不久即被用于人体疾病检查。随着科学技术的不断发展,20 世纪 50 年代相继出现了超声成像、核素闪烁显像,20 世纪 70 年代后,数字化技术的发展改变了传统的成像模式,出现了 X 射线计算机体层成像(X-ray computed tomography,X-CT)、磁共振成像(magnetic resonance imaging,MRI)和发射体层显像(emission computed tomography,ECT)等,包括单光子发射体层显像(single-photon e-mission computed tomography, SPECT)与正电子发射体层显像(positron emission tomography,PET)等新的成像技术,拓宽了放射诊断学领域。医学影像是一门重要的临床医学学科,它涵盖了 X 射线诊断、超声诊断、核素显像诊断、CT 和 MRI 诊断等。随着科技进步,影像诊断设备和检查技术不断创新,影像诊断不仅依靠形态变化进行诊断,还可根据功能代谢变化进行诊断,即功能成像诊断,提高了诊断水平。数字成像是成像技术发展的里程碑。数字成像改变了图像的显示方式、图像的保存、传输与利用方式,加快了传输速度,使远程放射学成为现实,方便了会诊。图像数字化、网络和图像存档与传输系统的应用,使得数字化或无胶片影像科成为现实。20 世纪 70 年代介入放射学的兴起,使某些用药物或手术治疗难以奏效的疾病得到了治疗,介入治疗可应用于人体各个器官的疾病。近几年,介入治疗已成为与内科治疗、外科治疗同等重要的治疗体系。

第二节　影像成像技术与应用

一、X 射线成像技术与应用

(一)X 射线成像原理

X 射线是波长极短、肉眼看不见的电磁波。具有穿透性、荧光效应、感光效应和电离效应。X 射线在穿透人体不同组织结构过程中,被吸收的程度不同,到达胶片上的 X 射线量有差异,即产生对比,在 X 射线片上就形成不同灰度的影像。这种灰度成像通过密度变化反映人体组织结构的解剖和病理状态。在日常工作中,常用低密度、中等密度和高密度来描述图像上的组织结构,它们分别为黑影、灰影和白影,组织结构发生病变时,原成像密度发生改变,称为密度降低或密度增高。

（二）X 射线成像类型与适应证

1. 普通 X 射线检查　包括荧光透视和 X 射线摄影。荧光透视目前主要用于胃肠道钡剂造影。X 射线摄影主要用于骨骼系统和胸部检查。

2. 造影检查　是将对比剂引入器官内或其周围间隙,产生人工对比,借以成像。常用的对比剂有钡剂和碘剂。钡剂为医用硫酸钡,主要用于食管及胃肠道造影,较安全。应用方法包括口服,如食管及胃肠钡餐检查;灌注,如钡剂灌肠、逆行尿路造影和子宫输卵管造影等。常用的碘剂均为水溶性有机碘,分为离子型和非离子型两种。离子型对比剂(如泛影葡胺)具有高渗性,毒副反应较多。非离子型对比剂(如碘海醇)具有低渗性、低黏度、低毒性等优点。碘剂过敏反应常见,应用时注意禁忌证,注意应用前做过敏试验,做好抢救准备。应用方法包括以下两种。①直接引入:即经穿刺注入或经导管直接注入器官或组织内,如心血管造影和脑血管造影。②间接引入:即经脉注入后,对比剂经肾排入泌尿道内,而行尿路造影。

二、CT 成像技术与应用

（一）CT 成像原理

CT(computed tomography)是用 X 射线束围绕人体具有一定厚度的检查部位旋转,进行层面扫描,由探测器接收透过该层面的 X 射线,在转变为可见光后,由光电转换器转变为电信号,再经模拟/数字转换器转为数字,输入计算机处理。假定将选定层面分成一定数目、体积相同的立方体,即基本单元,称之为体素。扫描时,X 射线从多个方向透过体素而得大量数据,经计算获得每一体素的 X 射线衰减系数。此系数反映各体素的物质密度,再排列成矩阵,即构成该层面组织衰减系数的数字矩阵。数字矩阵的每个数字经数字/模拟转换器,依其数值转为黑白不同灰度的方形单元,称之为像素,并按原有矩阵顺序排列,即构成 CT 图像。所以 CT 图像是由一定数目像素组成的灰阶图像。CT 是数字化成像,显示断层解剖图像。

（二）CT 成像类型与适应证

1. CT 检查类型　普通 CT 平扫、对比增强扫描、CT 血管造影和 CT 灌注成像。

2. CT 检查适应证　由于 CT 的无创性、简便、敏感,能确切显示病变的部位、大小,已被广泛应用于神经系统疾病和实质脏器病变的诊断。

三、核磁共振技术与应用

（一）磁共振成像原理

磁共振成像原理(magnetic resonance imaging,MRI)是利用人体中的氢原子核(质子)在磁场中受到射频脉冲的激励而发生磁共振现象,产生磁共振信号,人体器官、组织的磁共振信号强度不同,正常组织与病变组织的磁共振信号强度也不同的原理,将人体置于强外磁场中,施加特定频率的射频脉冲,产生磁共振信号,这种信号强度上的差别经过信号采集和计算机处理而获得重建断层图像。磁共振信号有 T1、T2 和质子密度等参数,以这些参数构成的图像为 T,加权像、T2 加权像和质子密度加权像。

(二)磁共振成像类型与适应证

1. 磁共振成像类型　普通核磁共振成像、磁共振强化成像、功能性磁共振(fMRI)、磁共振血管成像(MRA)、磁共振波谱分析(MRS)和磁共振弥散加权像(DWI)等。

2. 磁共振成像适应证　MRI 能够提供 X 射线和 CT 不能提供的信息,是诊断颅内和脊髓病变最重要的检查手段。MRI 对钙化不敏感,对骨骼系统及胃肠道检查有一定限度,对呼吸系统疾病的检查不及 CT,对于有幽闭恐惧症、体内金属植入物的患者不能进行 MRI 检查。

四、超声成像技术与应用

(一)超声成像原理

超声(ultrasound)是波长短、频率高的机械波,具有指向性、反射、折射、散射、衰减吸收和多普勒效应等物理特性。超声波经过人体不同器官、组织的多层界面,在每层界面由于它们的声阻抗不同而发生不同程度的反射和(或)散射。这些反射和散射形成的回声含有超声在传播途中所经过不同组织的声学信息,经过接收放大和信息处理在影屏上以图像或波形显示,形成声像图。人体不同组织的衰减程度不同,明显衰减时,其后方回声消失出现声影。

(二)超声成像类型与适应证

1. 二维超声　即 B 型超声,能显示扫查部位的断层图像,显示脏器和病变的形状、轮廓、大小及某结构的声学性质(无回声、低回声、高回声和强回声)。适用于腹部脏器(肝脏、胆囊、胰腺、脾脏、肾脏)、心血管系统(血管壁、心脏瓣膜)检查。

2. 彩色多普勒超声　能显示心血管内某一段面的血流信号,可检测有关血流动力学指标,反映器官组织的血流灌注。

3. 频谱型多普勒超声　包括脉冲波多普勒超声和连续波多普勒超声,能对心血管内声束一条线上的血流方向、速度及性质进行分析。

4. 组织多普勒成像　用于定量观察分析心肌局部运动情况。

5. 腔内超声　包括经食管超声心动图、经胃十二指肠超声、经直肠超声和经阴道超声,用于检查相应和毗邻器官的疾病。

6. 三维超声　能实时三维显示脏器活动情况,如心脏瓣膜开放情况。近几年超声设备不断改进,超声检查广泛应用于内、外、妇、儿和眼科疾病的诊断。但超声检查有其局限性,如对骨骼、肺和肠管的检查受到限制;显示范围小、伪影较多。

五、ECT 成像技术与应用

(一)ECT 成像原理

发射体层显像(emission computed tomography,ECT)成像原理是:把放射性药物引入人体,经代谢后在病变部位和正常组织之间形成放射性浓度差异,将探测到的这些差异,通过计算机处理再成像。ECT 成像是一种具有较高特异性的功能显像和分子显像,除显示结构外,尚可显示脏器的功能信息。

(二)ECT 成像类型与适应证

1. ECT 成像分类

(1)单光子发射体层显像(SPECT)。

(2)正电子发射体层显像(PET)。

2. 适应证

(1)脏器功能检查,如脑血流灌注检测、心肌灌注显像等。

(2)肿瘤早期检测。

六、PET/CT 成像技术与应用

(一)PET/CT 成像原理

电子发射断层显像/X 射线计算机体层成像(positron emission tomography/computed tomography,PET/CT)是一种将功能代谢显像(PET)和解剖结构显像(CT)结合在一起的显像技术。它是将微量的正电子核素示踪剂注射到人体内,然后采用特殊的体外探测仪(PET)探测这些正电子核素在人体各脏器的分布情况,通过计算机断层显像方法显示人体主要器官的生理、病理、生化和代谢情况,同时应用 CT 技术为这些核素的分布情况进行精确定位。

(二)PET/CT 成像类型与适应证

1. 用于肿瘤的早期诊断和治疗后残留肿块的鉴别。

2. 用于冠心病诊断能准确、无创伤诊断有症状或无症状冠心病,鉴别心肌是否存活,为手术提供客观依据。

3. 脑部疾病的诊断

(1)用于各种脑部疾病的定位、定性诊断。

(2)脑瘤的分类、分型和预后评估。

(3)脑退行性疾病(帕金森病、痴呆)检查。

(4)肿瘤的复发与坏死的鉴别。

4. 癫痫病灶的定位,为手术提供依据。

第二篇 内科疾病

第七章
呼吸系统疾病

第一节 概 述

呼吸学科是研究呼吸系统的健康和疾病问题,从而维护其健康,预防、诊断、治疗疾病的学科。因此,本节学习重点是掌握呼吸系统解剖和生理特点,认识呼吸疾病发生发展及疾病对其影响;认识和解释呼吸系统疾病的常见症状和体征,建立可能的诊断和鉴别诊断;知道如何运用呼吸系统检查技术解决临床问题;掌握常见呼吸疾病的处理原则和常见呼吸急症急救治疗。

一、呼吸系统的结构功能特点

气管进入胸腔后,分成左、右主支气管。右主支气管分为上叶支气管和中间段支气管,后者再分为中叶和下叶支气管。左主支气管分为上叶和下叶支气管,左上叶支气管分出舌段支气管分支。这样,右肺被分为上、中、下三叶,左肺被分为上、下两叶。这些支气管再分成段、亚段支气管,终末细支气管,呼吸性细支气管,肺泡管,肺泡囊和肺泡。

呼吸系统与体外环境相通,成人在静息状态下,每天约有 10 000 L 的气体进出呼吸道。吸入氧气,排出二氧化碳,这种气体交换是肺最重要的功能,肺具有广泛的呼吸面积,成人的总呼吸面积约有 100 m^2,在呼吸过程中,外界环境中的有机或无机粉尘,包括各种微生物、蛋白变应原、有害气体等,均可进入呼吸道及肺引起各种疾病,因而呼吸系统的防御功能至关重要。呼吸系统的防御功能包括物理防御功能(鼻部加温过滤、喷嚏、咳嗽、支气管收缩、黏液纤毛运输系统)、化学防御功能(溶菌酶、乳铁蛋白、蛋白酶抑制剂、抗氧化的谷胱甘肽、超氧化物歧化酶等)、细胞吞噬(肺泡巨噬细胞、多形核粒细胞)及免疫防御功能(B 细胞分泌 IgA、IgM 等,T 细胞免疫反应等)等,当各种原因引起防御功能下降或外界的刺激过强,均可引起呼吸系统的损伤或病变。此外,肺对某些生理活性物质、脂质及蛋白质、活性氧等物质有代谢功能。肺还有神经内分泌功能,起源于肺组织内某种具有特殊功能细胞的恶性或良性肿瘤常表现为"异位"神经-内分泌功能,引起肥大性骨关节病、皮质醇增多症等。

与体循环比较,肺循环具有低压(肺循环血压仅为体循环的 1/10)、低阻及高容的特点。当二尖瓣狭窄、左心功能低下时,肺毛细血管压可增高,继而发生肺水肿。在各种原因引起的低蛋白血症时,会发生肺间质水肿或胸膜腔液体漏出。肺有两组血管供应,肺循环的动静脉为气体交换的功能血管,体循环的支气管动静脉为气道和脏层胸膜的营养血管。肺与全身各器官的血液及淋巴循环相通,所以皮肤软组织疖痈的菌栓、深静脉形成的血栓、癌肿的癌栓,都可以到达肺脏,分别引起继发性肺脓肿、肺血栓栓塞症和转移性肺癌等。消化系统的肿瘤,如胃癌经腹膜后淋巴结转移至肺,引起两肺转移癌病灶。肺部病变亦可向全身播散,如肺癌、肺结核播散至骨、脑、肝等器官,同样亦可在肺本身发生病灶播散。此外,全身免疫性疾病(如结节病、系统性红斑狼疮、类风湿性关节炎)、肾脏病(如尿毒症)及血液病(如白血病)等均可累及肺。

二、呼吸系统疾病范畴

按照呼吸系统解剖结构和病理生理特点,呼吸系统疾病主要分为以下3类:①气流受限性肺疾病;②限制性通气功能障碍性肺疾病;③肺血管疾病。感染、肿瘤作为两大原因影响呼吸系统,导致各种病理变化;这些疾病进展可以导致呼吸衰竭。

三、呼吸系统疾病的诊断

详细的病史和体格检查是基础,而影像学检查,如普通X射线和计算机断层扫描(CT)胸部检查对肺部疾病的诊断具有特殊的重要意义。同时,还应结合常规化验及其他特殊检查结果,进行全面综合分析,总结病例特点,去伪存真、由表及里地获得客观准确的结论。

(一)症状

呼吸系统的局部症状主要有咳嗽、咳痰、咯血、呼吸困难和胸痛等,在不同的肺部疾病中,它们有各自的特点。

1. 咳嗽 急性发作的刺激性干咳伴有发热、声嘶常为急性喉、气管、支气管炎。常年咳嗽,秋冬季加重提示慢性阻塞性肺疾病(简称慢阻肺)。急性发作的咳嗽伴胸痛,可能是肺炎。发作性干咳,且夜间多发者,可能是咳嗽变异性哮喘。高亢的干咳伴有呼吸困难可能是支气管肺癌累及气管或主支气管。持续而逐渐加重的刺激性干咳伴有气促(急)则考虑特发性肺纤维化等。

2. 咳痰 痰的性状、量及气味对诊断有一定的帮助。痰由白色泡沫或黏液状转为脓性多为细菌性感染,大量黄脓痰常见于肺脓肿或支气管扩张,铁锈样痰可能是肺炎链球菌感染,红棕色胶冻样痰可能是肺炎克雷伯杆菌感染。大肠埃希菌感染时,脓痰有恶臭,肺阿米巴病呈咖啡样痰,肺吸虫病为果酱样痰。痰量的增减反映感染的加剧或炎症的缓解,若痰量突然减少且出现体温升高,可能与支气管引流不畅有关。肺水肿时,则可能咳粉红色稀薄泡沫痰。

3. 咯血 痰中经常带血是肺结核、肺癌的常见症状。咯鲜血多见于支气管扩张,也可见于肺结核、急性支气管炎、肺炎和肺血栓栓塞症,二尖瓣狭窄可引起各种不同程度的咯血。

4. 呼吸困难 呼吸困难可表现在呼吸频率、深度及节律改变等方面,按其发作快慢分为急性、慢性和反复发作性。突发胸痛后出现气急应考虑气胸,若再有咯血则要警惕肺梗死,夜间发作性端坐呼吸提示左心衰竭或支气管哮喘发作。数日或数周内出现的渐进性呼吸困难伴有一侧胸闷,要注意大量胸腔积液。慢性进行性呼吸困难多见于慢阻肺和特发性肺纤维化等间质性肺疾病。反复发作性呼吸困难且伴有哮鸣音主要见于支气管哮喘。在分析呼吸困难时还应注意是吸气性还是呼气性呼吸困难,前者见于肿瘤或异物堵塞引起的大气道狭窄、喉头水肿、喉-气管炎症等;后者主要见于支气管哮喘、慢性支气管炎、肺气肿等。大量气胸、大量胸腔积液及胸廓限制性疾病则表现为混合型呼吸困难。

5.胸痛　外伤、炎症、肿瘤等都可能引起胸痛。胸膜炎、肺部炎症、肿瘤和肺梗死是呼吸系统疾病引起胸痛最常见的病因。自发性气胸由于胸膜粘连处撕裂产生突发性胸痛。肋间神经痛、肋软骨炎、带状疱疹、柯萨奇病毒感染引起的胸痛常表现为胸壁表浅部位的疼痛。非呼吸系统疾病引起的胸痛中,最重要的是心绞痛和心肌梗死,其特点是胸骨后或左前胸部位的胸痛,可放射至左肩。此外,还应注意心包炎、主动脉夹层等所致的胸痛。腹部脏器疾病,如胆石症和急性胰腺炎等有时亦可表现为不同部位的胸痛,须注意鉴别。

(二)体征

呼吸内科医生对体格检查应克服两种不良倾向:其一,重视 X 射线检查而轻体检;其二,只查胸部而忽略身体的其他部位。不同疾病或疾病的不同阶段由于病变的性质、范围不同,胸部体征可以完全正常或明显异常。支气管病变以干、湿啰音为主;肺部炎症性病变可有呼吸音性质、音调和强度的改变,大面积炎症病变可呈实变体征;肺纤维化时可听到特征性的 Velcro 啰音。胸膜炎时可有胸膜摩擦感和摩擦音;当出现气胸、胸腔积液和肺不张时,可出现气管移位和患侧的呼吸音消失。呼吸系统疾病可有肺外表现,如支气管肺癌可引起杵状指(趾)等。

(三)实验室和辅助检查

1.血液检查　根据需要选择相应实验室检查,帮助提示或明确病因,提示疾病活动或损害程度。

(1)常规检查　常规检查外周血细胞,红细胞沉降率(ESR)、C 反应蛋白等非特异性炎症标志,白细胞计数增高伴中性粒细胞计数增高,常提示细菌感染;嗜酸性粒细胞增高提示寄生虫感染、真菌感染或过敏。

(2)免疫学检测　怀疑感染,除血培养外,还可以通过 PCR 或免疫学检测病原基因或抗原分子。G 试验(1,3-β-D-葡聚糖试验)检测真菌表面的 1,3-β-D-葡聚糖抗原,G 试验可用于区分真菌和细菌感染;GM 试验(半乳甘露聚糖试验)检测曲霉特异的半乳甘露聚糖抗原,GM 试验可以鉴别曲霉菌感染。检测针对各种病原体(病毒、肺炎支原体、结核杆菌、真菌等)的血清抗体。检测降钙素原(PCT),提示细菌、真菌或寄生虫感染。γ 干扰素释放试验检测结核杆菌的感染。

(3)非感染的生物标志　包括免疫球蛋白、结缔组织疾病相关自身抗体、肿瘤标志物等。

2.抗原皮肤试验　哮喘的抗原皮肤试验阳性有助于变应体质的确定和相应抗原的脱敏治疗。结核菌素试验阳性的皮肤反应仅说明已受感染,但并不能确定患病。

3.影像学检查　影像学诊断技术在呼吸系统疾病诊治中具有特殊的重要价值。

（1）胸部 X 射线　摄片常用来明确呼吸系统病变部位、性质及与临床问题的关系。

（2）胸部 CT　能发现胸片不能发现的病变,对于明确肺部病变部位、性质以及有关气管、支气管通畅程度有重要价值。造影增强 CT 对淋巴结肿大、肺内占位性病变有重要的诊断和鉴别诊断意义。CT 肺血管造影（CTPA）是确诊肺栓塞的重要手段,胸部高分辨 CT（HRCT）是诊断间质性肺疾病的主要工具。低剂量 CT 应用于肺癌早期筛查,减少辐射。

（3）正电子发射体层成像（positron emission tomography,PET）　可以较准确地对肺癌、纵隔淋巴结转移及远处转移进行鉴别诊断。

（4）支气管动脉造影术和栓塞术　对咯血有较好的诊治价值。

（5）磁共振成像（MRI）　对纵隔疾病和肺栓塞诊断有重要意义。

（6）放射性核素扫描　应用放射性核素作肺通气/灌注显像检查,对肺栓塞和血管病变的诊断价值较高,对肺部肿瘤及其骨转移的诊断也有较高的参考价值。

（7）胸部超声检查　可用于胸腔积液的诊断与穿刺定位,以及紧贴胸膜病变的引导穿刺等。

4. 呼吸生理功能测定　通过其测定可了解呼吸系统疾病对肺功能损害的性质及程度,对某些肺部疾病的早期诊断具有重要价值。肺通气功能测定主要包括用力肺活量（FVC）、第一秒用力呼气容积（FEV_1）等,慢阻肺表现为阻塞性通气功能障碍,而肺纤维化、胸廓畸形、胸腔积液、胸膜增厚或肺切除术后均显示限制性通气功能障碍。这些变化常在临床症状出现之前已存在。弥散功能测定有助于明确换气功能损害的情况,如间质性肺疾病,肺血管疾病多表现弥散功能障碍。动脉血气分析可以了解是否存在低氧或呼吸衰竭。高碳酸血症和酸碱失衡。呼吸肌功能和呼吸中枢敏感性反应测定,结合血气分析,可对呼吸衰竭的性质、程度以及防治和疗效等做出全面评价,另外,呼气峰流速（peak expiratory flow rate,PEFR）测定则是患者可以自行监测有无气流变限的一种常规方法。

5. 痰液检查　漱口深部咳嗽痰,痰涂片在每个低倍镜视野里上皮细胞<10 个,白细胞>25 个或白细胞/上皮细胞>2.5 个为合格的痰标本。无痰患者可做高渗生理盐水雾化吸入诱导痰。

（1）病原学检查　包括痰涂片革兰氏染色、抗酸染色等,痰病原菌培养,定量培养≥10 cfu/mL 可判定为致病菌。经纤维支气管镜防污染毛刷采样获得的痰标本得到的结果可信度更高。痰涂片中查到抗酸杆菌对诊断肺结核价值很高,痰标本中培养出结核杆菌是确诊肺结核最可靠的证据。

（2）痰细胞学检查　反复做痰脱落细胞学检查,有助于肺部恶性肿瘤的诊断。

6. 胸腔穿刺和胸膜活检　胸腔穿刺,常规胸液检查可明确渗出性还是漏出性胸液。胸液肺纤维化生化如溶菌酶、腺苷氨酶、癌胚抗原及进行染色体分析,有助于结核性与恶性胸液的鉴别。脱落细胞和胸膜穿刺病理活检对明确肿瘤或结核有诊断价值。

7. 支气管镜与胸腔镜检查

（1）纤维支气管镜（纤支镜）　能弯曲自如、深入到亚段支气管,能直视病变,还能做黏膜刷检和活检、经支气管镜肺活检（transbronchial lung biopsy,TBLB）、经支气管镜冷冻肺活检（transbronchial lung cryobiopsy）、经纤支镜对纵隔肿块或淋巴结穿刺针吸活检

(transbronchial needle aspiration，TBNA）、经纤支镜支气管肺泡灌洗（bronchoalveolar lavage，BAL）等。对取得的组织及回收的灌洗液进行检查分析，有助于明确疾病的诊断。还可以结合支气管内超声(endobronchial ultra-sound，EBUS)完成对纵隔肿块或淋巴结的穿刺针吸活检(EBUS-TBNA)，提高检查的成功率并减少风险。纤支镜还能发挥治疗作用，可通过它取出异物、止血，用高频电刀、激光、微波及药物注射治疗良、恶性肿瘤。借助纤支镜的引导还可以做气管插管。

（2）硬质支气管镜　多已被纤支镜所替代，目前主要用在复杂性气管内肿瘤及异物的摘除手术、气管支架的置放等。

（3）胸腔镜　可以直视观察胸膜病变，进行胸膜、肺活检，尤其内科胸腔镜（medical thoracoscopy）简便易行，用于诊断胸膜和部分肺部疾病的诊断，并可实施胸膜固定术。

8.肺活体组织检查　是确诊疾病的重要方法。获取活组织标本的方法主要有以下几种：①经纤支镜、胸腔镜或纵隔镜等内镜的方法，适用于病变位于肺深部或纵隔者；②在 X 射线、CT 引导下进行经皮肺活检，适用于非邻近心血管的肺内病变；③在 B 型超声波引导下进行经皮肺活检，适用于病变部位贴近胸膜者；④开胸肺活检，辅助胸腔镜肺活检，适用于其他方法检查但未能确诊又有很强指征者。

四、呼吸疾病的治疗

1. 药物治疗

（1）支气管扩张剂　包括 β 受体激动剂（长效、短效）、胆碱能受体拮抗剂（长效、短效）、茶碱类药，主要扩张支气管，用于哮喘、慢阻肺呼气气流受限性疾病的治疗，根据病情选择相应的扩张剂型和治疗方案。

（2）抗炎制剂　糖皮质激素，用于哮喘或慢阻肺的治疗，多采用吸入剂型；用于间质性肺炎、肺血管炎等，多采用系统激素治疗。长期激素应用需要注意监测高血压、糖尿病，口服激素超过 3 个月以上者，要给予二膦酸盐预防骨质疏松症的发生。白三烯受体拮抗剂可以辅助治疗哮喘，尤其适用于阿司匹林哮喘。

（3）止咳祛痰治疗　咳嗽是一种防御反射，但咳嗽严重影响生活质量，根据病情适当选用中枢镇咳或外周镇咳药物治疗，祛痰药包括刺激性祛痰药和黏液溶解药（乙酰半胱氨酸、羧甲司坦、厄多司坦、美司坦等），后者使黏液中黏蛋白的双硫链（-S-S-）断裂，使痰液的黏稠度降低。

（4）抗生素　根据感染病原和药物敏感性选用，详见肺部感染章节。

（5）肺癌化疗和靶向治疗　详见肺癌章节。

2. 氧疗或呼吸支持治疗　详见呼吸衰竭章节。

3. 呼吸介入治疗　借助支气管镜及相应技术进行气道异物取出、肿物切除或支气管狭窄的支架植入治疗等。

4. 肺移植　终末期肺疾病患者进行肺移植评估，符合指征，有条件者考虑。

5. 呼吸康复治疗　据病情给予适宜的康复治疗，有利于促进病情恢复，改善患者的生活质量。

6. 呼吸疾病的一、二、三级预防　吸烟是肺癌、慢阻肺、特发性肺纤维化等疾病的重要危险因素,戒烟是预防疾病发生或减慢疾病进展的首要或根本方法。流感疫苗或肺炎疫苗接种,在老年、基础病或免疫低下患者尤其重要,可以预防流感、肺炎的发生,降低慢阻肺的急性加重频率。

五、我国呼吸疾病防治形势与发展方略

(一)呼吸疾病的严峻形势

呼吸系统疾病是我国最常见疾病,城乡居民两周患病率、两周就诊率、住院人数构成长期居第 1 位,所致死亡居死因顺位第 1～4 位,疾病负担居第 3 位,已成为我国最为突出的公共卫生与医疗问题之一。慢性呼吸疾病是 WHO 定义的"四大慢病"之一,新发突发呼吸道传染病等公共卫生事件构成重大社会影响,肺癌已成为我国排名第一位的肿瘤,肺结核也居于我国传染病排名前列,尘肺占职业病的 90%,综上,按照系统统计,呼吸系统疾病是我国第一大系统性疾病,其发病率、患病率、死亡率、病死率和疾病负担巨大,对我国人民健康构成严重威胁。随着大气污染、庞大的吸烟人群、人口老龄化、新发和耐药致病原等问题的日益凸显,呼吸系统疾病的防治形势将越发严峻。

我国呼吸学科作为一个大学科,长期以来其发展相对滞后,尤其是基层,无论从从业人员数量或质量,还是呼吸疾病防控体系或平台建设,都远不适应呼吸疾病的严峻形势。

(二)加强呼吸学科体系与能力建设

我国呼吸学科的发展大致可以分为 3 个阶段。第一个阶段(20 世纪 50～60 年代),结核病肆虐,该阶段以结核病防治为主要工作内容。第二个阶段(20 世纪 70～90 年代),以"呼吸四病"/肺源性心脏病防治为主要工作内容,是中国呼吸学科发展的重要时期,肺功能检查、血气分析、支气管镜检查等都是这个时期建设起来的。第三阶段(20 世纪 90 年代以后)是现代呼吸病学阶段,呼吸病学各领域全面开展工作,呼吸病学和危重病学综合发展模式越来越突出。今后主要发展方略包括以下几个方面。

1. 加强呼吸与危重症医学(PCCM)科的规范化建设,推进呼吸病学与危重症医学的综合发展,推进 PCCM 专科医生的规范化培训,是呼吸学科发展的定局之举。

2. 构建多学科立体交融的现代呼吸学科体系。现代学科交叉明显,呼吸学科需要主动承担责任,在多学科交融的呼吸疾病防治领域中发挥主导作用,同时也需要主动协同呼吸疾病防治和研究相关的学科,如医学影像学、病理学、临床微生物学、风湿病学、睡眠医学、药学、胸外科学、危重症医学、放射肿瘤学、免疫学、基础医学、流行病学等,构建多学科立体交融的现代呼吸学科体系,加强临床研究体系建设,提升呼吸疾病的临床诊治与研究水平。

3. 携手基层医生,推动呼吸疾病防治,是呼吸学科发展的定势之举。

4. 探索和建立呼吸康复治疗体系,如组织管理、宣传教育、呼吸锻炼、家庭氧疗、心理治疗等,促进呼吸疾病康复,提高治疗水平。

5. 建立呼吸疾病一、二、三级预防体系。呼吸疾病的一级预防,加强控烟、大气污染的防控、注射疫苗等措施,减少慢阻肺、肺癌、流感、肺炎等的发生。二级预防,强调早发现、早诊断、早治疗,如体检中肺功能检查、低剂量 CT 检查可以早期发现慢阻肺、肺癌等

患者,通过早期诊断和及时干预可以减缓肺功能的下降,提高肺癌生存率。三级预防即临床预防,加强呼吸疾病的规范治疗与管理,减慢进展,降低死亡,改善预后,提高生活质量。

第二节　急性上呼吸道感染

急性上呼吸道感染(acute upper respiratory tract infection)简称上感,为鼻腔、咽或喉部急性炎症的总称。主要病原体是病毒,少数是细菌。发病不分年龄、性别、职业和地区,免疫功能低下者易感。通常病情较轻、病程短、有自限性,预后良好。但由于发病率高,不仅可影响工作和生活,有时还可伴有严重并发症,有一定的传染性,特别是在有基础疾病患者、婴幼儿、孕妇和老年人等特殊人群,应积极防治。

【流行病学】

上感是人类最常见的传染病之一,好发于冬春季节,多为散发,且可在气候突变时小规模流行。主要通过患者喷嚏和含有病毒的飞沫空气传播,或经污染的手和用具接触传播。可引起上感的病原体大多为自然界中广泛存在的多种类型病毒,同时健康人群亦可携带,机体对其感染后产生的免疫力较弱、短暂,病毒间也无交叉免疫,故可反复发病。

【病因和发病机制】

大约有200种病毒可以引起上呼吸道感染,急性上感有70%～80%由病毒引起,包括鼻病毒、冠状病毒、腺病毒、流感和副流感病毒以及呼吸道合胞病毒、埃可病毒和柯萨奇病毒等。另有20%～30%的上感为细菌引起,可单纯发生或继发于病毒感染后发生,多见口腔定植菌溶血性链球菌,其次为流感嗜血杆菌、肺炎链球菌和葡萄球菌等,偶见革兰氏阴性杆菌,但接触病原体后是否发病,还取决于传播途径和人群易感性,淋雨、受凉、气候突变、过度劳累等可降低呼吸道局部防御功能,致使原存的病毒或细菌迅速繁殖,或者直接接触携带原体的患者,由喷嚏、空气以及污染的手和用具诱发本病。老幼、体弱、免疫功能低下或有慢性呼吸道疾病,如鼻窦炎、扁桃体炎者更易发病。成年人平均每年上呼吸道感染次数为2～4次,学龄前儿童为每年4～8次。

【病理】

组织学上可无明显病理改变,亦可出现上皮细胞损伤。可有炎症因子参与发病,使上呼吸道黏膜血管充血和分泌物增多、单核细胞浸润、浆液性及黏液性炎性渗出。继发细菌感染者可有中性粒细胞浸润及脓性分泌物。黏膜局部充血导致出现鼻塞、咽喉疼痛。咽鼓管水肿导致听力障碍或诱发中耳炎。呼吸道上皮损伤及炎症因子的释放入血导致患者出现发热、全身肌肉酸痛等症状。

【临床表现】

1.普通感冒　普通感冒(common cold)为病毒感染引起,俗称"伤风",又称急性鼻炎或上呼吸道卡他。起病较急,主要表现为鼻部症状,如喷嚏、鼻塞、流清水样鼻涕,也可表现为咳嗽、咽干、咽痒或烧灼感甚至鼻后滴漏感。后3种表现与病毒诱发的炎症介质导致的上呼吸道传入神经高敏状态有关。2～3 d 后鼻涕变稠,可伴咽痛、头痛、流泪、味觉迟钝、呼吸不畅、声嘶等,有时可由于咽鼓管炎致听力减退。严重者有发热、轻度畏寒和头痛等。体检可见鼻腔黏膜充血、水肿、有分泌物,咽部可为轻度充血。一般 5～7 d 痊愈,伴发并发症者可致病程迁延。

2.急性病毒性咽炎和喉炎　由鼻病毒、腺病毒、流感病毒、副流感病毒以及肠病毒、呼吸道合胞病毒等引起。临床表现为咽痒和灼热感,咽痛不明显,咳嗽少见。急性喉炎多为流感病毒、副流感病毒及腺病毒等引起,临床表现明显声嘶、讲话困难,可有发热、咽痛或咳嗽,咳嗽又使咽痛加重。体检可见喉部充血、水肿,局部淋巴结轻度肿大和触痛,有时可闻及喉部的喘息声。

3.急性疱疹性咽峡炎　多发于夏季,多见于儿童,偶见于成人。由柯萨奇病毒 A 引起,表现为明显咽痛、发热,病程约 1 周。查体可见咽部充血,软腭、腭垂、咽及扁桃体表面有灰白色疱疹及浅表溃疡,周围伴红晕。

4.急性咽结膜炎　多发于夏季,由游泳传播,儿童多见。主要由腺病毒、柯萨奇病毒等引起。表现发热、咽痛、畏光、流泪、咽及结膜明显充血。病程 4～6 d。

5.急性咽扁桃体炎　病原体多为溶血性链球菌,其次为流感嗜血杆菌、肺炎链球菌和葡萄球菌等。起病急,咽痛明显,伴发热、畏寒,体温可达 39 ℃以上。查体可发现咽部明显充血,扁桃体肿大和充血,表面有黄色脓性分泌物,有时伴有颌下淋巴结肿大、压痛,而肺部查体无异常体征。

【实验室检查】

1.血液检查　因多为病毒性感染,白细胞计数正常或偏低,伴淋巴细胞比例升高。细菌感染者可有白细胞计数与中性粒细胞增多和核左移现象。

2.病原学检查　因病毒类型繁多,且明确类型对治疗无明显帮助,一般无需病原学检查。需要时可用鼻拭子、咽拭子或鼻咽拭子免疫荧光法、酶联免疫吸附法、血清学诊断或病毒分离鉴定等方法确定病毒的类型。细菌培养可判断细菌类型并做药物敏感试验以指导临床用药。

【并发症】

少数患者可并发急性鼻窦炎、中耳炎、气管-支气管炎。以咽炎为表现的上呼吸道感染,部分患者可继发溶血性链球菌引起的风湿热、肾小球肾炎等,少数患者可并发病毒性心肌炎,应予警惕。有基础疾病的患者如慢阻肺和哮喘、支气管扩张等,可诱发急性加重。心功能不全患者可出现心衰加重。

【诊断与鉴别诊断】

根据鼻咽部症状和体征,结合周围血象和阴性的胸部 X 射线检查可做出临床诊断。一般无须病因诊断,特殊情况下可进行细菌培养和病毒分离,或病毒血清学检查等确定病原体。但须与初期表现为感冒样症状的其他疾病鉴别。

1.变应性鼻炎　起病急,常表现为鼻黏膜充血和分泌物增多,伴有突发性连续喷嚏、鼻痒、鼻塞和大量清涕,无发热,咳嗽较少。多由过敏因素如螨虫、灰尘、动物毛皮、低温等刺激引起。如脱离过敏原,数分钟至 1～2 h 内症状即消失。检查可见鼻黏膜苍白、水肿,鼻分泌物涂片可见嗜酸性粒细胞增多,皮肤过敏试验可明确过敏原。

2. 流行性感冒 为流感病毒引起,可为散发,时有小规模流行,病毒发生变异时可大规模暴发。起病急,鼻咽部症状较轻,但全身症状较重,伴高热、全身酸痛和眼结膜炎症状。取患者鼻洗液中黏膜上皮细胞涂片,免疫荧光标记的流感病毒免疫血清染色,置荧光显微镜下检查,有助于诊断。近来已有快速血清 PCR 方法检查病毒,可供鉴别。

3. 急性气管-支气管炎 表现为咳嗽、咳痰,血白细胞计数可升高,鼻部症状较轻,X 射线胸片常见肺纹理增强。

4. 急性传染病前驱症状 很多病毒感染性疾病,如麻疹、脊髓灰质炎、脑炎、肝炎和心肌炎等疾病前期表现类似,初期可有鼻塞、头痛等类似症状,应予重视。但如果在 1 周内呼吸道症状减轻反出现新的症状,需进行必要的实验室检查,以免误诊。

【治疗】

由于目前尚无特效抗病毒药物,以对症治疗为主,同时戒烟、注意休息、多饮水、保持室内空气流通和防治继发性细菌感染。

1. 对症治疗 对有急性咳嗽、鼻后滴漏和咽干的患者可给予伪麻黄碱治疗以减轻鼻部充血,亦可局部滴鼻应用,必要时加用解热镇痛类药物,包括对乙酰氨基酚、布洛芬等。小儿感冒忌用阿司匹林,以防 Reye 综合征。有哮喘病史者忌用阿司匹林。

2. 抗生素治疗 普通感冒无需使用抗生素。有白细胞升高、咽部脓苔、咳黄痰和流鼻涕等细菌感染证据,可根据当地流行病学史和经验选用口服青霉素类、第一代头孢菌素、大环内酯类药物或喹诺酮类药物。16 岁以下禁用喹诺酮类抗生素。极少数需要根据病原菌选用敏感的抗生素。

3. 抗病毒药物治疗 由于目前药物滥用而造成流感病毒耐药现象,所以对于无发热、免疫功能正常、发病不超过 2 d 的患者一般无需应用抗病毒药物。对于免疫缺陷患者,可早期常规使用。奥司他韦(oseltamivir)和利巴韦林有较广的抗病毒谱,对流感病毒、副流感病毒和呼吸道合胞病毒等有较强的抑制作用,可缩短病程。

4. 中药治疗 可辨证给予清热解毒或辛温解表和有抗病毒作用的中药,有助于改善症状,缩短病程。

【预防】

重在预防,隔离传染源有助于避免传染。加强锻炼、增强体质、改善营养、饮食生活规律、避免受凉和过度劳累有助于降低易感性,是预防上呼吸道感染最好的方法。年老体弱易感者应注意防护,上呼吸道感染流行时应戴口罩,避免在人多的公共场合出入。

[附]流行性感冒

流行性感冒(influenza)简称流感,是由流感病毒引起的急性呼吸道传染病。起病急,高热、头痛、乏力、眼结膜炎和全身肌肉酸痛等中毒症状明显,而呼吸道卡他症状轻微,主要通过接触及空气飞沫传播。发病有季节性,北方常在冬春季,而南方全年可以流行。由于变异率高,人群普遍易感,发病率高,在全世界包括中国已引起多次暴发流行,严重危害人类生命安全。2013 年起新发呼吸道传染病,如 H7N9 等,因并发重症肺炎和急性呼吸窘迫综合征而出现死亡病例,引起了较大的关注。

【病原体】

流感病毒属正黏病毒科,为RNA病毒。病毒表面有一层脂质包膜,膜上有糖蛋白突起,由血凝素和神经氨酸酶构成。根据内部抗原核蛋白抗原性不同,可将流感病毒分为甲、乙、丙3型,再根据外部抗原血凝素和神经氨酸酶抗原性的差异将甲型流感病毒分为不同亚型。抗原变异是流感病毒独特的最显著的特征。甲型流感病毒极易发生变异,主要是血凝素H和神经氨酸酶N的变异。甲型流感病毒H有15种,N有9种。流感病毒可以出现抗原漂移和抗原转变,前者编码表面抗原(HA、NA)基因点突变累积导致抗原位点的改变,属量变,变异幅度小;后者由于基因组重排导致新的亚型出现,属质变,变异幅度大。甲型流感可以出现大型变异(H,N均变异)、亚型变异(H大变异,N不变或小变异)和变种变异(H,N均小变异)。根据抗原变异的大小,人体的原免疫力对变异的新病毒可完全无效或部分无效,从而引起流感流行。乙型流感病毒也易发生变种变异,丙型流感病毒一般不发生变异。

甲型流感病毒常引起大流行,病情较重;乙型和丙型流感病毒引起流行和散发,病情相对较轻。由于流感病毒抗原性变化较快,人类无法获得持久的免疫力。流感大流行时无明显季节性,散发流行以冬、春季较多。患者以小儿与老年较多见。近年来出现的流感疫情,H5N1主要见于老年患者,H1N1主要见于儿童,H7N9主要见于老年人,尤其是合并糖尿病和慢阻肺的老年人。

【发病机制和病理】

流感病毒主要通过空气中的病毒颗粒人-人传播,流感病毒侵入呼吸道的纤毛柱状上皮细胞内进行复制,借神经氨酸酶的作用从细胞释放,再侵入其他柱状上皮细胞引起变性、坏死与脱落,并发肺炎时肺充血、水肿,肺泡内含有纤维蛋白和渗出液,呈现支气管肺炎改变,部分流感患者出现重症肺炎表现,甚至快速进展为急性呼吸窘迫综合征(acute respiratory distress syndrome,ARDS)。

【临床表现】

分为单纯型、胃肠型、肺炎型和中毒型。潜伏期1~3 d。有明显的流行和暴发。急性起病,出现畏寒、高热、头痛、头晕、全身酸痛、乏力等中毒症状。鼻咽部症状较轻,可有食欲减退。胃肠型者伴有腹痛、腹胀、呕吐和腹泻等消化道症状,儿童多于成人。肺炎型者表现为肺炎,甚至呼吸衰竭。中毒型者有全身毒血症表现,严重者可致休克、弥散性血管内凝血、循环衰竭,直至死亡。

【实验室检查】

外周血象:白细胞总数不高或降低,淋巴细胞相对增加。病毒分离:鼻咽分泌物,下呼吸道分泌物或口腔含漱液可用于分离流感病毒。血清学检查:疾病初期和恢复期双份血清抗流感病毒抗体滴度有4倍或以上升高,有助于回顾性诊断,患者呼吸道上皮细胞查流感病毒抗原阳性,标本经敏感细胞过夜增殖1代后查流感病毒抗原阳性。快速鼻咽拭子或血清病毒PCR检查有助于其早期诊断。流感诊断需要结合疾病流行情况进行判断,并考虑到病毒抗原检测的假阳性和假阴性。

【治疗】

流行性感冒的治疗要点如下。

1. 隔离　应对疑似和确诊患者进行隔离。

2. 对症治疗　可应用解热药、缓解鼻黏膜充血药、止咳祛痰药等。

3. 抗病毒治疗　应在发病48 h内使用。神经氨酸酶抑制剂类药物能抑制流感病毒复制,降低致病性,减轻症状,缩短病程,减少并发症。此类药毒性低,较少耐药且耐受性好,是目前治疗流感最好的药物。奥司他韦(oseltamivir)成人剂量每次75 mg,2次/d,连服至少5 d,重症患者建议服用到病毒检测2次阴性为止。奥司他韦对流感病毒和禽流感病毒H5N1、H7N9和H9N2有抑制作用。帕拉米韦(peramivir)300~600 mg静脉滴注,1次/d。扎那米韦(zanamivir)每次5 mg,每日2次吸入,连用5 d,可用于成年患者和12岁以上青少年患者。局部应用后药物在上呼吸道积聚,可抑制病毒复制与释放,无全身不良反应。另外,离子通道M_2阻滞剂金刚烷胺(amantadine)和金刚乙胺(rimantadine)因其不良反应较大,临床上基本不用。

4. 支持治疗和预防并发症　注意休息、多饮水、增加营养,给易于消化的饮食。纠正水、电解质紊乱。密切观察、监测并预防并发症。呼吸衰竭时给予呼吸支持治疗,病情危重机械通气不能维持氧合时可采用体外膜肺(ECMO)。在有继发细菌感染时及时使用抗生素。

【预后】

与病毒毒力,自身免疫状况有关。年老体弱者易患肺炎性流感且病死率较高。单纯型流感预后较好。积极进行流感疫苗接种,尤其是年幼和老年患者在一定程度上可以减轻继发流感症状。

第三节　肺部感染性疾病

◀学习导航▶

1. 掌握肺炎的分类;肺炎链球菌肺炎、葡萄球菌肺炎的临床特点。

2. 熟悉肺炎实验室及其他检查、诊断和治疗原则。

3. 了解肺炎的病因及发病机制。

一、肺炎

肺炎(pneumonia)是指终末气道、肺泡及肺间质的炎症。可由病原微生物、理化因素、免疫损伤、过敏及药物所致。细菌性肺炎是最常见的肺炎,也是常见的感染性疾病之一。

正常的呼吸道免疫防御机制使气管隆凸以下的呼吸道保持无菌。是否发生肺炎取决于两个因素:病原体和宿主因素。如果病原体数量多、毒力强和(或)宿主呼吸道局部和全身免疫防御系统损害,即可发生肺炎。病原体可通过下列途径引起肺炎:①空气吸入;②血行播散;③邻近感染部位蔓延;④上呼吸道定植菌的误吸。肺炎还可通过误吸胃肠道的定植菌(胃食管反流)和通过人工气道吸入环境中的致病菌引起。病原体直接抵达下呼吸道后,滋生繁殖,引起肺泡毛细血管充血、水肿,肺泡内纤维蛋白渗出及细胞浸润。

【分类】

肺炎可按解剖、病因或患病环境加以分类。

1. 解剖分类

(1)大叶性(肺泡性)肺炎 病原体先在肺泡引起炎症,经肺泡间孔(Cohn孔)向其他肺泡扩散,致使部分肺段或整个肺段、肺叶发生炎症。典型表现为肺实质炎症,通常不累及支气管。致病菌多为肺炎链球菌。X射线显示肺叶或肺段的实变阴影。

(2)小叶性(支气管性)肺炎 指病原体经支气管入侵,引起细支气管、终末细支气管和肺泡的炎症。常见病原体有肺炎链球菌、葡萄球菌、病毒、肺炎支原体及军团菌等。X射线显示为沿肺纹理分布的不规则的斑片状阴影,边缘浅而模糊,无实变征象,肺下叶常受累。

(3)间质性肺炎 以肺间质为主的炎症,累及支气管壁及支气管周围组织。可由细菌、支原体、衣原体、病毒或肺孢子菌等引起。X射线表现为一侧或双侧肺下部不规则阴影,可呈网格状、磨玻璃状,其间可有小片肺不张阴影。

2. 病因分类

(1)细菌性肺炎 是最常见的肺炎,如肺炎链球菌、金黄色葡萄球菌、甲型溶血性链球菌、肺炎克雷伯杆菌、流感嗜血杆菌、铜绿假单胞菌等病原体所致肺炎。

(2)非典型病原体所致肺炎 如军团菌、支原体和衣原体等所致肺炎。

(3)病毒性肺炎 如冠状病毒、腺病毒、呼吸道合胞病毒、流感病毒、麻疹病毒、巨细胞病毒、单纯疱疹病毒等所致肺炎。

(4)肺真菌病 如念珠菌、曲霉菌、隐球菌、肺孢子菌等致肺部炎症。

(5)其他病原体所致肺炎 如立克次体、弓形虫、寄生虫等所致。

(6)理化因素所致的肺炎 如放射性损伤引起的放射性肺炎,胃酸吸入引起的化学性肺炎,对吸入或内源性脂类物质产生炎症反应的类脂性肺炎等。

3. 患病环境分类

(1)社区获得性肺炎(community acquired pneumonia,CAP) 是指医院外罹患的感染性肺实质炎症,包括具有明确潜伏期的病原体感染在入院后平均潜伏期内发病的肺炎。常见的病原体为肺炎链球菌、支原体、衣原体、流感嗜血杆菌和呼吸道病毒等。其临床诊断依据是:①新近出现的咳嗽、咳痰或原有呼吸道疾病症状加重并出现脓性痰,伴或不伴胸痛;②发热;③肺实变体征和(或)闻及湿啰音;④WBC$>10\times10^9$/L 或$<4\times10^9$/L,伴或不伴中性粒细胞核左移;⑤胸部X射线检查显示片状、斑片状浸润性阴影或间质性改变,伴或不伴胸腔积液。以上①~④项中任何1项加第5项,除外肺结核、肺部非感染性疾病(肺不张、肺部肿瘤、间质性肺疾病、肺栓塞等)可做出诊断。

（2）医院获得性肺炎（hospital acquired pneumonia，HAP） 亦称医院内肺炎，是指患者入院时不存在，也不处于潜伏期，而于入院48 h后在医院（包括老年护理院、康复院等）内发生的肺炎。还包括呼吸机相关性肺炎（VAP）和卫生保健相关性肺炎（HCAP）。常见病原体为大肠杆菌、肺炎克雷伯杆菌、铜绿假单胞菌、金黄色葡萄球菌、肺炎链球菌、流感嗜血杆菌等。

【临床表现】

细菌性肺炎的症状变化较大，可轻可重，决定于病原体和宿主的状态。

（1）症状 咳嗽、咳痰，或原有呼吸道症状加重，并出现脓性痰或血痰，伴或不伴胸痛。肺炎病变范围大者可有呼吸困难，呼吸窘迫。大多数患者有发热。

（2）体征 早期肺部体征无明显异常，重症者可有呼吸频率增快，鼻翼扇动，发绀。肺实变时有典型的体征，如叩诊浊音、触诊语颤增强、听诊支气管呼吸音等，也可闻及湿啰音。并发胸腔积液者，患侧胸部叩诊浊音，语颤减弱，呼吸音减弱。

【诊断要点】

（1）确定肺炎诊断 首先必须把肺炎与呼吸道感染区别开来。呼吸道感染虽然有咳嗽、咳痰和发热等症状，但上、下呼吸道感染无肺实质浸润，胸部X射线检查可鉴别。其次需与肺结核、肺癌、肺血栓栓塞症及非感染性肺部浸润，如间质性肺炎、肺水肿、肺不张、肺血管炎等相鉴别。

（2）评估严重程度 如果肺炎诊断成立，评价病情的严重程度对于决定门诊或入院治疗或入住ICU治疗至关重要。肺炎严重性取决于3个主要因素：局部炎症程度、肺部炎症的播散和全身炎症反应程度。

（3）确定病原体 在采集呼吸道标本进行细菌培养时尽可能在抗生素应用前采集，避免污染，及时送检，其结果才能起到指导治疗的作用。

知识链接

我国重症肺炎诊断标准

美国感染疾病学会/美国胸科学会（IDSA/ATS）几经修订，于2007年发表了成人CAP处理共同指南，其重症肺炎标准如下：

主要标准：①需要有创机械通气；②感染性休克需要血管收缩剂治疗。

次要标准：①呼吸频率≥30次/min；②氧合指数（PaO_2/FiO_2）≤250；③多肺叶浸润；④意识障碍/定向障碍；⑤氮质血症（BUN≥7 mmol/L）；⑥白细胞减少（WBC<4×10^9/L）；⑦血小板减少（PLT<100×10^9/L）；⑧低体温（T<36 ℃）；⑨低血压，需要强力的液体复苏。

符合1项主要标准或3项次要标准以上者可诊断为重症肺炎。

【治疗要点】

抗感染治疗是肺炎治疗的最主要环节，同时给予对症和支持治疗。选用抗生素应遵循抗菌药物治疗原则,即对病原体给予针对性治疗。可先根据病情,按社区获得性肺炎或医院内感染肺炎选择抗生素做经验性治疗,再根据病情演变和病原学检查结果进行调整。

(一)肺炎链球菌肺炎

肺炎链球菌肺炎是由肺炎链球菌所引起的肺炎,约占社区获得性肺炎的半数。通常急骤起病,以高热、寒战、咳嗽、咳铁锈色痰及胸痛为特征。

肺炎链球菌为革兰氏染色阳性球菌,多成双或短链排列。有荚膜,其毒力大小与荚膜中的多糖结构及含量有关。肺炎链球菌不产生毒素,不引起原发性组织坏死或形成空洞。发病以冬季与初春为多,患者常为原来健康的青壮年或老年人与婴幼儿。

【临床表现】

(1)症状　起病前常有受凉、淋雨、疲劳、醉酒、病毒感染史,多有上呼吸道感染的前驱症状。起病急骤,寒战、高热,全身肌肉酸痛,体温通常在数小时内升至 39～40 ℃,可呈稽留热,脉率随之增速。咳嗽、痰少,可痰中带血或咳铁锈色痰;可伴患侧胸痛,咳嗽或深呼吸时加剧。偶有恶心、呕吐、腹痛及腹泻,易被误诊为急腹症。

(2)体征　急性病容,鼻翼扇动,口角及鼻周有单纯疱疹;病变广泛者可出现发绀。早期肺部体征不明显,典型者出现肺实变体征,如叩诊浊音、触觉语颤增强并可闻及支气管呼吸音;消散期可闻及湿啰音。

【实验室及其他检查】

血白细胞升高,中性粒细胞比例多在 80% 以上,并有核左移。痰涂片做革兰氏染色及荚膜染色镜检,可初步做出病原学诊断。痰培养 24～48 h 可确定病原体。

胸部 X 射线早期仅见肺纹理增粗,或受累的肺段、肺叶稍模糊。典型者出现大片状炎症浸润阴影或实变影,在实变阴影中可见支气管充气征,肋膈角可有少量胸腔积液。

【诊断要点】

根据典型症状与体征,结合胸部 X 射线检查,易做出初步诊断。年老体弱、继发于其他疾病或呈灶性肺炎改变者,临床表现常不典型,需认真加以鉴别。病原菌检测是确诊本病的主要依据。

【治疗要点】

(1)抗菌药物治疗　首选青霉素 G,如患者对青霉素过敏或感染耐青霉素菌株者,用呼吸氟喹诺酮类、头孢噻肟钠或头孢曲松等药物,多重耐药菌株感染者可用万古霉素、替考拉宁等。

(2)支持疗法　患者应卧床休息,注意补充足够的蛋白质、能量及维生素。

(二)葡萄球菌肺炎

葡萄球菌肺炎(staphylococcal pneumonia)是由葡萄球菌引起的急性肺化脓性炎症。常发生于有基础疾病如糖尿病、血液病、肝病等慢性病者。常见的病原体为金黄色葡萄球菌及其他凝固酶阴性的葡萄球菌。可由口咽部带菌分泌物吸入到肺部,或机体其他部位的感染病灶中的葡萄球菌经血行播散到肺导致感染。

【临床表现】

多急骤起病,可有寒战、高热、体温多高达 39～40 ℃,胸痛,痰脓性,带血丝或脓血痰。毒血症状明显,全身肌肉、关节酸痛,病情重者可早期出现循环衰竭。院内感染者通常起病较隐匿,体温逐渐上升。老年人症状可不典型。血源性葡萄球菌肺炎常有皮肤伤口、疖、痈和中心静脉导管置入等,或静脉吸毒史,咳脓性痰较少见。

早期可无异常体征,常与严重的中毒症状和呼吸道症状不平行,其后可出现两肺散在湿啰音。病变较大或融合时可有肺实变体征,气胸或脓气胸则有相应体征。

【实验室及其他检查】

外周血白细胞计数明显升高,中性粒细胞常在80%以上,核左移。痰培养多有葡萄球菌生长。胸部 X 射线显示肺段或肺叶实变,可形成空洞或液气囊腔,X 射线的另一特征是 X 射线阴影的易变性,表现为一处炎症浸润消失而在另一处出现新的病灶,或很小的单一病灶发展为大片阴影。

【诊断要点】

根据全身毒血症状,咳嗽、脓血痰,白细胞计数增高、中性粒细胞比例增加、核左移并有中毒颗粒和 X 射线表现,可做出初步诊断。细菌学检查是确诊的依据,可行痰、血和胸腔穿刺物培养。

【治疗要点】

强调早期清除和引流原发灶,选用敏感的抗生素。近年来,金黄色葡萄球菌对青霉素 G 的耐药率已达90%左右,因此可选用耐青霉素酶的半合成青霉素或头孢菌素,如苯唑西林钠、头孢呋辛钠等,联合氨基糖苷类如阿米卡星等,亦有较好疗效。阿莫西林、氨苄西林与酶抑制剂组成的复方制剂对产酶金黄色葡萄球菌有效,亦可选用。对于耐甲氧西林金黄色葡萄球菌(MRSA),则应选用万古霉素、替考拉宁等。

(三)其他病原体所在肺部感染

1.肺炎支原体肺炎(mycoplasmal pneumoniae pneumonia) 是由肺炎支原体引起的呼吸道和肺部的急性炎症改变。约 1/3 病例症状不明显。通常起病较缓慢,症状主要为咽痛、头痛、乏力、咳嗽、发热、肌痛等。咳嗽多为阵发性刺激性呛咳、干咳或咳少量黏痰。体格检查肺部体征多不明显,偶可闻及细湿啰音。胸部 X 射线显示肺部多种形态的浸润影,呈节段性分布,以肺下野多见。冷凝集试验及血清支原体 IgM 抗体检测有重要诊断价值。治疗大环内酯类为首选,如红霉素、罗红霉素以及阿奇霉素。

2.病毒性肺炎(viral pneumonia) 是由各种病毒侵犯肺实质而引起的肺部炎症。起病较急,发热、头痛、全身酸痛、倦怠等较突出,同时伴咳嗽、咳白色黏液痰、咽痛等。小儿或老年人易发生重症病毒性肺炎,表现为呼吸困难、发绀、嗜睡、精神萎靡,甚至发生休克、心力衰竭和呼吸衰竭等并发症。体格检查常无显著的胸部体征。血白细胞计数正常、稍高或偏低。胸部 X 射线可见肺纹理增多,磨玻璃状阴影,小片状浸润或广泛浸润、实变影。血清学检测双份血清抗体滴度效价升高 4 倍或以上可确诊。治疗以对症支持治疗为主,同时可选用有效的病毒抑制药物。原则上不宜应用抗生素预防继发性细菌感染,一旦明确合并细菌性感染,应及时选用敏感抗生素。

3. 肺部真菌感染　真菌侵入肺部引起深部真菌病。主要致病菌有念珠菌、曲霉菌、新型隐球菌、组织胞浆菌、肺孢子菌等,以念珠菌最多见。患者常年龄大、有基础疾病、长期大量使用广谱抗生素或糖皮质激素、细胞毒药物及免疫抑制剂、器官移植及免疫缺陷病如艾滋病等危险因素存在。症状、体征均无特异性。诊断有赖于合格的分泌物或组织培养阳性,确诊有赖于组织病理学证据。念珠菌感染 X 射线胸片表现为支气管炎或肺炎型改变,曲霉菌感染胸部影像可有特征性表现,如晕轮征、新月体征等。治疗原则为积极治疗原发病,除去危险因素,选择敏感的抗真菌药,加强支持、对症治疗,对曲菌球可考虑外科手术切除。

二、肺脓肿

肺脓肿(lung abscess)是由多种病原体所引起的肺组织化脓性病变,早期为化脓性肺炎,继而坏死、液化,形成脓肿。临床特征为高热、咳嗽和咳大量脓臭痰,胸部 X 射线或 CT 显示肺实质内厚壁空洞或伴液平,如多个直径小于 2 cm 的空洞也称为坏死性肺炎。原发性肺脓肿多见于易于误吸的无基础疾病者,继发性肺脓肿多继发于肺部新生物引起的气道堵塞或免疫抑制(如 AIDS、器官移植)患者。肺脓肿多发生于壮年,男性多于女性。病原体主要是厌氧菌和兼性厌氧菌,近年来需氧菌感染比率增高。

【病因和发病机制】

肺脓肿的病原体与感染途径密切相关,根据感染途径,肺脓肿可分为以下几种类型。

1. 吸入性肺脓肿　病原体经口、鼻、咽腔吸入致病、正常情况下,吸入物经气道黏液-纤毛运载系统、咳嗽反射和肺巨噬细胞可迅速清除。但当有意识障碍如在麻醉、醉酒、药物过量、癫痫、脑血管意外时,或由于受寒、极度疲劳等诱因,全身免疫力与气道防御清除功能降低、吸入的病原菌可致病。此外,还可由于鼻窦炎、牙槽脓肿等脓性分泌物被吸入致病。脓肿常为单发,其部位与支气管解剖和体位有关。由于右主支气管较陡直,且管径较粗大,吸入物易进入右肺。仰卧位时,好发于上叶后段或下叶背段;坐位时好发于下叶后基底段;右侧卧位时,则好发于右上叶前段或后段。最常分离到的厌氧菌有消化链球菌属(Peptostreptococcus)、普雷沃菌属(Preuotella)、拟杆菌属(Bacteroides)、梭杆菌属(Fusobacterium)等,常为混合感染。除上述厌氧菌外,还有需氧或兼性厌氧菌存在,其中最常见需氧和兼性厌氧菌为肺炎球菌、金黄色葡萄球菌、溶血性链球菌、草绿色链球菌、肺炎克雷伯杆菌、大肠埃希菌、铜绿假单胞菌、军团菌、奴卡菌等。

2. 继发性肺脓肿　某些细菌性肺炎,如金黄色葡萄球菌、铜绿假单胞菌和肺炎克雷伯杆菌肺炎等可以继发肺脓肿。支气管扩张、支气管囊肿、支气管肺癌、肺结核空洞等继发感染也可导致继发性肺脓肿。支气管异物阻塞,是导致肺脓肿特别是小儿肺脓肿的重要因素。肺部邻近器官化脓性病变,如膈下脓肿、肾周围脓肿、脊柱脓肿或食管穿孔等波及肺也可引起肺脓肿。阿米巴肝脓肿好发于右肝顶部,易穿破膈肌至右肺下叶,形成阿米巴肺脓肿。

3. 血源性肺脓肿　因皮肤外伤感染、疖、痈、中耳炎或骨髓炎等所致的脓毒症,菌栓经血行播散到肺,引起小血管栓塞、炎症和坏死而形成肺脓肿。静脉吸毒者如有右心细菌性心内膜炎,三尖瓣赘生物脱落阻塞肺小血管形成肺脓肿。血源性肺脓肿常为两肺外野的多发性脓肿,致病菌以金黄色葡萄球菌、表皮葡萄球菌及链球菌为常见。

【病理】

感染物阻塞细支气管,致病菌繁殖引起小血管炎性栓塞,肺组织化脓性炎症、坏死,形成肺脓肿,继而坏死组织液化破溃到支气管,脓液部分排出,形成有气液平的脓腔,空洞壁表面常见残留坏死组织。病变有向周围扩展的倾向,甚至超越叶间裂波及邻接的肺段。若脓肿靠近胸膜,可发生局限性纤维蛋白性胸膜炎,发生胸膜粘连;如为张力性脓肿,破溃到胸膜腔,则可形成脓胸、脓气胸或支气管胸膜瘘。肺脓肿可完全吸收或仅剩少量纤维瘢痕。

如急性肺脓肿治疗不彻底或支气管引流不畅,导致大量坏死组织残留脓腔,炎症迁延3个月以上则称为慢性肺脓肿。脓腔壁成纤维细胞增生,肉芽组织使脓腔壁增厚,并可累及周围细支气管,致其变形或扩张。

【临床表现】

1. 症状 起病可急可慢,早期症状常为肺炎症状,即发热、盗汗、乏力、厌食、咳痰、咳黏液痰或黏液脓痰。可有严重的衰竭症状,体温可高达39~40℃,炎症波及局部胸膜可引起胸痛。病变范围较大,可出现气急。如感染局限或不严重,发热,厌食,乏力症状轻微。约1~2周后,咳嗽加剧,脓肿破溃于支气管,咳出大量脓臭痰,每日可达300~500 mL,体温旋即下降。由于病原菌多为厌氧菌,故痰带腐臭味,但由厌氧菌引起的脓肿中约50%无腐臭味,所以无臭痰并不排除厌氧菌的诊断。有时痰中带血或中等量咯血,血源性肺脓肿多先有原发病灶引起的畏寒、高热等全身脓毒血症的症状、经数日至两周才出现肺部症状,如咳嗽、咳痰等。通常痰量不多,极少咯血。肺脓肿急性阶段如能及时有效地治疗,可在数周内逐渐好转,痰量减少。如支气管引流不畅,抗菌治疗不充分,迁延3个月以上即称为慢性肺脓肿。患者可有慢性咳嗽、咳脓痰、反复咯血、不规则发热等,常呈贫血、消瘦等慢性消耗病态。

2. 体征 体征与肺脓肿的大小和部位有关,病变较小或位于肺脏的深部,可无异常体征,病变较大,脓肿周围有大量炎症,叩诊呈浊音或实音,听诊呼吸音降低,有时可闻及湿啰音,如空洞大,叩诊可出现鼓音或听诊闻及空瓮性呼吸音。血源性肺脓肿体征大多阴性。慢性肺脓肿患者呈消耗病容,面色苍白、消瘦,患侧胸廓略塌陷,叩诊浊音,呼吸音降低,可有杵状指(趾)。

【实验室和其他检查】

1. 生化检查 急性肺脓肿血白细胞总数达$(20~30)\times10^9$/L,中性粒细胞在90%以上,核左移明显,常有毒性颗粒。慢性患者的血白细胞可稍升高或正常,红细胞和血红蛋白减少。

2. 微生物学检查 由于痰液经过口腔时均被口腔中厌氧菌污染,故不需要进行痰厌氧菌培养。如需进行厌氧菌培养,理想的采样方法是通过气管吸引、经皮肺穿刺吸引或经鼻支气管镜防污染毛刷采样定量培养。需氧菌感染痰标本中的中性粒细胞数与痰中的优势菌有关。怀疑真菌、诺卡菌或肺孢子菌感染时,需进行痰涂片嗜银染色。所有的痰标本均应进行抗酸染色,也应进行分枝杆菌、真菌、需氧菌和军团菌培养。疑有军团菌感染者可通过直接荧光抗体检测和尿抗原检测来辅助诊断。放线菌常定植在口咽部,怀疑放线菌感染者可采用经皮针吸活检、支气管镜防污染毛刷或开胸肺活检的方法收集标本进行培养证实。血源性肺脓肿患者的血培养可发现致病菌。

3.影像学检查 肺脓肿的X射线表现根据类型、病期、支气管的引流是否通畅以及有无胸膜并发症而有所不同。吸入性肺脓肿在早期化脓性炎症阶段,其典型的X射线征象为大片浓密模糊炎症浸润阴影,边缘不清,分布在一个或数个肺段,与细菌性肺炎相似。脓肿形成后,大片浓密炎症浸润阴影中出现圆形透亮区及液平面,若支气管引流不畅时,可形成张力性空洞,胸片显示为薄壁囊性空洞。在消散期,脓腔周围炎症逐渐吸收,脓腔缩小而至消失,最后残留少许纤维条索阴影。慢性肺脓肿脓腔壁增厚,内壁不规则,周围炎症略消散,但不完全,伴纤维组织显著增生,并有程度不等的肺叶收缩,胸膜增厚。纵隔向患侧移位,健侧发生代偿性肺气肿。血源性肺脓肿在一肺或两肺边缘部有多发的散在小片状炎症阴影或边缘较整齐的球形病灶,其中可见脓腔及液平面。炎症吸收后可呈现局灶性纤维化或小气囊。并发脓胸者,患侧胸部呈大片浓密阴影;若伴发气胸则可见液平面。侧位X射线检查可明确脓肿在肺脏中的部位及其范围大小,有助于做体位引流或外科治疗。胸部CT扫描多呈类圆形的厚壁脓腔,脓腔内可有液平面出现,脓内壁常表现为不规则状,周围有模糊炎症影。CT扫描对侵入胸壁的放线菌性肺脓肿最具有诊断价值,波浪状肋骨破坏的征象提示放线菌性脓肿。怀疑支气管肺隔离症感染导致肺脓肿,增强CT或动脉造影有助于诊断。

4.纤维支气管镜检查 有助于明确病因和病原学诊断,并可用于治疗。如有气道内异物,可取出异物使气道引流通畅,疑为肿瘤阻塞,则可取病理标本。还可取痰液标本行需氧和厌氧菌培养。可经纤维专气管镜插入导管,尽量接近或进入脓腔吸引清脓,冲刷气管及注入抗生素,提高疗效与缩短病程。

【诊断与鉴别诊断】

1.诊断 依据口腔手术、昏迷呕吐、异物吸入,急性发作的畏寒、高热、咳嗽和咳大量脓臭痰等病史,结合白细胞总数和中性粒细胞显著增高,肺野大片浓密炎性阴影中有脓腔及液平面的X射线征象,可做出诊断。血、痰培养,包括厌氧菌培养,分离细菌,有助于做出病原诊断。有皮肤创伤感染,疖、痈等化脓性病灶,发热不退并有咳嗽、咳痰等症状,胸部X射线检查示有两肺多发性小脓肿,可诊断为血源性肺脓肿。在急性肺脓肿时期未及时控制感染,使肺部的炎症和坏死空洞迁延发展超过3个月时,即诊断为慢性肺脓肿。有慢性咳嗽,咯脓血痰,体质消耗,可见杵状指(趾)。X射线表现主要呈空洞病变,多有液平。内外壁界限清楚,并有较长的纤维索条通向四周,同时有肺部慢性炎症、新的播散病灶、肺部纤维化或团块状致密阴影。可并发脓胸、脓气胸。

2.鉴别诊断 肺脓肿应与下列疾病相鉴别。

(1)细菌性肺炎 早期肺脓肿与细菌性肺炎在症状及X射线表现上很相似。细菌性肺炎中肺炎球菌肺炎最常见,常有口唇疱疹、铁锈色痰而无大量黄脓痰。胸部X射线片示肺叶或段实变或呈片状淡薄炎症病变,边缘模糊不清,但无脓腔形成。其他有化脓性倾向的葡萄球菌、肺炎杆菌肺炎等。痰或血的细菌分离可做出鉴别。

（2）空洞型肺结核　发病缓慢，病程长，常伴有结核毒性症状，如午后低热、乏力、盗汗、长期咳嗽、咯血等。胸部 X 射线片示空洞壁较厚，其周围可见结核浸润病灶，或伴有斑点、结节状病变，空洞内一般无液平面，有时伴有同侧或对侧的结核播散病灶。痰中可找到结核分枝杆菌。继发感染时，亦可有多量黄脓痰，应结合过去史，在治疗继发感染的同时，反复查痰可确诊。

（3）支气管肺癌　肿瘤阻塞支气管引起远端肺部阻塞性炎症，呈肺叶、段分布。癌灶坏死液化形成癌性空洞。发病较慢，常无或仅有低度毒性症状。胸部 X 射线片示空洞常呈偏心、壁较厚、内壁凹凸不平，一般无液平面，空洞周围无炎症反应，由于癌肿经常发生转移，故常见到肺门淋巴结大。通过 X 射线体层摄片、胸部 CT 扫描、痰脱落细胞检查和纤维支气管镜检查可确诊。

（4）肺大疱或肺囊肿继发感染　肺大疱或肺囊肿呈圆形、腔壁薄而光滑，常伴有液平面，周围无炎症反应。患者常无明显的毒性症状或咳嗽，若有感染前的 X 射线片相比较，则更易鉴别。肺脓肿为含脓液的局限性空洞，由肺组织坏死引起，伴周围肺组织炎症。

（5）其他　如血管炎伴空洞坏死、肺栓塞伴梗死、真菌感染伴空洞形成、脓胸伴液平也需要注意鉴别。

【治疗】

1.抗生素治疗　吸入性肺脓肿多合并厌氧菌感染，青霉素对绝大多数厌氧菌都敏感，疗效较佳，故最常用。剂量 1 200 万 ~ 1 800 万 U/d 静脉滴注，分 4 ~ 6 次给药，或延长青霉素给药时间，以使其 T>MIC% 达到 50% 以上。脆弱拟杆菌对青霉素不敏感，而对林可霉素、克林霉素和甲硝唑敏感，故常与甲硝唑 2 g/d 联合应用。该联合用药方案对产 β-内酰胺酶的细菌也有效。初始治疗有效的患者，在体温消退、症状好转后可改为口服治疗，可单用或联合应用口服青霉素 500 mg，每日 4 次，甲硝唑 400 mg，每日 3 次。对青霉素耐药菌株，可采用克林霉素、第三代头孢菌素、β-内酰胺类/β-内酰胺酶抑制剂、氟喹诺酮类。军团菌肺脓肿可用大环内酯类或喹诺酮类抗生素，也可单用克林霉素或联合应用利福平。巴斯德菌肺脓肿首选青霉素或四环素，但需要延长治疗时间。放线菌肺脓肿青霉素静脉注射治疗的时间也要延长。诺卡菌肺脓肿首选甲氧苄啶（TMP）100 mg/（kg·d）和磺胺甲噁唑（SMZ）50 mg/（kg·d），免疫抑制的患者平均疗程为 6 个月。马红球菌肺脓肿应选用两种药物联合应用，大环内酯类加环丙沙星、庆大霉素、利福平或复方新诺明。血源性肺脓肿为脓毒血症的并发症，应按脓毒血症治疗，可选用耐 β-内酰胺酶的青霉素或头孢菌素。MRSA 感染应选用万古霉素、替考拉宁或利奈唑胺。如为阿米巴原虫感染，则用甲硝唑治疗。抗生素疗程 6 ~ 8 周，或直至 X 射线胸片示脓腔和炎症消失，仅有少量的残留纤维化。

2.脓液引流　脓液引流是提高疗效的有效措施。痰黏稠不易咳出者可用祛痰药或雾化吸入生理盐水、祛痰药或支气管舒张剂以利痰液引流。身体状况较好者可采取体位引流排痰，引流的体位应使脓肿处于最高位，每日 2 ~ 3 次，每次 10 ~ 15 min。有明显痰液阻塞征象，可经纤维支气管镜冲洗并吸引。靠近胸壁的肺脓肿病灶治疗效果差时可行经胸壁置管引流,局部注射抗生素治疗。

3.手术治疗　适应证为:①肺脓肿病程超过 3 个月,经内科治疗脓腔不缩小,或脓腔过大(5 cm 以上)估计不易闭合者;②大咯血经内科治疗无效或危及生命;③伴有支气管胸膜瘘或脓胸经抽吸、引流和冲洗疗效不佳者;④支气管阻塞限制了气道引流,如肺癌。对病情严重不能耐受手术者,可经胸壁插入导管到脓腔进行引流。

【预防】

要重视口腔、上呼吸道慢性感染病灶的治疗。口腔和胸腹手术前应注意保持口腔清洁,手术中注意清除口腔和上呼吸道血块及分泌物,鼓励患者咳嗽,及时取出呼吸道异物,保持呼吸道引流通畅昏迷患者更要注意口腔清洁。

第四节　肺结核

学习导航

1.掌握肺结核的临床表现、结核病的分型及治疗原则。

2.熟悉肺结核的诊断、实验室检查。

3.了解肺结核的病原体特点、发病机制及病理。

案例导入

患者,女,35 岁,因间断发热 1 个月,咳嗽带血 1 周入院。1 个月前开始出现发热,伴咳嗽,应用抗炎、止咳药物症状无好转。1 周前出现咳痰,时有痰中带血。病程中伴盗汗、食欲减退、乏力。体格检查:体温 37.4 ℃,双肺呼吸音清,未闻及干湿啰音,心率 90 次/min,节律齐,腹部平软,双下肢无水肿。血常规:WBC 5.8×10^9/L,血 Hb 110 g/L,ESR 35 mm/h。PPD 试验:强阳性。胸片:右上肺见斑片状密度增高影,边缘不清,其内见空洞样病变。

思考:

1.分析该患者的临床诊断及诊断依据。

2.说出对该患者的治疗原则。

肺结核(pulmonary tuberculosis)是由结核分枝杆菌引起的肺部慢性传染病。结核菌可侵及全身多个脏器,以肺部受累最常见。临床上多呈慢性过程,表现为低热、消瘦、乏力等全身症状与咳嗽、咳痰、咯血等呼吸系统症状。结核病是全球流行的传染性疾病之一,是危害人类健康的公共卫生问题。世界卫生组织(WHO)于 1993 年宣布结核病处于"全球紧急状态",并推行全程督导短程化学治疗策略作为国家结核病规划的核心内容。

【病因】

结核病的病原菌为结核分枝杆菌复合群,包括结核分枝杆菌、牛分枝杆菌、非洲分枝杆菌和田鼠分枝杆菌。人肺结核的致病菌90%以上为结核分枝杆菌。结核分枝杆菌抗酸染色呈红色,可抵抗盐酸酒精的脱色作用,故称抗酸杆菌。结核分枝杆菌对干燥、冷、酸、碱等抵抗力强,对紫外线比较敏感,太阳光直射下痰中结核杆菌经2~7 h可被杀死。结核菌生长缓慢,培养时间一般为2~8周。结核分枝杆菌菌体结构复杂,与结核病的组织坏死、干酪液化、空洞发生以及结核变态反应有关。

【发病机制】

1. 结核病的传播 结核病在人群中的传染源主要是结核病患者,即痰直接涂片阳性者,传染性的大小取决于痰内结核分枝杆菌量的多少。飞沫传播是肺结核最重要的传播途径,经消化道和皮肤等其他途径传播现已罕见。婴幼儿细胞免疫系统不完善,老年人、HIV感染者、免疫抑制剂使用者、慢性疾病患者等免疫力低下,都是结核病的易感人群。

2. 结核病的发生与发展

(1)原发感染 首次吸入含结核分枝杆菌的气溶胶后,是否感染取决于结核分枝杆菌的毒力和肺泡内巨噬细胞固有的吞噬杀菌能力。如果结核分枝杆菌能够存活下来,并在肺泡巨噬细胞内外生长繁殖,这部分肺组织即出现炎性病变,称为原发病灶。原发灶中的结核分枝杆菌沿着肺内引流淋巴管到达肺门淋巴结,引起淋巴结肿大。原发灶和肿大的气管支气管淋巴结合称为原发综合征。

(2)结核病免疫和迟发型变态反应 结核病主要的免疫机制是细胞免疫,体液免疫对控制结核菌感染的作用不重要。结核分枝杆菌的菌体蛋白质以结合的形式存在,是结核菌素的主要成分,诱导机体发生迟发性变态反应。

(3)继发性结核 继发性结核有明显的临床症状,容易出现空洞和排菌,有传染性,具有重要的临床和流行病学意义。继发性结核的发病目前认为有两种方式,原发性结核感染时期遗留下来的潜在病灶中的结核分枝杆菌重新活动而发生的结核病,此为内源性复发;另一种方式为受到结核分枝杆菌的再感染而发病,称为外源性重染。

【病理】

结核病的基本病理变化是炎性渗出、增生和干酪样坏死。结核病的病理过程特点是破坏与修复同时进行,故上述3种病理变化多同时存在,也可以某一种变化为主,而且可相互转化。渗出为主的病变主要表现在结核炎症初期阶段或恶化复发时,增生为主的病变为典型的结核结节,结核结节的中间可出现干酪样坏死。增生为主的病变发生在机体抵抗力较强、病变恢复阶段,干酪样坏死发生在结核分枝杆菌毒力强、感染菌量多、机体超敏反应增强、抵抗力低下的情况下。

【临床表现】

1. 症状

(1)呼吸系统症状

1)咳嗽、咳痰:是肺结核最常见症状,咳嗽较轻,干咳或少量黏液痰。有空洞形成时,痰量增多,若合并细菌感染,痰可呈脓性。支气管结核可表现为刺激性咳嗽。

2）咯血：约1/3的患者有咯血，多数患者为少量咯血，少数为大咯血。

3）胸痛：病灶累及胸膜时可表现胸痛，为胸膜炎性胸痛，随呼吸运动和咳嗽加重。

4）呼吸困难：多见于干酪性肺炎和大量胸腔积液者。

（2）全身症状 发热为最常见症状，多为长期午后潮热，即下午或傍晚开始升高，翌晨降至正常。部分患者有倦怠乏力、盗汗、食欲减退和体重减轻等。育龄女性患者可有月经不调。

2.体征 取决于病变性质和范围。病变范围较小时，可无任何体征。渗出性病变范围较大或干酪样坏死时，则可有肺实变体征，如触觉语颤增强、叩诊浊音、听诊闻及支气管呼吸音和细湿啰音。较大的空洞性病变听诊也可闻及支气管呼吸音。当有较大范围的纤维条索形成时，气管向患侧移位，患者胸廓塌陷、叩诊浊音、听诊呼吸音减弱并可闻及湿啰音。结核性胸膜炎时可有胸腔积液体征，如气管向健侧移位，患者胸廓视诊饱满、触觉语颤减弱，叩诊浊音或实音、听诊呼吸音减弱或消失。

【实验室及其他检查】

1.影像学检查 胸部X射线检查是诊断肺结核的常规首选方法。可以发现早期结核病变，确定病变部位、范围、性质，判断病变进展、治疗反应及药物治疗效果。肺结核的影像特点是多发生在上叶的尖后段和下叶的背段，密度不均匀，边缘较清楚和变化较慢，易形成空洞和播散病灶。肺部CT能减少重叠影像，易发现隐蔽的病变，减少漏诊。

2.痰结核分枝杆菌检查 是确诊肺结核的主要方法，也是制订化疗方案和考核治疗效果的主要依据。患者排菌具有间断性和不均匀性的特点，需多次查痰。痰涂片检查是简单、快速、易行和可靠的方法，但欠敏感。结核分枝杆菌培养灵敏度高于涂片法，结果准确可靠，常作为结核病诊断的"金标准"。同时也为药物敏感测定和菌种鉴定提供菌株。

3.支气管镜检查 主要用于支气管结核和淋巴结支气管瘘的诊断，可以在病灶部位钳取活体组织进行病理学检查和结核分枝杆菌培养。

4.结核菌素试验 广泛应用于检出结核分枝杆菌感染，而非检出结核病。结核菌素试验对儿童、少年和青年的结核病诊断有参考意义。其阳性结果仅表示曾有分枝杆菌感染，并不一定患结核病。目前WHO推荐使用的结核菌素为纯蛋白衍生物（PPD）。

【结核病的分类和诊断要点】

1.原发型肺结核 含原发综合征及胸内淋巴结结核。多见于儿童，无症状或症状轻微，多有结核病家庭接触史，结核菌素试验多为强阳性，X射线胸片表现为哑铃型阴影，即原发病灶、引流淋巴管炎和肿大的肺门淋巴结，形成典型的原发综合征。

2.血行播散型肺结核 分为急性、亚急性和慢性3种类型。急性血行播散型肺结核多见于婴儿和青少年，起病急，持续高热，中毒症状重，约一半以上的小儿和成人合并结核性脑膜炎。在症状出现两周左右胸部X射线可发现由肺尖至肺底呈大小、密度和分布三均匀的粟粒状结节阴影。亚急性和慢性血行播散型肺结核起病较缓，症状较轻，X射线胸片呈双上、中肺野为主的大小不等、密度不同和分布不均的粟粒状或结节状阴影，新鲜渗出与陈旧硬结和钙化病灶并存。

3. 继发性肺结核　多发生在成人,病程长,易反复。痰结核分枝杆菌检查常为阳性。包括浸润性肺结核、空洞性肺结核、结核球、干酪性肺炎等。

(1)浸润性肺结核　病变多发生在肺尖和锁骨下,影像学检查表现为小片状或斑点状阴影,可融合和形成空洞。

(2)空洞性肺结核　多有支气管播散病变,临床症状较多,发热、咳嗽、咳痰和咯血等。患者痰中经常排菌。

(3)结核球　多由干酪样病变吸收和周边纤维膜包裹或干酪空洞阻塞性愈合形成,80%以上的结核球有卫星病灶。

(4)干酪性肺炎　多发生在机体免疫力低下,体质衰弱,又受到大量结核分枝杆菌感染的患者,或有淋巴结支气管瘘,淋巴结中的干酪样物质经支气管进入肺内发生。

(5)纤维空洞性肺结核　病程长,反复进展恶化,肺组织破坏重,肺功能严重受损。结核分枝杆菌长期检查阳性且常耐药。

4. 结核性胸膜炎　含结核性干性胸膜炎、结核性渗出性胸膜炎、结核性脓胸。

5. 其他肺外结核　按部位和脏器命名,如骨关节结核、肾结核、肠结核等。

6. 菌阴肺结核　为3次痰涂片及1次培养阴性的肺结核。

【鉴别诊断】

肺结核应注意与肺炎、慢性阻塞性肺疾病、支气管扩张、肺癌、肺脓肿以及纵隔和肺门疾病等相鉴别。

【治疗要点】

肺结核的治疗原则主要是抗结核化学药物治疗,化学药物治疗原则是早期、规律、全程、适量、联合。

1. 抗结核治疗　常用抗结核药物有异烟肼(isoniazid,INH,H)、利福平(rifampicin,RFP,R)、吡嗪酰胺(pyrazinamide,PZA,Z)、乙胺丁醇(ethambutol,EMB,E)、链霉素(streptomycin,SM,S)等。整个治疗方案分强化和巩固两个阶段,同时需注意监测药物不良反应,如肝功能、肾功能损害等。

2. 其他治疗

(1)咯血的治疗　咯血是肺结核最主要的并发症。少量咯血,嘱患者消除紧张,卧床休息,可应用氨甲苯酸、酚磺乙胺、卡巴克络等药物止血。大咯血时首选垂体后叶素。

(2)糖皮质激素　仅用于结核毒性症状严重者,且必须确保在有效抗结核药物治疗的情况下使用。

(3)外科手术治疗　经规范化学治疗后无效、多重耐药的厚壁空洞、支气管胸膜瘘和大咯血等保守治疗无效者可手术治疗。

第五节　慢性阻塞性肺疾病

◀学习导航

1. 掌握慢性阻塞性肺疾病的临床表现及诊断标准。
2. 熟悉慢性阻塞性肺疾病实验室检查及治疗原则。
3. 了解慢性阻塞性肺疾病病因和发病机制。

案例导入

患者,男,72 岁。因慢性咳嗽、咳痰 20 年,气短 5 年,加重 1 周入院。受凉或冬春季节变化时即出现咳嗽、咳痰或伴喘息症状,病情反复发作,近 5 年开始出现活动后气短,劳动耐力下降。1 周前受凉后喘息加重,咳嗽、咳黄色黏痰。既往吸烟史 30 年,20 支/d。体格检查:呼吸 24 次/min,神志清,球结膜轻度水肿,口唇、甲床中度发绀。桶状胸、肋间隙增宽,双肺叩诊过清音、听诊呼吸音减弱、可闻及散在干湿啰音。心率 86 次/min,节律齐,双下肢无水肿。血常规:白细胞 $12.1 \times 10^9/L$,中性粒细胞比例 79%;胸片:双肺纹理增粗、肺气肿征(+),双下肺片状模糊影;血气分析:PaO_2 48 mmHg,$PaCO_2$ 72 mmHg,动脉血氧饱和度 74%。肺通气功能(舒张后):$FEV_1\%$:45% ,FEV_1/FVC:56% 。

思考:

1. 分析该患者的临床诊断及诊断依据。
2. 说明该患者的治疗原则。

慢性阻塞性肺疾病(chronic obstructive pulmonary disease,COPD)简称慢阻肺,是一种以持续气流受限为特征的可以预防和治疗的疾病,其气流受限多呈进行性发展,与气道和肺组织对烟草烟雾等有害气体或有害颗粒的异常慢性炎症反应有关。慢阻肺主要累及肺脏,但也可以引起肺外各器官的损害。

慢阻肺是呼吸系统的常见病、多发病,患病率及病死率均居高不下。因肺功能进行性减退,严重影响患者的劳动能力和生活质量,造成巨大的社会和经济负担。

【病因和发病机制】

1. 病因　确切的病因不清楚,可能是多种环境因素与机体自身因素长期相互作用的结果。

(1)吸烟　为重要的发病因素。烟龄越长,吸烟量越大,慢阻肺患病率越高。烟草中含焦油、尼古丁和氢氰酸等化学物质具有多种损伤效应。如损伤气道上皮细胞和纤毛运动,使气道净化能力下降,促使支气管黏液腺和杯状细胞增生肥大、黏液分泌增多,还可使氧自由基产生增多,诱导中性粒细胞释放蛋白酶,破坏肺弹力纤维,诱发肺气肿形成等。

(2)职业粉尘和化学物质　接触职业粉尘及化学物质,如烟雾、变应原、工业废气及室内空气污染等,浓度过高或时间过长时,均可能产生与吸烟类似的慢阻肺。

(3)空气污染　大气中的有害气体如二氧化硫、二氧化氮、氯气等可损伤气道黏膜上皮,使纤毛清除功能下降,黏液分泌增加,为细菌感染增加条件。

(4)感染因素　呼吸道感染是慢阻肺发病和加剧的另一个重要因素。病毒和(或)细菌感染是慢阻肺急性加重的常见原因。

(5)其他因素　免疫功能紊乱、气道高反应性、营养不良、年龄增大等机体因素和气候变化等环境因素均参与慢阻肺的发生、发展。

2. 发病机制

(1)炎症机制　气道、肺实质及肺血管的慢性炎症是慢阻肺的特征性改变,中性粒细胞、巨噬细胞、T淋巴细胞等炎症细胞均参与慢阻肺的发病过程。

(2)蛋白酶-抗蛋白酶失衡机制　蛋白水解酶对组织有损伤、破坏作用;抗蛋白酶对弹性蛋白酶等多种蛋白酶具有抑制功能。蛋白酶增多或抗蛋白酶不足均可导致组织结构破坏产生肺气肿。吸入有害气体和有害物质可以导致蛋白酶产生增多或活性增强,而抗蛋白酶产生减少或灭活加快。

(3)氧化应激机制　许多研究表明慢阻肺患者的氧化应激增加。氧化物主要有超氧阴离子、羟根、次氯酸、H_2O_2 和 NO 等。

(4)其他机制　如自主神经功能失调、营养不良、气温变化等都有可能参与慢阻肺的发生、发展。

上述机制共同作用,产生两种重要病变:小气道病变和肺气肿病变,二者共同作用造成慢阻肺特征性的持续气流受限。

【临床表现】

患者常有长期、较大量吸烟史,职业性或环境有害物质接触史,发病年龄中年以后居多,有家族聚集倾向,秋冬、初春季节多发。

1. 症状　起病缓慢、病程较长。主要症状如下。

(1)慢性咳嗽　常为首发症状,初起咳嗽呈间歇性,多晨间明显,以后早晚或整日均有咳嗽,夜间有阵咳或排痰。

(2)咳痰　一般为少量白色黏液痰或浆液性泡沫样痰,晨起为多,合并细菌感染时痰量增多,为黏液脓性,偶可痰中带血丝。

（3）气短或呼吸困难　早期在劳累时出现,后逐渐加重,以致在日常活动甚至休息时也感到气短,是慢阻肺的标志性症状。

（4）喘息和胸闷　部分患者特别是重度患者或急性加重时出现喘息、胸闷。

（5）其他　程度较重的患者可能会发生全身症状,如体重下降、食欲减退、外周肌肉萎缩和功能障碍、精神抑郁和(或)焦虑等。

2.体征　早期体征可无异常。随疾病发展可出现以下体征。

（1）视诊　胸廓前后径增大,肋间隙增宽,剑突下胸骨下角增宽,称为桶状胸。呼吸运动减弱,部分患者呼吸变浅、频率增快,辅助呼吸肌参与呼吸运动、前倾体位等,缺氧患者可有口唇发绀,伴有右心衰者可有下肢水肿及肝脏增大。

（2）触诊　双侧语颤减弱。

（3）叩诊　呈过清音,心浊音界缩小,肺下界及肝浊音界下移。

（4）听诊　双肺呼吸音减弱,呼气相延长,可闻及干啰音,双肺底或其他肺野可闻及湿啰音,心音遥远。

【实验室及其他检查】

1.肺功能检查　是判断气流受限的主要客观指标,对慢阻肺诊断、严重程度评价、疾病进展、预后及治疗反应等均有重要意义。第一秒用力呼气容积占用力肺活量百分比（FEV_1/FVC）是评价气流受限的一项敏感指标。第一秒用力呼气容积占预计值百分比（$FEV_1\%$预计值）,是评估慢阻肺严重程度的良好指标,其变异性小,易于操作。吸入支气管舒张药后 $FEV_1/FVC<70\%$,可确定为持续气流受限。肺总量（TLC）、功能残气量（FRC）和残气量（RV）增高,肺活量（VC）降低,表明肺过度充气,有参考价值。

2.胸部 X 射线及 CT 检查　慢阻肺早期胸片可无明显变化,以后可出现肺纹理增多、紊乱,肺透过度增强,膈肌下降,心脏呈悬垂位。X 射线胸片改变对慢阻肺诊断特异性不高,主要作为确定肺部有无并发症及与其他肺部疾病鉴别。CT 检查不作为慢阻肺的常规检查,主要用于对肺部疾病的鉴别诊断。

3.血气检查　对确定发生低氧血症、高碳酸血症、酸碱平衡失调以及判断呼吸衰竭的类型有重要价值。

4.其他　外周血早期无异常、伴有细菌性感染时白细胞及中性粒细胞增多,当低氧血症时红细胞和血红蛋白含量可增高,并发感染时痰涂片可见大量中性粒细胞,痰培养可检出病原菌,常见病原菌为肺炎链球菌、流感嗜血杆菌、卡他莫拉菌、肺炎克雷伯菌等。

【诊断要点】

主要根据吸烟等危险因素史、临床症状、体征、实验室检查、胸部 X 射线检查,特别是肺功能检查综合分析确定。吸入支气管扩张剂后 $FEV_1/FVC<70\%$ 即明确存在持续气流受限,在排除其他疾病后可确定慢阻肺诊断。慢阻肺应与支气管哮喘、支气管扩张症、充血性心力衰竭、肺结核和弥漫性泛细支气管炎等相鉴别。

目前多根据慢阻肺患者的临床症状、急性加重的风险、气流受限的严重程度及并发展情况进行综合评估。目的是确定疾病的严重程度,以指导治疗。

慢阻肺病程分期:急性加重期指在疾病过程中,短期内咳嗽、咳痰、气短和(或)喘息加重,痰量增多、呈脓性或黏液脓性,可伴发热等症状;稳定期则指患者咳嗽、咳痰、气短等症状稳定或症状较轻。

【治疗要点】

1. 急性加重期治疗

(1)控制性氧疗　一般用低浓度(吸氧浓度28%~30%)、低流量(1~2 L/min)经鼻导管或 Venturi 面罩给氧[吸入氧浓度(%)=21+4×氧流量(L/min)],使血氧饱和度维持在88%~92%,避免吸入氧浓度过高引起或加重二氧化碳潴留。

(2)抗菌药物　慢阻肺急性加重期多由感染诱发,故抗菌药物的应用具有重要作用,其应用指征为呼吸困难加重,咳嗽伴痰量增加、有脓痰时。临床上应根据患者所在地常见病原菌及其药物敏感情况积极选用抗生素治疗。抗菌药物推荐治疗疗程为5~10 d。

(3)支气管舒张剂　可给予短效支气管舒张剂雾化吸入,如沙丁胺醇、异丙托溴铵等雾化吸入,对于病情较严重者可考虑静脉滴注茶碱类药物,由于茶碱类药物的血药浓度个体差异较大,治疗窗较窄,监测血清茶碱浓度对评估疗效和避免发生不良反应都有一定意义。

(4)糖皮质激素　对住院的急性加重期患者在应用支气管扩张剂的基础上可考虑短期口服泼尼松龙或静脉滴注甲泼尼龙。

(5)机械通气治疗　对并发呼吸衰竭者,可给予无创性或有创性机械通气。

(6)其他治疗　补充液体、纠正酸碱失衡及电解质紊乱,加强营养支持,积极排痰,预防及治疗并发症。

2. 稳定期治疗　此期治疗目的是减轻症状,阻止病情发展;缓解或阻止肺功能下降;改善活动能力,提高生活质量;降低病死率。

(1)控制危险因素　教育和劝导患者戒烟,控制职业性和环境污染。

(2)支气管扩张剂

1)β2 肾上腺素受体激动剂:短效制剂如沙丁胺醇气雾剂按需吸入;长效制剂如沙美特罗、福莫特罗等。

2)抗胆碱药物:短效制剂如异丙托溴铵气雾剂,长效抗胆碱药如噻托溴铵。

3)茶碱类:茶碱缓释或控释片等口服。

(3)糖皮质激素　长期规律吸入激素适用于 FEV,占预计值百分比<50%(Ⅲ级及Ⅳ级)且有临床症状及反复加重的慢阻肺患者。常与长效 β2 受体激动剂联合吸入,制剂有氟替卡松/沙美特罗、布地奈德/福莫特罗。不推荐长期口服激素及单一吸入激素治疗。

(4)祛痰药　对痰不易咳出者可应用。常用药物有盐酸氨溴索、N-乙酰半胱氨酸等。

(5)长期家庭氧疗(LTOT)　对慢阻肺并发慢性呼吸衰竭者可提高生活质量。目的是使患者在海平面水平静息状态下达到 $PaO_2 \geq 60$ mmHg 和(或)使 SaO_2 升至90%。

第六节 肺 癌

肺癌(lung cancer)或称原发性支气管癌(primary bronchogenic carcinoma)或原发性支气管肺癌(primary bronchogenic lung cancer),世界卫生组织(WHO)定义为起源于呼吸上皮细胞(支气管、细支气管和肺泡)的恶性肿瘤,是最常见的肺部原发性恶性肿瘤。根据组织病变,肺癌可分成小细胞癌和非小细胞癌。发病高峰在 55~65 岁,男性多于女性,男女比约为 2.1∶1。临床症状多隐匿,以咳嗽、咳痰、咯血和消瘦等为主要表现,X 射线影像学主要表现为肺部结节、肿块影等。由于约 75% 患者就诊时已是肺癌晚期,故其 5 年生存率低于 20%。因此,要提高患者的生存率就必须重视早期诊断和规范化治疗。

【流行病学】

肺癌是全球癌症相关死亡最主要的原因,根据 WHO 公布的数据(GLOBOCAN 2012),2012 年全球新发肺癌人数 182.5 万,占所有癌症(不包括非黑色素瘤皮肤癌)患者数的 13.0%,肺癌死亡人数 159.0 万,占所有癌症死亡人数的 19.4%,过去 20 年间,西方国家男性肺癌发病率和死亡率有所下降,而发展中国家则持续上升;女性肺癌死率在世界大部分地区仍在上升,2015 年我国新发肺癌人数 73.3 万,其中男性 50.9 万,女性 22.4 万;肺癌死亡人数 61.0 万,其中男性 43.2 万,女性 17.8 万。男性发病率在所有癌症中列首位,女性发病率仅次于乳腺癌列第二位,死亡率则均列首位,与以往数据相比发病率和死亡率均呈上升趋势。

【病因和发病机制】

肺癌的病因和发病机制迄今尚未明确,但有证据显示与下列因素有关。

1. 吸烟　吸烟是引起肺癌最常见的原因,约 85% 肺癌患者有吸烟史,包括吸烟和已戒烟者(定义为诊断前戒烟至少 12 个月以上)。吸烟 20~30 包/年(定义为每天 1 包,吸烟史 20~30 年)者罹患肺癌的危险性明显增加与从不吸烟者相比,吸烟者发生肺癌的危险能平均高 10 倍,重度吸烟者可达 10~25 倍。已戒烟者罹患肺癌的危险性比那些持续吸烟者降低,但与从未吸烟者相比仍有 9 倍升高的危险,随着戒烟时间的延长,发生肺癌的危险性逐步降低。吸烟与肺癌之间存在着明确的关系,开始吸烟的年龄越小,吸烟时间越长,吸烟量越大,肺癌的发病率和死亡率越高。

环境烟草烟雾(environmental tobacco smoke,ETS)或称二手烟或被动吸烟也是肺癌的病因之一。来自 ETS 的危险低于主动吸烟,非吸烟者与吸烟者结婚共同生活多年后其肺癌风险增加 20%~30%,且其罹患肺癌的危险性随配偶吸烟量的增多而升高。烟草已列为 A 级致癌物,吸烟与所有病理类型肺癌的危险性相关。由于仅约 11% 的重度吸烟者罹患肺癌,基因敏感性可能在其中起一定的作用。

2. 职业致癌因子　某些职业的工作环境中存在许多致癌物质。已被确认的致癌物质包括石、砷、双氯甲基乙醚、铬、芥子气、镍、多环芳香烃类,以及铀、镭等放射性物质衰变时产生的氡和氢气,电离辐射和微波辐射等。这些因素可使肺癌发生危险性增加 3~

30倍。吸烟可明显加重这些危险。由于肺癌的形成是一个漫长的过程,其潜伏期可达20年或更久,故不少患者在停止接触致癌物质很长时间后才发生肺癌。

3.空气污染

(1)室外大环境污染　城市中的工业废气、汽车尾气等都有致癌物质,如苯并芘、氧化亚砷、放射性物质、镍、铬化合物、SO_2、NO以及不燃的脂肪族碳氧化合物等。有资料显示,城市肺癌发病率明显高于农村。

(2)室内小环境污染　室内被动吸烟、燃料燃烧和烹调过程中均可产生致癌物。室内接触煤烟或其不完全燃烧物为肺癌的危险因素,特别是对女性腺癌的影响较大。烹调时加热所释放出的油烟雾也是不可忽视的致癌因素。

4.电离辐射　电离辐射可以是职业性或非职业性的,有来自体外或因吸入放射性粉尘和气体引起的体内照射。不同射线产生的效应不同,如在日本广岛原子弹释放的是中子和α射线,长崎则仅有α射线,前者患肺癌的危险性高于后者。据美国1978年报道,一般人群中电离辐射49.6%来源于自然界,44.6%为医疗照射,其中来自X射线诊断的占36.7%。

5.饮食与体力活动　有研究显示,成年期水果和蔬菜的摄入量低,肺癌发生的危险性升高。血清中β胡萝卜素水平低的人,肺癌发生的危险性高。也有研究显示,中、高强度的体力活动使发生肺癌的风险下降13%~30%。

6.遗传和基因改变　遗传因素与肺癌的相关性受到重视。例如有早期肺癌(60岁前)家族史的亲属罹患肺癌的危险性升高2倍;同样的香烟暴露水平,女性发生肺癌的危险性高于男性。肺癌可能是外因通过内因而发病的,外因可诱发细胞的恶性转化和不可逆的基因改变,包括原癌基因(proto-oncogene)的活化、抑癌基因(tumor suppressor gene)的失活、自反馈分泌环的活化和细胞凋亡的抑制。肺癌的发生是一个多阶段逐步演变的过程,涉及一系列基因改变,多种基因变化的积累才会引起细胞生长和分化的控制机制紊乱,使细胞生长失控而发生癌变。与肺癌发生关系较为密切的癌基因主要有*HER*家族、*RAS*基因家族、*Myc*基因家族、*ALK*融合基因、*Sox*基因以及*MDM2*基因等。相关的抑癌基因包括*p53*、*Rb*、*p16*、*nm23*、*PTEN*基因等。与肺癌发生、发展相关的分子发病机制还包括生长因子信号转导通路激活、肿瘤血管生成、细胞凋亡障碍和免疫逃避等。

7.其他因素　美国癌症学会将结核列为肺癌的发病因素之一,其罹患肺癌的危险性是正常人群的10倍,主要组织学类型为腺癌。某些慢性肺部疾病如慢性阻塞性肺疾病、结节病、特发性肺纤维化、硬皮病、病毒感染、真菌毒素(黄曲霉)等,与肺癌的发生可能也有一定关系。

【分类】

1.按解剖学部位分类

(1)中央型肺癌　发生在段及以上支气管的肺癌,以鳞状上皮细胞癌和小细胞肺癌较多见。

(2)周围型肺癌　发生在段支气管以下的肺癌,以腺癌较多见。

2.按组织病理学分类　肺癌的组织病理学分为非小细胞肺癌和小细胞肺癌两大类,其中,非小细胞肺癌最为常见,约占肺癌总发病率的85%。

（1）非小细胞肺癌（non-small cell lung cancer，NSCLC）

1）鳞状上皮细胞癌（简称鳞癌）：目前分为角化型、非角化型和基底细胞样型鳞状上皮细胞癌。典型的鳞癌显示来源于支气管上皮的鳞状上皮细胞化生，常有细胞角化和（或）细胞间桥；非角化型鳞癌因缺乏细胞角化和（或）细胞间桥，常需免疫组化证实存在鳞状分化；基底细胞样型鳞癌，其基底细胞样癌细胞成分至少>50%。免疫组化染色癌细胞 CK5/6、p40 和 p63 阳性。鳞癌多起源于段或亚段的支气管黏膜，并有向管腔内生长的倾向，早期常引起支气管狭窄，导致肺不张或阻塞性肺炎。癌组织易变性、坏死，形成空洞或癌性肺脓肿。常见于老年男性。一般生长较慢，转移晚，手术切除机会较多，5 年生存率较高，但对化疗和放疗敏感性不如小细胞肺癌。

2）腺癌：分为①原位腺癌（adenocarcinoma in situ，AIS），旧称细支气管肺泡癌（BAC），直径≤3 cm；②微浸润性腺癌（microinvasive adenocarcinoma，MIA），直径≤3 cm，浸润间质最大直径≤5 mm，无脉管和胸膜侵犯；③浸润性腺癌（包括旧称的非黏液性 BAC），包括贴壁样生长为主型（浸润间质最大直径>5 mm）、腺泡为主型、乳头状为主型、微乳头为主型和实性癌伴黏液形成型；④浸润性腺癌变异型，包括黏液型、胶样型、胎儿型和肠型腺癌。腺癌可分为黏液型、非黏液型或黏液/非黏液混合型。免疫组化染色癌细胞表达 CK7、甲状腺转录因子-1（TTF-1）和 Napsin A. 腺癌是肺癌最常见的类型。女性多见，主要起源于支气管黏液腺，可发生于细小支气管或中央气道，临床多表现为周围型。腺癌可在气管外生长，也可循肺泡壁蔓延，常在肺边缘部形成直径 2~4 cm 的结节或肿块。由于腺癌富含血管，局部浸润和血行转移较早，易累及胸膜引起胸腔积液。

3）大细胞癌：大细胞癌是一种未分化的非小细胞癌，较为少见，占肺癌的 10% 以下，其在细胞学和组织结构及免疫表型等方面缺乏小细胞癌、腺癌或鳞癌的特征。诊断大细胞癌只用手术切除的标本，不适用小活检和细胞学标本。免疫组化及黏液染色鳞状上皮样及腺样分化标志物阴性。大细胞癌的转移较晚，手术切除机会较大。

4）其他：腺鳞癌、肉瘤样癌、淋巴上皮瘤样癌、NUT 癌、唾液腺型癌（腺样囊性癌、黏液表皮样癌）等。

（2）小细胞肺癌（small cell lung cancer，SCLC）　肺神经内分泌肿瘤包括类癌、非典型类癌、小细胞癌和大细胞神经内分泌癌。SCLC 是一种低分化的神经内分泌肿瘤，包括小细胞癌和复合型小细胞癌。小细胞癌细胞小，圆形或卵圆形，胞质少，细胞边缘不清。核呈细颗粒状或深染，核仁缺乏或不明显，核分裂常见。小细胞肺癌细胞质内含有神经内分泌颗粒，具有内分泌和化学受体功能，能分泌 5-羟色胺、儿茶酚胺、组胺、激肽等物质，可引起类癌综合征（carcinoid syndrome）。癌细胞常表达神经内分泌标志物如 CD56、神经细胞黏附分子、突触素和嗜铬粒蛋白。Ki-67 免疫组化对区分 SCLC 和类癌有很大帮助，SCLC 的 Ki-67 增殖指数通常为 50%~100%。SCLC 以增殖快速和早期广泛转移为特征，初次确诊时 60%~88% 已有脑、肝、骨或肾上腺等转移，只有约 1/3 患者局限于胸内。SCLC 多为中央型，典型表现为肺门肿块和肿大的纵隔淋巴结引起的咳嗽和呼吸困难。SCLC 对化疗和放疗较敏感。在所有上皮细胞来源的肺癌中，鳞癌、腺癌、大细胞癌和小细胞癌是主要类型的肺癌，约占所有肺癌的 90%。

【临床表现】

临床表现与肿瘤大小、类型、发展阶段、所在部位、有无并发症或转移有密切关系。5% ~15% 的患者无症状，仅在常规体检、胸部影像学检查时发现。其余患者或多或少地表现与肺癌有关的症状与体征。

原发肿瘤引起的症状和体征如下。

（1）咳嗽　为早期症状，常为无痰或少痰的刺激性干咳，当肿瘤引起支气管狭窄后可加重咳嗽。多为持续性，呈高调金属音性咳嗽或刺激性呛咳。黏液型腺癌可有大量黏液痰。伴有继发感染时，痰量增加，且呈黏液脓性。

（2）痰血或咯血　多见于中央型肺癌。肿瘤向管腔内生长者可有间歇或持续性痰中带血，如果表面糜烂严重侵蚀大血管，则可引起大咯血。

（3）气短或喘鸣　肿瘤向气管、支气管内生长引起部分气道阻塞，或转移到肺门淋巴结致使肿大的淋巴结压迫主支气管或隆突，或转移引起大量胸腔积液、心包积液、膈肌麻痹、上腔静脉阻塞，或广泛肺部侵犯时，可有呼吸困难、气短、喘息，偶尔表现为喘鸣，听诊时可发现局限或单侧哮鸣音。

（4）胸痛　可有胸部隐痛，与肿瘤的转移或直接侵犯胸壁有关。

（5）发热　肿瘤组织坏死可引起发热。多数发热的原因是由于肿瘤引起的阻塞性肺炎所致，抗生素治疗效果不佳。

（6）消瘦　为恶性肿瘤常见表现，晚期由于肿瘤毒素以及感染、疼痛所致食欲减退，可表现消瘦或恶病质。

本章小结

呼吸系统疾病是一种严重危害人民健康的常见病及多发病，发病率及病死率均高，且许多疾病起病隐袭，肺功能逐渐损害，致残率高，严重影响患者的生活和生命质量。本章内容的重点是慢性阻塞性肺疾病和肺炎。慢阻肺的重点为其临床表现及诊断标准，戒烟和防治大气污染是预防其发生发展的重要措施。掌握肺炎的分类及各型肺炎的临床特点，合理选择抗生素是肺炎治疗的关键，病原学检查是确诊各型肺炎的主要依据，并指导临床抗菌药物应用。

第八章

消化系统疾病

学习导航

1. 知识目标　学习消化系统常见病的病因、临床表现、诊断及防治原则。
2. 技能目标　掌握消化系统常见病的辅助检查方法。
3. 素质目标　树立良好的医德医风,培养严谨的科学态度。

第一节　慢性胃炎

慢性胃炎(chronic gastritis)是指由多种病因引起的慢性胃黏膜炎症病变,临床常见。其患病率一般随年龄增长而增加,特别是中年以上更为常见。Hp 感染是最常见的病因。此外,十二指肠-胃反流,服用 NSAIDs(如阿司匹林)也可引发本病。自身免疫功能紊乱产生壁细胞抗体和内因子抗体引发自身免疫性胃炎,可导致恶性贫血。

【临床表现】

大多数患者无明显症状,且多为非特异性。可表现为中上腹不适、饱胀、钝痛、烧灼痛等,也可呈食欲缺乏、嗳气、反酸、恶心等消化不良症状。恶性贫血者常有全身衰弱、乏力,可出现明显的厌食、体重减轻、贫血,一般消化道症状较少。

【辅助检查】

根据内镜和病理诊断可将慢性胃炎分萎缩性和非萎缩性两大类,基于胃炎分布可将慢性胃炎分为胃窦炎、胃体炎和全胃炎三大类;$^{13}C/^{14}C$ 尿素呼气试验或胃黏膜活检快速尿素酶检测可确认有无 Hp 感染;怀疑自身免疫性胃炎,可行血清抗壁细胞抗体、内因子抗体及维生素 B_{12} 水平测定。

【诊断】

仅依靠临床表现不能确诊,胃镜及活检组织病理学检查是诊断和鉴别诊断慢性胃炎的主要手段。Hp 检测有助于病因诊断。

【防治原则】

1. 养成良好的生活、饮食习惯,强调综合性防治的对症治疗。

2. 慢性胃炎伴有胃黏膜糜烂、萎缩及肠化生、异型增生者;有消化不良症状者;有胃癌家族史者推荐根除 Hp 治疗。

3. 对药物不能逆转的局灶高级别上皮内瘤变(含重度异型增生和原位癌),可在胃镜下行黏膜下剥离术,并应视病情定期随访。

第二节　消化性溃疡

消化性溃疡(peptic ulcer,PU)指胃肠黏膜发生的炎性缺损,通常与胃液的胃酸和消化作用有关,病变穿透黏膜肌层或达更深层次。消化性溃疡常发生于胃、十二指肠,即胃溃疡、十二指肠溃疡,也可发生于食管-胃吻合口、胃-空肠吻合口或附近,含有胃黏膜的Meckel憩室等。胃、十二指肠局部黏膜损害因素增强和黏膜防御因素削弱是发病的主要机制。

【临床表现】

1.症状　部分病例仅表现上腹胀、上腹部不适、厌食、嗳气、反酸等消化不良症状。典型症状为上腹痛,性质可有钝痛、灼痛、胀痛、剧痛、饥饿样不适。特点:①慢性过程;②反复或周期性发作,多在秋冬和冬春之交发病;③节律性上腹痛,餐后痛多见于胃溃疡,饥饿痛或夜间痛、进餐缓解多见于十二指肠溃疡;④腹痛可被抑酸或抗酸剂缓解。

2.体征　发作时剑突下、上腹部或右上腹部可有局限性压痛,缓解后可无明显体征。

3.并发症

(1)出血　消化性溃疡是上消化道出血中最常见的病因。

(2)穿孔　当溃疡穿透胃、十二指肠壁时,发生穿孔。可见3种情况。①溃破入腹腔引起弥漫性腹膜炎呈突发剧烈腹痛,持续而加剧,先出现于上腹,继之延及全腹。体征有腹壁板样僵直,压痛、反跳痛,肝浊音界消失。②穿透于周围实质性脏器,腹痛规律改变,变为顽固或持续。③穿破入空腔器官形成瘘管,可通过内镜、钡剂或CT等检查发现。

(3)幽门梗阻　多由十二指肠溃疡或幽门管溃疡反复发作所致,炎性水肿和幽门平滑肌痉挛所致暂时梗阻可因药物治疗、溃疡愈合而缓解;严重瘢痕或与周围组织粘连、恶变引起胃流出道狭窄或变形,表现为持续性梗阻。

(4)癌变　反复发作、病程持续时间长的胃溃疡癌变风险高。十二指肠溃疡一般不发生癌变。

【辅助检查】

1.胃镜检查及活检　胃镜检查是首选方法和金标准,可以确定有无病变、部位及分期;取活检鉴别良恶性溃疡;对合并出血者给予止血治疗;对合并狭窄梗阻患者给予扩张或支架治疗。

2.X射线钡剂造影　对于胃镜禁忌者或者不愿接受胃镜检查者和没有胃镜检查条件时可选用。溃疡的钡剂直接征象为龛影、黏膜聚集,间接征象为局部压痛、胃大弯侧痉挛性切迹、狭窄、十二指肠球部激惹及球部畸形等。

3.实验室检查　①Hp检测:有溃疡病史者,无论溃疡处于活动还是瘢痕期,均应考虑Hp检测。②其他检查:如血常规、粪便隐血有助于了解溃疡有无活动出血。

【诊断】

依据典型症状可做出初步诊断。胃镜及活检检查可以确诊。上消化道钡剂发现龛影,可以诊断溃疡,但难以区分良恶性。

【防治原则】

治疗目标:去除病因,控制症状,促进溃疡愈合、预防复发和避免并发症。

1. 药物治疗

(1)抑酸剂 质子泵抑制剂(PPI)是治疗消化性溃疡的首选药物;H_2受体拮抗剂是治疗溃疡的主要药物之一。

(2)根除 Hp 消化性溃疡不论活动与否,Hp 阳性患者均应根除 Hp。药物目前推荐含有铋剂的四联疗法:PPI、铋剂加上阿莫西林、克拉霉素、甲硝唑、呋喃唑酮等抗生素中的两种组成。疗程 14 d,一般应在治疗至少 4 周后复检 Hp。

(3)胃黏膜保护剂 包括铋剂,常用枸橼酸铋钾、果胶铋等;弱碱性抗酸剂,常用铝碳酸镁、磷酸铝、硫糖铝、氢氧化铝凝胶等。

2. 并发症治疗 上消化道出血主要是抑酸和内镜治疗;功能性幽门梗阻或慢性穿孔等经规律性内科治疗一般都能够痊愈;大量出血、器质性幽门梗阻、急性穿孔及明确胃癌者建议手术治疗。

3. 患者教育 适当休息,减轻精神压力;改善进食规律、戒烟、戒酒及少饮浓茶、浓咖啡等。停服不必要的非甾体抗炎药(NSAIDs)、其他对胃有刺激或引起恶心、不适的药物,如确有必要服用 NSAIDs 和其他药物,建议和食物一起或餐后服用,或遵医嘱加用保护胃黏膜的药物。

第三节 炎症性肠病

炎症性肠病(inflammatory bowel disease,IBD)是一组病因尚未阐明的慢性非特异性肠道炎症性疾病。包括溃疡性结肠炎(ulcerative colitis,UC)和克罗恩病(Crohn disease,CD)。IBD 的发病机制可概括为:环境因素作用于遗传易感者,在肠道微生物参与下引起肠道免疫失衡,损伤肠黏膜屏障,导致肠黏膜持续炎症损伤。

【临床表现】

1. UC 起病多为亚急性,少数急性起病。病程呈慢性经过,发作与缓解交替,少数症状持续并逐渐加重。反复发作的腹泻、黏液脓血便及腹痛是 UC 的主要症状。常有里急后重,便后腹痛缓解。大便次数及便血的程度与病情轻重有关,轻者排便 2~3 次/d,便血轻或无;重者>10 次/d,脓血显见,甚至大量便血。若出现腹肌紧张、反跳痛、肠鸣音减弱等体征,应注意中毒性巨结肠、肠穿孔等并发症。

2. CD 起病大多隐匿、缓慢,从发病早期症状至确诊有时需数个月至数年。病程呈慢性、长短不等的活动期与缓解期交替,迁延不愈。腹痛、腹泻和体重下降是本病的主要临床表现。腹痛多位于右下腹或脐周,间歇性发作。腹泻粪便多为糊状。常有发热、疲乏等全身表现,肛周脓肿或瘘管等局部表现,以及关节、皮肤、眼、口腔黏膜等肠外损害。

3. 肠外表现 本病常伴随肠外免疫状态的异常。UC 肠外表现包括外周关节炎、结节性红斑、坏疽性脓皮病、巩膜外层炎、前葡萄膜炎、口腔复发性溃疡等。CD 肠外表现与 UC 的肠外表现相似,但发生率较高,以口腔黏膜溃疡、皮肤结节性红斑、关节炎及眼病为常见。

【辅助检查】

1.实验室检查　贫血、白细胞数增加、红细胞沉降率加快及 C 反应蛋白增高均提示疾病处于活动期。粪便应注意通过粪便病原学检查,排除感染性结肠炎。

2.结肠镜检查　本病诊断与鉴别诊断的最重要手段之一。UC 内镜下所见黏膜改变有:①黏膜血管纹理模糊、紊乱或消失、充血、水肿、易脆、出血及脓性分泌物附着;②病变明显处见弥漫性糜烂和多发性浅溃疡;③慢性病变常见黏膜粗糙,呈细颗粒状、炎性息肉及桥状黏膜,在反复溃疡愈合、瘢痕形成过程中结肠变形缩短、结肠袋变浅、变钝或消失。CD 镜下一般表现为节段性、非对称性的各种黏膜炎症,其中具有特征性的表现为非连续性病变、纵行溃疡和卵石样外观。

3.X 射线钡剂灌肠　不作为首选检查手段。UC 主要 X 射线征有:①黏膜粗乱和(或)颗粒样改变;②多发性浅溃疡,表现为管壁边缘毛糙呈毛刺状或锯齿状以及见小龛影,亦可有炎症性息肉而表现为多个小的圆形或卵圆形充盈缺损;③肠管缩短,结肠袋消失,肠壁变硬,可呈铅管状。重度患者不宜做钡剂灌肠检查,以免加重病情或诱发中毒性巨结肠。CD 可见肠黏膜皱襞粗乱、纵行性溃疡或裂沟、鹅卵石征、假息肉、多发性狭窄或肠壁僵硬、瘘管形成、肠管假憩室样扩张等征象,病变呈节段性分布特性。

【诊断】

具有持续或反复发作腹泻和黏液脓血便、腹痛、里急后重,伴有(或不伴)不同程度全身症状者,在排除感染性结肠炎及缺血性肠炎、放射性肠炎等基础上,应考虑 UC;对慢性起病,反复腹痛、腹泻、体重下降,特别是伴有肠梗阻、腹部压痛、腹块、肠瘘、肛周病变、发热等表现者,临床上应考虑 CD。结肠镜检查及黏膜活检组织学检查有助于明确诊断。

【防治原则】

目标是诱导并维持症状缓解以及黏膜愈合,防治并发症,改善生存质量。根据病情严重程度、病变部位选择合适的治疗药物。

1.一般治疗　活动期患者应充分休息,调节好情绪,避免心理压力过大。急性活动期可给予流质或半流质饮食,病情好转后改为富营养、易消化的少渣饮食,不宜过于辛辣。注重饮食卫生,避免肠道感染性疾病。

2.药物治疗　首选氨基水杨酸制剂,包括 5-氨基水杨酸(5-ASA)制剂和柳氮磺吡啶(SASP),用于轻、中度的 UC 诱导缓解及维持治疗,但对 CD 疗效有限,仅适用于病变局限在回肠末段或结肠的轻症患者;糖皮质激素用于对 5-ASA 疗效不佳的中度及重度患者的首选治疗;免疫抑制剂用于 5-ASA 维持治疗疗效不佳、症状反复发作及激素依赖者的维持治疗。

3.手术治疗　主要是针对并发症,包括肠梗阻、腹腔脓肿、急性穿孔、不能控制的大量出血及癌变。

第四节 肠结核

肠结核(intestinal tuberculosis)是结核分枝杆菌引起的肠道慢性特异性感染,常继发于肺结核。90%以上的肠结核主要由人型结核分枝杆菌引起,多因患开放性肺结核或喉结核而吞下含菌痰液,或常与开放性肺结核患者共餐而忽视餐具消毒等被感染。多在回盲部引起病变。此外,本病也可由血行播散引起,见于粟粒型肺结核;或由腹腔内结核病灶直接蔓延引起。

【临床表现】

本病一般见于中青年,女性稍多于男性。腹痛和腹胀是最常见的临床表现,腹痛多位于右下腹或脐周,间歇发作,餐后加重。溃疡型肠结核常伴腹泻,大便呈糊样,多无脓血,不伴里急后重。增生型肠结核可触及腹部肿块,多位于右下腹,质中、较固定、轻至中度压痛。结核毒血症状多见于溃疡型肠结核,为长期不规则低热、盗汗、消瘦、贫血和乏力。增生型者全身情况一般较好,无明显结核毒血症状。并发症以肠梗阻及合并结核性腹膜炎多见。

【辅助检查】

1.实验室检查 红细胞沉降率多明显增快,提示结核病处于活动期。粪便中可见少量脓细胞与红细胞。结核菌素试验呈强阳性,或γ干扰素释放试验阳性均有助于本病的诊断。

2.内镜检查 内镜下见回盲部等处黏膜充血、水肿,溃疡形成,大小及形态各异的炎症息肉,肠腔变窄等。病灶处活检,发现肉芽肿、干酪坏死或抗酸杆菌时,可以确诊。

3.X射线检查 腹部平片有时可见到钙化影;因常合并肠粘连,钡餐检查应慎用;溃疡型肠结核,钡剂于病变肠段呈现激惹征象,排空很快,充盈不佳,而在病变的上、下肠段则钡剂充盈良好,称为跳跃征。增生型者肠黏膜呈结节状改变,肠腔变窄、肠段缩短变形、回肠盲肠正常角度消失。

【诊断】

中青年患者有肠外结核(如肺结核);临床有腹痛、腹泻、便秘等消化道症状;右下腹压痛、腹块或原因不明的肠梗阻,伴有发热、盗汗等结核毒血症状;PPD试验强阳性或γ干扰素释放试验阳性;结合X射线钡剂灌肠、结肠镜检查及病理学活组织检查的典型表现,有助于诊断本病。

【防治原则】

治疗目的是消除症状、改善全身情况、促使病灶愈合及防治并发症。肠结核早期病变及时治疗是可逆的。抗结核化学药物治疗是本病治疗的关键,同肺结核。重视患者营养支持,包括肠内或肠外营养。

第五节 慢性肝病

慢性肝病主要包括慢性病毒性肝炎、非酒精性脂肪性肝病、酒精性肝病、自身免疫性肝病和药物性肝损伤等。慢性病毒性肝炎在传染病章节学习。

一、非酒精性脂肪性肝病

非酒精性脂肪性肝病(non-alcoholic fatty liver disease,NAFLD)是指除外酒精和其他明确的肝损害因素所致的,以肝脏脂肪变性为主要特征的临床病理综合征,包括非酒精性脂肪肝,也称单纯性脂肪肝,以及由其演变的脂肪性肝炎、脂肪性肝硬化甚至肝癌。NAFLD现已成为西方国家和我国最常见的肝脏疾病。

【临床表现】

起病隐匿,发病缓慢,常无症状。少数患者可有乏力、右上腹轻度不适、肝区隐痛或上腹胀痛等非特异症状。严重者可出现黄疸、食欲缺乏、恶心、呕吐等症状,部分患者可有肝大。NAFLD发展至肝硬化失代偿期,临床表现与其他原因所致肝硬化相似。

【辅助检查】

1.实验室检查 单纯性脂肪性肝病时,肝功能基本正常;脂肪性肝炎时多见血清转氨酶和谷氨酰转肽酶(GGT)水平升高为主。部分患者血脂、尿酸、空腹血糖升高或糖耐量异常。

2.影像学检查 超声诊断脂肪性肝病的准确率高达70%～80%;CT平扫肝脏密度普遍降低;质子磁共振波谱是无创定量肝脏脂肪的最优方法。

3.病理学检查 肝穿刺活组织检查是确诊NAFLD的主要方法。

【诊断】

诊断标准:凡具备下列第1～5项和第6或第7项中任何一项者即可诊断为NAFLD。①有易患因素:肥胖、2型糖尿病、高脂血症等。②无饮酒史或饮酒折合乙醇量男性每周<140 g,女性每周<70 g。③除外病毒性肝炎、药物性肝病、全胃肠外营养、肝豆状核变性和自身免疫性肝病等可导致脂肪肝的特定疾病。④除原发疾病的临床表现外,可有乏力、肝区隐痛、肝脾大等症状及体征。⑤血清转氨酶或GGT升高。⑥符合脂肪性肝病的影像学诊断标准。⑦肝组织学改变符合脂肪性肝病的病理学诊断标准。

【防治原则】

1.病因治疗 积极治疗糖尿病、高脂血症,对多数单纯性脂肪性肝病和脂肪性肝炎有效。健康饮食、体育运动,戒烟限酒在NAFLD的治疗中至关重要。

2.药物治疗 单纯性脂肪性肝病一般无须药物治疗,通过改变生活方式即可。对于脂肪性肝炎,辅以抗炎保肝药物。

3.其他治疗 对改变生活方式和药物治疗无反应者,可通过减重手术进行治疗。

二、酒精性肝病

酒精性肝病(alcoholic liver disease, ALD)是由于大量饮酒所致的肝脏疾病。依据病变肝组织是否伴有炎症反应和纤维化,可分为酒精性脂肪肝、酒精性肝炎、酒精性肝纤维化和酒精性肝硬化。本病在欧美国家多见,近年我国的发病率也有上升,我国部分地区成人的酒精性肝病患病率为4%~6%。饮酒量及时间、遗传易感因素、性别、其他肝病、肥胖、营养不良均可增加酒精性肝病发生的危险。

【临床表现】

临床表现一般与饮酒的量和嗜酒的时间长短有关。

1. 酒精性脂肪肝　常无症状或症状轻微,可有乏力、食欲缺乏、右上腹隐痛或不适,肝脏有不同程度的肿大。

2. 酒精性肝炎　临床表现与组织学损害程度相关,全身不适、食欲缺乏、恶心呕吐、乏力、肝区疼痛,可有低热、黄疸、肝大并有触痛。严重者可发生急性肝衰竭。

3. 酒精性肝硬化　临床表现与其他原因引起的肝硬化相似,可伴有慢性酒精中毒的表现,如精神神经症状、慢性胰腺炎等。

【辅助检查】

1. 实验室检查　酒精性脂肪肝可有血清谷草转氨酶(GOT)和谷丙转氨酶(GPT)轻度升高。酒精性肝炎GOT升高比GPT升高明显,GOT/GPT常大于2,但GOT和GPT值很少大于500 U/L,否则,应考虑是否合并有其他原因引起的肝损害。

2. 影像学检查　CT、MRI可见肝脏不同程度脂肪变,特别是尾状叶增大。

【诊断】

饮酒史是诊断酒精性肝病的必备依据。我国现有的酒精性肝病诊断标准为:长期饮酒史(>5年),折合酒精量男性>40 g/d,女性>20 g/d;或2周内有大量饮酒史。

【防治原则】

1. 戒酒和营养支持　戒酒是治疗酒精性肝病患者最重要的措施。在戒酒的基础上应给予高热量、高蛋白、低脂饮食,并补充多种维生素(如B族维生素、维生素C、维生素K及叶酸)。

2. 药物治疗　多烯磷脂酰胆碱、N-乙酰半胱氨酸、S-腺苷蛋氨酸、甘草酸制剂等均有抗炎保肝的疗效。

3. 肝移植　严重酒精性肝硬化患者可考虑肝移植,但要求患者肝移植前戒酒3~6个月,并且无严重的其他脏器的酒精性损害。

三、自身免疫性肝病

自身免疫性肝病主要包括自身免疫性肝炎(autoimmune hepatitis, AIH)、原发性胆汁性胆管炎(primary biliary cholangitis, PBC)、原发性硬化性胆管炎(primary sclerosing cholangitis, PSC)及这3种疾病中任何两者兼有的重叠综合征;IgG4相关性肝胆疾病也被归为此类。

　　遗传易感性是自身免疫性肝病的主要因素,病毒感染、药物和环境因素可能是促发因素,调节型 T 细胞数量及功能的失衡是患者免疫紊乱的主要机制之一。

【临床表现】

　　AIH 多好发于 30~50 岁女性,起病缓慢,轻者甚至无症状,病变活动时有乏力、腹胀、食欲缺乏、瘙痒、黄疸等症状。

　　PBC 多见于中年女性,85%~90% 患者起病于 40~60 岁,早期症状较轻,乏力和皮肤瘙痒为最常见首发症状。

　　PSC 起病隐匿,典型症状为黄疸和瘙痒,其他可有乏力、体重减轻和肝脾大等。

　　IgG4 相关肝胆疾病男性多见。IgG4 相关硬化性胆管炎常表现为直接胆红素升高、皮肤瘙痒、腹痛、食欲减退、体重下降等;IgG4 相关自身免疫性肝炎起病缓慢,轻者甚至无症状,病变活动时表现有乏力、腹胀、食欲缺乏、黄疸等,可发展为肝硬化。

【辅助检查】

　　1.肝功能检查　AIH 患者 GPT 及 GOT 常轻至中度升高;PBC 血清胆红素多中度增高,以直接胆红素增高为主,ALP 升高是 PBC 最突出的生化异常;PSC 通常伴有 ALP、GGT 升高,而 GPT、GOT 正常;IgG4 相关硬化性胆管炎早期表现为以 ALP 和 GGT 明显升高为主;IgG4 相关自身免疫性肝炎患者则以 GPT、GOT 反复升高为主。

　　2.免疫学检查　AIH 患者以高 γ 球蛋白血症和循环中存在自身抗体为特征。95% 以上患者 AMA 阳性,滴度>1:40 有诊断意义,是 PBC 特异性指标。PSC 特异性自身抗体目前尚未发现。33%~85% 的 PSC 患者血清核周型抗中性粒细胞胞浆抗体阳性;血清中 IgG4 水平的明显升高是 IgG4 相关肝胆疾病的共同特点。

　　3.病理学检查　AIH 病理学检查界面型肝炎、汇管区和小叶淋巴浆细胞浸润、肝细胞玫瑰样花环改变;损伤的胆管周围可见密集的淋巴细胞浸润是 PBC 的特征性病变;IgG4 相关肝胆疾病组织学可见显著的淋巴细胞及浆细胞浸润,免疫组化可见病灶中出现大量 IgG4 阳性的浆细胞。

　　4.影像学检查　超声、CT、MRI、MRCP 或 ERCP 常用于排除肝胆系统的肿瘤和结石等胆道疾病,有助于疾病诊断。

【诊断】

　　诊断主要依据特异性生化异常,自身抗体、肝组织学检查及影像学检查。

【防治原则】

　　目前尚无特异性的治疗方法。AIH 或伴有 AIH 的重叠综合征患者建议激素治疗;非 AIH 或伴有 AIH 的重叠综合征患者(PBC、PSC)建议采用熊脱氧胆酸(UDCA)治疗,UDCA 效果不佳者可用免疫抑制剂。终末期患者建议肝移植。

四、药物性肝损伤

　　药物性肝损伤(drug induced liver injury,DILI)指由各类处方或非处方的化学药物、生物制剂、传统中药、天然药、保健品、膳食补充剂及其代谢产物乃至辅料等所诱发的肝损伤。药物性肝病的发病机制通常分为药物的直接肝毒性和特异质性肝毒性作用。

【临床表现】

依据病程,分为急性、慢性。在临床上,急性 DILI 占绝大多数,其中 6% ~ 20% 可发展为慢性。胆汁淤积型 DILI 相对易于进展为慢性。慢性 DILI 定义为:DILI 发生 6 个月后,血清 ALT、AST、ALP 及 TBIL 仍持续异常,或存在门静脉高压或慢性肝损伤的影像学和组织学证据。

依据受损靶细胞类型不同,分为肝细胞损伤型、胆汁淤积型、混合型及肝血管损伤型。肝细胞损伤型临床表现类似病毒性肝炎,血清 GPT 水平显著升高;胆汁淤积型主要表现为黄疸和瘙痒;混合型临床和病理兼有肝细胞损伤和淤胆的表现;肝血管损伤型相对少见,发病机制尚不清楚。

【辅助检查】

1. 实验室检查　血清 GPT 水平是评价肝细胞损伤的敏感指标,GOT 升高反映肝细胞受损更为严重。

2. 影像学检查　超声、CT 检查具有一定诊断价值。

3. 肝组织活检　主要用于排除其他肝胆疾病所造成的肝损伤。

【诊断】

诊断主要根据用药史、停用药物后的恢复情况、再用药时的反应、实验室有肝细胞损伤及胆汁淤积的证据确定诊断。当临床诊断有困难时,可采用国际上常用的 RUCAM 评分系统。

【防治原则】

停用和防止再使用导致肝损伤的相关药物,早期清除和排泄体内药物,并尽可能避免使用药理作用或化学结构相同或相似的药物;其次是对已存在肝损伤或肝衰竭患者进行对症支持治疗。

第六节　肝硬化

肝硬化(cirrhosis of liver)是由一种或多种病因长期或反复作用,引起肝脏慢性、进行性、弥漫性损害,是终末期肝病的表现形式和慢性肝衰竭的主要原因。

引起肝硬化的原因很多,国外以酒精性肝硬化多见,我国仍以病毒性肝炎为主要病因。其他包括非酒精性脂肪性肝炎、自身免疫性肝病、药物及化学毒物、肝脏血液循环障碍(由心脏病引起也称心源性肝硬化)、遗传和代谢性疾病、血吸虫病等,长期营养不良、持续肠道感染、胆系感染等也可发生肝硬化。

【临床表现】

肝硬化通常起病隐匿,病程发展缓慢,临床上将肝硬化大致分为肝功能代偿期和失代偿期。

1. **代偿期**　大部分患者无症状或症状较轻,呈间歇性;肝功能检查正常或轻度异常。

2. **失代偿期**

(1)肝功能减退

1)消化吸收不良:食欲减退、恶心、厌食,腹胀,餐后加重,荤食后易腹泻,多与门静脉高压时胃肠道淤血水肿、消化吸收障碍和肠道菌群失调等有关。

2)全身表现:消瘦、乏力,精神不振。皮肤、巩膜黄染,尿色深,肝细胞进行性或广泛坏死及肝衰竭时,黄疸持续加重。

3)出血和贫血:常有鼻腔、牙龈出血及皮肤黏膜瘀点、瘀斑和消化道出血等。

4)内分泌失调:雌激素增多,雄激素减少。蜘蛛痣及肝掌的出现,均与雌激素增多有关;肾上腺皮质激素合成不足,促黑色生成激素增加。患者面部和其他暴露部位的皮肤色素沉着、面色黑黄,晦暗无光,称肝病面容;醛固酮、抗利尿激素增多促进腹腔积液形成。

(2)门静脉高压

1)门腔侧支循环形成:常见侧支循环有食管-胃底静脉曲张、腹壁静脉曲张、痔静脉曲张、腹膜后吻合支曲张、脾肾分流。

2)脾功能亢进及脾大:脾大是肝硬化门静脉高压较早出现的体征。脾功能亢进,外周血呈不同程度血小板及白细胞减少,增生性贫血,易并发感染及出血。

3)腹腔积液:系肝功能减退和门静脉高压的共同结果,是肝硬化失代偿期最突出的临床表现之一。

(3)并发症　消化道出血(最常见的并发症)、胆石症、感染、肝性脑病、门静脉血栓或海绵样变、电解质和酸碱平衡紊乱、肝肾综合征、肝肺综合征、原发性肝癌。

【辅助检查】

1. **实验室检查**　①肝脏合成功能减退,血清白蛋白降低,凝血酶原时间不同程度延长,血清胆固醇酯降低;②肝脏转化和排泄功能障碍,血清胆红素不同程度升高,肝细胞损伤,肝脏酶学高低不一;③脾功能亢进时外周血细胞减少,最早出现的是血小板进行性减少;④病毒标志物阳性、自身抗体阳性;⑤腹水一般为漏出液,并发自发性细菌性腹膜炎时呈渗出液。

2. **影像学检查**　①超声、MRI、CT 等可显示肝脾形态的改变,腹水及肝癌的有无;②胃镜能清楚显示曲张静脉的部位与程度。

3. **肝穿刺活组织检查**　对组织进行病理及免疫组织化学检查,发现假小叶形成可确定诊断肝硬化。

【诊断】

根据病史和临床表现可获得初步诊断,结合辅助检查可得到临床诊断,通过肝活检病理检查可确定诊断。

【防治原则】

对于代偿期患者,重点在于延缓肝功能失代偿、预防肝细胞肝癌,争取逆转病变;对于失代偿期患者,则以改善肝功能、治疗并发症、延缓或减少对肝移植需求为目标。

1.改善肝功能 去除或减轻病因;慎用损伤肝脏的药物;维护肠内营养;保护肝细胞。

2.腹水的治疗 包括限制钠、水摄入;利尿;排放腹腔积液加输注清蛋白;经颈静脉肝内门腔分流术(TIPS)等。

3.脾功能亢进 以部分脾动脉栓塞和 TIPS 治疗为主。

4.并发症的治疗

(1)上消化道出血(参见本章第九节)。

(2)肝性脑病(参见本章第七节)。

(3)感染:对肝硬化并发的感染,一旦疑诊,应立即经验性抗感染治疗。自发性细菌性腹膜炎、胆道及肠道感染的抗生素选择,应遵循广谱、足量、肝肾毒性小的原则,首选第三代头孢类抗生素。

5.肝移植 是终末期肝硬化治疗的最佳选择。

第七节 肝性脑病

肝性脑病(hepatic encephalopathy,HE)是由严重肝病或门体分流引起的,以代谢紊乱为基础的神经精神综合征,是肝硬化最常见的死亡原因。

【临床表现】

各种诱因导致意识障碍和昏迷为主要表现。从轻度性格改变、行为失常、扑翼样震颤,到昏睡和严重精神错乱及病理神经反射阳性,终至深昏迷。常见的诱因包括:①消化道出血;②摄入过多的含氮物质(如饮食中蛋白质过多);③大量放腹水及过度利尿致电解质紊乱;④血容量减低与缺氧;⑤感染;⑥低血糖;⑦便秘;⑧镇静安眠及麻醉剂等。

【辅助检查】

除肝硬化的辅助检查外,还可以出现脑电图异常改变和血氨增高。

【诊断】

在肝硬化的基础上,患者出现神经精神异常乃至昏迷,结合脑电图异常和血氨增高等诊断并不困难。

【防治原则】

1.及早识别及去除 HE 发作的诱因。

2.营养支持治疗 尽可能保证热能供应,避免低血糖;补充各种维生素;酌情输注血浆或清蛋白。急性起病数日内禁食蛋白质。

3.促进体内氨的代谢。

4.调节神经递质。

第八节　胰腺炎

一、急性胰腺炎

急性胰腺炎(acute pancreatitis,AP)是多种病因导致胰腺组织自身消化所致的胰腺水肿、出血及坏死等炎症性损伤。临床以急性上腹痛及血淀粉酶或脂肪酶升高为特点。多数患者病情轻,预后好;少数患者可伴发多器官功能障碍及胰腺局部并发症,死亡率高。胆石症及胆道感染等是 AP 的主要病因。

【临床表现】

1.急性腹痛　是绝大多数患者的首发症状,常较剧烈,多位于中左上腹甚至全腹,部分患者腹痛向背部放射。患者病初可伴有恶心、呕吐,轻度发热。

2.急性多器官功能障碍及衰竭　在上述症状基础上,腹痛持续不缓解、腹胀逐渐加重,可陆续出现循环、呼吸、肠、肾及肝衰竭。

3.体征　急性轻型患者体征较轻或无。重型患者上腹压痛显著,左上腹出现局限性腹膜炎;并发肠麻痹时肠鸣音减少或消失。重者出现血性或紫褐色胸腹水,腹水由腹膜后途径渗入腹壁,可见侧腹皮肤呈灰紫斑(Grey-turner 征)或脐周皮肤发绀(Cullen 征)。低血钙者出现手足抽搐。

4.并发症　局部并发症以胰腺脓肿假性囊肿最常见;少数可因胰腺纤维化或假性囊肿挤压脾静脉形成血栓,而出现节段性门静脉高压;重型 AP 患者可造成多脏器功能障碍,如急性呼吸窘迫综合征(ARDS)等。

【辅助检查】

1.实验室检查　血清淀粉酶于起病后 2~12 h 开始升高,48 h 开始下降,持续 3~5 d;血清脂肪酶于起病后 24~72 h 开始升高,持续 7~10 d,其敏感性和特异性均略优于血淀粉酶。白细胞多增高,暂时性血糖、血清胆红素、GOT 升高,血钙降低。

2.影像学检查　腹部超声是 AP 的常规初筛影像检查,对胰腺形态观察多不满意,是胰腺炎胆源性病因的初筛方法。当胰腺发生假性囊肿时,常用腹部超声诊断、随访及协助穿刺定位。腹部 CT 平扫有助于确定有无胰腺炎、胰周炎性改变及胸、腹腔积液;增强CT 有助于确定胰腺坏死程度,一般宜在起病 1 周左右进行。

【诊断】

确定是否为 AP 应具备下列 3 条中任意 2 条:①急性、持续中上腹痛;②血淀粉酶或脂肪酶>正常值上限 3 倍;③AP 的典型影像学改变。此诊断一般应在患者就诊后 48 h 内明确。

【防治原则】

AP 治疗的两大任务:①寻找并去除病因;②控制炎症。

1.监护 从炎症反应到器官功能障碍至器官衰竭,可经历时间不等的发展过程,病情变化较多,应予细致的监护,根据症状、体征、实验室检测、影像学变化及时了解病情发展。

2.器官支持

(1)液体复苏 迅速纠正组织缺氧,也是维持血容量及水、电解质平衡的重要措施。

(2)呼吸功能维护 轻症患者可予鼻导管、面罩给氧,力争使动脉氧饱和度>95%。

(3)肠功能维护 导泻及口服抗生素有助于减轻肠腔内细菌、毒素在肠屏障功能受损时的细菌移位及减轻肠道炎症反应。

(4)连续性血液净化 当患者出现难以纠正的急性肾功能不全时选择连续性血液净化。

3.减少胰液分泌 禁食;使用生长抑素及其类似物可抑制胰泌素和缩胆囊素刺激的胰液基础分泌。

4.其他 控制炎症、镇痛、预防感染、早期肠内营养。

5.手术治疗 胆总管结石、胆囊结石、慢性胰腺炎、壶腹周围癌、胰腺癌等多在AP恢复后择期手术,尽可能选用微创方式。

6.局部并发症治疗 胰腺假性囊肿<4 cm的囊肿几乎均可自行吸收。>6 cm者在观察6~8周后,若无缩小和吸收的趋势,则需要引流;胰腺脓肿在充分抗生素治疗后,脓肿不能吸收,可行腹腔引流或灌洗,如仍不能控制感染,应施行坏死组织清除和引流手术。

二、慢性胰腺炎

慢性胰腺炎(chronic pancreatitis,CP)是由于各种原因导致的胰腺局部或弥漫性的慢性进展性炎症,伴随胰腺内外分泌功能的不可逆损害。

【临床表现】

1.症状 临床上表现为反复发作性或持续性腹痛,平卧位时加重,前倾坐位、弯腰、侧卧蜷曲时疼痛可减轻。由于胰腺外分泌功能明显不足而出现腹泻或脂肪泻,大便每日3~4次,色淡、量多、大便内脂肪量增多。胰腺内分泌功能不全,半数患者可发生糖尿病。

2.体征 多数患者仅有腹部轻压痛。当并发胰腺假性囊肿时,腹部可扪及包块。当胰头肿大、胰管结石及胰腺囊肿压迫胆总管时,可出现黄疸。

【辅助检查】

1.实验室检查 血糖测定、糖耐量试验及血胰岛素水平可反映胰腺内分泌功能。胰腺外分泌功能检测方法有待建立。

2.影像学检查 X射线腹部平片可见胰腺区域的钙化灶、结石影;腹部超声和超声内镜可见胰实质回声增强、主胰管狭窄或不规则扩张及分支胰管扩张、胰管结石、假性囊肿等;腹部CT及MRI胰腺增大或缩小、轮廓不规则、胰腺钙化、胰管不规则扩张或胰腺假性囊肿等改变。MRCP可显示胰管扩张的程度和结石位置,并能明确部分CP的病因。

【诊断】

当临床表现提示CP时,可通过影像技术获得胰腺有无钙化、纤维化、结石、胰管扩张及胰腺萎缩等形态学资料,收集 CP 的证据,并进一步了解胰腺内外分泌功能,排除胰腺肿瘤。

【防治原则】

CP 没有特效治疗方法,急性发作期同 AP。基本治疗包括营养支持、防止急性发作、缓解和减少疼痛等,晚期主要是替代治疗,有压迫或发生肿瘤时行外科或介入治疗。

第九节　上消化道出血

上消化道出血(upper gastrointestinal bleeding,UGB)是内科常见急症,指屈氏韧带以上的消化道,包括食管、胃、十二指肠、胆管和胰管等病变引起的出血。常见病因为消化性溃疡、食管-胃底静脉曲张破裂、急性糜烂出血性胃炎和上消化道肿瘤。

【临床表现】

临床表现取决于出血量、出血速度、出血部位及性质,与患者的年龄及循环功能的代偿能力有关。

1.呕血　是 UGB 的特征性表现。出血速度慢,呕血多呈棕褐色或咖啡色;短期出血量大,血液未经胃酸充分混合即呕出,则为鲜红或有血块。

2.黑便　呈柏油样,黏稠而发亮。

3.失血性周围循环衰竭　急性大量失血由于循环血容量迅速减少而导致周围循环衰竭。

4.贫血　急性大量出血后均有失血性贫血,但在出血的早期,血红蛋白浓度、红细胞计数与血细胞比容可无明显变化。

5.发热与氮质血症　大量出血的患者在 24 h 内出现低热,持续 3~5 d 后降至正常。发热的机制可能与循环衰竭影响体温调节中枢功能有关。由于大量血液蛋白质的消化产物在肠道被吸收,血中尿素氮浓度可暂时增高,称为肠源性氮质血症。

【辅助检查】

1.实验室检查　急性失血的初期,血红蛋白(Hb)、RBC 和血细胞比容(HCT)短期内无变化或升高,3~4 h 后即开始下降;大出血后 2~5 h,白细胞计数可增高;大出血后数小时即可出现血尿素氮增高,3~4 d 内降至正常。

2.急诊内镜或血管造影检查　内镜下主要表现为黏膜糜烂、溃疡出血、肿瘤出血、曲张静脉出血;血管造影可见造影剂外溢。

【诊断】

1.诊断依据　①有引起上消化道出血的常见疾病;②呕血和(或)黑便;③不同程度的循环衰竭表现;④持续或反复出现氮质血症;⑤排除消化道以外的出血或非出血的原因;⑥排除下消化道出血;⑦急诊内镜的阳性发现。

2.判断出血量　①每日出血量 5 mL 以上粪便隐血试验阳性;②50 mL 以上出现黑便;③慢性失血 400 mL 以下可无自觉症状,急性失血 400 mL 以上可出现低血容量表现;

④1 000 mL 以上则出现失血性休克;⑤超过 2 000 mL,可能出现严重循环衰竭(血压下降、脉搏细数)的表现。

【防治原则】

1. 一般治疗。

2. 积极补充血容量。

3. 非食管静脉曲张破裂出血　通过胃管抽出胃内血液,然后注入冷盐水或去甲肾上腺素冷盐水,也可注入凝血酶;快速输注奥美拉唑;急诊内镜直视下局部喷洒止血药、高频电灼、激光和止血夹等。

4. 食管静脉曲张破裂出血　①三腔二囊管压迫;②垂体后叶素、八肽加压素、特利加压素、生长抑素及其衍生物降低门脉压力;③内镜下曲张静脉硬化或套扎、胃底曲张静脉黏合剂注射;④选择性血管造影后动脉内灌注加压素、动脉栓塞、TIPS 等介入治疗。

5. 手术治疗　①活动性大出血并且血流动力学不稳定又不能进行其他治疗者;②未发现出血部位而出血仍在持续或反复类似的严重出血者;③严重肝硬化者也可考虑肝移植术。

第九章

循环系统疾病

学习导航

1. 知识目标　学习循环系统疾病症状及临床表现。
2. 技能目标　掌握循环系统疾病的检查方法。
3. 素质目标　树立良好的医德医风,培养严谨的科学态度。

第一节　心律失常

案例导入

患者,女,27岁,因"咳喘1周,不能平卧半天"入院。患者10年前体检胸透时发现心脏扩大,但当时无任何症状,能参加一般体力劳动。此后逐渐发觉当劳动强度稍大时,即心慌气短。9年前在某医院诊断为"先天性心脏病"。1年前安静时自觉胸闷气短、心悸,活动后加重,夜间不能平卧。1个月后,上述症状进一步加重,并出现尿少和双下肢水肿,当地医院以心包积液待查收治,治疗后症状有所减轻,住院17 d出院。1周前因受凉感冒,又出现心慌气短,半天来症状加重,遂急诊收住本院。

思考:

1. 该患者主要诊断哪些?

2. 该患者诊断依据有哪些?

心律失常是指心脏节律或频率异常,也就是心电活动异常。心律失常可以分为快速性心律失常和缓慢性心律失常两大类。部分患者两类合并存在。快速性心律失常一般表现为心房率或心室率增快,缓慢性心律失常主要包括病态窦房结综合征和房室传导阻滞。快速性心律失常可分为室上性和室性。

一、窦性心律失常

正常情况下心律起源于窦房结,称为窦性心律。窦性心律失常包括窦性心动过速、窦性心动过缓、窦性心律不齐等。窦房结功能障碍导致的系列表现叫病态窦房结综合征（sick sinus syndrome，SSS）。窦性心律失常最常见，但多数无临床意义。

【临床表现】

典型表现为心悸、晕厥，但一般表现为乏力、头昏、记忆力减退、运动耐量下降等。体征包括基础心脏病的体征和心律失常本身的体征。心律失常本身的体征主要是心脏听诊发现心脏节律和频率的异常。

【诊断】

1.窦性心律的确定　判断窦性心律依赖于心电图各个导联 P 波方向符合窦性心律特点，心律范围及变化符合窦性心律的规律。

2.窦性心动过速　心电图 P 波符合窦性心律特征，且超过 100 次/min。

3.窦性心律不齐　窦性心律的特征就是节律基本整齐。常规心电图 PP 间期差值超过 0.12 s。

4.窦性心动过缓　心电图 P 波符合窦性心律特征，且心率小于 60 次/min。

5.病态窦房结综合征　心电图表现包括窦性心动过缓、窦性停搏、窦房传导阻滞。

【治疗原则】

1.窦性心动过速　多数患者不需要针对窦性心动过速本身进行处理，少数患者无可逆病因诱因，心率快伴有心悸症状，可使用 β 受体阻滞剂、非二氢吡啶类钙通道阻滞剂、电流抑制剂（伊伐布雷定）减慢心率。窦房结自律性过高，无可逆原因，心率快导致症状明显或导致了心动过速性心肌病，药物治疗无效或不能耐受时可考虑导管消融窦房结来减慢心率。

2.窦性心律不齐　不需要治疗。心电图诊断窦性心律不齐时需要注意与室性停搏、窦房阻滞、房性期前收缩等相鉴别。

3.窦性心动过缓　生理性窦性心动过缓不需要治疗。病理性窦性心动过缓是 SSS 的表现之一。

4.病态窦房结综合征　主要治疗措施是安装永久人工心脏起搏器（artificial pacemaker）。需排除导致心动过缓的可逆原因，比如使用了减慢心率的药物、甲状腺功能减退、急性病毒性心肌炎等。

二、阵发性室上性心动过速

心率超过 100 次/min 就称为心动过速。如果心动过速起源于心室，或导致心动过速的折返环局限于心室，希氏束、房室结、心房不参与心动过速的发生和维持，则称为室性心动过速。反之则为室上性心动过速。广义的室上性心动过速包括房性心动过速、交界性心动过速、窦性心动过速、心房扑动和心房颤动。狭义的室上性心动过速包括阵发性房室结内折返性心动过速（atrioventricular nodal reentrant tachyeardia，AVNRT）和阵发性房室折返性心动过速（atrioventricular reentrant tachyeardia，AVRT）。

【临床表现】

1.症状　发作性心悸，自觉心跳快、整齐，突然发生，突然终止。发作时可伴头昏乏力、黑矇晕厥。恶心呕吐及其他兴奋迷走神经的措施可以终止发作。一般没有确切诱因。发作间歇期没有任何症状。

2.体征　一般没有基础心脏疾病,发作间歇期没有异常体征。发作当时心率快、心律整齐。

【诊断】

1.发作时　心电图心率快、心律整齐、QRS 波群宽度形态正常就可以诊断室性心动过速。一般节律非常整齐(RR 间期完全相等)。AVRT 一般 P′波重叠在 T 波上,AVNRT 一般 P 波落在 QRS 波群里面或 QRS 波群终末部分表现为Ⅵ导联假的 r′波。

2.发作间歇期　心电图一般无异常。部分 AVRT 患者平时心电图见预激综合征表现(PR 间期缩短,QRS 波群起始部有 δ 波)。

3.宽 QRS 心动过速　室上性心动过速的心室激动来源于心房或房室交界区,ORS 波群正常或与自身窦性心律的 QRS 波群相同。但也可能因为差异传导、束支阻滞、旁道前传等原因表现为 QRS 波群宽大畸形。QRS 波群宽大畸形的心动过速可以暂时诊断为宽 QRS 心动过速(wide QRS complex tachycardia)。有多种标准可以帮助鉴别室性与室上性。大约80% 宽 QRS 心动过速为室性心动过速。由于室性心动过速误诊为室上性心动过速进行处理可能导致严重后果,所以建议宽 ORS 心动过速鉴别诊断困难时应按照室性心动过速处理。

【治疗原则】

1.终止发作　暂时阻断房室传导可以终止 AVRT 和 AVNRT 发作。兴奋迷走神经的措施包括屏气、刺激咽喉部,压迫眼球、颈动脉窦等。可以用于终止室上性心动过速发作的药物包括腺苷、三磷酸腺苷、维拉帕米、地尔硫䓬、β 受体阻滞剂、洋地黄、普罗帕酮等。必要时也可选择同步直流电复律和经食管心房起搏。

2.经导管射频消融　使用高频交流电能加热导致局部心肌坏死从而消灭导致心动过速的折返环。AVRT 消融房室旁路,AVNRT 消融房室结双径路。成功率高、复发率低、严重并发症发生率很低。为 AVRT 和 AVNRT 的首选治疗,一般不推荐长期使用抗心律失常药物预防发作。

三、室性心律失常

室性心律失常包括室性期前收缩、室性心动过速、心室扑动、心室颤动。心源性猝死(sudden candiac death,SCD)是很多心血管病患者的死亡方式。大多数 SCD 是由室性心动过速、心室扑动、心室颤动导致的心律失常性猝死。

【临床表现】

1.室性期前收缩　室性期前收缩(ventricular premature beat)是临床最常见的心律失常,几乎所有人都有室性期前收缩。可以表现为心悸(漏搏感,停跳感),乏力,头昏等。很多患者没有症状,偶然检查发现后出现症状。听诊表现为在基本整齐的心跳基础上偶然出现提前的心跳。

2.非持续性室性心动过速　室性期前收缩连续 3 个以上出现,但持续时间小于 30 s

则称为非持续性室性心动过速(non-sustained ventricular tachycardia,NSVT)。常常与顿发室性期前收缩合并存在,临床表现相似,心率可表现为短暂心跳加快。查体可闻及短暂心动过速。

3.持续性室性心动过速　室性心动过速持续时间超过 30 s 就称为持续性室性心动过速(sustained ventricular tachycardia,SVT)。临床表现为心悸、黑矇、晕厥。查体见心率快、节律基本整齐,颈静脉搏动次数(代表心房率)少于心率(心室率),部分患者可能出现休克、心衰、晕厥、意识丧失等表现。

4.心搏骤停与心源性猝死　严重室性心动过速、心室扑动、心室颤动发作常常直接导致患者意识丧失。心室扑动、心室颤动如果不能自行恢复,就称为心搏骤停(sudden cardiac arrest),如果未能抢救成功则为心源性猝死(SCD)。急性心肌梗死、肺栓塞、三度房室传导阻滞等也可以导致心源性猝死。

【诊断】

室性心律失常的诊断主要依据心电图、动态心电图等。有时需要行心内电生理检查协助诊断。病史、查体、超声心动图、心脏磁共振等对于判断心律失常的严重程度和患者猝死风险等也很有帮助。

根据基础疾病,可以分为器质性心脏病室性心律失常、特发性室性心律失常、离子通道疾病(如长 QT 综合征、Brugada 综合征等)。

【治疗原则】

1.室性期前收缩和非持续性室性心动过速　主要针对基础疾病和诱因进行治疗。对于无基础心脏疾病的患者,治疗目的主要是缓解症状。可以使用抗心律失常药物减少室性期前收缩缓解症状,也可以使用镇静剂及抗焦虑药物。心理安慰治疗也非常重要。少数频繁室性期前收缩患者可能诱发心肌病,出现心脏扩大和心力衰竭,可以尝试导管消融治疗。频繁室性期前收缩和短阵室性心动过速伴明显症状,也可以考虑射频消融治疗,特别是心电图判断期前收缩起源于流出道的患者。

2.室性心动过速　持续性室性心动过速发作时一般需要迅速终止发作。持续性单形性室性心动过速一般首选胺碘酮或利多卡因静脉推注终止发作。对于血流动力学不稳定的室性心动过速一般首选同步直流电复律。特发性室性心动过速一般首选射频消融。也可尝试 β 受体阻滞剂、钙拮抗剂、美西律、普罗帕酮等药物预防复发。

3.心源性猝死的预防　有基础疾病,只要发生过持续性室性心动过速,均是猝死高危患者,一般常规建议安置 ICD 预防猝死。如果发作频繁,特别是尝试抗心律失常药物无效,可尝试导管消融治疗。

如果无可逆的病因和诱因,特别是有基础心脏疾病的患者,再发严重室性心律失常导致晕厥猝死的风险很高,应常规建议安置 ICD 预防猝死。对于猝死高危的器质性心脏病患者和离子通道疾病患者,根据相关指南,积极药物治疗和(或)安置 ICD 降低猝死风险。

四、心脏传导阻滞

心脏传导阻滞(cardiac block)可以发生于心脏各个部位,包括发生在窦房结与心房肌之间的窦房传导阻滞;发生于心房与心室之间的房室传导阻滞;发生于心室内的室内传导阻滞;发生于心房的房内传导阻滞。其中临床最常见和最有临床意义的是房室传导阻滞(atrioventricular block,AVB)。

【临床表现】

传导阻滞可以导致心动过缓和心律不齐,可以出现心悸、头昏、乏力、晕厥和晕厥先兆症状。

体征包括基础心脏病表现(如心界扩大)和传导阻滞的体征。房内传导阻滞和室内传导阻滞一般没有体征。二度 AVB 听诊心律明显不齐,有规律地出现较长的停顿。三度 AVB 听诊表现为心率慢,心律整齐,第一心音强弱不等,间断出现响亮的第一心音。

【诊断】

诊断主要根据常规心电图。心电图上 P 波代表心房除极,QRS 波群代表心室除极。房内传导阻滞表现为 P 波增宽。室内传导阻滞表现为 QRS 波群异常。窦房传导阻滞一度和三度不能诊断,二度根据 PP 间期的变化规律诊断。AVB 表现为 P 波和 QRS 波群的关系异常。

一度 AVB 表现为每个 P 波后都有 1 个 QRS 波群,但 PR 间期超过 0.20 s。二度 AVB 表现为部分 P 波后面无 QRS 波群。

二度Ⅰ型 AVB 表现为 PR 间期逐渐延长,然后脱落(P 波后面没有下传的 QRS 波群)。Ⅱ度Ⅰ型 AVB 表现为 PR 间期固定,部分 P 波后面没有 QRS 波。

三度 AVB 表现为窦性 P 波后面无 QRS 波群,或虽然 P 波与 QRS 波群各自按自己规律出现,两者没有关系,且心室率慢(RR 间期比 PP 间期长)。

【治疗原则】

室内传导阻滞主要是搜寻并治疗基础疾病。如果出现间歇性三度房室传导阻滞,或交替性左右束支阻滞,或出现室内三支传导阻滞,则应及时安装永久心脏起搏器。室内双支传导阻滞患者如果合并不明原因晕厥,晕厥病因考虑间歇性房室传导阻滞可能性大时应建议安置永久心脏起搏器。

无可逆因素的二度Ⅱ型 AVB 和三度 AVB 均应考虑永久心脏起搏器安置术。一度 AVB 和二度Ⅰ型 AVB 一般只需要病因治疗和密切随访。如果新出现的二度或三度 AVB,心室率缓慢,特别是伴有黑矇晕厥等症状时,可以先安置临时起搏器避免出现严重心动过缓,待检查治疗后再确定是否可以恢复,不能恢复才安装永久心脏起搏器。

窦房传导阻滞伴晕厥或近似晕厥一般需要起搏治疗。房内传导阻滞一般仅需要处理基础疾病。

第二节　心力衰竭

案例导入

　　患者,男,54岁,心悸、气短反复发作8年,近半年加重。心悸、气短反复发作8年,近半年加重,有时双下肢水肿,未经诊治。入院前1 d,因"急性胃肠炎"进行静脉输液,当输液3 h,进液量约1 000 mL时,患者突然呼吸困难,心悸伴频繁咳嗽,咯白色泡沫痰,且痰中带血,不能平卧而急诊。

　　思考:

　　1.该患者最有可能的诊断是什么?

　　2.该患者的诊断依据有哪些?

　　心力衰竭(heart failure)是一种复杂的临床综合征,是指在回心血量充足的前提下心脏不能(或需要提高心室充盈压才能)泵出足够的血液满足机体需要。各种器质性或功能性心血管疾病最终都可能通过损害心脏收缩功能或舒张功能导致心力衰竭,心力衰竭的主要表现是肺循环或体循环静脉系统淤血以及器官组织灌注不足。按发病缓急分为急性心力衰竭和慢性心力衰竭。

一、慢性心力衰竭

　　慢性心力衰竭(chronic heart failure,CHF)是各种心血管疾病的最后阶段。起病隐匿,逐渐进展,预后差。随着各种CVD诊断治疗水平的提高和存活时间延长,以及人口老龄化,CHF患病率逐渐增高。近20年来,CHF的治疗取得了长足进展。

【临床表现】

　　心力衰竭特征性的表现是肺循环或体循环静脉系统淤血的症状体征。可以同时有心输出量下降、器官组织灌注不足的表现,但这些症状体征一般没有特异性,诊断及鉴别诊断价值低。

　　心力衰竭分为左心衰竭、右心衰竭和全心衰竭。左心衰竭是指左心室收缩/舒张功能下降导致肺循环静脉淤血。右心衰竭是指右心室收缩/舒张功能下降导致体循环静脉系统淤血。全心衰竭是左右心室功能均下降,同时有体循环和肺循环静脉系统淤血表现。

　　1.左心衰竭　　左心衰竭表现为肺静脉压升高,肺循环静脉淤血,肺水肿。主要表现为呼吸困难,包括劳力性呼吸困难、夜间阵发性呼吸困难、端坐呼吸和急性肺水肿。其他症状包括咳嗽、咳痰、咯血、乏力、头昏、记忆力减退等。左心衰竭的体征有心界扩大、心尖搏动向左下移位、心率加快、舒张早期奔马律、心尖区收缩期杂音、肺部湿啰音、交替脉等。

　　2.右心衰竭　　主要表现为体循环静脉压升高,体循环静脉淤血。其症状包括消化道淤血导致的食欲减退、上腹胀、恶心、肝区疼痛,肾脏淤血和灌注不足的表现,如白天尿少,夜间多尿。也可有呼吸困难、乏力、头昏等。

右心衰竭的体征有颈静脉怒张、肝-颈回流征阳性、肝大、肝脏触痛、下肢凹陷性水肿、胸水、腹水、心脏扩大、心率加快、三尖瓣区收缩期杂音等。

3.心功能分级　心力衰竭患者心功能分级采用美国纽约心脏病协会(NYHA)心功能分级标准。①Ⅰ级(正常):日常活动无症状。②Ⅱ级:日常活动轻度受限,较剧烈活动出现症状。③Ⅲ级:日常活动明显受限,轻微活动即出现症状。④Ⅳ级:不能从事任何体力活动,休息时也有心力衰竭症状。

4.慢性心力衰竭分期　分期的目的是将慢性心力衰竭防治战线前移。①Ⅰ期(Stage A):有心力衰竭危险因素(如高血压、糖尿病、心房颤动、冠心病心绞痛),但没有心脏结构和功能异常,也没有心力衰竭症状。②Ⅱ期(Stage B):有心脏结构和(或)功能异常(如冠心病心肌梗死、高血压左室肥大、瓣膜性心脏病,无症状左室收缩功能下降),但没有心力衰竭症状。③Ⅲ期(Stage C):现在有或曾经有心力衰竭临床症状。④Ⅳ期(Stage D):终末期顽固性心力衰竭,经常规治疗后心力衰竭症状不能有效控制,继续恶化不能出院或频繁住院。

【诊断】

1.病史与表现　有发生心力衰竭的基础疾病如高血压、糖尿病、心房颤动、冠心病、瓣膜病,有体循环或肺循环静脉系统淤血的症状体征。

2.辅助检查　目的是明确是否有基础心脏病,是否有心力衰竭、心力衰竭的类型和程度,并指导治疗决策。

(1)血脑钠肽水平　脑钠肽(brain natriuretic peptide,BNP)是心室肌受牵拉分泌的一种激素。可以检测BNP,也可以检测氨基末端前脑钠肽(NT-proBNP),多数情况下两者临床价值一致,但正常值标准不同。BNP可用于心力衰竭的诊断和短期预后判断,还可以使用重组的BNP来治疗顽固性心力衰竭。BNP完全正常几乎可以排除心力衰竭。BNP越高,心衰预后越差。

(2)心电图　可见非特异性ST-T异常,心动过速,心房颤动,室内阻滞,QRS低电压,左心室肥大等。

(3)胸部X射线片　可见心影扩大,肺淤血。

(4)超声心动图　可见心脏肥厚或扩大,心脏收缩功能下降,心室收缩不协调等。还可以协助明确心力衰竭的基础心脏病病因,准确诊断有没有先天性心脏病和心瓣膜病,对扩张型心肌病、肥厚型心肌病、致心律失常性右室心肌病也有重要诊断价值。

(5)其他　所有心衰患者需要完善各项血液常规检查,需要监测血电解质等。部分患者需要进行心脏磁共振、冠状动脉造影、同位素心室功能测定等检查。

诊断心力衰竭后,还根据左室射血分数进行分类,分为左室射血分数下降的心力衰竭(heant failure with reduced ejection fraction,HFrEF)和左室射血分数正常的心力衰竭(heart failure with preserved ejection fraction,HFpEF)。HFrEF又被称为收缩性心力衰竭。HFpEF又被称作舒张性心力衰竭。

确定心力衰竭后,还应尽可能明确病因,特别是可以进行有效病因治疗的疾病,如瓣膜性心脏病、酒精性心肌病、心动过速性心肌病、嗜铬细胞瘤导致的儿茶酚胺性心肌病等。

心力衰竭需要与各种可能导致呼吸困难和下肢水肿的疾病相鉴别。

【治疗原则】

心力衰竭治疗的目的是缓解症状、延缓心力衰竭进展、降低死亡率和心力衰竭恶化住院等不良事件发生率。应根据权威指南,结合患者具体情况,给予综合管理,积极正确采用各种确切改善预后的治疗措施。

1. 病因治疗　明确基本病因并给予针对病因的治疗有可能显著改善病情甚至逆转心力衰竭。

2. 控制诱因　搜寻并控制心力衰竭加重的诱因。

3. 一般治疗　包括患者教育、监测血压、心率、出入量、体重、血电解质等,适当限盐限水,消除紧张焦虑等不良情绪,保证充足睡眠,保持大小便通畅,避免情绪激动和剧烈活动,戒烟戒酒,病情允许时鼓励适当活动,心功能Ⅴ级需要卧床休息时注意下肢按摩和被动活动避免深静脉血栓形成。

4. 强心剂　对于HFEF患者,可考虑使用强心剂缓解症状。首选小剂量洋地黄。应避免长期使用非洋地黄强心剂。射血分数正常的心力衰竭(HPpEF)患者不应使用强心剂。

5. 利尿剂　利尿剂可以通过消除水钠潴留,减轻静脉淤血,缓解症状。但无改善预后的证据。因此无水钠潴留的患者不需要使用利尿剂。

6. 肾素-血管紧张素-醛固酮系统抑制剂　用于心力衰竭的肾素-血管紧张素-醛固酮系统(RAAS)抑制剂主要是血管紧张素转化酶抑制剂(ACEI)、血管紧张素受体拮抗剂(ARB)、盐皮质激素受体拮抗剂(MRA)。其他药物(如肾素抑制剂)缺乏改善心力衰竭预后的证据。无禁忌证的HFEF患者均应常规足量使用ACEI或ARB,部分患者需要使用MRA,不能ACEI、ARB、MRA三联使用。

7. β受体阻滞剂　由于交感神经兴奋性增高及儿茶酚胺水平增高均会促进心力衰竭的发生发展,因此,β受体阻滞剂可能对心肌起到很好的保护作用。目前所有心力衰竭权威指南都建议心力衰竭稳定后积极使用β受体阻滞剂。

8. 抗心律失常药物和心律失常性猝死的预防　心力衰竭常常合并各种心律失常。因此HFEF患者,如果快速性心律失常需要使用药物治疗,一般首选β受体阻滞剂,因为β受体阻滞剂显著降低猝死和总死亡率。必要时联合胺碘酮。治疗心力衰竭本身,慎用促进心律失常的药物(如强心剂)、避免电解质紊乱等对于心律失常的防治都非常重要。HFFEF患者约一半死于心源性猝死(sudden cardiac death,SCD),指南建议对于所有病因不能去除的,且经正规药物治疗3~6个月以后左室射血分数仍然低于35%的患者常规建议安置植入型心律转复除颤器(implantable cardioverter defibrillator,ICD)以降低猝死风险。其他心衰患者,如果发生过持续性室性心动过速或心室颤动,也应建议安置ICD。

9. 心脏再同步治疗　心脏再同步治疗(cardiac resynchronization therapy,CRT)是指在左心室放置一根起搏电极,纠正心脏收缩的不同步,又称为双心室起搏或三腔起搏(右心房、右心室、左心室各放置一根起搏器电极导线)。主要的目的是纠正左心室的收缩不协调,让过度延迟收缩的室壁提前激动,恢复左心室收缩协调性。同时通过调整心房心室收缩的间隔时间(AV间期)和左右心室间的收缩间隔时间(VV间期),可以纠正房室收缩不协调和左右心室间收缩不协调。

建议对于符合下列条件的患者应积极建议 CRT 以改善预后:慢性心力衰竭无可逆病因,LVEF 低于 35%,QRS 波群增宽,窦性心律。永久性心房颤动的患者、右束支阻滞的患者、终末期心力衰竭患者效果较差。非终末期心功能 V 级的患者应在药物治疗后心功能恢复到Ⅳ级的时候行 CRT。

10. 其他　慢性心力衰竭最有效的治疗措施是心脏移植。其他还有左室辅助装置(LVAD)血管紧张素受体脑啡肽酶抑制剂(ARNI)等。

二、急性心力衰竭

急性心力衰竭(acute heart failure,AHF)指心力衰竭症状体征急性发作迅速进展。包括心肌梗死等急性疾病导致的新发的急性心力衰竭和慢性心力衰竭急性发作。病情严重,进展迅速,死亡率高,需要紧急抢救治疗。

【临床表现】

1. 症状　患者突然出现严重呼吸困难、端坐呼吸、咳嗽、咳痰,严重时咳大量粉红色泡沫痰。常伴烦躁、恐惧、濒死感。

2. 体征　大汗、发绀,面色苍白、皮肤湿冷,呼吸频率快。心界可能扩大,通常心率快,可闻及奔马律。双肺大量湿啰音,可伴哮鸣音。血压可以显著升高。但严重急性心力衰竭可表现为低血压休克。急性右心衰竭查体可见颈静脉怒张和肝大、触痛、肝-颈静脉回流征阳性。

3. 基础心脏病表现　例如 AMI 有持续严重胸痛,急性主动脉瓣反流可闻及舒张早期杂音。导致 AHF 的常见病因有急性心肌梗死、急性心肌炎、急性瓣膜反流、慢性心力衰竭急性发作。

【诊断】

根据典型症状体征,有可能发生急性心力衰竭的基础心脏疾病、按急性心力衰竭治疗有效、血 BNP 显著升高等。其他辅助检查也可协助诊断,但急性心力衰竭发作时,常常没有条件外出检查,仅做心电图、心肌损伤标志物、血气分析、血常规、血生化、血 BNP 等,一般待病情稳定后进一步完善超声心动图、胸片等检查。

【治疗原则】

AHF 需要紧急抢救治疗。大多数治疗措施均缺乏随机对照研究证据,治疗需要高度个体化,需要密切观察病情变化及时调整治疗措施。需监测症状变化、血压、心率、呼吸频率肺部湿啰音、血氧饱和度、血气分析等。

1. 病因、诱因的治疗　如控制心房颤动的心室率,治疗急性心肌梗死,包括及时再灌注治疗、及早外科手术治疗急性瓣膜反流等。

2. 体位　一般采取前倾坐位或半卧位,双下肢下垂。

3. 吸氧　根据指端氧饱和度调整氧气流量和吸氧方式,必要时及时使用呼吸机辅助通气。

4. 镇静　对于情绪紧张焦虑恐惧的患者,一般使用静脉注射吗啡镇静。注意避免呼吸抑制。

5. 药物治疗

（1）扩血管药物　适用于 AHF 肺水肿伴血压正常或增高的患者。常用药物有硝酸甘油、硝普钠、奈西利肽等。根据血压、尿量，肺部湿啰音及时调整剂量。

（2）利尿　对 AHF 肺水肿的患者常规静脉推注袢利尿剂缓解症状。常用呋塞米、托拉塞米等。剂量高度个体化。

（3）洋地黄　无禁忌证的 LVEF 下降的 AHF 患者和快室率心房颤动患者常规使用静脉推注毛花苷 C。

（4）非洋地黄类正性肌力药物　适用于 LVEF 下降的心源性休克患者和经扩血管利尿等治疗不能缓解的重度心衰肺水肿患者。常用药物有多巴胺、多巴酚丁胺、米力农、左西孟旦。常规治疗措施不能缓解的心源性休克患者还可使用肾上腺素或去甲肾上腺素。

6. 器械治疗

（1）机械辅助通气　适用于常规治疗措施不能缓解的患者，特别是氧饱和度降低不能迅速纠正的患者。首选无创呼吸机辅助通气。必要时气管插管有创通气。

（2）主动脉内气囊反搏（IABP）　适用于常规治疗措施无效的心源性休克、主动脉瓣反流禁忌。

（3）血液净化治疗　适用于严重肾功能不全、严重电解质紊乱、严重水钠潴留利尿剂无效的患者。

（4）机械辅助装置　适用于常规治疗无效的严重心力衰竭。包括体外膜氧合器（ECMO）、心室辅助泵。

7. 其他　包括糖皮质激素、氨茶碱、血压计绑带轮流结扎四肢等。对于未能迅速纠正的 AHF 患者，应监测血气及血电解质，及时发现和纠正电解质紊乱及酸碱失衡。

第三节　心脏瓣膜疾病

案例导入

患者，女，53 岁，农民，1991 年 7 月 27 日入院。心慌、气短 16 年，近 10 d 加重，伴有发热、咳痰、呕吐。该患者于 16 年前常于劳累后咳嗽、心慌、气喘，但休息后可缓解。6 年前开始一般体力劳动即感心慌、气短，双下肢出现轻度水肿，吐白色泡沫痰。经治疗后症状好转，但每于劳动后反复发作。入院前 10 d，又因着凉感冒、发热、寒战、咳嗽、咳黄色痰、咽疼、流涕、鼻塞，并且心悸、呼吸困难逐渐加重，胸闷、恶心伴有呕吐，右上腹饱胀，不能平卧，双下肢明显水肿。上述症状逐日加重，痰量增多，高热不退，食欲差，尿量明显减少。

思考：

1. 该患者最可能的诊断是什么？

2. 该患者为确诊，还需要做何检查？

心脏瓣膜疾病又称为瓣膜性心脏病（valvular heart disease，VHD）。心脏瓣膜的作用是保证血液在心脏中单向顺畅流动。心脏瓣膜包括两个房室瓣（二尖瓣和三尖瓣）和两个半月瓣（主动脉瓣和肺动脉瓣）。VHD 是某 1 个或多个心脏瓣膜因为炎症，黏液样变性、退行性变、先天畸形、缺血坏死、损伤，细菌感染等原因引起瓣膜结构功能异常，导致瓣膜狭窄和（或）瓣膜关闭不全的一大组疾病。瓣膜狭窄就导致血流受阻，关闭不全就导致血液反流。

一、二尖瓣狭窄

二尖瓣狭窄（mitral valve stenosis）的病因几乎全部是风湿性。二尖瓣狭窄导致了心室舒张期左心房血液流入左心室受阻，左心房压力代偿性增高，二尖瓣跨瓣压增加，跨瓣血流加速，以尽量维持左心室足够回心血量。左心房压力增加直接导致肺静脉压力增加，到一定程度出现肺淤血肺水肿，出现左心衰竭临床表现。慢性肺静脉压力增高会导致肺动脉血管阻力增加，导致肺动脉高压。肺动脉高压会导致右心室肥大，导致右心衰竭，三尖瓣反流、右心房扩大。因此最先出现的是左心房扩大，以后会出现右室右房扩大，因为左心室回心血量减少，左心室一般不会扩大。二尖瓣狭窄症状出现早，但预后相对较好。

【临床表现】

常见症状包括呼吸困难、咳嗽、咯血、声音嘶哑、心悸等。主要体征包括二尖瓣面容、心率快、心律不齐、第一心音亢进、开瓣音、心尖区舒张中晚期隆隆样杂音、肺动脉瓣区第二心音亢进、肺部湿啰音等。二尖瓣狭窄早期表现为肺淤血、肺水肿，晚期表现为右心衰竭、心脏恶病质。二尖瓣狭窄常见并发症包括心房颤动、急性肺水肿、体循环动脉血栓栓塞（如卒中）、感染性心内膜炎、肺部感染，右心衰竭。

【诊断】

根据临床症状、心尖区舒张中晚期隆隆样杂音，结合实验室检查，二尖瓣狭窄诊断一般不困难。

心脏 X 射线检查心影呈梨形，左心房显著扩大，可有肺动脉增宽和右心室、右心房扩大。X 射线检查还可见肺淤血征象。

心电图见左心房扩大和右心室肥大。心房颤动也很常见。

超声心动图是各种心瓣膜病最重要的检查手段。可以准确判断狭窄和反流，并可直观发现瓣膜结构的异常。正常成人二尖瓣口面积约 $4.0 \sim 6.0 \text{ cm}^2$。轻、中、重度狭窄的瓣口面积分别为 $>1.5 \text{ cm}^2$、$1.0 \sim 1.5 \text{ cm}^2$、$<1.0 \text{ cm}^2$。可见瓣叶增厚钙化、瓣口粘连融合，瓣口面积缩小，二尖瓣开放受限，跨瓣血流加速呈湍流，左心房扩大，肺动脉高压，右心室扩大，三尖瓣反流，右心房扩大。可见左心耳附壁血栓。

【治疗原则】

1. 内科治疗　主要是预防风湿热复发、防治并发症、对症支持，定期复查、确定手术治疗时机等。避免剧烈活动、情绪激动、受凉感冒，低盐饮食。二尖瓣狭窄合并心房颤动很容易发生血栓栓塞，应常规建议使用华法林进行标准抗凝治疗，密切监测 INR，根据

INR 调整华法林用量,维持 INR 在 2.0~3.0。

2.介入和外科手术治疗 二尖瓣狭窄最根本的治疗措施是通过介入或外科手术解除二尖瓣血流梗阻。一般在出现肺淤血肺水肿症状、心房颤动和肺动脉高压时及时建议介入或外科手术治疗。轻度狭窄,如果左心房仅轻度扩大,无症状,无房颤,无肺动脉高压,可以暂缓手术治疗,定期复查。二尖瓣球囊扩张仅适用于单纯中重度二尖瓣狭窄、瓣膜弹性好、无钙化的患者。其余患者选择直视下二尖瓣分离术、修复术或者金属瓣置换术。

二、二尖瓣反流

二尖瓣反流(mitral regurgitation)指二尖瓣结构或功能异常导致左心室收缩时二尖瓣关闭不完全,部分血液由左心室反流回到左心房。二尖瓣结构包括二尖瓣瓣叶、瓣环、腱索、乳头肌以及乳头肌附着的左心室心肌。其中任何一个原因都可能导致二尖瓣反流。

【临床表现】

慢性二尖瓣反流无症状代偿期可以很长,但失代偿出现左心衰竭后进展迅速,预后差。代偿期可以无任何症状,但查体可见心界明显扩大、心率快、心尖区 3/6 级以上全收缩期吹风样杂音,向腋下传导。失代偿期出现心力衰竭的各种临床症状如呼吸困难、夜间不能平卧、运动耐量下降、咳嗽咳痰等。失代偿期除上述体征外还有肺部湿啰音等肺淤血的体征。

急性重度二尖瓣反流表现为突然发生的心源性休克和急性心源性肺水肿的临床表现。

【诊断】

根据心脏扩大、心力衰竭、心尖区收缩期杂音及实验室检查可以确定诊断。胸部 X 射线片可见心影扩大,左心扩大为主,肺淤血。心电图表现为窦性心动过速,左心室肥大,左心房扩大,并常常合并 ST-T 异常和心房颤动。超声心动图是最重要的辅助检查,多普勒检查可以准确判断二尖瓣反流及其程度。二维超声可以了解瓣膜结构各个部分有无异常,对判断二尖瓣反流病因很有帮助。二尖瓣反流与左心扩大的因果关系有时很难确定。如果超声心动图示二尖瓣瓣叶、腱索、乳头肌无异常提示二尖瓣反流是结果,左心室扩大是原因。反之腱索断裂,二尖瓣瓣叶显著增厚钙化提示二尖瓣反流是原因,左心室扩大是结果。

急性重度二尖瓣反流往往因为杂音不明显、心界不明显扩大,很容易漏诊。而延误诊断可能导致致命后果,所以任何不明原因的急性肺水肿合并低血压休克均要想到二尖瓣反流的可能性。特别是感染性心内膜炎、二尖瓣脱垂、急性心肌梗死、二尖瓣球囊扩张术后在左心室进行过介入操作、胸部创伤等各种可能发生急性二尖瓣反流的临床情况。超声心动图可以确诊。

【治疗原则】

1.药物治疗 主要是防治心力衰竭。在代偿期,使用扩血管药物可能有延缓心力衰竭的作用。失代偿期按照收缩功能下降的心力衰竭的处理原则积极处理,如使用利尿剂消除水钠潴留、使用 ACEI/ARB 减轻心脏负担及延缓心力衰竭进展、使用洋地黄等强心药物缓解症状等。

2. 瓣膜置换手术　二尖瓣反流严重，导致心脏扩大，出现心力衰竭表现时及时行瓣膜置换。症状不明显，但左室进行性扩大，左室射血分数逐渐下降时及时行瓣膜置换手术。对于轻中度反流，左房左室不大或仅轻度扩大的患者，宜暂缓手术。对于心肌病左心室扩大导致的二尖瓣反流患者，一般不建议行瓣膜置换手术，可考虑经导管二尖瓣环缩术。

三、主动脉瓣狭窄

主动脉瓣狭窄（aortic valve stenosis）导致左心室射血受阻。最常见的原因是风湿性、退行性、先天畸形。一般中青年发病的最常见原因为风湿性；老年或中老年发病的多为退行性；30~65 岁之间发病的多数是先天性主动脉瓣二叶畸形。

【临床表现】

主动脉瓣狭窄代偿期很长，一旦出现症状，预后很差。劳力性呼吸困难、心绞痛、晕厥为主动脉瓣狭窄的常见症状，被称为典型三联征。晕厥原因可以是运动后血管扩张血压下降脑供血不足，也可以是快速性室性心律失常所致。

体征有血压下降，脉压缩小，心界稍扩大，心尖抬举样搏动，主动脉瓣区喷射性收缩期杂音，杂音向颈根部传导，可伴有震颤。第二心音减弱，出现第四心音。退行性主动脉瓣狭窄合并原发性高血压。合并高血压时血压不低，脉压不小。

【诊断】

因为代偿期长，无症状，而主动脉瓣狭窄又不是晕厥、心绞痛、呼吸困难这 3 种症状的常见原因，所以容易漏诊误诊。需要随时提高警惕，仔细查体，结合常规检查诊断不难。心电图示左心室肥厚、左房扩大，可合并室性心律失常、心房颤动、室内传导阻滞。胸部 X 射线片心影呈靴形。超声心动图可以确诊，判断程度，协助病因诊断，了解心功能状况指导治疗决策。需要注意在终末期主动脉瓣狭窄患者，左心室收缩功能显著降低时，超声可能错误地低估主动脉瓣狭窄程度。

经常合并冠心病的各种危险因素，且可能呈典型劳力性心绞痛，与冠心病心绞痛鉴别比较困难。主动脉瓣狭窄伴心绞痛症状时可常规行冠状动脉造影协助诊断。

有心悸晕厥等症状的患者，心电图有左心室肥厚，易与肥厚型心肌病混淆。常规超声心动图一般可以明确鉴别。

【治疗原则】

1. 瓣膜置换术　一旦出现症状，预后差，应及时行瓣膜置换术。主动脉瓣狭窄合并心房颤动和室性心动过速均宜积极纠正和预防复发。主动脉瓣狭窄出现心力衰竭处理困难，慎用强心、利尿、扩血管等常规抗心力衰竭措施。主动脉瓣重度狭窄，左室肥厚显著，进展迅速时，可在代偿期就进行主动脉瓣置换术。

2. 经导管主动脉瓣置换术　经导管主动脉瓣置换术（TAVR），又称为经导管主动脉瓣植入术（TAVI），特别适合因为各种原因丧失开胸手术机会的患者。

四、主动脉瓣反流

主动脉瓣反流(aortic valve regurgitation)指由于主动脉瓣瓣叶异常或瓣环扩张致使主动脉瓣关闭不全,左室舒张期血液由主动脉反流回左心室。常见原因为风湿热、主动脉根部扩张、主动脉瓣脱垂、马方综合征、主动脉瓣先天畸形、梅毒等。主动脉瓣反流代偿期长,出现症状后预后差。出现症状后主动脉瓣置换术是根本治疗措施。

【临床表现】

主动脉瓣反流导致左心室前负荷增加,左心室扩大。慢性主动脉瓣反流代偿期长,失代偿后左心室舒张压升高,出现肺淤血、肺水肿表现。

1.症状　包括呼吸困难、心悸、心前区不适、乏力、汗多、夜间不能平卧,头颈部强烈动脉搏动感等。可以出现心绞痛,但比主动脉瓣狭窄少见,且多出现在心力衰竭症状出现之后。晕厥罕见。

急性重度主动脉瓣反流表现为急性起病,突发呼吸困难,不能平卧,大汗、咳嗽、咳大量粉红色泡沫痰,可有烦躁不安、意识模糊等休克表现。

2.体征　收缩压升高,舒张压降低,脉压大,周围血管征阳性,心界扩大,心率快,心音减弱,主动脉瓣区舒张早期叹气样杂音,向心尖部传导。失代偿期肺部闻及湿啰音、左心衰竭体征等。

单纯主动脉瓣重度反流患者可能有多种杂音。左心室扩大,二尖瓣环扩张,可导致二尖瓣反流(心尖区收缩期杂音)。舒张期部分血液反流回左心室,因此收缩期左心室需要射出更多的血液才能维持机体需要,可以出现相对性主动脉瓣狭窄(主动脉瓣区收缩期杂音)。主动脉瓣反流血液冲击二尖瓣前叶,导致二尖瓣前叶震颤和二尖瓣轻度狭窄,可以出现类似二尖瓣狭窄的舒张中期杂音(Austin-Flint杂音)。

与急性二尖瓣反流相似,急性重度主动脉瓣反流可能无慢性重度反流的典型体征,仅有休克和(或)肺水肿的体征。

【诊断】

脉压大、心界大、舒张早期杂音等高度提示主动脉瓣反流,超声心动图等很容易确诊。辅助检查包括心电图、心脏X射线片、超声心动图等。超声心动图诊断价值最大。必要时可行主动脉根部造影,合并心绞痛时可安排选择性冠状动脉造影确定是否合并冠心病。

【治疗原则】

内科治疗与普通收缩功能下降的心力衰竭相似。一般可以更积极使用动脉扩张剂。动脉扩张药物可能减少反流量,增加前向血流量,对心力衰竭的预防和治疗均有重要价值。有水钠潴留时积极使用利尿剂。使用ACEI等扩血管药物和利尿剂后,仍有症状,可使用洋地黄增强心肌收缩力。

慢性主动脉瓣反流一旦出现心力衰竭症状,或左心室显著扩大进展迅速伴左室收缩功能下降时建议行瓣膜手术。大多数行主动脉瓣置换术,少数行主动脉瓣修复术。

急性重度主动脉瓣反流,出现心源性休克和急性肺水肿时病情严重,进展迅速,内科治疗效果差。应提高警惕,减少延误诊断,尽快行瓣膜置换术是成功挽救急性重度主动脉瓣反流患者的关键。

第四节　原发性高血压

案例导入

患者,男,65 岁。1 年前因头昏、头痛就诊。查体发现血压升高(190/120 mmHg),其余未见异常。

思考:

1. 该患者诊断是什么?

2. 该患者诊断依据及标准是什么?

血压是指体循环动脉血管壁承受的来自管腔内血流的压力。一定的血压是维持正常血液循环的基本要求。高血压(hypertension)是指体循环动脉血压持续超过正常水平。有明确病因的为继发性高血压(secondary hypertension)。绝大多数高血压没有确切的、单一的、可以去除的病因,称为原发性高血压(essential hypertension)。血压持续升高导致心、脑、肾等重要器官受损,并促进动脉粥样硬化导致各种心脑血管疾病。及时发现和控制高血压可以显著减少心脑血管疾病,延长患者寿命。高血压非常常见,2014 年中国高血压患者达 2.7 亿。

【临床表现】

1. 血压定义和分类　血压在人群中呈正态分布。血压值与心血管疾病的风险也呈连续的线性关系。我国 2010 年高血压指南采用的血压定义和分类见表 9-1。这个分类适用于成年男性女性,不适用于少年儿童。如果收缩压、舒张压分别属于不同级别时,以较高的级别作为标准。单纯收缩期高血压也按照血压水平分为 1、2、3 级。

表 9-1　血压的定义和分类

类别	收缩压/mmHg	舒张压/mmHg
正常血压	<120	<80
正常高值血压	120～139	80～89
高血压	≥140	≥90
1 级高血压(轻度)	140～159	90～99
2 级高血压(中度)	160～179	100～109

续表 9-1

类别	收缩压/mmHg	舒张压/mmHg
3级高血压(重度)	≥180	≥110
单纯收缩期高血压	≥140	<90

2.症状　原发性高血压一般起病隐匿,逐渐进展,常常没有症状,容易漏诊。部分患者血压升高伴有头昏、头痛、乏力、心悸等症状。部分患者是因为靶器官疾病的症状就诊。高血压容易合并的疾病以及高血压直接或间接导致的疾病包括糖尿病、血脂异常、肥胖、睡眠呼吸暂停综合征、心力衰竭、慢性肾病和肾功能不全、脑血管疾病、高血压脑病、高血压危象、眼底出血、主动脉瘤及主动脉夹层、冠心病(包括心绞痛和心肌梗死)、心律失常等。

3.体征　除血压增高以外,体征主要是血压升高和靶器官损害表现。比较常见的体征有主动脉瓣区第二心音亢进、收缩期杂音、心界轻度扩大。有些体征提示继发性高血压。如四肢血压不对称提示多发性大动脉炎。上肢血压高、下肢血压低提示主动脉缩窄。向心性肥胖、紫纹、多毛提示皮质醇增多症。腹部包块及按压腹部血压升高提示嗜铬细胞瘤。

【诊断】

高血压的诊断主要靠定期测量血压。为了减少漏诊及延迟诊断,鼓励在患者因为任何原因就诊的时候均常规测量血压。高血压的诊断主要依据诊所血压(患者在医院门诊诊断室由医务人员测量的血压)。现在动态血压监测及家庭自测血压也越来越受重视,成为诊所血压的重要补充。高血压的诊断主要依据白天安静休息状态下的坐位肱动脉血压。运动时、激动时或因为其他急性疾病等原因应激时血压升高可能是正常的。

确定高血压诊断后还需要进行常规实验室检查。目的是发现继发性高血压线索和了解高血压靶器官损害情况及各种合并症。常规检查项目包括三大常规、血生化检查(包括肝肾功能、血脂血糖、血电解质等)、心电图。部分患者需要安排超声心动图、心脏三维 X 射线片,动态血压监测、眼底检查、脉搏波传导速度、踝臂血压指数(ABI)、颈动脉血管超声、血浆肾素活性等。

【治疗原则】

1.治疗目的　预防靶器官损害,减少心脑血管疾病发生率和死亡率,延长患者寿命及改善生活质量。

2.血压控制　目标值舒张压降至 90 mmHg 以下,收缩压降至 140~150 mmHg 以下。

3.生活方式　改良生活方式可以显著降低血压并减少其他心血管危险因素,对于最大限度减少心脑血管事件非常重要。生活方式改良包括控制体重、限制钠盐摄入,戒烟限酒、规律体育活动,增加钾盐摄入,增加蔬菜、水果摄入,减少饱和脂肪摄入和总热量摄入,降低精神压力,保证充足睡眠等均有助于血压控制。部分患者通过成功的生活方式改良将血压降至正常水平,可以停用降压药物。

4.降压药物　首选有改善预后循证医学证据的一线降压药物,根据患者合并的危险因素或合并疾病等情况个体化选用药物,优选长效可以24 h平稳控制血压的药物。一般小剂量开始,逐渐加大剂量,平稳降压,在数周甚至数月内将血压控制达标。避免血压过度下降或过快下降。

(1)一线降压药物 指有降压改善预后的循证医学证据,且适用于大多数高血压患者的药物。目前全世界公认的一线降压药物包括噻嗪类利尿剂(D)、钙通道阻滞剂(CCB)、血管紧张素转化酶抑制剂(ACEI)和血管紧张素受体拮抗剂(ARB)等。

(2)其他 降压药物及降压药物的个体化选择,除一线降压药物以外,还可以选择其他降压药物,包括α受体阻滞剂、β受体阻滞剂、盐皮质激素受体拮抗剂(醛固酮受体拮抗剂)、交感神经节阻滞剂、中枢性降压药物、直接动脉扩张剂等,以及新型降压药物AR-NI。

(3)降压药物选用流程 单药降压不达标时,一般积极推荐联合用药,指南推荐的联合降压方案包括ACEI/ARB+CCB;ACEI/ARB+D;CCB+D。指南推荐的三联方案是ACEI/ARB+CCB+D。如果三联足量使用后仍不能降压达标,则需要考虑其他非一线降压药物了。

(4)非药物降压措施 如肾动脉交感神经消融术治疗高血压、颈动脉窦压力感受器刺激仪等,尚处于研究阶段。

5.综合控制合并症和其他心血管危险因素 针对每一个高血压患者,均应了解靶器官损害情况包括亚临床靶器官损害情况、合并的心脑血管疾病、合并的危险因素(如糖尿病高脂血症)。进行综合全面的心血管疾病及其危险因素控制才能最大限度地减少心血管事件发生。

第五节 动脉粥样硬化和冠状动脉粥样硬化性心脏病

案例导入

患者,男,56岁,发作性胸痛5 d,阵发性呼吸困难2 h。5 d前无明显诱因突然感胸骨后隐痛,范围约手掌大小,休息及舌下含服硝酸甘油疼痛无缓解,疼痛向左肩及左背部放射,伴恶心、呕吐、大汗,到当地医院就诊。

思考:

1.该患者诊断是什么?

2.该患者应做哪些辅助检查?

一、动脉粥样硬化

动脉粥样硬化(atherosclerosis)是最常见最重要的血管疾病。动脉粥样硬化主要累及大型弹力型动脉(如主动脉)和中型弹力型动脉(如冠状动脉、脑动脉、肾动脉、髂动脉、股动脉、锁骨下动脉、颈动脉、肠系膜动脉等),很少累及肺动脉。血管分叉处更易受累。动脉粥样硬化的发病机制尚不完全清楚,有炎症学说、胆固醇学说、内皮损伤反应学说等。胆固醇在动脉粥样硬化发生发展中起重要作用。因为动脉粥样硬化斑块中的脂肪池外观呈黄色粥样,故名粥样硬化。

【临床表现】

动脉粥样硬化导致血管狭窄、血管闭塞、血管功能异常、动脉瘤样扩张、动脉夹层、动脉内膜糜烂溃疡甚至穿孔。动脉粥样硬化导致的心脑血管病统称为动脉粥样硬化性心血管疾病(atherosclerotic cardio vascular disease, ASCVD)。ASCVD 是导致人类死亡的第一位原因。ASCVD 包括冠心病、脑卒中、外周动脉疾病、主动脉瘤、肾动脉狭窄、颈动脉狭窄等。动脉粥样硬化是全身性、系统性疾病。一个患者在某一个部位发现动脉粥样硬化,身体的其他动脉也很可能存在或将要发生动脉粥样硬化。

动脉粥样硬化往往长期无症状,一般发展至严重狭窄时出现缺血症状,如冠状动脉严重狭窄出现心绞痛,下肢动脉严重狭窄出现间歇性跛行。动脉粥样硬化斑块破裂血栓形成时出现心肌梗死、脑梗死等严重后果。

【诊断】

主要诊断依据包括 ASCVD 危险因素、动脉狭窄或闭塞的症状、超声等影像检查发现动脉壁异常等。

血管超声检查可见动脉内膜增厚、动脉管腔狭窄、动脉瘤等改变。血管内超声可发现管腔狭窄和管壁增厚。CT 可以发现动脉壁钙化。CTA 及 MRA 可以发现管腔狭窄或闭塞。选择性动脉造影是判断动脉狭窄程度的"金标准"。

【治疗原则】

1. 预防 动脉粥样硬化重在预防,预防其发生发展。越早预防效果越好。预防或控制各种危险因素,例如戒烟、限酒、规律体育活动、控制体重等生活方式改良。降压、降脂、降糖等都有助于预防或延缓动脉粥样硬化的发生发展。他汀类调脂药物是目前循证医学证据最多的药物,可以延缓或阻止动脉粥样硬化斑块进展,稳定斑块,显著降低心肌梗死、卒中心血管原因死亡率等不良事件。有多重危险因素者需要评估 10 年心血管疾病风险,高危患者需要长期使用他汀类调脂药物。

2. 无症状性动脉粥样硬化 患者搜寻并控制各种危险因素,如高血压、糖尿病、高血脂、肥胖。纠正不良生活方式,如戒烟、限酒、规律体育活动、控制体重,以及低盐、低脂、低糖饮食。多数患者需要长期使用他汀类调脂药物,少数患者需要使用 ACEI 和 β 受体阻滞剂。

3. 症状性动脉粥样硬化 患者除上述综合治疗措施以外,还需要给予相应的改善缺血及防治并发症的处理措施,必要时介入或外科手术解除或缓解血管狭窄或闭塞以缓解缺血症状。还需要给予防治各种并发症的治疗措施。患者的具体治疗需要根据病变部位和疾病类型(如脑卒中、稳定型心绞痛、急性心肌梗死)采取恰当的治疗。

二、慢性稳定型心绞痛

冠状动脉粥样硬化性心脏病(coronary atherosclerotic heart diseae,CAD,CHD)是指为心脏供血的冠状动脉血管发生动脉粥样硬化,出现冠状动脉管腔狭窄或闭塞以及血管功能异常(比如痉挛)导致心肌缺血缺氧的一组疾病。又名为缺血性心脏病(ischemic heart disease,HD)。心绞痛是由于冠状动脉固定狭窄伴心肌耗氧量增加,或血管痉挛导致一过性心肌缺血缺氧所引起的一系列表现。心绞痛的发病机制是冠状动脉供血、供氧与心肌耗氧量之间的不平衡。各种因素导致供血、供氧减少或者耗氧量增加都可能诱发心肌缺血和心绞痛。

【临床表现】

心绞痛需要医师综合判断。典型心绞痛一般具有以下特征。①性质:一般为胀痛、闷痛、压榨性疼痛、钝痛,可以是压榨感、紧缩感,可以是难以形容的不适,一般不会是针刺样痛、牵拉痛、搏动性痛。②部位:最常见的部位是胸骨后或心前区。但可以在脐至下颌牙齿之间的任何部位,比如右胸、上腹、后背、肩、肘、颈、牙齿。可以向颈、肩、左手尺侧放射。③诱发因素:情绪激动、剧烈活动、饱餐、寒冷刺激等因素容易诱发。④持续时间:一般持续数分钟,逐渐加重然后逐渐缓解。持续时间超过半小时或仅持续数秒一般可以排除冠心病心绞痛。但其他特征符合,程度比较严重,持续时间长要考虑ACS。⑤缓解方式:一般心绞痛发作时患者不自觉地会停止活动。休息、停止活动、降低运动量后迅速缓解。舌下含化硝酸甘油数分钟内缓解。⑥发作时伴随症状:可伴有面色苍白、大汗、全身无力、濒死感等。

稳定型心绞痛患者常无特殊体征。心绞痛发作时可能有急性痛苦面容、脸色苍白,大汗,血压升高或降低、心音低钝、奔马律、心尖区收缩期杂音等。

【诊断】

心绞痛的诊断主要依据胸部不适症状特征、心肌缺血的证据、冠状动脉病变的证据和ASCVD危险因素。大多数患者根据危险因素和临床症状特征就可以诊断。部分患者需要心肌缺血的证据或冠状动脉病变的证据才能明确诊断。需要注意的是有些时候有冠状动脉病变,但症状却与之没有关系。

【治疗原则】

冠心病稳定型心绞痛的治疗目的是缓解症状和改善预后。缓解症状靠抗心肌缺血和冠状动脉血运重建治疗。改善预后的措施统称为冠心病的二级预防。

1.抗心肌缺血的药物治疗　包括舌下含化硝酸甘油终止发作,使用β受体阻滞剂、长效硝酸盐制剂、钙通道阻滞剂、改善心肌代谢的药物等措施预防心肌缺血心绞痛的发作。一般首选β受体阻滞剂或非二氢吡啶类钙拮抗剂,次选长效硝酸盐制剂,必要时可以联合使用。

2.冠状动脉血运重建治疗　冠状动脉血运重建(coronary revasculanzation)治疗是指通过冠状动脉介入治疗(percutaneous coronary intervention,PCI)或冠状动脉旁路移植术(coronary artery bypass grafting,CABG)解除或缓解冠状动脉的狭窄或闭塞,恢复病变区域的血流供应,可以有效缓解心绞痛症状,对于高危患者可以降低心肌梗死和死亡风险。冠状动脉血运重建治疗后仍应积极正规药物治疗。

3. 冠心病的二级预防 一级预防是针对没有冠心病的患者采取措施预防冠心病的发生。二级预防是针对已经有冠心病的患者,采取各种措施阻止或延缓病情进展,预防新发或再发心肌梗死,预防其他 ASCVD 事件,降低心血管原因死亡率和总死亡率,延长寿命,提高生活质量。所有冠心病患者以及其他 ASCVD 患者都应该积极进行二级预防改善预后。①患者教育及生活方式改良;②常规使用他汀类药物;③治疗血脂异常(必要时使用非他汀调脂药物);④治疗高血压;⑤治疗糖尿病;⑥β 受体阻滞剂;⑦肾素-血管紧张素-醛固酮系统抑制剂;⑧抗血小板聚集治疗。

三、不稳定型心绞痛和非 ST 段抬高心肌梗死

通常将 CAD 分为慢性稳定型冠心病和急性冠脉综合征(acute coronary syndrome,ACS)。ACS 包括不稳定型心绞痛、ST 段抬高心肌梗死、非 ST 段抬高急性心肌梗死。ACS 的共同机制是斑块破裂和血栓形成,导致管腔狭窄程度急剧加重甚至完全闭塞。闭塞性血栓形成表现为 ST 段抬高心肌梗死。非闭塞性血栓形成表现为不稳定型心绞痛(unstable angina,UA)和非 ST 段抬高心肌梗死(non ST segment elevation myocardial infarction,NSTEMI)。

【临床表现】

1. 症状 胸部不适症状符合上述典型心绞痛特征,但通常持续时间更长、程度更重、休息时发生或轻微活动时发生,休息或含化硝酸甘油不能缓解。以心力衰竭、休克、心律失常为主要表现。可以没有胸部不适症状。

2. 体征 与前述心绞痛体征相似,可能出现奔马律、肺部湿啰音。

【诊断】

有 ASCVD 危险因素的患者,新发的或恶化的胸部不适符合心绞痛的特征,或不明原因的心力衰竭、休克、心律失常,就应考虑冠心病急性冠脉综合征的可能性。心电图无持续性 ST 段抬高即考虑为 UA 或 NSTEMI。

UA 和 NSTEMI 的心电图常常表现为 ST 段下移和 T 波低平或倒置。在胸闷、胸痛当时和缓解时分别行心电图检查可以发现动态变化。部分患者在症状缓解时 ST-T 明显异常,在胸闷、胸痛发作时 ST-T 正常,称为假性正常化,也高度支持冠心病心肌缺血。部分患者心电图没有心肌缺血改善,甚至发作当时也没有变化。心电图没有心肌缺血表现不能完全排除急性冠脉综合征。

UA 和 NSTEMI 的区别在于是否有心肌坏死。UA 心肌标志物不升高,NSTEMI 心肌标志物明显升高。心肌标志物正常的患者,需要在间隔 6 h 以后复查 1 次。

需要与可能导致胸部不适、急性心力衰竭、心律失常的各种疾病相鉴别。部分患者表现不典型,需要冠状动脉造影明确诊断。

【治疗原则】

ACS 是心内科急重症,应立即入住心脏监护病房(CCU)。主要包括抗心肌缺血、抗

血小板聚集、抗凝,他汀调脂,对症支持及防治并发症。

对 UA/NSTEMI 应进行危险分层,对中高危患者应积极行冠状动脉造影及 PCI,可以减少再梗等不良事件风险。低危患者可以采取药物保守治疗。

常规积极使用高强度或中等强度他汀(无论基线血脂水平如何),除非有禁忌证。可以起到抗炎稳定斑块,减少再梗死的作用。

常规给予两联抗血小板治疗,目前常规使用阿司匹林和氯吡格雷。也可以选用其他新型抗血小板药物,如替格瑞洛。部分患者需要三联抗血小板(短期使用血小板膜糖蛋白Ⅱb/Ⅲa受体拮抗剂)。常规两联抗血小板 1 年,1 年后可改为单联抗血小板药物治疗。

常规短期使用抗凝药物,如依诺肝素、普通肝素、比伐卢定等。特别是高危患者。药物选择需要根据患者具体病情和治疗策略来决定。

建议所有 UA/NSTEMI 患者应进行前述冠心病二级预防的治疗措施。

四、ST 段抬高心肌梗死

ST 段抬高心肌梗死(ST segment elevation myocardial infarction,STEMI)是心内科严重、紧急的疾病之一。病理基础是冠状动脉粥样硬化斑块破裂血栓形成导致血管腔持续的完全闭塞(闭塞性血栓)。发病后早期即有很高的发生休克、心力衰竭、心源性猝死的风险。STEMI 与 UA/NSTEMI 治疗最主要的区别是前者更强调尽早开通血管,后者不考虑静脉溶栓治疗。

【临床表现】

典型的临床症状为突发、持续严重的胸闷、胸痛,含化硝酸甘油不能缓解,常常伴有大汗和面色苍白,可伴有发热。不典型的患者可以没有胸闷、胸痛,仅表现为并发症的表现,如急性左心衰竭肺水肿、低血压、休克、心悸、黑矇、晕厥,也可以消化道症状为主要表现。部分患者发病前数日有乏力、烦躁、心悸、气急、心绞痛频繁等前驱症状。

体征包括血压下降、心率加快、心音低钝、奔马律、收缩期杂音、肺部湿啰音等。

【诊断】

STEMI 诊断的主要依据包括临床表现、心电图 ST 段持续抬高并有动态演变、心肌标志物显著升高并有动态演变。不明原因的休克、心力衰竭、心律失常、心悸、黑矇、晕厥甚至意识障碍应想到 STEMI 的可能,上腹部、胸背部、颈肩部、下颌部的疼痛不适伴面色苍白、大汗、消化道症状等均应想到 STEMI 的可能。怀疑 STEMI 时,应反复查心电图及心肌标志物。

STEMI 需要与主动脉夹层、急性心包炎、急性心肌炎、应激性心肌病、肺动脉栓塞、急性胰腺炎甚至宫外孕等疾病相鉴别。

【治疗原则】

1.一般治疗 镇静镇痛,卧床休息,心理安慰,保持大小便通畅,必要时吸氧,持续心电血压氧饱和度监护。

2.再灌注治疗 再灌注治疗(reperfusion therapy)是尽早开通血管重新恢复心肌血流灌注。再灌注治疗措施包括静脉溶栓、急诊冠状动脉介入治疗、急诊冠状动脉旁路移植术(CABG)。越早成功再灌注,越能挽救更多的濒临死亡的心肌,越能降低死亡率,改善长期预后。一般来说发病6 h以内效果较好,发病24 h以后再开通血管已基本没有意义。所以针对STEMI的再灌注治疗,有一个口号"时间就是心肌,时间就是生命"。

3.防治并发症 常见并发症包括心力衰竭、心律失常、心源性休克等。心力衰竭给予强心、利尿、扩血管药物,休克给予升压、扩容及必要时主动脉内气囊反搏(IABP),严重患者需要呼吸机辅助通气甚至需要体外膜氧合(ECMO)。右心室心肌梗死患者休克时一般通过快速大量补液可以迅速纠正。随时可能发生室性心动过速和心室颤动,需要随时做好除颤的准备,使用抗心律失常药物抑制室性期前收缩并不能改善预后。出现严重心动过缓可以考虑安置临时心脏起搏器。一般下壁心肌梗死合并的房室传导阻滞容易恢复,前壁心肌梗死合并的二度、三度房室传导阻滞一般不能恢复,需要安置永久心脏起搏器。

4.抗凝抗血小板治疗STEMI 急性期使用抗血小板和抗凝药物可以降低心肌梗死复发和总死亡率。抗血小板药物常常联合使用阿司匹林和氯吡格雷。抗凝药物可以选用普通肝素、依诺肝素、磺达肝癸钠或比伐卢定。一般仅短期抗凝,除非合并心房颤动等其他需要抗凝的情况。两联抗血小板药物的疗程尚有争议,一般建议超过1年。

5.其他常规治疗 在没有禁忌证的情况下,常规使用高强度他汀、ACEI或ARB以及β受体阻滞剂。在合并左心室收缩功能下降的患者常规使用MRA(如螺内酯)。

6.ICD预防猝死 STEMI患者猝死风险高,包括发病早期入院前、住院期间和出院后。尽早开通血管、积极使用β受体阻滞剂等措施可以显著降低猝死风险。指南建议STEMI发病40 d后,如果左室射血分数<35%,则应在标准药物治疗的基础上,行ICD安置术,以有效降低猝死风险。

7.二级预防 所有STEMI患者需要进行上述冠心病的二级预防,以减少再次心肌梗死、卒中、猝死,预防或推迟心力衰竭。

第六节 心肌疾病

案例导入

患儿,女,10岁,突发晕厥,数次就诊,追问病史常有运动后气促、胸闷、胸痛。查体心脏扩大,心尖搏动向左下移位,呈抬举样搏动,胸骨左缘可闻3/6期收缩期喷射状杂音。X射线示左室明显扩大,心电图示左室肥厚,ST段下降,T波倒置,超声心动图示室间隔重度肥厚达20 mm(正常高值5.8 mm),左室后壁厚13 mm,左室流出道严重狭窄。

思考:

1.该患者最有可能的诊断是什么?

2.该患者为确诊还需做哪些进一步检查?

心肌疾病（myocardial disease）是指除冠心病、高血压、瓣膜性心脏病、先天性心脏病、肺源性心脏病以外，以心肌结构和功能异常为主要表现的一组疾病。主要表现为心律失常和心力衰竭。按是否累及其他组织器官分为原发性和继发性。按遗传因素是先天因素还是后天因素致病分为遗传性、获得性和混合性。另外，还有酒精性心肌病、围生期心肌病、心动过速性心肌病、炎症性心肌病（心肌炎）、心脏淀粉样变等。

一、扩张型心肌病

扩张型心肌病（dilated cardiomyopathy，DCM）是最常见的原发性心肌疾病。DCM以心脏均匀扩大、收缩功能下降为主要表现。各种年龄均有发病，但中青年多发，男性多于女性。扩张型心肌病病因多种多样，多数病因不清楚。比较常见的可能原因是病毒感染、免疫损伤、遗传因素等。各种继发性心肌病形态结构功能改变，多数情况下类似原发性扩张型心肌病。

【临床表现】

扩张型心肌病表现为全心弥漫性损害，左心室受累为主。心脏扩大，心壁均匀变薄，心脏收缩功能均匀减弱。因为心肌弥漫损害，心肌细胞减少，出现不均匀纤维化，可以出现各种各样的心律失常，包括窦性心动过缓、房性心律失常、房室传导阻滞、室性心律失常、室内传导阻滞等。因为心室扩大、心室收缩功能减弱，可以出现血液淤滞及血栓形成。

扩张型心肌病临床表现主要为左心衰竭、全心衰竭、各种心律失常、血栓栓塞等各种并发症的表现。DCM本身没有特异性临床表现。

【诊断】

根据心脏扩大、心力衰竭，并排除其他原因就可以诊断扩张型心肌病。除病史、查体外，各种辅助检查有助于明确诊断。心电图可见各种心律失常，可见病理性Q波、肢体导联QRS波群低电压、胸导联QRS波群高电压、室内传导阻滞、房室传导阻滞等。胸片可见心脏均匀扩大，肺淤血、肺水肿。超声心动图非常重要，特征性表现是全心扩大，左心室扩大为主，功能性二尖瓣、三尖瓣反流，左室射血分数下降，左心室心尖部附壁血栓等。超声心动图还可以确切地排除先天性心脏病和心脏瓣膜病。

与高血压晚期的心力衰竭鉴别有时比较困难，主要依据高血压病史、家族史、其他高血压靶器官损害表现。与缺血性心肌病鉴别主要依据冠心病危险因素、符合心绞痛特征的胸闷胸痛病史、心肌梗死病史、超声心动图示节段性运动异常或室壁瘤形成等。部分患者需要冠状动脉造影来明确诊断。与酒精性心肌病、围生期心肌病鉴别主要依据病史。与心动过速性心肌病鉴别主要依据是否有长期持续心动过速以及心动过速消除或控制后心脏扩大和心力衰竭是否逆转。

【治疗原则】

扩张型心肌病主要防治心力衰竭，无症状阶段常规服用ACEI/ARB和β受体阻滞剂，出现心力衰竭表现后按心力衰竭指南加用利尿剂、强心剂等治疗。

如果有QRS波群增宽，呈左束支传导阻滞，建议行心脏再同步治疗（CRT）。如果持续左室射血分数(LVEF)低于35%,或发生过室性心动过速/心室颤动,建议安置ICD预防猝死。终末期心力衰竭患者则建议行心脏移植术。需要注意防治各种心律失常。如果出现严重心动过缓,则安置永久心脏起搏器。如果出现心动过速、心房扑动、心房颤动等,可选用β受体阻滞剂和胺碘酮进行治疗,禁止长期使用Ⅰ类及Ⅳ类抗心律失常药物。如果出现心房颤动、左室心尖部附壁血栓、下肢深静脉血栓形成,则服用华法林或新型口服抗凝药物预防血栓栓塞。

二、肥厚型心肌病

肥厚型心肌病(hypertrophic cardiomyopathy,HCM)以左心室室壁肥厚、左室心腔缩小、舒张功能下降、室性心律失常为主要表现。为青少年猝死最常见的原因之一。为常染色体显性遗传,但约1/2患者无家族史。

【临床表现】

常无症状,也可以晕厥或猝死为首发表现。常见症状为心悸、胸闷、乏力、劳力性呼吸困难、运动耐量下降、心绞痛、运动性晕厥等。

常见体征有心界稍扩大、第4心音、胸骨左缘3~4肋间收缩期杂音。增强心肌收缩力、扩张血管、减少前后负荷的措施均使杂音增强,降低心肌收缩力、增加回心血量的措施使杂音减弱。

【诊断】

诊断主要依据病史、查体和辅助检查。心电图可见左心室肥大、ST-T异常、病理性Q波、室性心律失常、左心房扩大等表现。胸部X射线检查可见心影稍大和肺淤血表现。超声心动图很重要,可以发现左室肥厚、流出道梗阻。一般表现为室间隔非对称性肥厚,厚度超过1.5 cm,室间隔与左室后壁厚度比值超过1.3~1.5,但也可为均匀肥厚及心尖肥厚。

中青年出现心悸、黑矇、晕厥、劳力性呼吸困难、胸痛等要考虑到肥厚型心肌病。心电图发现左室肥厚和病理性Q波就高度怀疑。超声心动图多数可以明确诊断。偶尔需要心脏磁共振检查。主要是与可以导致左室肥厚的高血压、主动脉瓣狭窄及少见的先天性主动脉瓣狭窄相鉴别。表现为心绞痛的患者需要与冠心病鉴别,主要依据危险因素,必要时需冠状动脉造影明确。

【治疗原则】

治疗的主要目的是延缓病情进展、减轻梗阻、缓解症状、预防猝死。主要措施包括生活方式建议、β受体阻滞剂或非二氢吡啶类钙拮抗剂、室间隔心肌化学消融、ICD安置等。

常规首选β受体阻滞剂,逐渐加大剂量,用到可耐受的最大剂量。主要作用是通过减轻流出道梗阻、降低心肌耗氧量,改善左室舒张功能等缓解各种症状,并可用于防治心律失常和预防心律失常性猝死。β受体阻滞剂无效或禁用时,可考虑换用非二氢吡啶类钙拮抗剂。

左室流出道梗阻严重伴有症状且β受体阻滞剂等药物不能有效控制时,可选择室间隔心肌切除术或经导管室间隔心肌化学消融术解除梗阻。

HCM 发生心房颤动时,需要积极控制心室率,并尝试转复和维持窦性心律,并常规积极使用抗凝药物预防血栓栓塞。

HCM 终末期可表现为左心室扩大、收缩功能下降、室壁逐渐变薄,类似扩张型心肌病改变。

发生过持续性室速、心室颤动、心搏骤停以及心肺复苏成功者猝死风险很高,应常规建议 ICD 植入。有猝死家族史、室间隔显著肥厚、近期不明原因晕厥等猝死高危因素的患者,需要个体化考虑 ICD 植入降低猝死风险。

第七节　心包疾病

> ### 案例导入
>
> 　　患者,男,45 岁,心前区持续性疼痛 1 周,查体:重病容,体温38.8 ℃,血压100/70 mmHg,颈静脉怒张,心界向两侧扩大,心率 120 次/min,心音弱,心律整齐,无杂音,心电图 Ⅰ、Ⅱ、Ⅲ、aVF、aVL、$V_1 \sim V_5$ 导联,ST 段弓背向下抬高,T 波倒置。
>
> 　　**思考:**
> 　　1.该患者最有可能的诊断是什么?
> 　　2.该患者为确诊还需做什么检查?

　　心包疾病是由感染、肿瘤代谢性疾病、尿毒症、自身免疫性疾病、外伤等引起的心包病理性改变。临床可分为急性、亚急性和慢性。按病因分为感染性、非感染性、过敏性或免疫性。

　　急性心包炎(acute pericarditis) 为心包脏层和壁层的急性炎症,可由病毒、细菌感染、肿瘤、理化因素、自身免疫或代谢性疾病引起。

【临床表现】

　　1.症状　胸痛为主。胸骨后、心前区疼痛为急性心包炎的特征。疼痛与呼吸运动相关。随着渗液积聚,胸痛可逐渐减轻,而出现心包积液压迫症状。轻者可无明显症状,有症状者多表现为呼吸困难,严重者呈端坐呼吸,也可因压迫气管、食管而产生干咳、声音嘶哑、吞咽困难等。短期内出现大量心包积液引起急性心脏压塞时,出现心动过速、血压下降、脉压变小和静脉压上升,可出现急性循环衰竭、休克等。如渗液积聚较慢,但量大,可造成亚急性或慢性心脏压塞,表现为体循环淤血和静脉压升高。

　　2.体征　心包摩擦音是急性心包炎的典型体征。积液增多,摩擦音可消失。心包积液时,心浊音界向两侧扩大、心尖搏动减弱、心音低而遥远。心脏压塞出现心率增快、收缩压下降、脉压变小、脉搏细弱、奇脉、颈静脉怒张、肝-颈静脉回流征阳性、肝大、腹水和下肢水肿等。

【辅助检查】

X 射线检查心影增大,大量积液时心脏呈烧瓶样,心脏搏动减弱或消失;早期心电图出现多数导联 ST 段弓背向下型抬高,数日后 ST 段回到基线,出现 T 波平坦或倒置。超声心动图显示心脏周围存在液性暗区。心包穿刺检查有助于病因判断。抽取积液或心包腔内给药,可解除心脏压塞的症状。

【诊断】

诊断可根据急性起病、典型胸痛、心包摩擦音、特征性心电图表现。超声心动图检查可以确诊并判断积液量,结合相关病史、全身表现及相应的辅助检查有助于病因诊断。

【治疗原则】

治疗包括病因治疗、解除心脏压塞及对症支持治疗。疼痛可应用非甾体抗炎药;结核性心包炎应给予正规抗结核治疗;化脓性心包炎采用抗生素,肿瘤性心包炎针对原发疾病治疗、心包穿刺引流,并可注射药物。对其他药物治疗效果不佳者可给予糖皮质激素治疗;顽固性复发性心包炎伴有严重胸痛患者可考虑心包切除。

第十章

泌尿与生殖系统疾病

◀学习导航

1. 知识目标　学习泌尿与生殖系统常见病的病因、临床表现、诊断及防治原则。
2. 技能目标　掌握泌尿与生殖系统常见病的辅助检查方法。
3. 素质目标　树立良好的医德医风,培养严谨的科学态度。

第一节　慢性肾小球肾炎

慢性肾小球肾炎(chronic glomerulonephritis,CGN)简称慢性肾炎,是指以血尿、蛋白尿、水肿、高血压为基本表现,病变进展缓慢,可有不同程度的肾功能减退,病情逐渐发展,可在患病数年至数十年后进入慢性肾功能衰竭。目前认为慢性肾炎的发病是机体对致病原引起的免疫反应在肾脏造成非特异性炎症性损害。

【临床表现】

慢性肾炎可发生于任何年龄,但以中青年为主,男性多见。多数起病缓慢、隐匿。早期患者可无特殊症状,患者可有乏力、疲倦、腰部疼痛和食欲缺乏;水肿可有可无,一般不严重。血压可正常或轻度升高。肾功能正常或轻度受损(肌酐清除率下降),这种情况可持续数年甚至数十年,肾功能逐渐恶化并出现相应的临床表现(如贫血、血压增高等),最后进入终末期肾衰竭。

【辅助检查】

1. 实验室检查　尿比重偏低,多在 1.020 以下,疾病晚期常固定在 1.010。尿蛋白微量~+++不等,尿中常有红细胞及管型(颗粒管型、透明管型)。急性发作期有明显血尿或肉眼血尿;血常规常有轻、中度正色素性贫血,红细胞、血红蛋白降低,红细胞沉降率增快,一般血清电解质无明显异常;肾小球滤过率、内生肌酐清除率降低,血尿素氮及血肌酐升高。

2. 影像学检查　双肾 B 型超声波显示肾脏大小正常或缩小,可有双肾皮质回声增强。

【诊断】

凡尿化验异常(蛋白尿、管型尿及血尿)、水肿、高血压病史长达 1 年以上、伴或无肾功能损害者均应考虑此病,注意排除遗传性肾病及继发性肾病的可能,临床上可诊断为慢性肾炎。

【防治原则】

慢性肾炎的治疗应以防止或延缓肾功能进行性恶化、改善或缓解临床症状及防治严重合并症为主要目的,一般采用以下综合治疗措施。

1.一般治疗　休息,避免剧烈活动。水肿和高血压明显者应给予低盐饮食;在治疗中应避免加重肾脏损害的因素(如感染、劳累、妊娠、肾毒性药物等)。

2.对症治疗　水肿较明显者可利尿消肿,常用双氢克尿噻,在利尿的同时又有降压作用。高血压患者应限盐(<3 g/d),ACEI类药物具有降低血压、减少尿蛋白和延缓肾功能恶化的肾脏保护作用。

3.应用抗血小板药　大剂量双嘧达莫、小剂量阿司匹林有抗血小板聚集作用,长期服用能延缓肾功能衰退。

4.中医中药治疗　可选用中草药或方剂治疗,如金钱草、板蓝根、败酱草、蒲公英、当归、丹参、桃仁、红花等,具有清热解毒、消肿利尿、活血化瘀等功效。

第二节　尿路感染

尿路感染(urinary tract infection,UTI)是指病原体侵犯尿路黏膜或组织而引起的尿路炎症。根据感染发生的部位不同,尿路感染分为上尿路感染(主要是肾盂肾炎)和下尿路感染(主要是膀胱炎、尿道炎)。该病大多由革兰氏阴性杆菌感染引起,其中以大肠杆菌最常见。尿路感染是常见的泌尿系疾病,多见于女性,其发病率为男性的 9~10 倍,发病率约占人口的2%。

【临床表现】

1.膀胱炎、尿道炎　起病急骤,常于劳累、受凉、长期憋尿、性生活后发病。一般无明显的全身感染症状,主要表现为尿频、尿急、尿痛及耻骨弓上不适等,常伴有白细胞尿,偶有血尿。

2.急性肾盂肾炎　通常起病较急。表现为发热、寒战、头痛、全身酸痛、恶心、呕吐等,泌尿系统症状有尿频、尿急、尿痛、排尿困难等。部分患者泌尿系统症状不典型或缺如。腰痛程度不一,多为钝痛或酸痛。体检时可发现肋脊角或输尿管点压痛和(或)肾区叩击痛。

3.慢性肾盂肾炎　临床表现较为复杂,全身及泌尿系统局部表现可不典型,有时仅表现为无症状性菌尿。半数以上患者可有急性肾盂肾炎病史,后出现程度不同的低热、间歇性尿频、排尿不适、腰部酸痛及肾小管功能受损表现,如夜尿增多、低比重尿等。病情持续可发展为慢性肾衰竭。

4.无症状性菌尿　患者无泌尿道感染症状,但多次尿细菌培养阳性。成年女性多见,其发生率随年龄增长而增加。菌尿可来自膀胱或肾脏,其致病菌多为大肠杆菌。

【辅助检查】

1.实验室检查　尿常规检查尿沉渣内白细胞增加显著,尿红细胞可增加,尿蛋白常为阴性或微量；取清洁中段尿、导尿或膀胱穿刺尿作尿细菌定量培养，尿含菌量≥10^5/mL，为有意义的细菌尿，常为尿路感染；尿涂片镜检细菌，是快速诊断的方法，如平均每个视野≥1个细菌，即为有意义的细菌尿；急性期血常规检查白细胞可升高，重者出现中性粒细胞核左移。

2.影像学检查　X射线检查包括腹部平片、肾盂造影及终末期膀胱造影等，对于了解肾脏大小、形态、肾盂肾盏变化以及有无结石、梗阻和膀胱输尿管反流有重要意义。B型超声波检查肾大小、形态以及有无结石、囊肿、肾盂积水等更准确。

【诊断】

有尿路感染的症状和体征，如尿路刺激征（尿频、尿痛、尿急），耻骨上方疼痛和压痛，发热，腰部疼痛或叩击痛等，尿细菌培养菌落数均≥10^5/mL，即可诊断尿路感染。如尿培养的菌落数不能达到上述指标，但可满足下列指标一项时，也可帮助诊断：①硝酸盐还原试验和（或）白细胞酯酶阳性；②白细胞尿（脓尿）；③未离心新鲜尿液革兰氏染色发现病原体，且尿培养菌落数均≥10^3/mL。

【防治原则】

1.一般治疗　患者应注意休息，多饮水，勤排尿。尿路感染反复发作者应积极寻找病因，及时去除诱发因素。

2.抗菌药物的应用　根据病史、菌株及药敏结果针对性选用。急性膀胱炎给予3~7 d的短程治疗；急性肾盂肾炎轻型的患者口服抗菌药物2周，较严重的患者采用肌内注射或静脉注射给予药物治疗，一般采用两种药物联合应用；慢性肾盂肾炎首要是寻找并去除导致发病的易患因素，常用两种药物联合治疗，必要时可中西医结合治疗，疗程应适当延长。

3.预防　多饮水，勤排尿；养成良好的卫生习惯，注意会阴部的清洁；积极治疗糖尿病、慢性肾脏疾病、高血压等多种慢性疾病，也是预防尿路感染的重要环节。

第三节　慢性肾衰竭

慢性肾衰竭（chronic renal failure，CRF）是各种慢性肾脏病（chronic kidney disease，CKD）持续进展至后期的共同结局。它是以代谢产物潴留，水、电解质及酸碱平衡失调和全身各系统症状为表现的一种临床综合征。在中国等发展中国家，慢性肾衰竭的最常见病因仍是原发性肾小球肾炎，近年来糖尿病肾病导致的慢性肾衰竭明显增加，有可能将成为导致我国慢性肾衰竭的首要病因。

【临床表现】

慢性肾衰竭的早期，往往无临床症状，当残余肾单位不能代偿时，出现临床表现。

1.水、电解质代谢紊乱　慢性肾衰竭时常出现各种电解质代谢紊乱和酸碱平衡失调，其中以代谢性酸中毒和水、钠平衡紊乱最为常见。

2.各系统症状

(1)消化系统症状　食欲缺乏是慢性肾衰竭最早和最常见的症状。

(2)心血管系统表现　以高血压最为常见。其次为左心室扩大、心力衰竭、心律失常。

(3)呼吸系统表现　尿毒症毒素可引起尿毒症性支气管炎、肺炎、胸膜炎,甚至出现胸腔积液,表现为咳嗽、胸闷、胸痛和呼吸困难等症状。

(4)血液系统表现　以贫血最多见;常有出血倾向。

(5)精神、神经系统表现　早期多有乏力、失眠、记忆力下降、注意力不集中,以后出现表情淡漠、嗜睡。周围神经病变常在慢性肾衰竭晚期出现,表现为肢体麻木,有烧灼感,痛、触觉减退,肌无力。

(6)皮肤症状　皮肤瘙痒,称之为尿毒症性皮炎。尿毒症患者面部肤色较深并萎黄,有轻度水肿,称之为尿毒症面容。

(7)肾性骨营养不良症　包括纤维性骨炎、肾性骨软化症、骨质疏松症及慢性骨硬化症。可出现自发性骨折,少数患者出现骨酸痛、行走不便等症状。

(8)内分泌失调　患者内分泌功能紊乱,如血浆肾素升高、$1,25(OH)_2D_3$ 降低、促红细胞生成素减少等。大多数患者均有继发性甲旁亢(血 PTH 升高),部分患者(约1/4)有轻度甲状腺素水平降低;其他如性腺功能减退等,也相当常见。

(9)并发感染　尿毒症毒素、酸中毒、白细胞功能异常及营养不良使患者免疫力低下,极易并发感染,以呼吸道、泌尿道感染最常见,皮肤感染次之。感染可使肾功能急剧恶化,常为主要死因之一。

【辅助检查】

1.血常规检查　血红蛋白量常低于 80 g/L,红细胞计数减少,白细胞数在感染和严重酸中毒时升高。

2.尿常规检查　早期尿比重低,大多在 1.018 以下,晚期尿比重固定在 1.010 ~ 1.018 之间。尿蛋白一般为+~+++,晚期因肾小球绝大部分已毁损,尿蛋白反而减少甚至阴性。尿沉渣可见颗粒管型和腊样管型。

3.血生化检查　血钙常低于 2.0 mmol/L,血磷多高于 1.7 mmol/L,pH 值多低于7.35,CO_2 结合力常在 18 mmol/L 以下。血钾、钠、镁的浓度随病情而定。

4.肾功能检查　肾小球滤过率下降,血尿素氮、肌酐升高,是判断肾衰竭程度的重要指标。

【诊断】

慢性肾衰竭诊断并不困难,主要依据病史、肾功能检查及相关临床表现。但其临床表现复杂,各系统表现均可成为首发症状,因此应仔细询问病史和查体,并重视肾功能的检查,以尽早明确诊断,防止误诊。如有条件,可尽早行肾活检以尽量明确导致慢性肾衰竭的基础肾脏病,积极寻找引起肾功能恶化的可逆因素,延缓慢性肾脏病进展至慢性肾衰竭。

【防治原则】

基本治疗原则为积极治疗原发疾病,去除诱因,调整饮食,纠正水、电解质、酸碱平衡失调,延缓肾衰竭发展,解除或减轻尿毒症症状。

1. 积极去除原发病与可逆因素 有效治疗原发病和消除引起肾功能恶化的可逆因素是 CRF 防治的基础,也是有效延缓肾衰竭进展的关键。

2. 营养治疗 其核心是每日摄入优质低蛋白质(0.4~0.8)g/kg,减少植物蛋白摄入。

3. 对症治疗 有效控制高血压,用重组人促红细胞生成素(rHuEPO)纠正贫血,纠正酸中毒,保持水、电解质平衡是防治心血管并发症的基础;控制血磷与合理使用维生素 D 防治肾性骨病;有感染者使用细菌敏感与肾毒性小的抗生素。

4. 促进尿毒素排泄 可用氧化淀粉、甘露醇及尿毒清等促进尿毒素经肠道排泄。也可给予利尿剂促进尿毒素从尿排出。

5. 肾脏替代治疗 包括血液净化和肾脏移植。常用的血液净化技术有血液透析及腹膜透析。

第十一章

神经系统疾病

🌐 学习导航

1. 知识目标　学习神经系统常见病的病因、临床表现、诊断及防治原则。
2. 技能目标　掌握神经系统常见病的辅助检查方法。
3. 素质目标　树立良好的医德医风,培养严谨的科学态度。

第一节　急性脊髓炎

　　急性脊髓炎(acute myelitis)是指各种感染后引起自身免疫反应所致的急性横贯性脊髓炎性病变,又称急性横贯性脊髓炎,是临床上最常见的一种脊髓炎。本病可见于任何年龄,但以青壮年多见,男女发病率无明显差异。发病前1~2周常有上呼吸道感染、消化道感染症状或有预防接种史。外伤、劳累、受凉等为发病诱因。

【临床表现】

　　本病以病损平面以下肢体瘫痪、传导束性感觉障碍和尿便障碍为特征。

　　1. 运动障碍　急性起病,迅速进展,早期为脊髓休克期,出现肢体瘫痪、肌张力降低、腱反射消失、病理反射阴性。一般持续2~4周则进入恢复期。

　　2. 感觉障碍　病变节段以下所有感觉丧失,随病情恢复感觉平面逐步下降,但较运动功能的恢复慢且差。

　　3. 自主神经功能障碍　早期表现为尿潴留。病变平面以下少汗或无汗、皮肤脱屑及水肿指(趾)甲松脆和角化过度等。病变平面以上可有发作性出汗过度、皮肤潮红、反射性心动过缓等。

【辅助检查】

　　1. 实验室检查　脑脊液检查压颈试验通畅,少数病例脊髓水肿严重可有不完全梗阻。脑脊液压力正常,外观无色透明,细胞数和蛋白含量正常或轻度增高,以淋巴细胞为主,糖、氯化物正常。

　　2. 影像学检查　脊柱X射线平片正常。若脊髓严重肿胀,MRI显示病变部脊髓增粗,病变节段髓内多发片状或较弥散的T2高信号,强度不均,可有融合。部分病例可始终无异常。

【诊断】

根据临床表现,结合脑脊液和 MRI 阳性结果可诊断。

【防治原则】

急性脊髓炎应早期诊断、早期治疗、精心护理、早期康复训练。

1. 药物治疗　急性期给予甲泼尼龙冲击治疗和(或)大剂量免疫球蛋白治疗,加用 B 族维生素、血管扩张药和神经保护剂等。

2. 康复治疗　早期被动活动肢体、按摩、针灸,瘫痪肢体保持功能位。恢复期主动活动肢体,防治肢体挛缩。

3. 护理　定时翻身拍背,防治坠积性肺炎、压疮和泌尿系统感染。

4. 预后　部分患者预后较差,遗留后遗症或死于并发症。

第二节　脑血管疾病

一、概述

脑血管疾病(cerebrovascular disease,CVD)是脑血管病变导致脑功能障碍的一类疾病的总称。它包括血管腔闭塞或狭窄、血管破裂、血管畸形、血管壁损伤或通透性发生改变等各种脑血管病变引发的局限性或弥漫性脑功能障碍。脑卒中(stroke)为脑血管疾病的主要临床类型,包括缺血性脑卒中和出血性脑卒中,以突然发病、迅速出现局限性或弥散性脑功能缺损为共同临床特征,为一组器质性脑损伤导致的脑血管疾病。

【病因】

1. 血管壁病变　以高血压性动脉硬化和动脉粥样硬化所致的血管损害最为常见。

2. 心脏病和血流动力学改变　如高血压、低血压或血压的急骤波动,以及心功能障碍、传导阻滞、心律失常,特别是心房纤颤。

3. 血液成分和血液流变学改变　包括各种原因所致的血液凝固性增加和出血倾向导致的凝血机制异常。

【分类】

脑血管疾病的分类方法对临床进行疾病诊断、治疗和预防有很大的指导意义。《中国脑血管疾病分类 2015》根据脑血管病的病因和发病机制、病变血管、病变部位及临床表现等因素将脑血管病归为 13 类。包括缺血性脑血管病、出血性脑血管病、头颈部动脉粥样硬化、狭窄或闭塞(未导致脑梗死)、高血压脑病、颅内动脉瘤、颅内血管畸形、脑血管炎、其他脑血管疾病、颅内静脉系统血栓形成、无急性局灶性神经功能缺损症状的脑血管病、脑卒中后遗症、血管性认知障碍、脑卒中后情感障碍。

【诊断】

根据突然发病迅速出现局限性或弥散性脑损害的症状和体征,临床可初步考虑脑卒中。结合脑部血管病变导致疾病的证据,如神经功能缺损符合血管分布的特点,脑 CT、MRI、MRA、DSA 等检查发现相应的病灶或相关的疾病证据,以及伴有的卒中危险因素,如高龄、高血压、心脏病高脂血症、糖尿病和吸烟等,一般较容易做出诊断。

二、短暂性脑缺血发作

短暂性脑缺血发作(transient ischemic attack,TIA)是由于局部脑或视网膜缺血引起的短暂性神经功能缺损,临床症状一般不超过 1 h,最长不超过 24 h,且无责任病灶的证据。传统的 TIA 定义,只要临床症状在 24 h 内消失,且不遗留神经系统体征,而不管是否存在责任病灶。近来研究证实,对于传统 TIA 患者,如果神经功能缺损症状超过 1 h,绝大部分神经影像学检查均可发现对应的脑部小梗死灶。因此,许多传统的 TIA 病例实质上是小卒中。

【临床表现】

好发于中老年人,男性多于女性,常突然发病,迅速出现局限性神经功能或视网膜功能障碍,持续时间短、恢复快,不留后遗症,可反复发作。临床表现与缺血发生的部位有关。颈内动脉系统短暂性脑缺血发作,常有对侧肢体无力或轻偏瘫,眼动脉交叉瘫(病变侧单眼一过性黑矇或失明,对侧偏瘫及感觉障碍),优势半球受累时可产生失语;椎-基底动脉系统短暂性脑缺血发作,主要症状为眩晕、平衡失调、跌倒发作、短暂性全面性遗忘症、双眼视力障碍发作。

【辅助检查】

1. 影像学检查　头部 CT、MRI 检查无与临床相关的责任病灶。血管超声(TCD、颈动脉、椎动脉超声)、MRA、CTA、DSA 检查对了解血管病变、寻求 TIA 病因有帮助。

2. 血生化　常规进行血糖、血脂、同型半胱氨酸等检查,多数患者有血糖升高、血脂异常或高同型半胱氨酸血症。

3. 心脏检查　对 TIA 患者常规进行心电图、超声心动检查,筛查患者有无心律失常、心室壁活动异常以及附壁血栓存在与否。

【诊断】

中老年患者突然出现神经系统局灶症状,症状持续数分钟,能完全恢复,可反复发作,MRI 弥散加权成像(DWI)无缺血表现可诊断。

【防治原则】

TIA 属于神经科急症,一旦诊断及早干预,防止发展为脑卒中。

1. 抗血小板治疗　非心源性栓塞性 TIA 推荐抗血小板治疗。应尽早给予阿司匹林、氯吡格雷口服。

2. 抗凝治疗　心源性栓塞性 TIA 一般推荐抗凝治疗。主要包括肝素、低分子肝素、华法林及新型口服抗凝药(如达比加群、利伐沙班等)。

3. 扩容治疗　纠正低灌注,适用于血流动力型 TIA。

4. 溶栓治疗　对新近发生的符合传统 TIA 定义的患者,即使神经影像学检查发现有明确的脑梗死责任病灶,目前也不作为溶栓治疗的禁忌证。若 TIA 再次发作,临床有脑梗死的诊断可能,不应等待,应按照卒中指南积极进行溶栓治疗。

5. 外科治疗和血管介入治疗 对适合颈动脉内膜切除术或颈动脉血管成形和支架置入术者,最好在 48 h 之内手术,不应延误治疗。

6. 控制危险因素 积极控制高血压、糖尿病、高血脂、心脏病,控制体重,戒烟限酒,建立健康生活方式。

三、脑梗死

脑梗死(cerebral infarction)又称缺血性脑卒中,是指各种脑血管病变所致脑部血液供应障碍,导致局部脑组织缺血、缺氧性坏死,而迅速出现相应神经功能缺损的一类临床综合征。脑梗死是卒中最常见类型。依据局部脑组织发生缺血坏死的机制可将脑梗死分为 3 种主要病理生理学类型:脑血栓形成(cerebral thrombosis)、脑栓塞(cerebral embolism)和血流动力学机制所致的脑梗死。脑血栓形成和脑栓塞均是由于脑供血动脉急性闭塞或严重狭窄所致,占全部急性脑梗死的 80% ~ 90% 。

(一)大动脉粥样硬化型脑梗死

动脉粥样硬化是脑梗死最常见的病因。颈内动脉系统脑梗死占 80% ,椎 - 基底动脉系统脑梗死占 20% 。闭塞好发的血管依次为颈内动脉、大脑中动脉、大脑后动脉、大脑前动脉及椎 - 基底动脉等。局部脑缺血由中心坏死区及周围缺血半暗带(ischemic penumbra)组成。中心坏死区由于脑缺血非常严重,已达到致死性缺血、缺氧程度,因而脑细胞很快出现死亡;缺血半暗带的神经功能受损,如果能在短时间内迅速恢复缺血半暗带血供或采用其他有效治疗,则该区脑组织的损伤是可逆的,神经细胞有可能存活并恢复功能。有效挽救缺血半暗带脑组织的治疗时间,为治疗时间窗。目前研究表明,在严格选择病例的条件下,急性缺血性脑卒中溶栓治疗的时间窗一般不超过 6 h,机械取栓的治疗时间窗一般不超过 8 h,个别患者可延长至 24 h。

【临床表现】

中老年多见。病前有脑血管病危险因素,如高血压、糖尿病、冠心病及高脂血症等。急性起病,出现神经系统局灶症状和体征,如言语不清、失语、偏瘫、偏身感觉障碍、头晕呕吐、饮水呛咳等,症状持续。

【辅助检查】

1. 实验室检查 血常规、血糖、血脂、肝肾功能、同型半胱氨酸等。

2. 影像学检查 头颅 CT 24 h 内多无改变,24 h 后梗死区出现低密度改变。MRI 发病后数小时梗死区出现低 T1、高 T2 信号。MRI 功能成像,如 DWI 可发现梗死后数分钟的病灶。

3. 脑血管检查 TCD 检查评估颅内外血管狭窄、闭塞及栓子脱落;MRA、CTA、DSA 可显示脑内大动脉的狭窄、闭塞。

【诊断】

中老年患者,有脑血管病危险因素,急性出现局灶性神经功能缺损,梗死范围与某一动脉的供应区域一致,影像学检查有阳性发现即可诊断。

【防治原则】

挽救缺血半暗带,避免或减轻原发性脑损伤,是急性脑梗死治疗的最根本目标,"时间就是大脑",对有指征的患者,应力争尽早实施再灌注治疗。

1.急性期治疗

(1)一般处理 调控血压、血糖,防止误吸,注意水、电解质平衡。

(2)溶栓治疗 有溶栓适应证患者应进行溶栓治疗。

(3)血管介入治疗 包括动脉溶栓、桥接、机械取栓、血管成形和支架术等。

(4)抗血小板治疗 发病早期,无溶栓适应证患者即给予抗血小板治疗。

(5)神经保护治疗。

2.早期康复治疗 制定短期和长期康复治疗计划,分阶段、因地制宜地选择治疗方法。

3.早期二级预防 不同病情患者卒中急性期长短有所不同,通常规定卒中发病2周后即进入恢复期。对于病情稳定的急性卒中患者应尽可能早期安全启动卒中的二级预防,并向患者进行健康教育。

(二)脑栓塞

脑栓塞(cerebral embolism)是指各种栓子随血流进入脑动脉,使血管急性闭塞或严重狭窄,导致局部脑组织缺血、缺氧性坏死,而迅速出现相应神经功能缺损的一组临床综合征。脑栓塞栓子来源可分为心源性、非心源性和来源不明性3种类型。脑栓塞在临床上主要指心源性脑栓塞。

【临床表现】

心源性脑栓塞可发生于任何年龄。风湿性心脏病引起的脑栓塞以青年女性为多,非瓣膜性心房颤动、急性心肌梗死引起的脑栓塞以中老年人为多。典型脑栓塞多在活动中急骤发病,无前驱症状,局灶性神经功能缺损体征在数秒至数分钟即达到高峰。心源性脑栓塞容易复发和出血。

【辅助检查】

1.影像学 脑CT、MRI显示病灶部位、大小。大面积梗死是脑栓塞的特点。

2.心脏检查 常规检查心电图、超声心动,了解患者有无房颤;反复多次心电图检查有助于发现短阵房颤。

【诊断】

有原发病史(房颤、风心病等),急性出现偏瘫、失语等局灶性神经功能缺损,影像学有阳性发现可诊断。

【防治原则】

治疗与动脉粥样硬化性脑梗死相同。当发生出血性脑梗死后,停用抗凝、抗血小板药物。治疗原发病预防脑栓塞很重要。

四、脑出血

脑出血(intracerebral hemorrhage,ICH)是指原发性非外伤脑实质出血。是脑卒中最严重的类型之一,也是死亡和致残率最高的一种常见病。最常见的病因是高血压合并脑动脉硬化,较少见的原因有血液病、动静脉畸形、动脉瘤、脑动脉炎、抗凝或溶栓治疗等。

【临床表现】

1. 一般表现 ICH 常见于 50 岁以上患者,男性稍多于女性,寒冷季节发病率较高,多有高血压病史。多在情绪激动或活动中突然发病,发病后病情常于数分钟至数小时内达到高峰。

ICH 患者发病后多有血压明显升高。由于颅内压升高,常有头痛、呕吐和不同程度的意识障碍,如嗜睡或昏迷等。

2. 局限性定位表现 取决于出血量和出血部位。

(1)内囊出血 内囊外侧部出血(壳核出血),称外侧型,表现为突发的病灶对侧偏瘫、偏身感觉障碍和同向偏盲;双眼球不能向病灶对侧凝视,优势半球病变可有失语,意识障碍可较轻。内囊的内侧部出血(丘脑出血),称内侧型,也表现为突发病灶对侧偏瘫、偏身感觉障碍甚至偏盲,可有特征性眼征,如上视障碍或凝视鼻尖、无反应性小瞳孔等,意识障碍较重。

(2)脑叶出血 又称皮质下出血,常表现为头痛、呕吐等颅内高压症状和出血脑叶的局灶症状,如单瘫、失语、抽搐或精神症状、智能障碍等。

(3)脑桥出血 如出血量少仅限于一侧,可表现为交叉瘫。多数出血波及整个脑桥,患者迅速昏迷,四肢瘫痪,病理反射阳性,双瞳孔针尖大小,中枢性高热,呼吸障碍,去大脑强直。多在数小时至 48 h 内死亡。

(4)小脑出血 轻症表现为眩晕、呕吐、枕部疼痛、共济失调、眼球震颤,无肢体瘫痪。重症者因急性枕骨大孔疝而迅速死亡。

(5)脑室出血 起病急骤、头痛、呕吐、深昏迷、脑膜刺激征阳性、四肢弛缓性瘫痪,有阵发性强直性痉挛或去大脑强直状态。病情严重者预后极差。

【辅助检查】

头颅 CT 是确诊脑出血的首选检查。在脑出血急性期头颅 CT 就可显示出血部位、大小以及对周围组织压迫情况。CT 表现为高密度影。

【诊断】

中老年患者,有高血压病史;突然头痛、恶心、呕吐,伴有偏瘫、失语等神经系统局灶体征可考虑本病,头颅 CT 可确诊。

【防治原则】

脱水降颅压、减轻脑水肿;调整血压,防治再出血;减轻血肿造成的继发性损害;促进神经功能恢复;防止并发症。除了内科保守治疗外,目前已广泛开展颅内血肿抽吸术,对于较大血量、占位效应明显者可行颅内血肿清除术。

五、蛛网膜下腔出血

颅内血管破裂,血液流入蛛网膜下腔,称之为蛛网膜下腔出血(subarachnoid hemorrhage,SAH)。分为外伤性和自发性两种情况。自发性又分为原发性和继发性两种类型。原发性蛛网膜下腔出血为脑底或脑表面血管病变破裂,血液流入到蛛网膜下腔,占急性脑卒中的10%左右;继发性蛛网膜下腔出血为脑内血肿穿破脑组织,血液流入蛛网膜下腔。颅内动脉瘤是原发性蛛网膜下腔出血最常见的病因。

【临床表现】

1. 发病年龄　任何年龄均可发病,但以青壮年多见。

2. 前驱症状　大多数无前驱症状,少数在发病前有头痛、恶心、呕吐等症状。发病前多有明显诱因,如剧烈运动、过度劳累等。

3. 典型表现　突然发生剧烈头痛、呕吐、脑膜刺激征及血性脑脊液,伴有短暂意识障碍、项背部或下肢疼痛、畏光等。发病后数小时内可出现脑膜刺激征,眼底可见视网膜出血、视乳头水肿,轻症患者症状不明显;老年患者头痛、脑膜刺激征可不明显而以意识障碍为主。

【辅助检查】

1. 头颅CT　是诊断SAH首选方法。CT表现为基底池、外侧裂、脑室系统高密度影。

2. 脑脊液　对可疑SAH而CT阴性者,腰穿发现均匀一致血性CSF可诊断。

3. 脑血管造影术　寻找出血动脉,发现动脉瘤。

【诊断】

根据突发剧烈头痛、呕吐,脑膜刺激征阳性及头颅CT阳性发现可诊断。还应进一步做脑血管造影,寻求发病原因。

【防治原则】

脱水降颅压、调控血压防止再出血、防治脑血管痉挛和脑积水。积极寻找出血动脉,行脑血管造影术,如发现颅内动脉瘤或血管畸形等,可进一步介入(动脉瘤栓塞术)或开颅治疗。

第十二章
传染病

学习导航

1. 知识目标　学习常见传染病流行病学特征、临床表现及防治原则。
2. 技能目标　掌握常见传染病的临床特点、预防与控制措施。
3. 素质目标　树立良好的医德医风,熟知传染病上报要求,救治过程中注意患者的精神心理状态,体现人文关怀。

第一节　概　述

传染病是指由病原微生物,如朊粒(prion)、病毒(virus)、衣原体(chlamydia)、立克次体(rickettsia)、支原体(mycoplasma)、细菌(bacteria)、真菌(fungus)、螺旋体(spirochaeta)和寄生虫(parasite)等病原微生物感染人体后产生的有传染性、在一定条件下可造成流行的疾病。感染性疾病是指由病原体感染所致的疾病,包括传染病和非传染性感染性疾病。

在人类历史长河中,传染病不仅威胁着人类的健康和生命,而且影响着人类文明的进程,甚至改写过人类历史。虽然人类对传染病的研究已经获得许多重大成果,但并不意味着人类与传染病的斗争中已经占得上风,如艾滋病、SARS、禽流感、埃博拉病毒、新型冠状病毒感染等新的传染病相继出现,不断给人类敲响警钟。

感染(infection)是病原体和人体之间相互作用、相互斗争的过程。病原体、人体和环境是构成感染的三要素。感染过程中由于病原体的致病能力和机体的免疫状态不同,可出现病原体被清除、隐性感染、显性感染、病原携带状态及潜伏性感染5种表现形式,并在一定条件下可以相互转变。

传染病流行过程就是传染病在人群中发生、发展和转归的过程。流行过程的发生需要有3个基本条件,包括传染源、传播途径和易感人群。这3个环节必须同时存在,若切断任何一个环节,流行即告终止。流行过程本身又受自然因素、社会因素和个人行为因素的影响。

传染源(source of infection)是指体内有病原体生存、繁殖并能将病原体排除体外的人和动物。传染源包括患者、隐性感染者、病原携带者、受感染的动物。

传播途径(route of transmission)是指病原体离开传染源到达另一个易感者的途径,同一种传染病可以有多种传播途径。传播途径包括呼吸道传播、消化道传播、接触传播、虫媒传播、血液/体液传播、医源性感染等。

对某种传染病缺乏特异性免疫力的人称为易感者（susceptible person），易感者在某一特定人群中的比例决定该人群的易感性。当易感者在某一特定人群中的比例达到一定水平，若又有传染源和合适的传播途径时，则很容易发生该传染病流行。在普遍推行人工主动免疫的情况下，可把某种传染病的易感者水平始终保持很低，从而阻止其流行周期性的发生。

早期明确传染源的诊断有利于患者的隔离治疗。传染病的诊断要综合分析临床表现、流行病学史及实验室、影像等辅助检查。

治疗传染病的目的不仅在于促进患者康复，还在于控制传染源，防止进一步传播，要边防边治。要坚持综合治疗的原则，治疗与护理并重，隔离消毒并重，病原治疗与对症治疗并重。

传染病的预防战略包括管理传染源、切断传播途径。传染病报告制度是控制传染病流行的重要措施。《中华人民共和国传染病防治法》规定管理的传染病分为甲、乙、丙三大类共40种。发现传染病患者或疑似传染病患者应早隔离、早治疗，并按照管理规定的时限通过传染病疫情监控信息系统进行报告。多数传染病切断传播途径是起主导作用的预防措施，消毒是切断传播途径的重要措施。可以通过改善营养、锻炼身体、预防接种等措施提高人群免疫力。某些传染病在发生感染或可疑感染后，可以通过专业医学指导进行阻断治疗。

医务人员是传染病感染的高风险人群，在诊疗过程中应注意采取防护措施，应遵循标准预防理念，根据疾病的主要传播途径，针对诊疗操作过程中可能出现的不同风险，采取相应的防控措施。既要防止疾病从患者传至医务人员，又要防止疾病从医务人员传至患者。如在诊疗、护理操作过程中，有可能发生血液、体液飞溅到医务人员的面部时，医务人员应当戴手套、外科口罩、护目镜或防护面罩；有可能发生血液、体液大面积飞溅或者有可能污染医务人员的身体时，还应当穿戴具有防渗透性能的隔离衣。如有不慎发生传染病职业暴露，应立即采取相应措施，如发生锐器伤，应立即从近心端向远心端将伤口周围血液轻轻挤出，用流动水冲洗 2~3 min，后进行伤口消毒，后续留取基础血样以备检查，必要时通过专业医学指导进行预防性急用药。

第二节 新型冠状病毒感染

案例导入

患者冯某,男,45岁,7 d前无明显诱因发热37.8 ℃,伴乏力、咳嗽、胸闷,以干咳为主,咳少许痰,呈白色泡沫样黏痰,无头痛,肌肉酸痛。至医院查血常规示白细胞计数 4.2×10^9/L,淋巴细胞计数 0.78×10^9/L,C反应蛋白及红细胞沉降率升高,降钙素原正常,胸部CT显示双肺多发磨玻璃样影,血气分析示低氧血症。10 d前曾与新型冠状病毒感染的确诊患者有密切接触史。

思考:

1. 该患者最可能的诊断是什么?
2. 新型冠状病毒感染的流行病学特点是什么?
3. 新型冠状病毒感染的胸部影像学特征是什么?

【病原学】

新型冠状病毒(以下简称新冠病毒,SARS-CoV-2)为β属冠状病毒,有包膜,颗粒呈圆形或椭圆形,直径60～140 nm,病毒颗粒中包含4种结构蛋白:刺突蛋白(spike,S)、包膜蛋白(envelope,E)、膜蛋白(membrane,M)、核壳蛋白(nucleocapsid,N)。新型冠状病毒基因组为单股正链RNA,全长约29.9 kb,基因组所包含的开放读码框架依次排列为5′-复制酶(ORF1a/ORF1b)-S-ORF3a-ORF3b-E-M-ORF6-0RF7a-ORF7b-ORF8-N-ORF9a-ORF9b-ORF10-3′。核壳蛋白N包裹着病毒RNA形成病毒颗粒的核心结构—核衣壳,核衣壳再由双层脂膜包裹,双层脂膜上镶嵌有新冠病毒的S、M、N蛋白。新冠病毒入侵人体呼吸道后,主要依靠其表面的S蛋白上的受体结合域(RBD)识别宿主细胞受体血管紧张素转化酶2(ACE2),并与之结合感染宿主细胞。新冠病毒在人群中流行和传播过程中基因频繁发生突变,当新冠病毒不同的亚型或子代分支同时感染人体时,还会发生重组,产生重组病毒株;某些突变或重组会影响病毒生物学特性,如S蛋白上特定的氨基酸突变后,导致新冠病毒与ACE2亲和力增强,在细胞内复制和传播力增强;S蛋白一些氨基酸突变也会增加对疫苗的免疫逃逸能力和降低不同亚分支变异株之间的交叉保护能力,导致突破感染和一定比例的再感染。截至2022年底,世界卫生组织(WHO)提出的"关切的变异株"(variant of concern,VOC)有5个,分别为阿尔法(Alpha,B.1.1.7)、贝塔(Beta,B.1.351)、伽玛(Gamma,P.1)、德尔塔(Delta,B.1.617.2)和奥密克戎(Omicron,B.1.1.529)。奥密克戎变异株2021年11月在人群中出现,相比Delta等其他VOC变异株,其传播力和免疫逃逸能力显著增强,在2022年初迅速取代Delta变异株成为全球绝对优势流行株。

截至目前,奥密克戎5个亚型(BA.1、BA.2、BA.3、BA.4、BA.5)已经先后演变成系列子代亚分支709个,其中重组分支72个。随着新冠病毒在全球的持续传播,新的奥密克戎亚分支将会持续出现。全球数个月以来流行的奥密克戎变异株主要为BA.5.2,但是2022年10月份以来免疫逃逸能力和传播力更强的BF.7、BQ.1和BQ.1.1等亚分支及重组变异株(XBB)的传播优势迅速增加,在部分国家和地区已经取代BA.5.2成为优势流行株。

国内外证据显示奥密克戎变异株肺部致病力明显减弱,临床表现已由肺炎为主衍变为上呼吸道感染为主。我国境内常规使用的PCR检测方法的诊断准确性未受到影响,但一些已研发上市的单克隆抗体药物对其中和作用已明显降低。

新冠病毒对紫外线、有机溶剂(乙醚、75%乙醇、过氧乙酸和氯仿等)以及含氯消毒剂敏感。75%乙醇以及含氯消毒剂较常用于临床及实验室新冠病毒的灭活,但氯己定不能有效灭活病毒。

【传染源】

传染源主要是新冠病毒感染者,在潜伏期即有传染性,发病后3 d内传染性最强。

【传播途径】

(1)经呼吸道飞沫和密切接触传播是主要的传播途径。

(2)在相对封闭的环境中经气溶胶传播。

(3)接触被病毒污染的物品后也可造成感染。

【易感人群】

人群普遍易感。感染后或接种新冠病毒疫苗后可获得一定的免疫力。

老年人及伴有严重基础疾病患者感染后重症率、病死率高于一般人群,接种疫苗后可降低重症及死亡风险。

【临床表现】

潜伏期多为2~4 d。主要表现为咽干、咽痛、咳嗽、发热等,发热多为中低热,部分病例亦可表现为高热,热程多不超过3 d;部分患者可伴有肌肉酸痛、嗅觉味觉减退或丧失、鼻塞、流涕、腹泻、结膜炎等。少数患者病情继续发展,发热持续,并出现肺炎相关表现。重症患者多在发病5~7 d后出现呼吸困难和(或)低氧血症。严重者可快速进展为急性呼吸窘迫综合征、脓毒症休克、难以纠正的代谢性酸中毒和凝血功能障碍及多器官功能衰竭等。极少数患者还可有中枢神经系统受累等表现。

儿童感染后临床表现与成人相似,高热相对多见;部分病例症状可不典型,表现为呕吐、腹泻等消化道症状或仅表现为反应差、呼吸急促;少数可出现声音嘶哑等急性喉炎或喉气管炎表现或喘息、肺部哮鸣音,但极少出现严重呼吸窘迫;少数出现热性惊厥,极少数患儿可出现脑炎、脑膜炎、脑病甚至急性坏死性脑病、急性播散性脑脊髓膜炎、吉兰-巴雷综合征等危及生命的神经系统并发症;也可发生儿童多系统炎症综合征(MIS-C),主要表现为发热伴皮疹、非化脓性结膜炎、黏膜炎症、低血压或休克、凝血障碍、急性消化道症状及惊厥、脑水肿等脑病表现,一旦发生,病情可在短期内急剧恶化。

大多数患者预后良好,病情危重者多见于老年人、有慢性基础疾病者、晚期妊娠和围产期女性、肥胖人群等。

【实验室检查】

1. 一般检查 发病早期外周血白细胞总数正常或减少,可见淋巴细胞计数减少,部分患者可出现肝酶、乳酸脱氢酶、肌酶、肌红蛋白、肌钙蛋白和铁蛋白增高。部分患者 C 反应蛋白(CRP)和血沉升高,降钙素原(PCT)正常。重型、危重型病例可见 D-二聚体升高、外周血淋巴细胞进行性减少,炎症因子升高。

2. 病原学及血清学检查

(1)核酸检测 可采用核酸扩增检测方法检测呼吸道标本(鼻咽拭子、咽拭子、痰、气管抽取物)或其他标本中的新冠病毒核酸。荧光定量 PCR 是目前最常用的新冠病毒核酸检测方法。

(2)抗原检测 采用胶体金法和免疫荧光法检测呼吸道标本中的病毒抗原,检测速度快,其敏感性与感染者病毒载量呈正相关,病毒抗原检测阳性支持诊断,但阴性不能排除。

(3)病毒培养分离 从呼吸道标本、粪便标本等可分离、培养获得新冠病毒。

(4)血清学检测 新冠病毒特异性 IgM 抗体、IgG 抗体阳性,发病 1 周内阳性率均较低。恢复期 IgG 抗体水平为急性期 4 倍或以上升高有回顾性诊断意义。

【胸部影像学】

合并肺炎者早期呈现多发小斑片影及间质改变,以肺外带明显,进而发展为双肺多发磨玻璃影、浸润影,严重者可出现肺实变,胸腔积液少见。

【诊断】

1. 诊断原则 根据流行病学史、临床表现、实验室检查等综合分析,做出诊断。新冠病毒核酸检测阳性为确诊的首要标准。

2. 诊断标准

(1)具有新冠病毒感染的相关临床表现。

(2)具有以下一种或以上病原学、血清学检查结果。

1)新冠病毒核酸检测阳性。

2)新冠病毒抗原检测阳性。

3)新冠病毒分离、培养阳性。

4)恢复期新冠病毒特异性 IgG 抗体水平为急性期 4 倍或以上升高。

【鉴别诊断】

(1)新冠病毒感染需与其他病毒引起的上呼吸道感染相鉴别。

(2)新冠病毒感染主要与流感病毒、腺病毒、呼吸道合胞病毒等其他已知病毒性肺炎及肺炎支原体感染鉴别。

(3)要与非感染性疾病,如血管炎、皮肌炎和机化性肺炎等鉴别。

(4)儿童病例出现皮疹、黏膜损害时,需与川崎病鉴别。

【临床分型】

1. 轻型 以上呼吸道感染为主要表现,如咽干、咽痛、咳嗽、发热等。

2. 中型 持续高热>3 d 或(和)咳嗽、气促等,但呼吸频率(RR)<30 次/min、静息状态下吸空气时指氧饱和度>93%。影像学可见特征性新冠病毒感染肺炎表现。

3. 重型 成人符合下列任何一条临床表现且不能以新冠病毒感染以外其他原因解释。

(1)出现气促,RR≥30 次/min。

(2)静息状态下,吸空气时指氧饱和度≤93%。

(3)动脉血氧分压(PaO$_2$)/吸氧浓度(FiO$_2$)≤300 mmHg(1 mmHg=0.133 kPa),高海拔(海拔超过 1000 m)地区应根据以下公式对 PaO$_2$/FiO$_2$进行校正:PaO$_2$/FiO$_2$×[760/大气压(mmHg)]。

(4)临床症状进行性加重,肺部影像学显示 24~48 h 内病灶明显进展>50%。

儿童符合下列任何一条即为重型。

(1)超高热或持续高热超过 3 d。

(2)出现气促(<2 月龄,RR≥60 次/min;2~12 月龄,RR≥50 次/min;1~5 岁,RR≥40 次/min;>5 岁,RR≥30 次/min),除外发热和哭闹的影响。

(3)静息状态下,吸空气时指氧饱和度≤93%。

(4)出现鼻翼扇动、三凹征、喘鸣或喘息。

(5)出现意识障碍或惊厥。

(6)拒食或喂养困难,有脱水征。

4. 危重型 符合以下情况之一者即为危重型。

(1)出现呼吸衰竭,且需要机械通气。

(2)出现休克。

(3)合并其他器官功能衰竭需 ICU 监护治疗。

【治疗】

1. 一般治疗

(1)按呼吸道传染病要求隔离治疗。保证充分能量和营养摄入,注意水、电解质平衡,维持内环境稳定。高热者可进行物理降温、应用解热药物。咳嗽咳痰严重者给予止咳祛痰药物。

(2)根据病情进行必要的检查,如血常规、尿常规、CRP、生化指标(肝酶、心肌酶、肾功能等)、凝血功能、动脉血气分析、胸部影像学等。

(3)根据病情给予规范有效氧疗措施,包括鼻导管、面罩给氧和经鼻高流量氧疗。

(4)抗菌药物治疗:避免盲目或不恰当使用抗菌药物,尤其是联合使用广谱抗菌药物。

(5)有基础疾病者给予相应治疗。

2. 抗病毒治疗。

(1)奈玛特韦片/利托那韦片组合包装 适用人群为发病 5 d 以内的轻、中型且伴有进展为重症高风险因素的成年患者。只有母亲的潜在获益大于对胎儿的潜在风险时,才能在妊娠期间使用。不建议在哺乳期使用。中度肾功能损伤者应将奈玛特韦减半服用,重度肝、肾功能损伤者不应使用。

（2）阿兹夫定片 用于治疗中型新冠病毒感染的成年患者。不建议在妊娠期和哺乳期使用,中重度肝、肾功能损伤患者慎用。

（3）莫诺拉韦胶囊 适用人群为发病 5 d 以内的轻、中型且伴有进展为重症高风险因素的成年患者。不建议在妊娠期和哺乳期使用。

（4）单克隆抗体 安巴韦单抗/罗米司韦单抗注射液。联合用于治疗轻、中型且伴有进展为重症高风险因素的成人和青少年(12～17 岁,体重≥40 kg)患者。

（5）静注 COVID-19 人免疫球蛋白 可在病程早期用于有重症高风险因素、病毒载量较高、病情进展较快的患者。总次数不超过 5 次。

（6）康复者恢复期血浆 可在病程早期用于有重症高风险因素、病毒载量较高、病情进展较快的患者。

（7）国家药品监督管理局批准的其他抗新冠病毒药物。

3. 免疫治疗

（1）糖皮质激素对于氧合指标进行性恶化、影像学进展迅速、机体炎症反应过度激活状态的重型和危重型病例,酌情短期内(不超过 10 d)使用糖皮质激素,建议地塞米松 5 mg/d 或甲泼尼龙 40 mg/d,避免长时间、大剂量使用糖皮质激素,以减少副作用。

（2）白细胞介素 6(IL-6)抑制剂 托珠单抗。对于重型、危重型且实验室检测 IL-6 水平明显升高者可试用。注意过敏反应,有结核等活动性感染者禁用。

4. 重型、危重型支持治疗

（1）治疗原则 在上述治疗的基础上,积极防治并发症,治疗基础疾病,预防继发感染,及时进行器官功能支持。

（2）呼吸支持 根据患者病情,选择鼻导管或面罩吸氧、经鼻高流量氧疗、无创通气、有创机械通气等方法进行呼吸支持。注意气道管理:加强气道湿化,建议采用主动加热湿化器;建议使用密闭式吸痰,必要时气管镜吸痰;积极进行气道廓清治疗;在氧合及血流动力学稳定的情况下,尽早开展被动及主动活动,促进痰液引流及肺康复。若病情需要,启动体外膜肺氧合(ECMO)治疗,避免延误时机,导致患者预后不良。

（3）循环支持 危重型病例可合并休克,应在充分液体复苏的基础上,合理使用血管活性药物,密切监测患者血压、心率和尿量的变化,以及乳酸和碱剩余。必要时进行血流动力学监测。

（4）急性肾损伤和肾替代治疗 危重型病例可合并急性肾损伤,应积极寻找病因,如低灌注和药物等因素。在积极纠正病因的同时,注意维持水、电解质、酸碱平衡。连续性肾替代治疗(CRRT)的指征包括:①高钾血症;②严重酸中毒;③利尿剂无效的肺水肿或水负荷过多。

（5）儿童特殊情况的处理

1）急性喉炎或喉气管炎:评估上气道梗阻和缺氧程度,有缺氧者予吸氧,同时保持环境空气湿润,避免儿童烦躁和哭闹。药物治疗首选糖皮质激素,气道梗阻严重者应予气管插管或气管切开、机械通气,维持气道通畅。

2）喘息、肺部哮鸣音:可在综合治疗的基础上加用支气管扩张剂和激素雾化吸入,常用沙丁胺醇、异丙托溴铵、布地奈德;痰液黏稠者可加用 N 乙酰半胱氨酸雾化吸入。

3）脑炎、脑病等神经系统并发症:应积极控制体温,给予甘露醇等降颅压及镇静、止惊治疗。脑炎、脑膜炎、吉兰-巴雷综合征等治疗原则与其他病因引起的相关疾病相同。

4）MIS-C:治疗原则是尽早抗炎、纠正休克和出凝血功能障碍及脏器功能支持。

（6）重型或危重型妊娠患者　应多学科评估继续妊娠的风险,必要时终止妊娠,剖宫产为首选。

（7）营养支持　应加强营养风险评估,首选肠内营养,保证热量 25～30 千卡/kg/d、蛋白质>1.2 g/kg/d 摄入,必要时加用肠外营养。可使用肠道微生态调节剂,维持肠道微生态平衡,预防继发细菌感染。

5. 心理干预　患者常存在紧张焦虑情绪,应当加强心理疏导,必要时辅以药物治疗。

6. 中医治疗　本病属于中医"疫"病范畴,病因为感受"疫戾"之气,可根据病情、证候及气候等情况进行辨证论治。涉及超药典剂量,应当在医师指导下使用。

7. 早期康复　重视患者早期康复介入,针对新型冠状病毒感染患者呼吸功能、躯体功能以及心理障碍,积极开展康复训练和干预,尽最大可能恢复体能、体质和免疫能力。

第三节　流行性感冒

案例导入

患者金某,男,7 岁,冬春季节,3 d 前无明显原因出现发热,体温达 39.2 ℃,伴鼻塞、流涕、畏寒、头痛、肌肉酸痛、食欲减退,无咳嗽、咳痰,白细胞计数 3.5×10^9/L,淋巴细胞百分数 55.7%,淋巴细胞计数 1.95×10^9/L。无疫区及疫区人员接触史,发病前患者曾至人员密集的地方,咽拭子核酸检测显示甲型流感病毒阳性。

思考:

1. 该患者最可能的诊断是什么?

2. 甲型流感的主要传播途径是什么?

3. 在我国,流行性感冒易在什么季节流行?

4. 发现疑似流感患者,在传染病防控方面应该注意什么?

【病原学】

流感病毒属正黏病毒科,是一种 RNA 病毒,流感病毒结构自外而内可分为包膜、基质蛋白及核心 3 部分,核心包含病毒的遗传物质单股负链 RNA,具有型特异性。病毒包膜中有 2 种重要的糖蛋白——血凝素和神经氨酸酶。神经氨酸酶的作用主要是协助释放病毒颗粒并促其黏附于呼吸道上皮细胞,此外还能促进病毒颗粒的播散。血凝素因能引起红细胞聚集而得名,它在病毒进入宿主细胞的过程中起着重要的作用。抗原变异是流感病毒独特的和显著的特征,由于不断发生抗原变异导致流感反复流行。人类流感病毒分为甲、乙、丙 3 型,其中甲型流感病毒变异性极强,常引起流感大流行,乙型次之。

【流行病学】

流感患者和隐性感染者是主要传染源,自潜伏期开始即有感染性,发病 3 d 内传染性最强。主要通过飞沫经呼吸道传播。也可通过接触被污染的手、日常用具等间接传播。人群普遍易感,感染后获得对同型病毒免疫力,但维持时间短,各型及亚型之间无交叉免疫。由于流感病毒极易发生变异,且变异后人群无免疫力,易引起流行。流行特征常为季节性、地方性或局部流行,好发于冬春季节。

【临床表现】

潜伏期通常为 1～3 d,甲型 H1N1 流感的潜伏期可达 1～7 d。典型流感起病急,前驱期即出现乏力、高热、寒战、头痛、全身酸痛等不适。病程中全身症状重而体征较轻,可伴流涕、咽痛、干咳等局部症状。病程 4～7 d,咳嗽和乏力症状可持续数周。

肺炎型流感多发于老年人、婴幼儿、免疫力低下者和慢性疾病患者。发病 1～2 d 后病情迅速加重,出现高热、咳嗽、呼吸困难、发绀,可伴有心、肝、肾衰竭。查体双肺遍及干、湿啰音而无肺实变体征,单纯抗生素治疗效果差,多于 5～10 d 内发生呼吸循环衰竭,预后较差。

并发症包括继发性细菌感染、中毒性休克、中毒性心肌炎等。继发性细菌感染的致病菌主要有流感嗜血杆菌、肺炎链球菌、金黄色葡萄球菌等。

【实验室检查】

1. 血常规 白细胞总数一般正常或降低,淋巴细胞增加。继发细菌感染时白细胞及中性粒细胞增加。

2. 生化检查 部分出现电解质紊乱,转氨酶、肌酸激酶及乳酸脱氢酶升高。

3. 病原学检查 取痰、咽拭子、呼吸道分泌物等标本,流感病毒抗原或核酸检查可呈阳性,病毒分离双份血清流感病毒特异性抗体水平呈 4 倍或 4 倍以上升高。

【影像检查】

一般流感病例的胸片多正常,重症流感所致病毒性肺炎时,胸片或胸部 CT 可见两肺下叶、中叶等区域内出现肺纹理增多增粗,其内可见点斑影;如病变邻近胸膜可有反应性胸膜增厚,还可出现少量胸腔积液。

【诊断】

冬春季节在同一地区,1～2 d 内有大量上呼吸道感染患者,或上呼吸道感染患者呈聚集性增加,应考虑流感。根据流行病学史和临床表现,结合病毒特异性抗原、核酸检测、病毒分离鉴定等实验室检查综合诊断,需注意检查的假阴性和假阳性及标本采集的规范性。

应与其他病原体所致呼吸道感染鉴别,如支原体、衣原体、腺病毒、肠道病毒、呼吸道合胞病毒等,临床上有时难以区分,可通过病原学检查加以鉴别。

【防治原则】

早发现、早诊断是防控的关键。治疗措施包括休息、多饮水、清淡营养饮食等一般治疗,合理应用对症治疗药物,及早应用抗流感病毒药物等。预防措施包括按呼吸道隔离1周或者主要症状消失;流行期间对公共场所加强通风和空气消毒,减少人群聚集活动等。接种疫苗是预防流感的基本措施。

第四节　病毒性肝炎

案例导入

患者,男,51岁,因"巩膜黄染、腹胀、双下肢水肿10 d"为主诉入院,查血常规示:白细胞计数 $3.0×10^9$/L,血红蛋白 109 g/L,血小板计数 $56×10^9$/L(血常规结果提示白细胞、血红蛋白、血小板较正常值偏低),谷丙转氨酶 142 U/L,谷草转氨酶186 U/L(该结果提示转氨酶升高),总胆红素 220.7 μmol/L,直接胆红素174.5 μmol/L,间接胆红素 46.2 μmol/L(该结果提示胆红素升高,以直接胆红素升高为主)。传染病筛查结果示:乙肝表面抗原阳性,乙肝表面抗体阴性,乙肝 e抗原阴性,乙肝 e 抗体阳性,乙肝核心抗体阳性(该结果提示乙肝"小三阳")。腹部彩超示:①肝硬化、脾大、门脉高压;②腹水。临床诊断为:①乙型病毒性肝炎;②肝硬化。

思考:

1. 该患者主要有哪些症状?

2. 该患者实验室检查有哪些特点?

3. 该患者影像学检查有哪些改变?需要进一步做什么影像学检查?

4. 该患者在护理过程中需要注意什么?

5. 该患者确立诊断后,需要多长时间内上报传染病?

【病原学】

病毒性肝炎的病原体是肝炎病毒,目前按病原学明确分类的有甲型、乙型、丙型、丁型、戊型 5 型肝炎病毒。庚型肝炎病毒、输血传播病毒和 SEN 病毒是否引起肝炎尚未有定论。不排除仍有未发现的肝炎病毒存在。巨细胞病毒、EB 病毒、单纯疱疹病毒、风疹病毒、黄热病毒、冠状病毒等感染亦可引起肝脏炎症,但这些病毒所致的肝炎是全身感染的一部分。

【传染源】

1. 甲型肝炎　传染源为急性期患者和隐性感染者,粪便排毒期在起病前2周至血清谷丙转氨酶(alanine aminotrans-ferase,GPT)高峰期后 1 周,少数患者可延长至其病后30 d。当血清抗 HAV 出现时,粪便排毒基本停止。

2. 乙型肝炎　主要是急、慢性乙型肝炎患者和病毒携带者。急性患者在潜伏期末及急性期有传染性。慢性患者和病毒携带者作为传染源的意义最大,其传染性与体液中HBV DNA含量成正比关系。

3. 丙型肝炎　急、慢性患者和无症状病毒携带者。病毒携带者有更重要的传染源意义。

4. 丁型肝炎　传染源与乙型肝炎相似,与HBV以重叠感染或同时感染形式存在。

5. 戊型肝炎　传染源与甲型肝炎相似。其暴发流行由于粪便污染水源所致,散发多由不洁食物或饮品引起。

【传播途径】

1. 甲型肝炎　甲型肝炎病毒为RNA病毒,主要通过粪-口途径传播。粪便污染饮用水源、食物、用品等可引起流行,如1988年S市暴发甲型肝炎流行,4个月内发生31万例,是由食用受粪便污染的未煮熟毛蚶引起。

2. 乙型肝炎　乙型肝炎病毒为DNA病毒,含HBV的体液或血液经破损的皮肤和黏膜进入机体,从而能够获得感染。主要传播途径包括母婴传播和血液、体液传播。血液中HBV含量很高,微量的污染血进入人体即可造成感染,唾液、汗液、精液、阴道分泌物、乳汁等体液含有HBV,密切的生活接触、性接触等亦是获得HBV感染的可能途径。虽经破损的消化道、呼吸道黏膜或昆虫叮咬在理论上有可能感染,但实际意义未必重要。

3. 丙型肝炎　丙型肝炎病毒为RNA病毒,主要经血液传播、性传播、生活密切接触传播、母婴传播。由于体液中HCV含量较少,病毒外界抵抗力较低,其传播较乙型肝炎局限。

4. 丁型肝炎　HDV是一种缺陷病毒,在血液中由HBsAg包被,其复制、表达抗原及引起肝损害须有HBV或其他嗜肝DNA病毒的辅佐,但细胞核内的HDV RNA无须HBV的辅佐能自行复制。其传播途径与乙型肝炎相似。

5. 戊型肝炎　HEV为RNA病毒,传播途径与甲型肝炎相似。

【易感人群】

1. 甲型肝炎　抗HAV阴性者。甲型感染的流行率与居住条件、卫生习惯及教育程度有密切关系,随着社会发展和卫生条件改善,感染年龄有后移的趋向,感染后可产生持久免疫。

2. 乙型肝炎　抗HBs阴性者。新生儿通常不具有来自母体的先天性抗HBs,因而普遍易感。高危人群包括HBsAg阳性母亲的新生儿、HBsAg阳性的家属、反复输血及血制品者、血液透析患者、多个性伴侣者、静脉药瘾者、接触血液的医务工作者等。

3. 丙型肝炎　人类对HCV普遍易感。抗HCV并非保护性抗体,感染后对不同病毒株无保护性免疫。

4. 丁型肝炎　人类对HDV普遍易感。

5. 戊型肝炎　隐性感染多见,显性感染主要发生于成年人,原有慢性HBV感染者或晚期孕妇感染HEV后病死率高。抗HEV多在短期内消失,少数可持续1年以上。

【临床表现】

各型病毒性肝炎临床表现相似,以疲乏、食欲减退、厌油、肝功能异常为主,部分病例出现黄疸。甲型肝炎和戊型肝炎主要表现为急性感染。

不同类型病毒引起的肝炎潜伏期不同,甲型肝炎 2~6 周,平均 4 周;乙型肝炎 1~6 个月,平均 3 个月;丙型肝炎 2 周至 6 个月,平均 40 d;丁型肝炎 4~20 周;戊型肝炎 2~9 周,平均 6 周。

【影像学检查】

B 型超声有助于鉴别阻塞性黄疸、脂肪肝及肝内占位性病变。对肝硬化有较高的诊断价值,能反映肝脏表面变化,门静脉、脾静脉直径,脾脏大小,胆囊异常变化,腹水等。在重型肝炎中可动态观察肝脏大小变化等。彩色超声可观察到血流变化。CT、MRI 的应用价值基本同 B 型超声波,但价格较昂贵,有不同程度的损伤性,如应用增强剂,可加重病情等。

第五节　艾滋病

艾滋病是获得性免疫缺陷综合征(acquired immunodeficiency syndrome,AIDS)的简称,是由人免疫缺陷病毒(human immunode ficiency virus,HIV)引起的慢性传染病。HIV 主要侵犯、破坏 $CD4^+T$ 淋巴细胞,导致机体细胞免疫功能受损乃至缺陷,最终并发各种严重机会性感染和肿瘤。

【病原学】

HIV 为单链 RNA 病毒,属于反转录病毒科,慢病毒属中的人类慢病毒组。HIV 主要感染 $CD4^+T$ 细胞,单核-吞噬细胞、小神经胶质细胞和骨髓干细胞等。HIV 增殖呈逆转录,具有高度遗传变异性。HIV DNA 可整合到宿主细胞,一旦感染,永远存在细胞内终生感染。HIV 对外界抵抗力低,对热敏感,56 ℃ 30 min 能使 HIV 在体外对人的 T 淋巴细胞失去感染性,但不能完全灭活血清中的 HIV;100 ℃ 20 min 可将 HIV 完全灭活,能被 75% 乙醇、0.2% 次氯酸钠及漂白粉灭活。0.1% 甲醛、紫外线和 γ 射线均不能灭活 HIV。血清同时存在抗体和病毒时仍有传染性。

【流行病学】

HIV 感染者和艾滋病患者是本病唯一的传染源。值得重视的是,无症状而血清 HIV 抗体阳性的 HIV 感染者和处于窗口期(血清病毒阳性而 HIV 抗体阴性,窗口期通常为 2~6 周)的感染者是具有重要意义的传染源。

HIV 的传播途径主要是性接触、血液接触和母婴接触传播。接受 HIV 感染者的器官移植、人工授精或污染的器械等,医务人员被 HIV 污染的针头刺伤或经破损皮肤感染。目前无证据表明可经食物、水、昆虫或生活接触传播。

人群普遍易感,高危人群为男性同性恋、静脉药物依赖者、多个性伴侣者、血友病、多次接受输血或血制品者。

【临床表现】

潜伏期平均 2~10 年。临床可分为急性感染期、无症状感染期、持续全身淋巴结肿大期、艾滋病期。

1.急性感染期　感染后 6 周内,主要表现为发热、咽痛、盗汗、恶心、呕吐、腹泻、皮疹、关节痛、淋巴结肿大及神经系统症状。可检出 HIV-RNA 和 P24 抗原,而抗 HIV 抗体阴性。持续约 2 周。

2.无症状感染期　多无任何症状或体征。本期的长短与感染病毒的数量、型别、感染途径、机体免疫状况的个体差异、营养条件及生活习惯等有关,多为 2~10 年。

3.持续全身淋巴结肿大期　出现持续或间歇性的乏力、厌食、发热、体重减轻、夜间盗汗、反复间歇性腹泻和除腹股沟外,颈部、腋下等至少有两处不相邻部位的淋巴结发生肿大等全身症状及口腔念珠菌病、牙龈炎、皮肤真菌感染、带状疱疹、毛囊炎、脂溢性皮炎等轻微感染。此时血浆病毒载量开始上升,CD4$^+$T 细胞减少速度加快。

4.艾滋病期　患者 HIV 血浆病毒载量明显升高,CD4$^+$T 细胞计数下降至 2.0×10^9/L 以下,或出现一种或多种艾滋病相关性疾病,次期出现 HIV 相关症状、各种机会性感染及肿瘤。如不经治疗,多于 6 个月至 2 年死亡。HIV 相关症状包括持续 1 个月以上的发热、盗汗、腹泻、体重减轻、记忆力减退、精神淡漠、性格改变、精神神经症状等。HIV 相关的机会性感染包括卡氏肺孢子菌肺炎、肺结核、巨细胞病毒感染、隐球菌脑脊髓膜炎、脑弓形虫病、卡波西肉瘤、淋巴瘤、心肌炎等。

【诊断】

有不安全性生活史、静脉注射毒品史、输入未经检测的血液或血液制品、HIV 抗体阳性者子女或职业暴露史等流行病学史,出现各期临床表现,实验室检查经确认试验证实的 HIV 抗体阳性,HIV-RNA 和 P24 抗原的检测阳性有助于 HIV 诊断。

【防治原则】

高效抗逆转录病毒治疗是治疗艾滋病的根本方法,需要终身服药。治疗目标是抑制病毒复制,保护和恢复免疫功能,减少 HIV 相关的机会性感染,降低死亡率。目前尚无有效疫苗,需通过避免不安全性生活、推广使用安全套、避免不安全输血和注射、戒断毒品等方式预防。已受感染者应主动接受专业医学指导和阻断治疗。

第六节　流行性乙型脑炎

流行性乙型脑炎是由乙型脑炎病毒引起的以脑实质炎症为主要病变的急性传染病。

【病原学】

乙脑病毒属虫媒病毒乙组的黄病毒科,属于 RNA 病毒,有包膜。乙脑病毒易被常用消毒剂所杀灭,不耐热,100 ℃ 2 min 或 56 ℃ 30 min 即可灭活,对低温和干燥抵抗力较强。乙脑病毒为嗜神经病毒,在细胞质内繁殖,在蚊体内繁殖的适宜温度为 25~30 ℃。乙脑病毒的抗原性稳定,较少变异,对感染后体内产生的特异性抗体检测有助于临床诊断和流行病学调查。

【流行病学】

猪为主要传染源,传播途径主要为经蚊虫叮咬传播,当蚊虫叮咬感染乙脑病毒的动物后,病毒进入蚊体内迅速繁殖,并在唾液中保持较高浓度,经叮咬将病毒传给人和动物,蚊虫不仅是传播媒介,也是长期储存宿主。主要分布在亚洲地区,多为夏秋季节流行。人群普遍易感,儿童发病率高,免疫力持久。

【临床表现】

潜伏期平均为 10 ~ 14 d。典型临床经过分为初期、极期、恢复期和后遗症期。

1. 初期　起病急,高热,头痛,恶心。呕吐,早期出现神志障碍。

2. 极期　多在病程第 4 ~ 10 天,初期症状逐渐加重,主要表现为高热、惊厥、意识障碍、呼吸衰竭极脑膜刺激征等神经系统症状和体征,重者伴脑水肿、颅内高压、脑疝和呼吸衰竭。

3. 恢复期　体温逐渐下降,精神神经症状逐日好转,一般于 2 周左右可完全恢复。

4. 后遗症期　部分重症在病后留有精神神经症状后遗症。

根据病情严重程度情况,如发热、惊厥、意识障碍、脑水肿、呼吸衰竭等程度及预后情况,又可分为轻型、普通型、重型和极重型。

【实验室检查】

1. 血常规　常有白细胞升高,白细胞总数多在 $(10 ~ 20) \times 10^9/L$,以中性粒细胞升高为主,中性粒细胞占比 80% 以上,部分患者血象可正常。

2. 脑脊液检查　脑脊液压力增高,外观无色透明或微浑浊,脑脊液白细胞计数多在 $(50 ~ 500) \times 10^6/L$,少数可高达 $1\,000 \times 10^6/L$ 以上,氯化物正常,糖正常或偏高。

3. 特异性 IgM 抗体　在病后 3 ~ 4 d 可出现,脑脊液中最早在病程第 2 天即可检测到,2 周达高峰,特异 IgM 抗体测定可作为早期诊断指标。此外,还有补体结合试验、血凝抑制试验、中和试验均能检测到相应的特异性抗体,主要用于乙脑的流行病学调查。

【诊断】

流行病学特征具有严格的季节性,在夏秋季发病,10 岁以下儿童多见。临床症状起病急,高热、头痛、呕吐、意识障碍、抽搐,病理反射及脑膜刺激征阳性等。脑脊液检查符合无菌性脑膜炎改变,血清和脑脊液检出特异性 IgM 抗体阳性可早期确诊。

【防治原则】

目前尚无特效的抗病毒治疗药物。应采取对症支持治疗。患者应隔离于防蚊虫和降温设施的病房,室温控制在 30 ℃ 以下,应注意口腔和皮肤清洁,昏迷患者注意定时翻身、侧卧、拍背、排痰,以防止肺部感染和压疮感染。酌情补液及注意维持酸碱电解质平衡。针对高热、抽搐、循环衰竭、呼吸衰竭、颅内高压等对症支持治疗,可根据具体情况在重症患者的抢救中酌情使用糖皮质激素。恢复期及后遗症期应注意加强护理,防止继发性感染,可进行针灸、理疗、功能恢复等康复治疗。

第七节　流行性脑脊髓膜炎

流行性脑脊髓膜炎是由脑膜炎奈瑟菌引起的急性传染病。主要表现为化脓性脑膜炎,严重者表现败血症、感染性休克和脑膜脑炎,可引起死亡。

【流行病学】

传染源为带菌者和流脑患者,隐性感染多见。主要传播途径为呼吸道传播。人群普遍易感,6 个月龄至 2 岁的婴幼儿发病率最高,冬春季多见。

【临床表现】

潜伏期平均 1 ~ 10 d,按病情轻重可分为轻型、普通型和暴发型。

1.轻型　多见于流脑流行后期,病变轻微,临床表现为低热,轻微头痛及咽痛等上呼吸道症状,可见少数出血点。脑脊液多无明显变化,咽拭子培养可有脑膜炎奈瑟菌生长。

2.普通型　最常见。临床分期包括前驱期(上呼吸道感染期)、败血症期、脑膜脑炎期、恢复期。表现为突发高热、剧烈头痛、频繁呕吐、皮肤黏膜瘀点瘀斑、脑膜刺激征。重者伴有谵妄、神志障碍、抽搐等。

3.暴发型　少数患者起病急剧,病情变化迅速,病势严重,如不及时治疗可于 24 h 内危及生命,病死率高,儿童多见。可分为暴发型休克型、暴发型脑膜脑炎型、混合型。

【实验室检查】

1.血常规　白细胞总数及中性粒细胞明显增高,并发 DIC 者血小板减少。
2.脑脊液检查　外观浑浊,白细胞数明显升高,蛋白含量增高,糖和氯化物明显降低。
3.细菌培养　皮肤瘀点处或脑脊液离心后涂片,血或脑脊液培养可检出脑膜炎奈瑟菌。

【诊断】

有流行病学史;临床及脑脊液检查符合化脓性脑膜炎表现,伴皮肤黏膜瘀点瘀斑,或虽无化脓性脑膜炎表现,但在出现感染中毒性休克的同时伴有迅速增多的皮肤黏膜大片瘀斑者可诊断。

【防治原则】

早发现、早诊断、严密观察是本病治疗基础。

普通型患者针对病原体治疗是救治关键。选用易透过血脑屏障的抗菌药物,如青霉素、头孢菌素等。

暴发型休克型患者的治疗主要包括病原治疗、抗休克、抗 DIC、保护重要脏器功能,短期应用糖皮质激素。脑膜炎型的治疗包括病原治疗、减轻脑水肿及防止脑疝、防治呼吸衰竭、短期应用糖皮质激素等综合措施。

预防采用早发现、早隔离、早治疗,根据呼吸道传播疾病预防方法切断传播途径,如佩戴口罩、注意咳嗽礼仪、勤洗手、避免人群聚集等。注射脑膜炎球菌荚膜多糖疫苗和密切接触者药物预防等可保护易感人群。

第八节　伤　寒

伤寒是由伤寒沙门菌引起的急性消化道传染病。临床特征是持续发热、表情淡漠、玫瑰疹、肝脾大和白细胞减少等。可并发肠穿孔、肠出血等严重并发症。

【流行病学】

带菌者及伤寒患者为传染源。主要传播途径为粪-口途径。病后可获持久免疫力。夏秋季高发,以儿童及青壮年居多。

【临床表现】

潜伏期平均 7 ~ 14 d。典型伤寒分为初期、极期、缓解期、恢复期 4 期。

1. 初期　起病缓慢,发热为出发症状,体温呈阶梯样上升,1 周左右进入极期。

2. 极期　表现为持续稽留热,表情淡漠,相对缓脉,肝脾大和消化系统症状。

3. 缓解期　极期 1 ~ 2 周后进入缓解期,患者体温开始下降,症状减轻进入缓解期,此期可出现肠穿孔及肠出血等并发症。

4. 恢复期　病程 4 ~ 5 周进入恢复期,临床表现逐渐消失。

【实验室检查】

1. 血常规　白细胞及中性粒细胞减少,嗜酸性粒细胞减少。

2. 病原学检查　血培养、骨髓培养为最常用的确诊伤寒的检查,骨髓培养的阳性率比血培养稍高。

3. 肥达试验　对伤寒与副伤寒有辅助诊断价值。

【诊断】

在伤寒流行季节和地区有与患者密切接触史。持续性高热 1 ~ 2 周以上并出现神经系统中毒表现,皮肤玫瑰疹,肝脾大,白细胞总数正常或低下,嗜酸性粒细胞减少或消失。肥达试验阳性(O 抗体凝集效价在 1∶80 以上,H 抗体凝集效价在 1∶160 以上)有辅助诊断意义,确诊还需血、骨髓、粪便培养分离到伤寒沙门菌或急性期和恢复期血清抗体呈 4 倍以上升高。

【防治原则】

患者应按肠道传染病隔离。体温正常后的第 15 天才能解除隔离,或症状消失后第 5 天和第 10 天各做尿、粪培养,连续两次阴性,才能解除隔离。慢性携带者不应从事饮食行业,并给予治疗。应做好水源管理、饮食管理、粪便管理、防蝇灭蝇工作。个人卫生注意避免饮用生水,避免进食未煮熟肉类食品,进食水果前应洗净或削皮。治疗上采取隔离及对症治疗。病原治疗首选喹诺酮类药物,儿童及孕妇宜首先选用第三代头孢菌素。预防采用切断传播途径为主的综合预防措施,还可接种疫苗。

第三篇　外科疾病

第十三章

外科概论

第一节　手术基础知识

手术是指临床医师通过器械对患者组织器官进行切除、修补、重建、缝合等有创操作治疗，集"外科学、无菌术、麻醉学"三位一体。随着时代的发展，手术的定义范围有所扩大，从传统概念上的外科手术，到腔镜手术、内镜手术、介入手术等。不同类型的手术其围手术期管理、手术人员和手术区域的准备、手术室的建筑要求和管理略有不同，本章讨论的手术泛指外科手术，其概念为患者在手术室接受外科医生至少在其皮肤或黏膜上做一个切口，并在患者离开手术室前缝合切口。

外科疾病大致可分为损伤、感染、肿瘤、畸形及需要外科手术治疗纠正的疾病五大类。外科一般以需要手术为主要疗法的疾病为对象，例如空腔脏器的梗阻、结石、脓肿、重要脏器破裂及出血、先天性心脏病、断肢再植、肿瘤切除、器官移植等。

手术是外科治疗工作中的一个重要手段，但不代表手术就是外科、手术就能解决一切。如果在疾病尚未发展到必须手术或其适应证未能确定之前，贸然进行手术，就可能非但不能治疗疾病，反而给患者带来因手术造成的不可挽回的伤害。应严格掌握手术的适应证，能不手术便可治愈的，不应采用手术。学好解剖学知识是做好手术的前提，此外，要了解不同疾病的特点，手术过程中尽可能最大程度使患者获益，能一次手术解决问题的，尽量不做二次手术。手术前需评估患者的一般状况和身体的耐受程度、免疫力、禁忌证等。此外，外科医师要加强与患者的沟通，一是消除患者及家属的紧张心理，二是加强患者对手术的信心和对手术医生的信任，也是医学伦理和职业道德的体现。

第二节　无菌技术的临床应用

无菌术（asepsis）是临床医学的一个基本操作规范，其定义是针对微生物及感染途径所采取的一系列预防措施。无菌术的内容包括灭菌、消毒法、操作规则及管理制度。对于外科手术而言，有着重要意义，因为在手术、穿刺、插管、注射、换药等有创操作过程中，必须防止周围环境中的微生物通过接触、空气或飞沫进入伤口或组织，否则就可能会引起感染。预先用物理、化学等方法把应用于手术区域及伤口的物品上所附带的微生物彻底灭掉，以达到无菌术的要求。无菌技术相关操作规则及管理制度是为了防止已经灭菌或消毒的物品、已行无菌准备的手术人员或手术区被污染。

(一)手术器械的灭菌、消毒法

灭菌是指杀灭一切活的微生物。用于灭菌的物理方法包括高温、紫外线和电离辐射等。高压蒸汽灭菌法应用十分普遍,且灭菌效果佳。大部分手术器械和物品如手术衣、手术巾、纱布、常用手术器械等都可用高压蒸汽灭菌法灭菌。电离辐射主要用于药物的制备过程、一次性医用敷料、缝线、不耐高温的手术器械等。紫外线可以用于物体表面或空气的灭菌或消毒。化学方法灭菌可选用某些药物的蒸汽,如甲醛熏蒸法、环氧乙烷灭菌法,通过渗入纸张、衣料等发挥灭菌作用。

消毒是指杀灭病原微生物和其他有害微生物,但不要求清除或杀灭所有微生物(如芽孢等)。大多数用于消毒的药物虽能杀灭细菌、芽孢、真菌等一切能引起感染的微生物,但对人体正常组织常有较大损害。只有几种毒性很小的消毒药物才适用于手术人员及患者皮肤的消毒。如2%中性戊二醛水溶液常用于刀片、剪刀、缝针的消毒,10%甲醛溶液可用于树脂类、塑料类、有机玻璃制品的消毒,75%的酒精较多用于已消毒过的物品浸泡,用以维持消毒状态。新吉尔灭(1∶1 000苯扎溴铵)和洗必泰(1∶1 000)氯已定也可用于消毒。

器械、用具、敷料等,需要经过一定的处理,才能进行消毒或灭菌,因为所有的消毒或灭菌需要在去除污渍、清洁的基础上进行,否则起不到理想的效果。凡金属器械、玻璃、搪瓷等物品,在使用后均需用清水洗净,需注意沟槽、轴节等处的去污,带管腔的导管、内镜需注意内腔的清洁消毒,以防形成生物膜。特殊病原体如铜绿假单胞菌、破伤风杆菌、血源性传播疾病病原体、朊毒体等,其灭菌的方法较常规有所不同,且推荐尽量选用一次性物品,用后焚烧处理,避免交叉感染。

(二)手术人员的准备

手术人员进手术室需要更换清洁鞋和洗手衣,佩戴外科口罩及清洁帽子。帽子要求全部遮盖头发,口罩要盖住鼻孔。剪短指甲并去除甲垢。术前需进行外科洗手和外科手消毒,洗手和手消毒范围要求覆盖到双手、前臂及上臂下1/3处,消毒后需带一次性橡胶手套和穿无菌手术衣,穿戴完毕后应避免污染双手及手术衣,一旦污染,必须立即更换手套或手术衣。

(三)患者手术区的准备

手术前需消灭拟作切口处及其周围皮肤上的细菌,包括去除术区皮肤表面污渍、油脂,术区皮肤的消毒。在条件可行且无禁忌的情况下,提倡患者在术前进行沐浴。皮肤消毒应遵循无菌原则,消毒顺序应从清洁处至污染处,已经接触污染部位的药液纱布,不应再返回涂擦清洁处。手术区皮肤消毒范围要求达到手术切口周围15 cm区域。手术区消毒后,铺无菌单,以减少手术中的污染。可使用无菌/抗菌塑料薄膜粘贴手术区的皮肤,皮肤切开后薄膜仍黏附在伤口边缘,可防止皮肤上尚存的细菌在手术中进入伤口。铺巾时通常先铺操作者的对面,或相对不洁净区(下腹部、会阴部等),最后铺靠近操作者的一侧。无菌巾铺下后,不可随便移动,如果位置不准确,只能由手术区向外移,而不应向内移动。

(四)手术中的无菌原则

手术过程中,需要遵守无菌原则,要通过规范的操作和行为来保持无菌环境,要防止已经灭菌和消毒的物品或手术区域受到污染而引起伤口感染的可能。所有参加手术的工作人员必须遵守无菌操作规程,否则将可能导致手术感染甚至影响患者的预后。

(五)手术室的管理

手术室洁净的环境及良好的管理制度能够减少手术感染的发生,包括手术室的人员管理、环境清洁、空气净化等。如限制每间手术间的人数,在手术过程中尽量避免人员走动,手或手臂皮肤有破损或感染、患有上呼吸道感染的人员不得进入手术室。每次手术完毕后和每日工作结束时,应进行地面物体表面的消毒,定期进行空气消毒。

第三节 手术前准备

根据手术急缓程度的不同,可分为急诊手术、限期手术和择期手术。手术的急缓程度不同,其准备程度和方法亦有不同。根据不同患者对手术的耐受力不同,可分为耐受力良好和耐受力不良。

(一)术前一般准备

术前谈话及签字,需要做到与患者充分沟通,包括手术适应证、手术过程中可能出现的问题、术后可能出现的并发症、手术大致费用、术前及术后的注意事项,要用患者能够理解和接受的方式进行沟通,并体现人文关怀,消除患者的紧张和疑虑,让其从心理上能够接受手术,患者医师之间相互信任是治疗成功的有利条件。

手术前应训练正确的咳嗽、咳痰方式,术后需要卧床的患者训练卧床大小便,以便患者适应手术后身体的变化。

术前应纠正水、电解质及酸碱平衡紊乱,糖尿病患者术前应调整血糖,污染手术、复杂手术、手术时间较长的手术必要时需预防性使用抗生素。注意营养的支持,禁食或限食的患者应注意热量、蛋白质和维生素的补充。

为避免麻醉插管造成的误吸,成人从术前 12 h 开始禁食,术前 2 h 禁水,必要时胃肠减压。肠道手术者,术前 1~2 d 开始按时进流质饮食,结直肠手术酌情灌肠。

患者也应进行心理准备,医师应鼓励患者提高信心,消除其顾虑并给予其战胜病魔的勇气。

(二)特殊准备

1.营养不良患者 血清白蛋白检测结果在 30~50 g/L 的患者,应补充富含蛋白质的饮食;低于 30 g/L 的患者,应予以静脉输入白蛋白或血浆以纠正低蛋白血症。

2.心脑血管病、高血压患者 脑卒中患者择期手术应推迟 2~6 周,有急性心肌梗死或严重心率失常或心力衰竭的患者不宜做大手术。

3.呼吸功能障碍 术前应做血气分析和肺功能检查,评估患者对手术的耐受性。

4.肾疾病 轻、中度肾损害的患者,经过适当的处理,都能较好地耐受手术,重度肾损害的患者,需要在 24 h 内进行有效的透析疗法,才能进行手术。

5.糖尿病　糖尿病患者血糖在术前应控制在 5.6 ～ 11.2 mmol/L 较为适宜,以防手术感染。

第四节　术后处理

手术后需要密切监测患者的生命体征、镇痛、预防感染、预防下肢静脉血栓,严密观察是否出现术后并发症,注意切口愈合情况,并从饮食、体位、活动、术后护理等方面综合管理。

(一)手术后体位

全麻且尚未完全清醒的患者,应平卧,头部转向一侧;蛛网膜下腔麻醉患者,应平卧或采取头低卧位 12 h。颅脑手术后患者,可采取头高脚低位斜坡位;颈部、胸部手术后患者,多采用高半坐位卧式,腹部手术后,多取低半卧位或斜坡卧位,脊柱或臀部手术后,可采用俯卧位或仰卧位。术后恢复期,早期可在床上活动,若无禁忌应鼓励短期内下床活动。有特殊固定、制动要求的术后患者,则不宜早期活动。

(二)手术后饮食

非腹部手术,全身麻醉者待麻醉清醒后进食,应从少量、半流质饮食开始逐渐适应正常饮食。

腹部手术一般需禁食 24 ～ 48 h,待肠道蠕动恢复,肛门排气后,可开始进食少量流质饮食。

(三)缝线拆除

拆线时间:头、面、颈部 4 ～ 5 d 拆线,下腹部、会阴部 6 ～ 7 d 拆线,胸部、上腹部、背部、臀部 7 ～ 9 d,四肢 10 ～ 12 d,减张缝合 14 d 拆线。

(四)切口分类

Ⅰ类切口:即清洁切口。手术未进入感染炎症区,未进入呼吸道、消化道、泌尿生殖道及口咽部位。

Ⅱ类切口:即清洁-污染切口。手术进入呼吸道、消化道、泌尿生殖道及口咽部位,但不伴有明显污染。

Ⅲ类切口:即污染切口。手术进入急性炎症但未化脓区域;开放性创伤手术;胃肠道、尿路、胆道内容物及体液有大量溢出污染;术中有明显污染(如开胸心脏按压)。

Ⅳ类切口:即感染切口。有失活组织的陈旧创伤手术;已有临床感染或脏器穿孔的手术。

(五)切口愈合分级

甲级愈合:指愈合优良。

乙级愈合:指愈合处有炎症反应,但未化脓。

丙级愈合:指切口化脓,需要作切开引流等处理。

(六)术后感染

手术后感染也是术后较常见的并发症之一,由于术后发生感染可能会住院时间延长、影响患者预后、增加细菌感染机会从而造成院内传播、增加救治费用等不良后果,因此需要引起重视和关注。

手术后感染包括手术部位感染(包括切口感染和器官腔隙感染)、手术后肺炎、全身性感染(脓毒血症)等。感染的临床表现包括原发感染灶的表现(红、肿、热、痛、化脓等),全身表现如高热、寒战、头痛、全身中毒反应等,严重者出现感染性休克表现。实验室检查可出现白细胞计数升高或降低、中性粒细胞比例升高,炎症因子如C反应蛋白、降钙素原升高。影像学检查常能明确原发病灶位置和性质,如感染灶有无液化等。

预防手术后感染,需注意无菌原则,做好术前准备(如改善营养不良、提高免疫力、调整血糖、正确备皮、皮肤清洁消毒等),掌握正确的时机和方法预防使用抗菌药物,手术过程中维持正常体温、正确的方式进行冲洗和引流,围手术期护理,手术室人员和物品、环境管理等。

治疗感染首先需注意原发感染灶的治疗,如伴有腔隙感染或脓肿液化,需及时引流或冲洗。药物治疗一般选用合理有效的抗生素,并进行营养支持,维持水、电解质平衡,必要时可选择中医药治疗。需要注意的是,使用抗生素要严格掌握适应证,手术是否预防使用抗生素应根据手术类别和污染情况而定,病原微生物监测和药敏试验是选择抗菌药物的依据,在检测结果未明确时也可经验用药,对于多重感染和严重感染可以联合用药。

第五节 体液与酸碱平衡

手术、创伤及许多外科疾病可能导致体内水、电解质和酸碱代谢紊乱,处理这些问题成为外科患者治疗中一个重要内容。

(一)水和钠代谢紊乱

水和钠代谢紊乱包括等渗性缺水、低渗性缺水、高渗性缺水、水中毒。

1.**等渗性缺水** 水和钠成比例丧失,血清钠在正常范围,细胞外液渗透压也正常。常见的原因有消化液的急性丢失、体液丧失至周围组织。

临床表现为恶心、厌食、乏力、少尿等症状,但不口渴。若在短期内体液丧失量达到体重的5%,患者则会出现脉搏细速、血压不稳定等血容量不足的症状。当体液继续丧失达体重的6%~7%时,则有更严重的休克表现。

根据典型的病史和临床表现,结合实验室检查有血液浓缩即可做出诊断。

治疗原则以治疗原发病十分重要,以纠正病因为主,可静脉滴注平衡盐溶液或等渗盐水,使血容量得到尽快补充。

2.**低渗性缺水** 体内水和钠同时缺失,但失钠多于缺水,故血清钠低于正常范围,细胞外液呈低渗状态。主要的原因包括胃肠道消化液持续性丢失、大创面的慢性渗液、应用排钠利尿剂、等渗性缺水治疗时补充水分过多。

根据缺钠程度不同,其临床表现有所不同。血钠浓度在 135 mmol/L 以下,患者感疲乏、头晕、手足麻木;血钠浓度在 130 mmol/L 以下,患者除有上述症状外,尚有恶心、呕吐、脉搏细速,血压不稳定或下降,脉压变小等;血钠浓度在 120 mmol/L 以下,患者神志不清,肌痉挛性抽搐,甚至昏迷,常发生休克。

诊断上根据病史和临床表现,实验室检查有血钠降低、血液浓缩可做出诊断。

治疗应积极处理致病原因,可静脉输注含盐溶液或高渗盐水,以纠正细胞外液的低渗状态、补充血容量。

3.高渗性缺水　虽有水和钠的同时丢失,但因缺水更多,故血清钠高于正常范围,细胞外液的渗透压升高。病因为摄入水分不够或水分丧失过多。

临床表现可分为三度。轻度缺水者缺水量为体重的 2%~4%,表现为口渴,无其他症状。中度缺水者缺水量为体重的 4%~6%,出现乏力、尿少和尿比重增高。重度缺水者缺水量超过体重的 6%,除上述症状外,出现狂躁、幻觉甚至昏迷。

诊断上根据病史和临床表现,结合实验室检查有血钠升高即可做出诊断。

治疗应消除病因,补充水分的同时防止低钠血症。

4.水中毒　又称稀释性低钠血症。水中毒是指机体的摄入水量超过了排出水量,导致水分在体内潴留,引起血浆渗透压下降和循环血量增多。病因包括各种原因所致的抗利尿激素分泌过多、肾功能不全、排尿能力下降、机体摄入水分过多或接受过多的静脉输液。

急性水中毒的发病急骤,水过多所致的脑细胞肿胀可造成颅内压增高,引起一系列神经、精神症状,如头痛、嗜睡、躁动等,甚至昏迷。

诊断上根据病史和临床表现,结合红细胞、血红蛋白和血细胞比容降低等血液稀释表现,血钠降低即可做出诊断。

治疗上应立即停止水分摄入,程度较轻者,在机体排出多余的水分即可解除。程度严重者,除禁水外,还需用利尿剂以促进水分的排出。

(二)体内钾异常

血钾的正常范围为 3.5~5.5 mmol/L,钾有许多重要的生理功能,比如参与、维持细胞的正常代谢,维持细胞内液的渗透压和酸碱平衡,维持神经肌肉组织的兴奋性,维持心肌正常功能等。钾的代谢异常有低钾血症和高钾血症。

1.低钾血症　血钾浓度低于 3.5 mmol/L 表示有低钾血症。常见原因有:长期进食不足,应用利尿剂,呕吐、持续胃肠减压、肠瘘等消化液丢失。

最常见的临床表现是肌无力,肌无力可能延及躯干和呼吸肌。此外,低血钾能够引起心律失常,主要表现为传导阻滞和节律异常

根据典型的病史和临床表现,结合实验室检查示血钾降低可诊断。低血钾心电图可出现 T 波低平或倒置、ST 段降低表现。

治疗原则为针对病因治疗和补钾,可通过静脉补钾,也可通过口服补钾,静脉补钾需注意控制钾的浓度、输注速度及每日输注钾的量,每升液体中含钾的量不宜超过 40 mmol

（相当于氯化钾 3 g），输注钾的速度应控制在 20 mmol/h 以下。如果钾输注过快，血钾浓度可能短期内明显增高，将有致命危险。钾通过尿液排出体外，若患者存在休克或肾功能不全，则补钾需谨慎，否则易出现高钾血症，引起心搏骤停，待尿量超过 40 mL/h 后，再酌情静脉补钾。

2. 高钾血症　血钾浓度超过 5.5 mmol/L，为高钾血症。常见的原因包括进入人体内的钾量太多、肾排钾功能减退、细胞内钾排出。

高钾血症的临床表现无特异性。可有神志模糊、感觉异常和肢体软弱无力等。最危险的是高血钾可致心搏骤停。

根据典型的病史和临床表现，结合实验室检查示血钾升高可诊断。高钾血症典型的心电图表现为 T 波高尖、P 波波幅下降，后期出现 QRS 波增宽。

治疗上需注意，高钾血症有导致患者心搏骤停的危险，一经诊断，应积极治疗。应立即停用一切含钾的药物或溶液。可输注碳酸氢钠溶液、葡萄糖溶液加胰岛素、葡萄糖酸钙溶液促进钾盐排泄、向细胞内转移。此外还有阳离子交换树脂和透析疗法。

（三）酸碱失衡

1. 代谢性酸中毒　指由于酸性物质积聚或产生过多，或 HCO_3^- 丢失过多，即可引起代谢性酸中毒。主要病因包括碱性物质丢失过多、酸性物质过多、肾功能不全等。

轻度代谢性酸中毒可无明显临床症状。重症患者可有疲乏、眩晕、嗜睡，感觉迟钝或烦躁。最明显表现为呼吸深快，呼吸肌收缩明显，呼出气体带有酮味。亦可出现面颊潮红、心率加快、血压降低。神经系统症状可出现腱反射减弱或消失、神志不清或昏迷。

诊断上根据病史和临床表现，实验室检查示血气分析 pH 和 HCO_3^- 降低可做出诊断。

治疗原则以病因治疗为首位，较轻的代谢性酸中毒可通过补充液体纠正，较重者可用碱性溶液纠正。

2. 代谢性碱中毒　体内 H^+ 丢失或 HCO_3^- 增多可引起代谢性碱中毒。主要病因为胃液丧失过多、碱性物质摄入过多、缺钾、利尿剂的作用。

代谢性碱中毒一般无明显症状，有时可有呼吸变浅变慢，或精神、神经方面的异常，如嗜睡、精神错乱等。可伴有低钾血症和缺水的临床表现。

根据病史和临床表现，结合血气分析 pH 和 HCO_3^- 升高可诊断。

治疗上需积极治疗原发病，输注等渗盐水或葡萄糖盐水，既恢复了细胞外液量，又补充 Cl^-。严重又不易纠正的碱中毒，可应用稀释的盐酸溶液。

3. 呼吸性酸中毒　呼吸性酸中毒是指肺泡通气及换气功能减弱，不能充分排出体内生成的 CO_2，以致血液二氧化碳分压增高，引起高碳酸血症。常见的原因有全身麻醉过深、镇静剂过量、中枢神经系统损伤、气胸、急性肺水肿和呼吸机使用不当等。

患者可有胸闷、呼吸困难、躁动不安等。机体对呼吸性酸中毒的代偿能力较差，而且常合并存在缺氧，对机体的危害极大甚至危及生命。

根据病史和临床表现，结合血气分析 pH 降低和 $PaCO_2$ 升高可诊断。

治疗原则以病因治疗为主，并积极改善患者的通气功能。

4. 呼吸性碱中毒　呼吸性性碱中毒是由于肺泡通气过度，体内产生的 CO_2 排出过多,以致 $PaCO_2$ 降低,最终引起低碳酸血症,血 pH 上升。

临床表现为呼吸深快、胸闷,严重者出现昏厥、意识障碍。可有手足、面部麻木,肌肉震颤,四肢抽搐。

根据病史和临床表现,血气分析 pH 升高和 $PaCO_2$ 下降可诊断。

治疗上积极治疗原发病,改善患者的通气功能,对症治疗。

第六节　心肺脑复苏

心肺复苏即针对呼吸和循环骤停病人所采取的抢救措施,以人工呼吸替代患者的自主呼吸,以心脏按压形成暂时的人工循环并诱发心脏的自主搏动。心肺复苏更重要的是中枢神经系统功能的恢复,维持脑组织灌流是心肺复苏的重点,故将"心肺复苏"扩展为"心肺脑复苏",可分为 3 个阶段:初期复苏、后期复苏、复苏后治疗。

(一)初期复苏

初期复苏是呼吸、循环骤停时的现场急救措施,一般都缺乏复苏设备和技术条件。主要任务是迅速有效地恢复生命器官(特别是心和脑)的血液灌注和供氧。

1. 心脏按压　心脏按压是指间接或直接按压心脏以形成暂时的人工循环方法。心脏停搏时丧失其排血能力,使全身血液循环处于停止状态。可分为心室停顿、心室纤颤、电-机械分离。在胸外心脏按压时,胸内压力明显升高并传递到胸内的心脏和血管,再传递到胸腔以外的大血管,驱使血液流动。当按压解除时,胸内压力下降并低于大气压,静脉血又回到心脏,称为胸泵机制。实施心外按压时,患者需平卧,背部垫一硬平板或平卧于平整地面上。胸外按压的部位在胸骨中下 1/3 处。将一手掌掌根部置于按压点,另一手掌根部覆于前者之上,十指相扣,位于下方的手掌手指向上方翘起,两臂伸直,凭自身重力通过双臂和双手掌,垂直向胸骨加压,使胸骨下陷 5 ~ 6 cm,按压频率 100 ~ 120 次/min。胸外心脏按压应有力而迅速,每次按压后应使胸廓完全恢复原位。胸外心脏按压较常见的并发症是肋骨骨折,可损伤心脏,引起内脏的穿孔、破裂及出血等。老年人由于骨质较脆而胸廓缺乏弹性,更易发生肋骨骨折,应倍加小心。

2. 人工呼吸　首先保持呼吸道通畅,以耳靠近患者的口和鼻,耳听和感觉是否有呼吸,并观察患者胸廓是否有起伏,若未感受到气流或胸廓无起伏,表示呼吸已经停止。胸外按压与人工呼吸的比例为 30:2,即进行 30 次胸外按压,再进行 2 次人工呼吸,在施行人工呼吸前必须清除呼吸道内的异物或分泌物,仰头举颏法可消除由于舌后坠引起的呼吸道梗阻。徒手人工呼吸法即口对口(鼻)人工呼吸,适用于现场复苏。有条件时可利用器械或特制的呼吸器以求得最佳的人工呼吸,一般供专业人员使用。每次人工呼吸的吸气时间应大于 1 s,并可看到胸廓起伏,呼吸频率应为 10 ~ 12 次/min,成人潮气量约为 500 ~ 600 mL。

(二)后期复苏

后期复苏是初期复苏的继续,是借助于器械和设备先进的复苏技术以争取最佳疗效的复苏阶段。其内容包括:继续心肺复苏、借助专用设备和专门技术建立和维持有效的肺泡通气和循环功能;监测心电图,识别和治疗心律失常;建立和维持静脉输液。调整体液、电解质和酸碱失衡;采取一切必要措施(药物、电除颤等)维持患者的循环功能稳定。通过呼吸道的管理、呼吸器的应用、心电、血压、血气、中心和外周循环监测、药物治疗、液体治疗、电除颤、起搏来进行高级生命支持。

(三)复苏后治疗

心搏骤停使全身组织器官立即缺氧,但心、脑、肺、肾和肝脏缺氧损伤的程度对于复苏的转归起到决定性意义。心、脑、肺、肾等重要器官的病理生理改变不仅难以恢复,而且可能会继续恶化,其中以脑的病变最为复杂也最难处理。防治多器官功能衰竭和缺氧性脑损伤是复苏后治疗的主要内容,在防治多器官功能衰竭时,首先应维持良好的呼吸功能和确保循环功能的稳定。复苏后肾衰竭常使整个复苏工作陷于徒劳,需通过保证肾脏的灌注压、纠正酸中毒、使用肾血管扩张药物、避免应用肾损害药物预防肾功能衰竭。脑复苏是为了防止心脏停搏后缺氧性脑损伤所采取的措施,脱水、降温和肾上腺皮质激素治疗是较为行之有效的防治急性脑水肿的措施。

第七节 外科休克

休克(shock)是机体有效循环血容量减少、组织灌注不足,细胞代谢紊乱和功能受损的病理过程,它是一个由多重病因引起的综合征。按病因分类可分为低血容量性休克、感染性休克、心源性休克、过敏性休克和神经源性休克。休克的病理生理基础是组织灌注量不足以适应细胞代谢要求。休克可导致肺、肾、脑、心、胃肠道等各脏器功能损伤。按照休克的发生发展过程,可分为休克代偿期和休克抑制期。休克代偿期(compensatory stage of shock)表现为精神紧张、兴奋或烦躁不安、皮肤苍白、四肢厥冷、心率加快、脉压减小、呼吸加快、尿量减少。休克抑制期(inhibitory stage of shock)表现为:神情淡漠、反应迟钝、意识障碍、口唇肢端发绀、脉搏细速、血压进行性下降。严重时全身皮肤黏膜明显发绀,脉搏细速、血压降低,少尿无尿。合并 DIC 时表现为皮肤、黏膜瘀斑或消化道出血、颅内出血等。

在此只分析低血容量性休克,包括失血性休克、创伤性休克及感染性休克。

1.失血性休克 主要发生在创伤引起的大血管损伤时,通常在迅速失血超过全身血量的20%时,即出现休克。严重的体液丢失时,可造成大量的细胞外液和血浆的丢失,导致有效血容量减少引起休克。

临床表现为精神状态改变、皮肤湿冷、尿量减少、心率加快,收缩压<90 mmHg 或较基础血压下降大于40 mmHg,脉压减少(<20 mmHg)。根据病史、临床表现可诊断。

治疗上应及时补充血容量,积极处理原发病、止血,维持酸碱和水、电解质平衡,维护脏器功能等。

2.创伤性休克 由严重的外伤造成大血管破裂、复杂性骨折、挤压伤或大型手术引发。在血液或血浆丧失的同时,损伤处伴有炎性肿胀和体液渗出,同时受损组织产生的组胺、蛋白酶等血管活性物质引起微血管的扩张和通透性增高,致有效循环血量进一步降低。创伤本身可刺激神经系统,影响心血管功能。有的创伤则可直接影响心肺功能,直接诱发血压下降。

原发创伤表现加之出现休克表现,心率增快、脉压减小、少尿或无尿、血压下降等。结合创伤病史和临床表现即可诊断。

治疗应准确估算丢失液体量后充分补充血容量。需要适当给予镇痛镇静剂,对危及生命的创伤做必要的紧急处理,暂时不危急生命的较复杂的其他处理,应在血压稳定后进行。

3.感染性休克 是外科较多见和治疗较为困难的一类休克,在感染性休克中,起作用的主要是内毒素而非细菌本身。

发生感染性休克可能未见明显的感染灶,但表现有全身炎症反应综合征(SIRS):体温>38 ℃或<36 ℃,心率>90 次/min 或过度通气,白细胞计数>$12×10^9$/L 或<$4×10^9$/L。感染性休克的血流动力学表现分高动力型(暖休克)和低动力型(冷休克)两种。根据其原发病史和临床表现、实验室检查、微生物培养结果等可诊断。

治疗原则以病因治疗为主,在治疗休克的同时抗感染,休克纠正后,着重治疗感染。

第十四章

颅脑疾病

第一节　颅脑损伤

颅脑损伤是外伤中常见的类型,由于伤及中枢神经系统,其死亡率和致残率均较高。

一、颅骨骨折

(一)颅骨凹陷性骨折

可在头皮表面触及凹陷,骨折片压迫脑组织可出现局灶症状、癫痫,刺破静脉窦可出血致血压升高,头颅 CT 可明确发现骨折。

(二)颅底骨折

根据前、中、后部位不同,表现各有特点。前颅底骨折出现眼眶周围和球结膜淤血(熊猫眼综合征),伴有脑脊液漏和嗅、视神经损伤,中颅底骨折可出现耳道出血、脑脊液耳漏、面瘫、听力下降。后颅底骨折可出现乳突和枕后皮下淤血,声音嘶哑,吞咽困难。

影像学检查:颅骨 X 射线平片可见骨折的边缘呈环形、锥形或放射形的内陷,CT 扫描可了解骨折情况和有无合并脑损伤。

防治原则:颅底损伤主要针对并发的神经损伤、脑脊液漏和颅内感染等对症处理。须绝对卧床,不能抬高头部,慎做腰椎穿刺术。凹陷性骨折时如有癫痫、凹陷深度超过 1 cm 或引起颅内压增高、神经系统功能受损等,则需手术治疗。

二、脑损伤

原发性脑损伤是指脑组织在外力直接作用下引起的一系列病理生理变化造成的损伤,包括局限性脑损伤和弥漫性脑损伤。局限性脑损伤包括脑挫裂伤、颅内血肿和脑干损伤。弥漫性脑损伤包括脑震荡和弥漫性轴索伤。

(一)脑震荡

脑震荡是指头部受力后在临床上观察到有短暂性脑功能障碍。脑的大体标本上无肉眼可见到的神经病理改变。

临床表现为意识改变、逆行性遗忘、短暂性脑干症状,意识改变表现为受伤当时出现短暂的意识障碍,可为神志不清或完全昏迷,常为数秒或数分钟,大部分不超过 30 min。逆行性遗忘表现为患者清醒后多不能回忆受伤当时乃至前一段时间内的情况。短暂性脑干症状表现为伤情较重者在意识改变期间可有面色苍白、出汗、四肢肌张力降低、血压下降、心动徐缓、呼吸浅慢和各种生理反射消失。

脑震荡头颅 CT 检查无明显异常,腰穿检查颅内压正常,脑积液无色透明,不含血,白细胞正常。

治疗原则以观察病情变化、卧床休息、对症治疗为主。

(二)弥漫性轴索损伤

由于脑的扭曲变形,脑内产生剪切力或牵拉作用,造成脑白质广泛性轴索损伤,损伤可位于大脑半球、胼胝体、小脑或脑干。

1. 临床表现

(1)昏迷　受伤当时立即出现昏迷且昏迷时间较长。

(2)瞳孔变化　如累及脑干,可有一侧或双侧瞳孔散大,对光反射消失,或同向性凝视。

2. 影像检查

(1)头颅 CT 扫描　可见大脑皮质与髓质交界处、胼胝体、脑干、内囊区或第三脑室周围有多个点或片状出血灶。

(2)头颅 MRI 扫描　可精确反映出早期改变。

3. 治疗原则

(1)轻者同脑震荡,重者同脑挫裂伤。

(2)脱水治疗。

(3)昏迷期间加强护理,防止继发感染。

(三)脑挫裂伤

脑挫裂伤是指暴力作用于头部时,着力点处颅骨变形或发生骨折,以及脑在颅腔内大块运动,造成脑的着力或冲击点伤。

1. 临床表现

(1)意识障碍　受伤当时立即出现。一般意识障碍时间均较长。

(2)局灶症状　受伤当时立即出现与伤灶相应的神经功能障碍或体征,如运动区损伤的椎体束征、肢体抽搐或瘫痪,语言中枢损伤后的失语以及昏迷患者脑干反射消失等。

(3)颅压增高　为继发性脑水肿或颅内血肿所致。

(4)头痛呕吐　患者清醒后有头痛、头晕、恶心、呕吐、记忆力减退和定向障碍。

2. 辅助检查

(1)脑脊液检查　脑脊液中有红细胞或血性脑脊液。

(2)头颅 X 射线平片　多数患者可发现有颅骨骨折。

(3)头颅 CT　了解有无骨折、有无蛛网膜下腔出血、有无中线移位及除外颅内血肿。

(4)头颅 MRI　不仅可以了解具体脑损伤部位、范围及其周围水肿情况,而且可推测预后。

3. 防治原则

(1)轻型脑挫裂伤患者,通过急性期观察后,治疗与弥漫性轴索损伤相同。

（2）如合并有休克的患者应首先寻找原因,积极抗休克治疗。

（3）重型脑挫裂伤患者,应送重症监护病房。

（4）对昏迷患者,应注意维持呼吸道通畅。

（四）脑干损伤

脑干损伤是在头、颈部受到暴力后立即出现,多不伴有颅内压增高表现。其致残率和死亡率均较高。

1.临床表现

（1）昏迷　　受伤当时立即出现且昏迷程度较深,持续时间较长。

（2）瞳孔和眼球运动变化　　双侧瞳孔不等大、极度缩小或大小多变。对光反射消失。

（3）去大脑僵直。

（4）病理反射阳性　　肌张力增高,交叉性瘫痪或四肢瘫。

（5）生命体征变化　　呼吸功能紊乱、心血管功能紊乱、体温变化等。

2.辅助检查

（1）腰椎穿刺　　脑脊液多呈血性,压力多为正常或轻度升高。

（2）头颅 X 射线平片　　多伴有颅骨骨折。

（3）头颅 CT 扫描　　在伤后数小时内检查,可显示脑干有点片状高密度区,脑干肿大,脚间池、桥池、四叠体池及第四脑室受压或闭塞。

（4）头颅及上颈段 MRI 扫描　　有助于明确诊断,了解伤灶明确部位和范围。

3.防治原则

（1）一般治疗同脑挫裂伤。

（2）对一部分合并有颅内血肿者,应及时诊断和手术。

（3）伤后 1 周,病情较为稳定时,为保持患者营养,应由胃管进食。

（4）对昏迷时间较长的患者应加强护理,防治各种并发症。

（五）外伤性颅内血肿

外伤性颅内血肿形成后,随血肿体积不断增大,临床症状进行性加重而引起颅压增高,导致脑疝形成,危及生命。

根据血肿的来源与部位,分为硬脑膜外血肿、硬脑膜下血肿、脑内血肿、多发性血肿。

根据血肿症状出现的时间分为急性血肿（伤后 72 h 以内出现症状者）、亚急性血肿（伤后 3 d~3 周内出现症状者）、慢性血肿（伤后 3 周以上出现症状者）。

1.临床表现

（1）头部外伤史　　由于硬膜外血肿出血来源的特点,一般病史在伤后数小时至 1~2 d。

（2）意识障碍　　根据原发性脑损伤轻、重程度,表现为有一过性意识障碍或无中间清醒期,仅表现为意识障碍进行性加重。

（3）头皮血肿或挫伤　　往往在血肿形成部位有受力点所造成的头皮损伤。

（4）瞳孔变化　　在血肿形成早期,患侧瞳孔一过性缩小,继之扩大,对光反射迟钝或消失,同侧眼睑下垂。晚期对侧瞳孔亦散大。

(5)椎体束征　早期血肿对侧肢体肌力弱,逐渐进行性加重。晚期出现双侧肢体的去大脑僵直。

2.影像检查　颅脑 CT 可见高密度影,硬膜下血肿可见新月形高密度影。双侧慢性硬膜下血肿可见等密度或低密度影。

3.治疗原则

(1)卧床休息,观察生命体征。

(2)轻度颅高压,神志清楚者需脱水、止血,如有皮肤损伤需抗感染治疗。

(3)临床表现轻,病情无进行性加重者保守治疗。

(4)病情重,出现意识障碍或局部功能丧失者应立即手术治疗。

第二节　颅内压增高

颅内压增高是神经系统常见的临床病理综合征,是颅脑损伤、脑肿瘤、脑出血、脑积水和颅内炎症等共有的征象,有上述疾病时颅腔内容物体积增加造成颅内压增高,从而引起的相应综合征。

引起颅内压增高的原因包括颅腔内容物的体积增大、颅内占位性病变使颅内空间相对变小;先天性畸形使颅内的容积变小。

根据病因不同,颅内压增高分为弥漫性颅内压增高、局灶性颅内压增高。根据病变发展的快慢不同,可分为急性、亚急性、慢性三类。

1.临床表现　头痛、呕吐、眼底视盘水肿为颅内压升高"三主征"。

(1)头痛　为颅内压增高最常见的症状之一。

(2)呕吐　可伴有恶心呕吐,多为喷射性呕吐。

(3)眼底视盘水肿　为颅内压增高的重要客观体征之一。

(4)意识障碍及生命体征变化　疾病初期可出现嗜睡、反应迟钝。严重病例可出现昏睡、昏迷,伴有瞳孔散大、对光反射消失,发生脑疝和去大脑强直。

2.辅助检查

(1)颅脑 CT　可见脑沟、基底池(鞍上池)、环池、四叠体池变形或消失。

(2)眼底检查　表现为视盘充血,边缘模糊不清,中央凹陷消失,视盘隆起,静脉怒张。

3.治疗原则

(1)病因治疗　颅内占位病变,首先考虑做病变切除。

(2)降颅压治疗　适用于颅内压增高但暂时尚未查明原因或虽已查明原因,但不能手术治疗的患者。

(3)激素应用　可减轻脑水肿,有助于缓解颅内压增高。

(4)冬眠低温疗法或亚低温疗法　有利于降低脑的新陈代谢,减少脑组织的耗氧量,防止脑水肿发生与发展。

(5)巴比妥治疗　大剂量异戊巴比妥钠可降低脑的代谢,减少氧耗及增加脑对缺氧的耐受力。

第三节 脑 疝

当颅内某分腔有占位病变时,该分腔的压力大于邻近分腔的压力,脑组织从高压力区向低压力区移位,导致脑组织、血管及脑神经等重要结构受压和移位,从而出现一系列严重临床症状和体征,称为脑疝。脑疝可分为三类:小脑幕切迹疝、枕骨大孔疝(又称小脑扁桃体疝)、大脑镰下疝(又称扣带回疝)。

1. 常见原因

(1)外伤所致各种颅内血肿。

(2)颅内脓肿。

(3)颅内肿瘤。

(4)先天性因素,如小脑扁桃体下疝畸形。

(5)医源性因素。

2. 脑疝的分期

(1)脑疝前驱期 指脑疝形成前的阶段,为颅内压增高促使脑缺氧加重。

(2)脑疝代偿期 脑疝已形成,脑干受压迫,但机体尚能通过一系列的调节代偿作用,勉强维持生命的阶段。

(3)脑疝衰竭期 脑干持续受压,代偿功能耗尽,出现功能衰竭。

3. 临床表现

(1)颅内压增高的症状 表现为剧烈头痛、与进食无关的频繁喷射性呕吐。头痛进行性加重伴烦躁不安。

(2)瞳孔改变 脑疝初期患侧动眼神经受刺激导致患侧瞳孔变小,对光反射迟钝,随病情进展患侧动眼神经麻痹,患者瞳孔逐渐散大,直接、间接对光反射均消失。

(3)运动障碍 表现为病变对侧肌力减弱,病理征阳性。脑疝进展可致双侧肢体自主活动消失,严重时可出现去大脑强直发作,为脑干严重受损的表现。

(4)意识改变 由于脑干网状上行激动系统受累,随脑疝进展患者可出现嗜睡、浅昏迷至昏迷。

4. 辅助检查

(1)腰椎穿刺 脑疝患者一般应禁止腰椎穿刺。

(2)X射线检查 颅骨平片(正侧位)检查时注意观察松果体钙化斑有无侧移位、压低或抬高现象。

(3)CT 小脑幕切迹疝可见基底池(鞍上池)、环池、四叠体池变形或消失。下疝时可见中线明显不对称移位。

(4)MRI 可观察脑疝时脑池变形、消失情况,直接观察到脑内结构如钩回、海马旁回、间脑、脑干及小脑扁桃体。

5. 诊断

(1)注意询问是否有颅内压增高的病史或慢性脑疝转为急性脑疝的诱因。

（2）颅内压增高征患者突然昏迷或出现瞳孔不等大,应考虑脑疝。颅内压增高患者呼吸突然停止或腰椎穿刺后出现危象,应考虑枕骨大孔疝可能。

6. 治疗原则

（1）急救措施　脑疝发生后首先应脱水降颅内压。

（2）病因治疗　对已经形成脑疝的患者,及时清除原发病灶是最根本方法。

1）小脑幕切迹疝:切开小脑幕游离缘,使幕孔扩大,以解除"绞窄"。

2）枕骨大孔疝:清除原发病灶外,还应将枕骨大孔后缘、第1颈椎后椎弓板切除,以充分减压。

（3）减压手术　原发病灶无法清除,常需要进行减压手术。

（4）侧脑室体外引流术　在引起脑疝危象时,可以迅速行快速细孔钻颅,穿刺脑室放液以达到减压抢救目的。

第十五章

颈部疾病

第一节　单纯性甲状腺肿

单纯性甲状腺肿的病因可分为3类:甲状腺素原料(碘)缺乏、甲状腺素需要量增高、甲状腺合成和分泌的障碍。甲状腺素原料(碘)缺乏是由于碘的摄入不足,无法合成足够量的甲状腺素,启动机体负反馈调节机制,引起垂体TSH分泌增高并刺激甲状腺增生和代偿性肿大。青春发育期、妊娠期或绝经期的妇女因对甲状腺素的需要量暂时增高,可发生轻度弥漫性甲状腺肿,又称生理性甲状腺肿,常在成年或分娩后自行缩小。

【临床表现】

女性多见,甲状腺不同程度的肿大和肿大结节对周围器官引起的压迫症状是本病主要的临床表现。病程早期,甲状腺呈对称、弥漫性肿大,腺体表面光滑,质地柔软,随吞咽上下移动。随后,在肿大腺体的一侧或两侧可扪及单个或多个结节。单纯性甲状腺肿体积较大时可压迫气管、食管和喉返神经,出现气管弯曲、移位和气道狭窄影响呼吸。压迫颈深部大静脉,引起头颈部静脉回流障碍,出现面部发绀、肿胀及颈胸部表浅静脉扩张。少数喉返神经或食管受压的患者可出现声音嘶哑或吞咽困难。

【诊断】

检查发现甲状腺肿大,根据病史、病因、是否来自缺碘地区、家族聚集性做出初步诊断。颈部X射线检查,可发现胸骨后甲状腺肿及钙化的结节,还能确定气管受压、移位及狭窄的有无。B型超声波检查有助于发现甲状腺囊性、实性或混合性多发结节的存在。还可做放射性核素(^{131}I)显像检查,了解摄碘率情况。

【治疗原则】

(1)生理性甲状腺肿,宜多食含碘丰富的食物如海带、紫菜等。

(2)对20岁以下的弥漫性单纯甲状腺肿患者可给予小量甲状腺素,以抑制垂体前叶TSH分泌,缓解甲状腺的增生和肿大。

(3)有以下情况,应及时施行甲状腺大部切除术:①因气管、食管或喉返神经受压引起临床症状者;②胸骨后甲状腺肿;③巨大甲状腺肿影响生活和工作者;④结节性甲状腺肿继发功能亢进者;⑤结节性甲状腺肿疑有恶变者。

第二节　甲状腺功能亢进症

甲状腺功能亢进（hyperthyroidism，以下简称甲亢）是由各种原因引起循环中甲状腺素异常增多而出现以全身代谢亢进为主要特征的疾病总称。按照病因可分为原发性甲亢、继发性甲亢、高功能腺瘤。

【临床表现】

临床表现包括甲状腺肿大、性情急躁、容易激动、失眠、两手颤动、怕热、多汗、皮肤潮湿、食欲亢进但却消瘦、体重减轻、心悸、脉快有力、脉压增大、内分泌紊乱以及无力、易疲劳、出现肢体近端肌萎缩等。其中脉率增快和脉压增大常可作为判断病情程度和治疗效果的重要标志。

【辅助检查】

1. 基础代谢率测定　测定基础代谢率要在完全安静、空腹时进行，常用计算公式为：基础代谢率 ＝（脉率＋脉压）－111。正常值为 ±10%，增高至 +20% ～ 30% 为轻度甲亢，+30% ～ 60% 为中度，+60% 为重度。也可用基础代谢率测定器测定。

2. 甲状腺摄 ^{131}I 率的测定　正常甲状腺 24 h 内摄取的 ^{131}I 量为人体总量的 30% ～ 40%。如果在 2 h 内甲状腺摄取 ^{131}I 量超过人体总量的 25%，或在 24 h 内超过人体总量的 50%，且吸 ^{131}I 高峰提前出现，均可诊断甲亢。

3. 血清中 T_3 和 T_4 含量的测定　甲亢时，血清 T_3 可高于正常 4 倍左右，而 T_4 仅为正常的 2.5 倍，因此，T_3 测定对甲亢的诊断具有较高的敏感性。

【治疗原则】

1. 内科治疗

（1）一般治疗　补充足够热量和营养，限制碘的摄入。精神紧张、不安、失眠者，给予地西泮类镇静剂；心率过快者，给予普萘洛尔等降低心率；伴有房颤者，给予西地兰降低心室率。

（2）抗甲状腺药物　如硫脲类、咪唑类，两类药物作用机制基本相同。长程治疗方案分初治期、减量期、维持期，按病情轻重决定剂量。不良反应主要有过敏性皮疹、粒细胞减少或缺乏、中毒性肝炎、抗中性粒细胞胞质抗体（antineutrophil cytoplasmic antibody，ANCA）相关性血管炎。

（3）其他药物　包括复方碘液、β 受体阻滞剂、碳酸锂。

2. 外科治疗

（1）手术治疗指征　①继发性甲亢或高功能腺瘤；②中度以上的原发性甲亢；③腺体较大，伴有压迫症状，或胸骨后甲状腺等类型甲亢；④抗甲状腺药物或 ^{131}I 治疗后复发者或坚持长期用药有困难者；⑤妊娠早、中期的甲亢患者凡具有上述指征者，仍应考虑手术治疗。

（2）手术禁忌证　①青少年患者；②症状较轻者；③老年病或有严重器质性疾病不能

耐受手术者。

为了避免甲亢患者在基础代谢率高亢的情况下进行手术的危险,术前应采取充分的准备,如精神紧张和失眠者给予镇静安眠药物;心率过快者,给予普萘洛尔等降低心率;给予碘剂或抗甲状腺药物(应用抗甲状腺药物后需加用碘剂两周,对抗药物引起的甲状腺肿大和动脉充血,减少术中出血风险)降低基础代谢率。术前应进行全面的术前检查,如颈部 X 射线片了解有无器官受压或移位,心电图及心脏彩超检查了解有无心衰、心脏扩大、心律不齐等。喉镜检查了解声带功能,测定基础代谢率,了解甲亢程度,选择手术时机。

手术麻醉应注意对于巨大胸骨后甲状腺肿压迫气管的患者,需要保证呼吸道通畅;手术应轻柔、细致、认真止血、注意保护甲状旁腺和喉返神经。术后当日应密切注意患者的呼吸、体温、脉搏、血压的变化,预防甲亢危象发生。

手术后的并发症为术后呼吸困难综合征(包括切口内出血压迫气管、喉头水肿、气管塌陷、双侧喉返神经损伤)、喉返神经损伤(单侧喉返神经损伤表现为声音嘶哑,双侧喉返神经损伤表现为失音、严重的呼吸困难)、喉上神经损伤(表现为声带松弛、音调降低、进食呛咳)、手足抽搐、甲状腺危象。

3. 放射性^{131}I 治疗　利用甲状腺高度摄取和浓集碘的能力及^{131}I 释放 β 射线对甲状腺的生物效应,破坏滤泡上皮而减少甲状腺素分泌,并抑制甲状腺内淋巴细胞的抗体生成,具有疗效确切、迅速简便等优点。

第三节　甲状腺肿瘤

一、甲状腺腺瘤

甲状腺腺瘤(thyroid adenoma)是起源于甲状腺滤泡细胞的甲状腺良性肿瘤。临床病理上分为滤泡状、乳头状腺瘤、混合型 3 种。根据甲状腺有无分泌功能又分为功能性甲状腺瘤和无功能性甲状腺瘤,后者较常见。有一定的癌变概率。

【临床表现】

30 ~ 40 岁的女性好发,男女比例约为 1 : 2.5。常单发、边缘清楚,有完整的包膜。无痛、可随吞咽移动。如发生瘤内出血,可致突然增大,但出血吸收后又会缩小。

【辅助检查】

1. 甲状腺功能　了解腺瘤的功能状态。

2. 彩超　常表现为甲状腺孤立结节,有包膜;高频彩超可显示肿瘤囊、实性;可以检查出肿瘤内是否有钙化灶,需特别重视钙化灶周围有无血流,血流丰富时要高度怀疑甲状腺癌的可能。

3. 细针穿刺细胞学检查　可以明确甲状腺结节的性质,诊断符合率在 80% 以上。

【诊断】

根据病史和临床表现、颈前可触及随吞咽上下移动的圆形肿块、彩色多普勒超声检查、细针穿刺细学检查取病理,可明确诊断。

【治疗原则】

甲状腺单发结节的腺瘤约 10% 发生恶变;约 20% 的腺瘤有甲状腺症状,故应早期手术切除。

二、结节性甲状腺肿

结节性甲状腺肿(nodular goiter)是甲状腺结节中最常见的一种良性病变,甲状腺原料(碘)缺乏和碘富余均可导致其发病,有一定的流行区域,表现为不均质增生结节,一般多发,也可单发。后期可发生囊性变,并在局部形成纤维化、钙化。

【临床表现】

初期弥漫性肿大。后期形成结节,可伴发囊性变。若并发囊内出血,可在短期内迅速增大。较大的单纯性甲状腺肿可压迫邻近器官而产生相应症状。腺体表面较光滑,质软。可继发甲状腺功能亢进,也可发生恶变。

【辅助检查】

1. 甲状腺功能　可了解腺体的功能状态。
2. 超声检查　是检查腺体结构状态最常用的方法。
3. 甲状腺 ECT、CT　可排除胸骨后甲状腺及甲状腺癌。
4. 喉镜检查　了解声带情况。

【诊断】

根据临床表现和辅助检查可初步诊断,病理诊断可确诊。

【防治原则】

调整碘摄入量,WHO 推荐的成年人每日碘摄入量为 150 μg。结节性甲状腺肿有压迫症状常需手术治疗。

三、甲状腺癌

甲状腺癌(thyroid cancer)是近 20 年发病率增长最快的实体恶性肿瘤之一。高分化型甲状腺癌包括甲状腺乳头状癌和甲状腺滤泡状癌,低分化型甲状腺癌包括髓样癌和未分化型甲状腺癌。

【临床表现】

1. 逐渐增大的或快速增大的无痛性肿块,可出现不同程度的声音嘶哑、发音困难、吞咽困难和呼吸困难。
2. 肿块多质地硬,边界或可清楚。如果癌肿局限在甲状腺体内,则可随吞咽上下活动。若已侵犯气管或邻近组织,则较为固定。

3.淋巴结肿大　颈部淋巴结肿大可单个或多个,亦可融合成团,有些病例首先发现颈部淋巴结肿大,而甲状腺触摸不到肿块,成为隐匿性甲状腺结节。

【辅助检查】

1.彩超检查　对分化型甲状腺癌的诊断非常有用。多数为实性肿块,内多出现微小钙化或砂砾样钙化。甲状腺包膜不完整或无包膜,可呈蟹足样改变。

2.细针穿刺检查　可穿刺取病理确诊,但有造成癌细胞通过针道转移的风险。

3.CR 或 MRI 检查　可了解有无侵犯或转移。

4.X 射线检查　可观察甲状腺肿瘤对气管的压迫情况,有无气管移位等。

5.放射性核素检查　可以了解甲状腺肿块是冷结节还是热结节。

【诊断】

通过临床表现和辅助检查可初步诊断,病理诊断可确诊。

【治疗原则】

甲状腺癌需要通过手术、内分泌、放射性核素放疗、化疗及生物治疗等序贯程序来进行综合治疗,其中手术占有主导地位,是治疗甲状腺癌的首选方法。

第十六章

胸部疾病

第一节　胸部损伤

◀ 学习导航

1. 知识目标　学习常见胸部创伤的主要症状和体征;熟悉常见胸部创伤的特点和病因。

2. 技能目标　学会常见胸部创伤的治疗。

3. 素质目标　树立良好的医德医风,培养严谨的科学态度。

案例导入

患者李某,男,16 岁,高一学生,身体偏瘦高型,平时喜欢运动,某日上体育课时,突觉左胸憋闷,有压迫感,呼吸时自觉左胸疼痛,由同学搀扶到医务室,观其面色略显苍白,不敢大口呼吸,问其病史,无心脏、肺部疾患,测血压心率正常。

思考:该学生最可能的诊断是什么? 该如何处理?

胸部创伤(trauma of the chest)不论平时还是战时均有其重要性,据估计约占全身创伤的1/4,在创伤死亡者中,约20%主要因胸部创伤所致。但胸部创伤在医院内死亡的百分比却不高,原因是严重的胸部创伤者多数于现场或运送途中死亡,仅约2%送至医院时仍存活。故及时而正确的现场急救处理以及完善而有效的转送系统是非常重要的。胸部所占体积较大且肺和心脏及大血管为胸腔内最主要的脏器,创伤后易发生呼吸及循环功能障碍。

当今社会创伤的特点是易出现多发伤,严重时往往导致危急状态,其中胸部创伤占有特殊的重要地位,发生率仅次于四肢创伤和颅脑创伤,位居第三,并且在创伤致死原因中居第一位。伴随着创伤外科学及急救医学的发展,尤其是各种诊疗技术的提高和各种支持疗法的广泛开展,胸部创伤患者的存活率不断提高。

一、肋骨骨折

肋骨骨折(fracture of the rib)是最常见的胸部外伤。肋骨骨折在胸部创伤中约占40%~60%,其中第4~7肋骨由于其解剖特点长而且薄,最容易骨折。多根多处肋骨骨折可形成浮动胸壁,即连枷胸,出现反常呼吸运动(吸气时软化区胸壁内陷,呼气时外突)。

【临床表现】

疼痛为最显著症状,可有局部疼痛、压痛,产生血胸、气胸,皮下气肿或咯血。连枷胸可导致体内缺氧和二氧化碳潴留,严重时发生呼吸、循环衰竭。

【辅助检查】

1.胸部 X 射线　可见肋骨骨皮质中断和肋骨断端移位。肋骨骨折无明显移位时 X 射线片不易看出骨折线,在伤后 3~6 周复查 X 射线片,可见骨折端骨痂形成阴影,协助后期诊断。

2.肋骨三维 CT 成像检查　可明确诊断肋骨骨折。

【诊断】

根据外伤史、临床表现及相关的辅助检查可明确诊断。

【防治原则】

1.镇痛、清理呼吸道分泌物,固定胸廓及防治并发症。

2.闭合性单处肋骨骨折可采用多头胸带或弹性胸带固定胸廓;闭合性多根多处肋骨骨折应固定连枷胸,消除胸壁反常呼吸运动。

3.开放性肋骨骨折需对伤口彻底清创。

二、气胸

胸膜腔内积气称为气胸(pneumothorax),多因肺组织、支气管、气管、食管破裂所致。枪弹或者锐器等穿破胸膜也可引起气胸,且多为血气胸。医源性损伤例如针灸、肺部穿刺活检、锁骨下静脉穿刺等可引起气胸。气胸分为闭合性、开放性、张力性 3 种类型。

【临床表现】

1.闭合性气胸　胸膜腔和外界不通或空气经胸壁小创口进入后随即创口闭合。小量气胸肺萎陷在 30% 以下,患者可无明显呼吸与循环功能紊乱;中等量气胸肺萎陷在30%~50%;大量气胸肺萎陷在 50% 以上,均可出现胸闷、气急等低氧血症的表现。

2.开放性气胸　胸膜腔与外界大气直接相通,空气可随呼吸自由进出胸膜腔,伤侧胸腔压力等于大气压,肺受压萎陷,纵隔向健侧移位,健侧肺亦有一定程度的萎陷。患者常在伤后出现纵隔扑动,临床表现为严重呼吸困难、惶恐不安、脉搏细弱、发绀甚至休克。

3.张力性气胸　肺表面创口呈单向活瓣作用,吸气时创口开放,空气进入胸膜腔,而呼气时创口关闭,空气不能从胸膜腔排出,随着呼吸作用使伤侧胸膜腔内压力不断增高,超过大气压,从而形成张力性气胸。张力性气胸使伤侧肺组织严重受压,纵隔移向健侧,患者常表现为极度呼吸困难、发绀,伤侧胸部叩诊为鼓音,听诊呼吸音消失。

【辅助检查】

胸部 X 射线检查是诊断气胸的重要手段。胸腔穿刺有助于诊断。张力性气胸由于患者病情极重,切勿行过多体检及 X 射线检查延误治疗,应立即排气减压。

【诊断】

根据临床表现及 X 射线检查可做出诊断。胸腔穿刺可协助诊断,同时也是治疗手段。

【防治原则】

1. 肺压缩量小于 30% 者先行观察,患者注意休息,多于 1～2 周内自行吸收。大于 30% 者行胸腔穿刺抽气。

2. 对于症状重者行胸腔闭式引流。开放性气胸须立即将开放性变为闭合性,必要时行开胸探查手术。

三、血胸

胸膜腔内积血称之为血胸(hemothorax)。如果血胸和气胸同时存在称为血气胸(hemopneumothorax)。胸膜腔积血多来源于胸壁、肺组织、膈肌、心脏及胸内大血管出血。

【临床表现】

临床表现可由于出血量和速度,以及伴发损伤的严重程度不同而有所不同。

1. 少量血胸(积血量未达到 500 mL)　患者常无明显临床表现。

2. 中等量血胸(积血量 500～1 000 mL)　患侧呼吸动度减弱,坐位时下胸部叩诊呈浊音。

3. 大量血胸(积血量 1 000 mL 以上)　呼吸动度减弱明显,听诊呼吸音明显减弱甚至消失,严重者可休克。

【辅助检查】

少量血胸 X 射线检查可见肋膈角变钝,中等量血胸 X 射线检查可见积血上缘达肺门,大量血胸 X 射线检查可见积血超过肺门平面。B 型超声波检查可发现胸腔内积液并协助穿刺定位。胸腔穿刺有助于确定诊断。

【诊断】

根据患者外伤史、胸部 X 射线检查、B 型超声波检查以及胸腔穿刺可做出诊断。

【防治原则】

主要是防治休克的发生。大多数情况下经保守治疗(输血、输液、应用止血药物、穿刺抽出积血、胸腔闭式引流)出血可停止,少量血胸患者临床表现较轻,无须特殊处理,严重且伴有持续出血者,应剖胸探查止血。

习题

1. 下列哪些检查对诊断肋骨骨折最有意义(　　)
A. 受伤史
B. X 射线检查
C. 血气分析
D. 局部压痛
E. 合并皮下气肿
2. 某患者左前胸部刀刺伤 2 h 后,感胸闷气短,查体:面色苍白,四肢湿冷,心率 120 次/min,血压80/70 mmHg。颈静脉怒张,首先考虑(　　)
A. 胸内大出血
B. 血气胸
C. 开放性气胸
D. 肺裂伤
E. 急性心脏压塞
参考答案:
1. B　2. E

第二节　胸部肿瘤

◀ 学习导航

1. 知识目标　掌握纵隔肿瘤的临床表现。
2. 技能目标　学会纵隔肿瘤的治疗。
3. 素质目标　树立良好的医德医风,培养严谨的科学态度。

纵隔是胸腔中部的一个间隙,其前界为胸骨,后界为脊柱胸段,两侧是纵隔胸膜,向上达胸廓上口,向下抵膈,包括心脏及出入心脏的大血管、食管、气管、胸腺、神经及淋巴组织等。临床上通常将纵隔划分为若干区,以胸骨角和第 4 胸椎下缘连一虚线,将纵隔分为上纵隔和下纵隔。下纵隔又以心包为界,分为前纵隔、中纵隔、后纵隔 3 个部分。纵隔肿瘤中常见的有胸腺瘤、畸胎瘤、胸骨后甲状腺肿、纵隔囊肿、神经源性肿瘤以及淋巴瘤等。

【临床表现】

纵隔肿瘤的患者大约有1/3无症状,是因其他疾病或健康体检行 X 射线检查时发现。其症状和体征与肿瘤的大小、部位、是否合并感染、良性或恶性等因素有关。临床上常见的表现有以下几类。

1. 呼吸系统症状　胸闷、胸痛、咳嗽、气促等。肿瘤合并感染时可出现发热、咯痰,咯血较少见。畸胎瘤破入肺内可咯出毛发或皮脂样物。

2. 神经系统症状　多由于肿瘤压迫或侵犯神经而产生,如喉返神经受累引起声音嘶哑;侵及膈神经引起呃逆及膈肌麻痹;侵犯臂丛神经引起上肢麻木和疼痛;交感神经受累可产生霍纳综合征;压迫脊髓引起截瘫。部分胸腺瘤患者可产生重症肌无力症状,如眼睑下垂、咀嚼和吞咽困难、四肢无力甚至呼吸机麻痹。

3. 压迫症状　压迫食管产生吞咽困难、压迫气管产生呼吸困难甚至发绀、压迫上腔静脉可出现上腔静脉综合征。心包积液患者可产生心脏压塞症状。

【辅助检查】

1. X 射线检查　是临床上诊断纵隔肿瘤的主要方法,包括 X 射线透视、胸部平片、CT 等。

2. 核磁共振检查　鉴别肿瘤与大血管疾病以及肿瘤与大血管之间的关系。

3. 超声检查　可区别纵隔内肿物为囊性或实性。

4. 活体组织检查　行肿瘤或淋巴结穿刺活检,也可采用纵隔镜检查及活检明确病理诊断。

5. 其他　包括食管镜、纤维支气管镜检查、同位素扫描、诊断性放疗等。

【诊断】

根据临床表现及辅助检查可做出诊断。

【防治原则】

1. 原发性纵隔肿瘤　无论有无临床症状,在无手术禁忌证的情况下,绝大多数应采取手术治疗。

2. 恶性淋巴瘤　适用放射治疗。恶性纵隔肿瘤已侵犯了周围重要器官无法切除或有远处转移,根据病情选择放疗和(或)化疗。

习题

关于原发性纵隔肿瘤的诊疗问题,以下哪项是正确的(　　　)

A. 恶性淋巴瘤,不适于用放射治疗

B. 绝大多数需要手术治疗

C. 多数无症状肿瘤无须治疗

D. 恶性肿瘤已有远处转移,不宜手术

E. 恶性肿瘤范围广泛,可给予放射治疗

参考答案:

B

第三节　先天性心脏病

◀学习导航

1. 知识目标　学习常见先天性心脏病的临床表现。
2. 技能目标　掌握常见先天性心脏病的辅助检查及治疗要点。
3. 素质目标　树立良好的医德医风,培养严谨的科学态度。

案例导入

　　航航,男,6 岁,发现心脏杂音 6 年,经心脏彩超检查诊断为"先天性心脏病,室间隔缺损",于 2019 年 5 月 20 日入院,要求手术治疗,以求根治。入院后查体,患儿生命体征平稳,发育偏差,营养中等,胸骨左缘第 3 肋间可触及轻度震颤,听诊在胸骨左缘第 3~4 肋间可闻及收缩期喷射性杂音(Ⅲ级以上),肺动脉瓣第二心音无亢进及分裂。腹平软,肝脾未触及,全腹无压痛,心电图检查,左室肥厚。

　　思考:该患儿还可以做哪些进一步检查?

　　先天性心脏病(congenital heart disease)是胚胎时期心脏大血管发育异常所致的心血管畸形,是小儿最常见的先天畸形。

一、房间隔缺损

　　房间隔缺损(atrial septal defect,ASD)是心脏房间隔先天发育异常所致的左右心房之间存在异常血流通道。分为原发孔型和继发孔型缺损两类。ASD 是左向右分流型的心脏病,异常通道致右心前负荷增大、肺动脉高压,最终导致右心衰竭。

【临床表现】

　　儿童时无症状,青年期后逐渐出现活动后心悸、气短、乏力、呼吸道反复感染。体检:胸骨左缘第 2~3 肋间可闻及Ⅱ~Ⅲ级吹风样收缩期杂音,肺动脉听诊区闻及第二心音亢进、分裂。

【辅助检查】

　　1. 心电图检查　原发孔型房间隔缺损心电轴左偏,继发孔型缺损心电轴右偏,右心室肥大。

　　2. 超声心动图检查　显示 ASD 病变部位和大小,房间隔水平分流信号,以及缺损与上腔静脉、下腔静脉及二尖瓣、三尖瓣的位置关系等。

3. X 射线检查　显示肺纹理增多,右心房、右心室扩大,主动脉弓缩小,肺动脉段突出,呈梨形心。

【诊断】

根据病史、临床表现及辅助检查可明确诊断。

【防治原则】

现多采取介入下行房间隔缺损封堵或采取常规开胸手术。

二、室间隔缺损

室间隔缺损(ventricular septal defect,VSD)是胚胎期原始室间隔发育不全所致的心室间异常孔隙,构成左右心室间交通,导致血流动力学异常。VSD 可分为膜部缺损、漏斗部缺损和肌部缺损,其中膜部缺损最常见。

【临床表现】

(1)缺损较小的一般无临床症状。缺损大者可有活动后心悸、气急,反复出现呼吸道感染、充血型心力衰竭,在婴幼儿还表现为发育不全。

(2)体检胸骨左缘 3~4 肋间可闻及全收缩期杂音,伴有震颤,胸骨左缘第 2 肋间肺动脉瓣听诊区闻及第二心音亢进。

【辅助检查】

1. 心电图检查　显示电轴左偏,左室高电压,左室肥厚、肺动脉压高者表现为双心室肥大,晚期严重肺高压时表现为右心室肥厚及劳损。

2. 超声心动图检查　显示室间隔缺损部位、大小,各心腔大小,血液分流量和方向及肺动脉压力。

3. X 射线检查　显示肺纹理增多,心影增大,肺动脉段突出。

【诊断】

根据病史、临床表现及辅助检查可明确诊断。

【防治原则】

VSD 缺损小者 3 岁以前可自然闭合,心内直视手术仍然是治疗室间隔缺损的主要方法。介入封堵是治疗室间隔缺损的新方法,具有创伤小、恢复快等优点。

三、动脉导管未闭

动脉导管未闭(patent ductus arteriosus,PDA)是婴儿出生后连接降主动脉峡部与左肺动脉根部之间的动脉导管逾期不闭合。临床常见的有 3 类:管型、漏斗型和窗型。

【临床表现】

(1)分流量小者可无症状,分流量大的患者劳累后心悸、气促,易乏力,发育不良,反复肺部感染。

(2)体格检查在胸骨左缘第 2 肋间闻及粗糙的连续性机器样杂音,收缩期响亮,伴有震颤。脉压增大,有周围血管征象。

【辅助检查】

1.心电图检查　正常或不同程度的左、右室肥大。

2.超声心动图检查　显示未闭的动脉导管。

3.X 射线检查　心室增大,主动脉结增大呈漏斗状,双侧肺纹理增多。

4.右心导管检查和逆行主动脉造影检查　诊断不明确或介入封堵治疗时应用。

【诊断】

根据病史、临床表现和辅助检查可以明确诊断。

【防治原则】

近年来介入下动脉导管封堵治疗越来越广泛地应用于临床,外科经胸封堵也逐渐被接受,避免了 X 射线辐射,若封堵失败,外科补救措施更加及时有效。

四、法洛四联症

法洛四联症(tetralogy of Fallot)是最常见的发绀型先天性心脏病。包括 4 种解剖畸形:肺动脉狭窄、室间隔缺损、主动脉骑跨和右心室肥厚。

【临床表现】

(1)大多数患者体力和活动耐力较同龄人差,喜蹲踞,缺氧发作时有呼吸困难甚至晕厥。

(2)体格检查可见患者发育差,口唇、指端发绀,杵状指,胸骨左缘第 2~4 肋间闻及收缩期杂音,肺动脉听诊区第二心音减弱或消失。

【辅助检查】

1.心电图检查　电轴右偏,右室肥大。

2.超声心动图　显示室间隔缺损的类型、主动脉骑跨和肺动脉狭窄的程度等。

3.X 射线检查　肺血管纹理纤细,肺动脉段凹陷,心脏呈“木靴型”。

4.实验室检查　显示红细胞增多、血红蛋白、血细胞比容明显升高。

【诊断】

根据病史、临床表现和辅助检查可以明确诊断。

【防治原则】

加强孕期的检查和护理,提倡优生。对诊断明确、无手术禁忌证的患者均应采取手术治疗。手术分为姑息手术和矫治手术。

习题

1.房间隔缺损特征性的改变是(　　)

A.生长发育落后、乏力、心悸

B.心前区可听到粗糙收缩期杂音

C.有肺动脉高压时,可出现青紫

D.肺动脉瓣区第二心音亢进并固定性分裂

E.X射线可见心房心室的扩大及肺门"舞蹈"

2.室间隔缺损的主要杂音是(　　)

A.第2肋间Ⅱ级柔和的收缩期杂音

B.第4肋间Ⅱ级柔和的舒张期杂音

C.第2肋间Ⅱ级柔和的舒张期杂音

D.第4肋间Ⅳ级粗糙的收缩期杂音

E.第4肋间Ⅳ级粗糙的舒张期杂音

3.小儿,5个月,2个月前出现面色灰暗,哭闹及吃奶时出现发绀。查体:较瘦,口周发绀,心前区可闻及Ⅲ级左右收缩期喷射音。X射线示:右心室肥大,肺动脉段凹陷,心脏呈靴型,肺野清晰。此患儿最可能的诊断是(　　)

A.房间隔缺损

B.室间隔缺损

C.肺动脉狭窄

D.动脉导管未闭

E.法洛四联症

参考答案:

1.D　2.D　3.E

第四节　乳腺疾病

◀学习导航

1.知识目标　学习常见乳腺疾病的定义、病因及临床表现。

2.技能目标　掌握常见乳腺疾病的防治原则。

3.素质目标　树立良好的医德医风,培养严谨的科学态度。

案例导入

　　患者,女,49 岁,因左侧乳房发现一肿块 3 个月而就诊。自述 3 个月前无意中发现左侧乳房有一小肿块,无疼痛,没有在意。近来发现肿块不断增大,乳房皮肤肿胀,来就诊。患者为中年女性,一般情况尚好,体温37.2 ℃,脉搏75 次/min。左侧乳房肿胀,皮肤出现橘皮样改变,触诊可触到一 3.3 cm×5.0 cm 大小肿块,质地硬,表面不光滑,与周围组织分界不清楚,活动性差,无压痛。右腋窝可触诊到 1 ~ 2 个较硬的淋巴结,无触痛。

　　思考:此患者最可能的诊断是什么?

一、急性乳腺炎

　　急性乳腺炎(acute mastitis)是乳腺的急性化脓性感染,是乳腺管内和周围结缔组织炎症,多发生于产后哺乳期3 ~ 6 周的妇女,尤其是初产妇更为多见,多由金葡球菌或链球菌沿淋巴管入侵所致。

【临床表现】

(1)早期乳房肿胀,局部硬结,进而红、肿、热、痛。

(2)形成脓肿则有波动感,可自行破溃。

(3)出现全身反应如高热、寒战、脉搏加快、患侧淋巴结肿大等,感染严重者可并发败血症。

【辅助检查】

1.血常规　血象增高。

2.乳腺超声　可探及脓肿形成。

3.针刺　可抽得脓液。

【诊断】

根据病史、临床表现和辅助检查不难诊断。

【防治原则】

1.非手术治疗　消除感染、排空乳汁等。

2.手术治疗　脓肿形成给予切开引流排出脓液。

3.预防　防止乳汁淤积,保持乳头清洁、防治破损和预防细菌感染。

二、乳腺纤维腺瘤

　　乳腺纤维腺瘤(mammary fibroadenoma)是乳腺疾病中最常见的良性肿瘤,可发生于青春期后的任何年龄,多在 15 ~ 30 岁;与雌激素刺激有关,单侧或双侧均可发生。雌激素在本病的发生中起刺激作用,所以纤维腺瘤发生于卵巢功能期,绝经后纤维腺瘤可退化。

【临床表现】

1.乳房肿块 肿块多为患者无意间摸到或体检检查出来,一般无痛,亦不随月经周期而发生变化。

2.位置 肿块多发生在乳腺外上象限,多为单发,亦可同时或相继在一侧或双侧乳房出现多个肿块,呈圆形或椭圆形,表面光滑,边界清楚,可推动,与皮肤和深部组织不粘连。腋窝淋巴结不肿大。

3.巨纤维腺瘤 还有一类以快速生长,在短时间内达到较大体积为临床特征的纤维腺瘤,称为巨纤维腺瘤。其在临床、病理、治疗及预后各方面与普通纤维腺瘤区别不大。

【辅助检查】

(1)乳腺 B 超 肿块边缘清楚而光滑,肿块显示均匀。

(2)乳腺钼靶、乳腺 MRI。

(3)病理活检 纤维腺瘤外有包膜,质坚硬,切面呈灰白色,有光亮,肉眼可见许多排列不整齐的裂隙。

【诊断】

根据病史和临床表现可做出诊断。

【防治原则】

手术治疗是治疗纤维腺瘤唯一有效的方法。

三、乳腺增生病

乳腺增生(hyperplasia of mammary gland)即小叶增生,临床上乳腺囊性腺病、慢性乳腺病、慢性囊性乳腺炎、乳腺结构不良症、乳腺囊性增生病等都属于乳腺增生症,是乳腺常见的良性病变。小部分乳腺增生长期迁延不愈,会发生乳腺良性肿瘤或恶性病变。

【临床表现】

1.乳房胀痛 常见为单侧或双侧乳房胀痛或触痛。病程为数个月至数年不等,大多数患者具有周期性疼痛的特点,月经前期发生或加重,月经后减轻或消失。

2.乳房肿块 常为多发性,单侧或双侧性,以外上象限多见;且大小、质地亦常随月经呈周期性变化,月经前期肿块增大,质地较硬,月经后肿块缩小,质韧而不硬。

3.月经失调 本病患者可见月经周期不规律,量少或色淡,可伴痛经。

4.情志改变 患者常感情志不畅或心烦易怒,每次生气、精神紧张或劳累后加重。

【辅助检查】

1.B 型超声波检查 能够发现乳腺内的微小病灶,尤其对囊性和实性肿瘤的鉴别,是其他影像学检查难以取代的。

2.乳腺 X 射线检查 乳腺 X 射线检查是发现早期癌和微小癌的重要手段,可与乳腺癌鉴别。

【诊断】

根据病史与体检,诊断一般不难。重要的是乳腺癌与本病有同时存在的可能。孤立、质硬的增生结节临床上很难与乳腺癌相鉴别。乳腺癌也可表现为局部或弥漫性的腺体厚韧,常误诊为增生。恶变性可能不能除外者应考虑超声检查。35 岁以上女性应进行 X 射线钼靶拍片和针吸细胞学检查,必要时进行手术活检确诊。

【防治原则】

1. 保守治疗　中药或中成药调理,包括疏肝理气、活血化瘀及调理卵巢功能。

2. 手术治疗　对局部病灶有恶变可能者,应予切除并给予快速冰冻。

3. 预防　解除各种不良的心理刺激;定期检查乳腺。

四、乳腺癌

乳腺癌(breast cancer)是女性常见的恶性肿瘤之一,是危害女性健康的重要疾病,现排在女性恶性肿瘤发病率的第一位。在我国大城市的统计资料显示乳腺癌发病率呈逐年上升趋势。乳腺癌的早期诊断是提高治愈率的关键之一。

【临床表现】

(1)早期表现是患侧乳腺出现无痛、单发的小肿块,少数可有两个或更多病灶,甚至可同时出现在双侧。

(2)肿块质硬,表面不光滑,与周围组织分界不清楚,不易推动。

(3)皮肤呈橘皮样改变,乳头及乳晕凹陷,酒窝征,肿块长大,可出现皮肤溃疡、出血等。癌细胞大量进入皮下淋巴结网并迅速扩散时,皮肤可呈暗红色,类似于急性乳腺炎。约 50% 病例乳腺癌发生于外上象限。

(4)乳腺癌发展至晚期,肿瘤向深面可侵犯胸筋膜深层,胸大小肌及胸壁组织,与其形成不同程度的粘连和固定。严重者可融合成"铠甲胸"。

(5)炎性乳癌和乳头湿疹样乳腺癌。

【辅助检查】

1. 肿瘤标志物　CA125、CA199 等升高。

2. 乳腺超声　乳腺癌的声像图特征为肿块形态多为不规则,边界不整,呈伪足样或锯齿状,无包膜回声。

3. 乳腺钼靶和乳腺 MRI　乳腺癌的表现为密度增高的肿块影,边界不规则,呈毛刺状。有时可有微小钙化。

4. 病理　穿刺细胞学、活检、乳头溢液涂片、快速冰冻。

【诊断】

根据病史、临床表现和辅助检查可做出诊断,需要病理证实。

详细询问病史及体格检查后,结合必要的辅助检查,大多数乳腺肿块可以确诊。少数乳腺癌的钼靶 X 射线上无明显异常征象,应结合超声检查或 CT、MRI 检查,确诊需要病理学资料。

【防治原则】

综合治疗:①手术治疗,是目前最有效的首选治疗方法;②放射治疗;③化学药物治疗;④内分泌治疗;⑤分子靶向治疗;⑥生物治疗。

习题

急性乳腺炎最常见于(   )

A.妊娠期妇女

B.产后哺乳期妇女

C.乳头凹陷妇女

D.以上都是

E.以上都不是

参考答案:

B

第十七章

腹部疾病

学习导航

1.知识目标　掌握腹部损伤、急性腹膜炎、腹外疝、胃部、肠道和肝胆常见疾病的病因、临床表现、辅助检查、诊断和治疗。

2.技能目标　具备对腹部损伤、急性腹膜炎、腹外疝、胃部、肠道和肝胆常见疾病诊治的能力。

3.素质目标　学习医者精神,树立良好的医德医风,培养严谨的科学态度。

第一节　腹部损伤

案例导入

患者,男,45岁,右季肋部撞伤2 h。患者2 h前骑摩托车撞车致右下胸及上腹部受车把直接撞击后,上腹部持续剧痛,向右肩放射,并觉腹痛范围增大,以右侧为著。2 h来有口渴、心悸和轻度烦躁不安。既往体健,嗜酒,无肝炎或结核病史,无高血压史。

查体:T 38.2 ℃,P 105 次/min,BP 100/70 mmHg。神清,轻度不安,颜面结膜稍苍白,心肺(−),腹稍胀,右下胸及上腹部可见挫伤痕迹,明显压痛,全腹均有压痛和肌紧张,以右上腹最著,全腹均有反跳痛,以右侧腹更明显,腹部叩诊鼓音,移动性浊音(+)。肠鸣音甚弱。

实验室检查:Hb 90 g/L,WBC $12×10^9$/L。腹部平片未见膈下游离气体,可见小肠液平面。

思考:

1.该患者哪种诊断可能性大?

2.主要的诊断依据是什么?

3.还应做哪些检查?

4.应采取何种的处理措施?

腹部损伤在平时和战时都比较多见,其发病率在平时占各种损伤的0.4%~1.8%。

【分类】

腹部损伤可分为开放性和闭合性两大类。在开放性损伤中,以分为穿透伤(多伴内脏损伤)和非穿透伤(有时伴内脏损伤)。根据入口与出口的关系,分为贯通伤和盲管伤。有入口、出口者为贯通伤,有入口无出口者为盲管伤。根据致伤源的性质不同,也有将腹部损伤分为锐器伤和钝性伤。锐器伤引起的腹部损伤均为开放性的;钝性伤一般为闭合性损伤。

【病因】

(1)撞击伤、压砸伤、锐器刺伤、火器伤、跌打伤、吞食异物伤(金属类)等各种伤害。

(2)高处坠落拍击伤。

(3)剧烈爆炸引起的气浪或水浪的冲击伤。

(4)化学性损伤如腐蚀性的强酸、强碱或毒物等的损伤。

【临床表现】

1.腹痛　怀疑腹部有损伤者,首先要检查腹部,有无压痛、反跳痛。

2.休克　早期是由于疼痛和失血造成,晚期是感染中毒性休克。

3.感染　患者可出现高热、寒战、血中白细胞升高。

【辅助检查】

1.实验室检查　腹内有实质性脏器破裂而出血时,红细胞、血红蛋白、血细胞比容等数值明显下降,白细胞计数可略有增高。空腔脏器破裂时,白细胞计数明显上升。胰腺损伤、胃或十二指肠损伤时,血、尿淀粉酶值多有升高。尿常规检查发现血尿、提示有泌尿器官的损伤。

2.B型超声波检查　B型超声波检查在腹部损伤的诊断中倍受重视。可发现直径1~2 cm的实质内血肿,并可发现脏器包膜连续性中断和实质破裂等情况。超声检查对腹腔积液的发现率很高。并可根据B型超声波检查估计出腹腔积液的量,即每1 cm液平段,腹腔积液约有500 mL。由于气体对超声的反射强烈,其在声像图上表现为亮区。因此,B型超声波检查也可发现腹腔内的积气,有助于空腔脏器破裂或穿孔的诊断。

3.X射线检查　有选择的X射线检查对腹部损伤的诊断是有价值的。常用的有胸片、平卧位及左侧卧位腹部平片。立位腹部平片虽然更有意义,但不适用于重伤员。根据需要拍骨盆正、侧位片。

4.CT检查　CT对软组织和实质性器官的分辨力较高。CT能清晰地显示肝、脾、肾的包膜是否完整、大小及形态结构是否正常,对实质性脏器损伤的诊断有价值。

5.诊断性腹腔穿刺术和腹腔灌洗术　抽到液体后观察其性状,推断受损器官种类;必要时行显微镜和涂片检查。禁忌:严重腹内胀气、大月份妊娠、腹腔内广泛粘连和躁动不能合作者。

【诊断】

详细询问外伤史和仔细体格检查是诊断腹部损伤的主要依据,但有时因伤情紧急,了解病史和体检常需和一些必要的急救措施(如止血、输液、抗休克、维持呼吸道通畅等)同时进行。腹部损伤不论是开放伤或闭合伤,应在已经排除身体其他部位的合并伤(如颅脑损伤、胸部损伤、肋骨骨折、脊柱骨折、四肢骨折等)后,首先确定有无内脏损伤,再分析脏器损伤的性质、部位和严重程度,最根本的是要明确有无剖腹探查指征。

【治疗】

已确定腹腔内脏器破裂者,应及时进行手术治疗。对于非手术治疗者,经观察仍不能排除腹内脏器损伤,或在观察期间出现以下情况时,应终止观察,进行剖腹探查手术。

1.腹痛和腹膜刺激征有进行性加重或范围扩大者。

2.肠蠕动逐渐减少、消失或出现明显腹胀者。

3.全身情况有恶化趋势,出现口渴、烦躁、脉率增快或体温及白细胞计数上升者。

4.膈下有游离气体表现者。

5.红细胞计数进行性下降者。

6.血压由稳定转为不稳定甚至休克者;或积极救治休克过程中,情况不见好转反而继续恶化者。

7.胃肠出血不易控制者。

存在少数伤者的探查结果为阴性,但腹内脏器损伤被漏诊,导致死亡的案例。一旦决定手术,就应尽快完成手术前准备:建立通畅的输液通道、交叉配血、放置鼻胃管及尿管。如有休克,应快速输入平衡盐溶液补充血容量。

第二节　急性腹膜炎

案例导入

患者,男,28岁,既往有消化道溃疡病史4年,突发上腹部刀割样疼痛,迅速蔓延至全腹,服抗生素后不能缓解,症状加重,遂于6 h后于急诊求治,腹部X射线平片:双膈下游离气体。

思考:

1.该患者最可能的诊断是什么?

2.应采取何种措施进行治疗?

【病因】

急性腹膜炎是由细菌感染、化学刺激或损伤所引起的外科常见的一种严重疾病。多数是继发性腹膜炎,源于腹腔的脏器感染、坏死穿孔、外伤等。腹膜炎是腹腔脏腹膜和壁腹膜的炎症,可由细菌感染、化学性或物理性损伤等引起。

【分类】

按病因可分为细菌性和非细菌性两类;按临床经过可分为急性、亚急性和慢性;按发病机制可分为原发性和继发性两类;按累及范围可分为弥漫性和局限性。由于急性化脓性腹膜炎常累及整个腹腔,所以称之为急性弥漫性腹膜炎。

【临床表现】

1. 症状　早期为腹膜刺激症状(如腹痛、压痛、腹肌紧张和反跳痛等)。后期由于感染和毒素吸收,主要表现为全身感染中毒症状,其主要有恶心、呕吐、发热、白细胞升高等症状,严重时可致血压下降和全身中毒性反应,如未能及时治疗可死于中毒性休克。部分患者可并发盆腔脓肿、肠间脓肿、膈下脓肿、髂窝脓肿、粘连性肠梗阻等。

2. 体征　表现为腹式呼吸减弱或消失,并伴有明显腹胀。腹胀加重是判断病情发展的一个重要标志。压痛反跳痛是腹膜炎的主要体征,始终存在,通常是遍及全腹而以原发病灶部位最为显著。腹肌紧张程度则随病因和患者全身情况的不同而轻重不一。突发而剧烈的刺激、胃酸和胆汁这种化学性的刺激,可引起强烈的腹肌紧张,甚至呈"木板样"强直,临床上叫"板状腹"。而老年人、幼儿或极度虚弱的患者,腹肌紧张可以很轻微而被忽视。当全腹压痛剧烈而不易用扪诊的方法去辨别原发病灶部位时,轻轻叩诊全腹部常可发现原发病灶部位有较显著的叩击痛,对定位诊断很有帮助。腹部叩诊可因胃肠胀气而呈鼓音。胃肠道穿孔时,因腹腔内有大量游离气体,平卧位叩诊时常发现肝浊音界缩小或消失。腹腔内积液多时,可以叩出移动性浊音,也可以用来为必要的腹腔穿刺定位。听诊常发现肠鸣音减弱或消失。直肠指诊时,如直肠前窝饱满及触痛,则表示有盆腔感染存在。

【辅助检查】

1. 实验室检查　白细胞计数及中性粒细胞比例增高。但病情严重或机体反应能力低下时,白细胞计数不增高,仅中性粒细胞比例增高,甚至有中毒颗粒出现。

2. 腹部立位平片　小肠普遍胀气并有多个小液平面是肠麻痹征象。胃肠穿孔时多可见膈下气体。

3. 超声检查　可显出腹腔内有不等量的液体,但不能鉴别液体的性质。超声引导下腹腔穿刺抽液或腹腔灌洗可帮助诊断。如抽出液为不凝血,应想到有腹腔内出血;如抽出物为全血且放置后凝固,需排除是否刺入血管。抽出液还可做涂片镜检及细菌培养。腹腔内液体少于 100 mL 时,腹腔穿刺往往抽不出液体,可注入一定量生理盐水后再进行抽液检查。

4. CT 检查　腹膜炎时腹腔胀气明显,有时超声检查难以确定诊断,选择 CT 检查尤为重要。CT 检查对腹腔内实质性脏器病变(如急性胰腺炎)的诊断帮助较大,对评估腹腔内液体量也有一定帮助。临床检查辅以 CT 检查诊断准确率可达95%。

【诊断】

根据病史和出现腹膜刺激征,继发性腹膜炎的诊断大多不困难。但在有些患者,确定病因及判断是否立即手术会遇到困难,这就需要严密观察病情演变,并进行必要的检查。白细胞计数及分类、腹部 X 射线检查、B 型超声波检查和 CT 检查等对确诊有重要意义。

【治疗】

1.非手术治疗　一般取半卧位,禁食、胃肠减压,纠正水、电解质紊乱,抗生素治疗,补充热量和营养支持,镇静、止痛、吸氧。

2.手术治疗

(1)手术适应证　①经上述非手术治疗6～8 h后,腹膜炎症状及体征不缓解反而加重者。②腹腔内原发病严重。③腹腔内炎症较重,有大量积液,出现严重的肠麻痹或中毒症状,尤其有休克表现者。④腹膜炎病因不明确,且无局限趋势者。

(2)麻醉方法　全身或硬膜外麻醉。

(3)原发病处理。

(4)彻底清洁腹腔。

(5)充分引流　放腹腔引流管指征:①坏死病灶未能彻底清除或有大量坏死组织无法清除。②为预防胃肠道穿孔修补等术后发生渗漏。③手术部位有较多渗液或渗血。④已形成局限性脓肿。

(6)术后处理　继续禁食,胃肠道减压,补液,应用抗生素和营养支持疗法,保证引流管通畅。

第三节　腹外疝

案例导入

患者,男,70岁,有多年排尿不畅,呈滴淋状,近2年双侧腹股沟区出现半圆形肿块,站立时明显,平卧后消失,体检时压迫内环肿块仍出现。

思考:

1.该患者最可能的诊断是什么?

2.应采取何种措施进行治疗?

体内某个脏器或组织离开其正常解剖部位,通过先天或后天形成的薄弱点、缺损或孔隙进入另一部位,称为疝。由一个体腔进入另一个体腔,而不突向体表的称为内疝,以脑疝多见。由体腔突出体表的称为外疝,以腹部多见。临床上疝多发生于腹部,腹部疝又以腹外疝为多见。腹腔内脏器或组织连同壁层腹膜离开原来的部位,经腹壁或盆腔壁的薄弱或缺损处向体表突出,在局部形成包块称为腹外疝,是腹部外科最常见的疾病之一,按突出的解剖部位可分为腹股沟疝、股疝、脐疝、切口疝、白线疝等,其中腹股沟疝发生率最高,占90%以上。

【病因及发病机制】

腹壁强度降低和腹内压力增高是腹外疝发病的两个主要原因。

1. 腹壁强度降低　引起腹壁强度降低的潜在因素很多,有先天性因素,也有后天性因素。先天性因素有腹膜鞘状突未闭、脐环闭锁不全、腹白线发育不全及某些组织穿过腹壁的部位,如精索或子宫圆韧带穿过腹股沟管,股动、静脉穿过股管等。后天性因素有手术切口愈合不良、外伤、感染、腹壁神经损伤、年老、肥胖造成的肌肉萎缩等。近年来,生物学研究发现,腹股沟疝患者本身的胶原代谢异常也是导致腹壁强度降低的一个因素。

2. 腹内压力增高　慢性咳嗽、便秘、排尿困难、腹腔积液、妊娠、婴儿哭闹、举重等都可引起腹内压增高。腹壁强度降低是疝发生的基础,腹内压增高是疝发生的诱因。正常人虽时有腹内压增高,但只要腹壁强度正常,也不致发生疝。

3. 病理解剖　典型的腹外疝由疝环、疝囊、疝内容物和疝外被盖组成。疝环也称疝门,是疝突向体表的门户,亦即腹壁薄弱区或缺损所在。各类疝多以疝门部位而命名,如腹股沟疝、股疝、脐疝、切口疝等。疝囊是壁层腹膜经疝环向外突出的囊袋状结构,由疝囊颈和疝囊体构成。与疝门相连的部位称为疝囊颈,是疝囊比较狭窄的部位,由于疝内容物经常经此而进出,故常受摩擦而增厚,临床上疝囊高位结扎术即在此处进行结扎。疝内容物是进入疝囊内的腹腔脏器或组织,以小肠最常见,大网膜次之。另外,盲肠、阑尾、膀胱等均可进入疝囊,但较少见。疝外被盖是指疝囊以外的腹壁各层组织。

4. 临床病理类型

(1) 易复性疝　疝内容物容易回纳入腹腔内,称易复性疝。常在患者站立、行走、腹内压增高时突出,平卧或休息时回纳入腹腔。

(2) 难复性疝　疝内容物不能回纳或不能完全回纳入腹腔内,称难复性疝,此类疝的内容物多为大网膜。常因疝内容物与疝囊粘连所致。滑动性疝也属难复性疝。

(3) 嵌顿性疝　疝环较狭小而腹内压骤增时,疝内容物强行扩张囊颈而挤入疝囊后,囊颈弹性收缩将内容物卡住,使其不能回纳腹腔,称为嵌顿性疝。如内容物为肠管,临床上可出现急性肠梗阻表现。发生嵌顿后,内容物血液循环障碍,导致组织淤血、水肿、渗出。如能及时解除嵌顿,病变可恢复正常。

(4) 绞窄性疝　如嵌顿不能及时解除,病情进一步发展,造成疝内容物血液循环障碍持续加剧,最后导致血流完全阻断,即为绞窄性疝。疝内容物可发生坏死、继发化脓感染等。严重者可引起腹膜炎和中毒性休克。

【临床表现】

1. 腹股沟疝　发生在腹沟区的腹外疝,统称为腹股沟疝,是临床上最常见的腹外疝,分为斜疝和直疝两种。疝囊经腹壁下动脉外侧的腹股沟管内环通过腹股沟管由外环向体表突出,并可进入阴囊,称为腹股沟斜疝。疝囊经腹壁下动脉内侧的直疝三角直接向体表突出,不进入阴囊,称为腹股沟直疝。其中以斜疝多见,占全部腹外疝的75%~90%,占腹股沟疝的85%~95%。腹股沟疝以男性多见,男、女发病率比约为15:1,右侧多见。

2. 股疝　疝囊通过股环,经股管向卵圆窝突出的疝称为股疝。临床上较少见,占腹外疝的3%~5%,常见于40岁以上妇女。疝块较小,常表现为腹股沟韧带下方一个半球形肿块。由于局部特殊的解剖结构,且股环本身较小,故易发生嵌顿,在腹外疝中嵌顿概率最高,高达60%。一旦发生嵌顿,可迅速发展为绞窄性疝。临床上遇到40岁以上的女性,突然以急性肠梗阻就诊而查不出其他原因者,首先要想到股疝的可能,以免延误诊断。

【诊断】

1.病史 询问发病时间,有无慢性咳嗽、经常呕吐、便秘、脱肛、尿道狭窄、包茎、膀胱结石、排尿困难、腹部手术、外伤等病史,既往有无疝嵌顿史。

2.体检 注意腹部有无异常膨隆或凹陷、腹水、肝脾大、站立时有肿块突出等。老年人应检查有无前列腺肥大。腹股沟疝应注意疝的外形及疝环大小,站立或咳嗽时内容物是否降入阴囊,能否复位。必须了解有无绞窄或嵌顿情况,并确定疝的种类。

【治疗】

1.非手术治疗 1岁以内的婴幼儿,因随着身体生长发育,腹壁强度可逐渐增强,疝有自行消失的可能,可暂时使用棉线束带或绷带局部包扎压迫疝环,以防疝块脱出。年老体弱或伴有其他严重疾病而禁忌手术者可通过佩戴疝带等方法防止疝块脱出。

2.手术治疗 腹股沟疝手术方法有传统疝修补术、无张力疝修补术和经腹腔镜疝修补术。传统疝修补术的基本原则是在高位结扎疝囊的基础上,加强或修补腹股沟管管壁。

第四节 胃部疾病

案例导入

患者,男,50岁,因"反复上腹部疼痛2年余,加重3 d"入院。患者2年余来每当冬季出现上腹部疼痛,呈隐痛或烧灼样疼痛,餐后1 h明显,1~2 h后可稍缓解,无夜间痛及饥饿痛,无它处放射,伴嗳气、反酸及上腹饱胀,曾服用法莫替丁可以缓解,未做任何辅助检查及正规治疗。3 d前上腹疼痛加重,性质同前,遂来医院就诊。

体格检查:T 36.2 ℃,P 86 次/min,BP 120/70 mmHg,无贫血貌,心、肺无异常,腹部平软,剑突下偏左压痛,无反跳痛,肝、脾未触及,移动性浊音阴性,肠鸣音5 次/min。

思考:

1.该患者的临床症状有何特点?

2.该患者最可能的诊断是什么?

3.指出主要的诊断依据?

4.请列出治疗方案。

一、胃溃疡

位于贲门至幽门之间的慢性溃疡称为胃溃疡（gastric ulcer,GU），是消化性溃疡的一种。男性多于女性，患者以40岁以下的青壮年多见。

【病因和发病机制】

近年研究表明，幽门螺杆菌（Hp）和非甾体抗炎药是导致胃溃疡的最常见病因，其损害胃黏膜屏障导致溃疡形成。如胃酸分泌过多超过黏膜防御和修复作用也可导致溃疡的发生。

1. 幽门螺杆菌感染　幽门螺杆菌感染通过直接或间接（炎症细胞因子）作用，导致胃酸分泌增加。

2. 非甾体抗炎药　非甾体抗炎药如阿司匹林、吲哚美辛、布洛芬等除直接损伤胃黏膜外，还能抑制前列腺素的合成，从而损伤黏膜的保护作用。

3. 胃酸和胃蛋白酶　胃酸、胃蛋白酶在消化性溃疡发病中起决定作用。尤其是胃酸的作用占主导地位。胃蛋白酶的蛋白水解作用在 pH>4 时便失去活性。胃酸加胃蛋白酶侵袭力更强。

4. 其他因素　如遗传、吸烟、长期精神紧张、情绪激动、过度疲劳均与胃溃疡的发生有关。

【临床表现】

多数胃溃疡患者具有典型临床表现。症状主要特点是慢性、周期性、节律性上腹部痛，体征不明显。部分患者(10%~15%)平时缺乏典型临床表现，而以大出血、急性穿孔为其首发症状。

1. 疼痛　上腹疼痛是本病的主要症状，但无疼痛者亦不在少数，特别是老年人溃疡。典型消化性溃疡的疼痛呈节律性和周期性。

(1)疼痛部位　多位于剑突下正中或偏左。

(2)疼痛的性质与程度　疼痛一般较轻可以忍受，但偶尔也有疼痛较重者，溃疡疼痛可表现为餐后不适感、隐痛、钝痛、胀痛、灼痛、剧痛和刺痛等。

(3)疼痛节律性　典型患者有明显节律性疼痛，多在餐后 0.5~1 h 后出现疼痛，持续 1~3 h 后缓解，下次餐前消失，进食后又出现疼痛，呈现"进食→疼痛→缓解"的特征。

(4)疼痛的周期性　大多数患者疼痛反复发作，病程中出现发作期与缓解期互相交替。发作有季节性，多在秋冬和冬春之交发病，也可以因情绪波动等诱因诱发。

2. 其他症状　消化性溃疡除疼痛外，还可表现为上腹饱胀、嗳气、反酸、恶心、呕吐等胃肠道症状和失眠、多汗、脉缓等自主神经功能紊乱的表现，部分患者有营养不良，如消瘦、贫血等。

3. 体征　在溃疡活动期，多数患者有上腹部局限性轻压痛。缓解期无明显体征。

4. 并发症

(1)出血　出血是胃溃疡最常见的一种并发症。10%~15%以上消化道出血为首发症状，表现为呕血、黑便、周围循环衰竭、心悸、头晕、软弱无力等症状。出血前常有上腹疼痛加重,出血后因血液对胃酸的稀释、中和作用,原有的溃疡症状随之减轻或缓解。

(2)穿孔　是胃溃疡最严重的并发症,也是主要的死因之一。溃疡穿孔可引起3种后果:①胃肠内容物进入腹腔引起弥漫性腹膜炎及休克;②溃疡穿孔并受阻于毗邻实质性器官如肝、胰、脾等形成穿透性溃疡;③溃疡穿孔入空腔器官形成瘘管。

(3)幽门梗阻　发生率为2%~4%,主要由幽门管溃疡引起。临床表现为上腹胀满不适,餐后疼痛加重,恶心、呕吐,呕吐物为酸性的隔夜食物,严重者可致失水和低氯低押中毒。

(4)癌变　少数胃溃疡可以发生癌变,癌变率在1%以下。

【辅助检查】

1.幽门螺杆菌(Hp)检测　Hp感染的诊断已成为消化性溃疡的常规检查项目。

2.大便隐血实验　溃疡活动期,粪隐血试验阳性,经积极治疗,多在1~2周内转阴。胃溃疡如果大便隐血持续阳性,提示有癌变可能。

3.X射线钡餐检查　是常用的溃疡诊断方法。溃疡的X射线征象有直接和间接两种征象,前者是诊断本病的可靠依据,而后者的诊断特异性有限。龛影是溃疡的直接征象,在正面观,龛影呈圆形或椭圆形,边缘整齐,因溃疡周围的炎性水肿而形成环形透亮区。间接征象包括局部压痛、胃大弯侧痉挛性切迹。

4.内镜检查和黏膜活检　纤维及电子胃镜不仅可清晰、直接观察胃黏膜变化及溃疡大小、形态,还可在直视下刷取细胞或钳取组织做病理检查。在内镜下胃溃疡通常呈圆形、椭圆形或线形,边缘锐利,基本光滑,底部为灰白色或灰黄色苔膜所覆盖,周围黏膜充血、水肿,略隆起。

【诊断】

根据本病典型的慢性、周期性、节律性上腹部疼痛的临床特点一般可得出初步诊断。但胃溃疡的确定诊断,尤其是症状不典型者,需通过钡餐X射线或内镜检查才能建立。胃溃疡应注意与功能性消化不良、慢性胃炎、胃食管反流病、胃癌等消化道疾病鉴别。

【治疗】

胃溃疡治疗原则在于消除病因,解除症状,促进溃疡愈合,防止复发和避免并发症。治疗应采用综合性措施,强调有计划有疗程地进行治疗,对不同患者应予以针对性处理。

1.一般治疗　生活要有规律,工作劳逸结合,避免过度劳累和精神紧张,注意饮食规律。禁用损害胃黏膜和促进胃酸分泌的药物,如阿司匹林、利血平、糖皮质激素等。

2.药物治疗

(1)根除幽门螺杆菌治疗　目前推荐以质子泵抑制剂或胶体铋为基础加上两种抗生素(如克拉霉素、阿莫西林、甲硝唑、四环素、呋喃唑酮等)的三联治疗方案。Hp根除率可达80%以上。治疗失败后的再治疗比较困难。可换用另外两种抗生素,或采用质子泵抑制剂、胶体铋合用两种抗生素的四联疗法。一般抗幽门螺杆菌治疗1个月后复查。

(2)抑制胃酸药物　①H_2受体拮抗剂:H_2受体拮抗剂可抑制胃酸分泌,常用药物有西咪替丁、雷尼替丁和法莫替丁。②质子泵抑制剂:质子泵抑制剂作用于壁细胞胃酸分泌终末步骤中的关键酶H^+-K^+-ATP酶,使其不可逆失活,因此抑酸作用比H_2受体拮抗剂更强且作用持久。与 H_2 受体拮抗剂相比,质子泵抑制剂促进溃疡愈合的速度较快、溃疡愈合率较高,因此适用于治疗难治性溃疡。

(3)保护胃黏膜药物 常用的有硫糖铝、枸橼酸铋钾和米索前列醇。

3.手术治疗 手术治疗的适应证:①大量出血经内科紧急处理无效时;②急性穿孔;③瘢痕性幽门梗阻;④内科治疗无效的顽固性溃疡;⑤胃溃疡疑有癌变。

二、胃癌

胃癌(carcinoma of stomach)是我国常见恶性肿瘤之一,好发年龄为 50 岁以上,男女发病率之比约为 2∶1。2014 年世界卫生组织(WHO)癌症报告显示 60% 的胃癌病例分布在发展中国家;就地理位置而言,日本、中国等东亚国家为高发区。胃癌发病有明显的地域性差别,在我国的西北与东部沿海地区胃癌发病率比南方地区明显为高。

【病因】

胃癌的病因尚未十分明确,可能与多种因素有关,如地域环境因素、饮食生活习惯、幽门螺杆菌(Helicobacter pylori,Hp)感染、遗传和基因等。此外,某些疾病是胃癌的癌前状态,如慢性萎缩性胃炎、胃息肉、胃溃疡、残胃炎等。

【病理】

1.大体分型

(1)早期胃癌 早期胃癌是指病变仅限于黏膜或黏膜下层,无论病灶大小或有无淋巴结转移。分型:Ⅰ型为隆起型,癌块突出约 5 mm 以上。Ⅱ型为浅表型,癌块微隆与低陷在 5mm 以内,Ⅱ型有 3 个亚型:Ⅱa 为浅表隆起型,Ⅱb 为浅表平坦型,Ⅱc 为浅表凹陷型。Ⅲ型为凹陷型,癌块凹陷深度超过 5 mm。

癌灶直径在 6~10 mm 为小胃癌,癌灶直径≤5 mm 为微小胃癌。

(2)进展期胃癌 又称中、晚期胃癌,指病变深度超过黏膜下层。

胃癌最常见于胃窦部,其次为胃底贲门部,胃体较少。

2.组织分型 95% 的胃癌为腺癌,包括乳头状腺癌、管状腺癌、黏液腺癌、混合型腺癌、肝样腺癌,其他如腺鳞癌、髓样癌、印戒细胞癌、鳞状细胞癌和未分化癌等。

3.转移途径

(1)直接蔓延 向胃壁深部及四周浸润,直接侵入腹壁、邻近器官和组织,如网膜、横结肠及系膜、肝、脾、胰腺等。

(2)淋巴转移 是胃癌最主要的转移方式。一般先转移到局部淋巴结,再到远处淋巴结。恶性程度高的癌肿可发生跳跃式转移或直接转移至远处,最常见的有:①经胸导管转移至左锁骨上淋巴结,即 Virchow 淋巴结;②经肝圆韧带的淋巴管转移到肚脐周围。

(3)血行转移 一般发生于晚期。最常转移到肝脏,其次是肺、骨、肾和脑。

(4)种植转移 癌细胞突破浆膜层后脱落入腹腔,种植于腹膜、网膜或腹腔其他脏器表面,形成转移结节。腹膜广泛转移后可出现大量癌性腹水。女性患者转移到卵巢,称为 Krukenberg 瘤。

【临床表现】

1.症状　胃癌早期症状不明显、不典型,部分患者可有上腹不适、隐痛、嗳气、反酸、食欲缺乏等症状,类似胃十二指肠溃疡或慢性胃炎,易被患者或医生忽略或误诊。随着病情进展,症状日益加重,常有上腹痛、食欲缺乏、厌食、贫血和体重减轻,甚至可发生出血和急性穿孔。贲门部癌可出现进食后梗阻感或吞咽困难,胃窦部癌则可引起幽门部分或完全梗阻。

2.体征　早期胃癌无明显体征。进展期在上腹部可扪及表面不光滑、质硬肿块,有轻压痛。晚期出现上腹肿块固定或转移瘤引起的表现,如左锁骨上淋巴结肿大、腹水、肝大、直肠或阴道指诊有盆腔或卵巢肿块及恶病质等。

【辅助检查】

1.纤维胃镜检查　纤维胃镜检查是诊断胃癌最有效的方法,可直视病变的部位和范围,亦可取材活组织检查,诊断正确率可达90%以上。

2.X射线钡餐检查　X射线钡餐检查目前仍为诊断胃癌的一种方法。应用气-钡双重对比法、压迫法和低张造影技术,采用高密度钡粉,能更清楚地显示黏膜结构,有利于发现微小病变。对怀疑早期胃癌的患者,应从多角度摄X射线片,仔细寻找微小病变。早期胃癌的隆起型显示为小的充盈缺损;表浅型可见一小片造影剂积聚或在充盈相呈微小的突出;凹陷型可有造影剂积聚形态不规则,邻近黏膜呈杆状中断。进展期胃癌肿块型为突向腔内的不规则充盈缺损;溃疡型癌则表现为形态不规整的龛影,胃壁僵硬,蠕动波不能通过或邻近黏膜呈杆状中断;弥漫型癌可见胃黏膜皱襞粗乱,胃壁僵硬,蠕动波消失,胃腔狭窄,钡剂排空快,若全胃受累则呈狭窄、僵硬的"皮革样胃"。

3.超声内镜　超声内镜是指将超声探头引入内镜的一种检查。能判断胃内或胃外的肿块,观察肿瘤侵犯胃壁的深度,有助于区分早期胃癌和进展期胃癌;还能了解有无局部淋巴结转移,可作为CT检查的重要补充。此外,超声内镜还可以引导对淋巴结进行针吸活检,进一步明确肿瘤性质。

4.其他影像学检查　螺旋CT检查结合了三维立体影像重建技术,是术前判断胃癌临床分期的首选方法;正电子发射体层成像(PET)检查对患者无创,诊断准确率也较高。两者在评价胃癌病变范围、邻近器官受累、局部淋巴结转移和远处转移方面均具有较高的临床价值。

5.其他检查　部分胃癌患者粪便隐血试验阳性。血清癌胚抗原(CEA)、CA199和CA125在部分胃癌患者升高,但仅作为判断预后和评估疗效的指标,对诊断胃癌的意义不大。

【诊断】

根据上腹疼痛、上腹部肿块、进行性贫血、消瘦等表现,结合胃镜和X射线钡餐检查,诊断进展期胃癌并不困难。

早期诊断是提高胃癌治愈率的关键。对下列情况应详细检查:①40岁以上,既往无胃病史而出现上述早期消化道症状,或已有长期溃疡病史而近期症状加重或疼痛规律改变,特别是使用原有药物而不能控制症状;②有萎缩性胃炎、胃溃疡、胃息肉等癌前病变;

③有胃癌家族史或胃大部切除手术史;④有原因不明的消化道慢性失血或短期内体重明显减轻者。胃镜和 X 射线钡餐检查是胃癌早期诊断的重要手段。

【治疗】

手术治疗是目前治疗胃癌的主要方法,对胃癌的手术治疗应采取积极态度,只要患者全身情况出现无明确的远处转移表现时,均应争取手术治疗。

1.手术治疗 根治性切除术,是目前早期和进展期胃癌最有效的治疗方法,即彻底切除胃癌的原发病灶、胃的部分或全部及其相应的区域淋巴结,重建消化道。肿瘤广泛转移不能彻底切除,不能行根治术的胃癌患者,应积极争取姑息性胃部分切除术、胃肠吻合术、空肠造口术等。

2.化学药物治疗 常用于根治性手术的术前、术中和术后的治疗,以延长生存期。一般早期胃癌根治术后原则上不给予化疗,进展期胃癌手术治疗必须辅助化疗。常用的胃癌化疗给药途径有口服、静脉注射和腹膜腔给药等,口服化疗药多用替加氟、氟尿嘧啶、去氧氟尿苷等。为了提高化疗效果、减轻化疗的毒副反应,临床上常选用多种化疗药物联合应用。常用化疗方案有 FAM 方案(氟尿嘧啶、多柔比星、丝裂霉素)、ELF 方案(依托泊苷、亚叶酸钙、氟尿嘧啶)。近年来紫杉醇、草酸铂、拓扑酶抑制剂、卡培他滨等新的抗癌药用于胃癌的化疗,提高了胃癌的化疗效果,联合用药能够取得最好的治疗效果。

3.其他治疗 放射治疗、免疫治疗、中医中药治疗、靶向治疗等。

【预防】

目前胃癌的预防重点在饮食方面。①避免进食粗糙食物。②少吃或不吃腌制食品。③多吃新鲜的蔬菜和水果,多饮牛奶。④少吃烟熏、油炸和烘烤食物。⑤改进饮食习惯和方式:要按时进食,避免暴饮暴食;食物不能过烫,进食不宜过快;进食时情绪愉快;不饮烈酒,不吸烟。

第五节 肠道疾病

案例导入

患者,男,79 岁,因"腹痛伴恶心、呕吐 8 h"入院。患者于 8 h 前出现上腹部隐痛,疼痛呈阵发性,无阵发性加剧,无向肩部、腰部及其他部位放射,无发热,无头晕、头痛,无腹胀,无腹泻,伴有恶心、呕吐,呕吐咖啡样胃内容物 3 次,量约300 mL,有肛门排气,无排便。4 年前,患者曾行升结肠癌手术。

体格检查:T 37 ℃,R 22 次/min,P 78 次/min,BP 160/86 mmHg,急性痛苦面容,心、肺无异常,腹平,腹部正中见一长约 15 cm 手术瘢痕,腹壁柔软,无压痛及反跳痛,肝、脾触诊不满意,未触及病理性包块,移动性浊音阴性,肠鸣音活跃。直肠指检未扪及肿物,指套无染血。

思考:

1. 该患者的临床症状有何特点?

2. 该患者最可能的诊断是什么?

3. 主要的诊断依据是什么?

一、肠梗阻

肠腔内容物不能正常运行或通过发生障碍,称为肠梗阻,是临床常见急腹症之一。肠梗阻不但可引起肠管本身的形态和功能发生改变,也可导致全身性生理功能紊乱,其病情复杂多变,发展迅速,处理不当可危及生命。

【病因及发病机制】

根据发生的原因,肠梗阻可分为以下 3 类。

1. 机械性肠梗阻 机械性肠梗阻最为常见,是由于各种原因导致肠腔变小,使肠内容物通过障碍引起。

(1)肠管本身病变 包括先天性肠管狭窄、肠炎、肠道肿瘤、肠套叠等。

(2)肠管内病变 包括胆石、粪石、异物、蛔虫等。

(3)肠管外病变 包括肠粘连、嵌顿疝、肠扭转、肠外肿瘤压迫等。

2. 动力性肠梗阻 与机械性肠梗阻相比,动力性肠梗阻少见。

(1)麻痹性肠梗阻 由于神经反射或毒素刺激引起肠壁肌肉运动功能紊乱、肠管麻痹,以致肠内容物不能通过,肠壁并无器质性病变。常见于腹部大手术后、急性弥漫性腹膜炎、低钾血症等。

(2)痉挛性肠梗阻 可见于肠道功能紊乱和慢性铅中毒等。

3.血运性肠梗阻 血运性肠梗阻临床上较为少见。由于肠系膜血管血栓形成或栓塞,使肠管血运障碍,继而发生肠麻痹,肠内容物不能运行,肠腔内并没有阻塞。

肠梗阻发生后肠管局部和机体全身将出现一系列病理生理改变。主要改变为肠膨胀、体液和电解质丢失、感染和毒血症。这些改变的严重程度视梗阻部位的高低、梗阻时间的长短以及肠壁有无血液供应障碍而不同。肠梗阻的同时,肠管血运无障碍,称为单纯性肠梗阻;若肠管血运发生障碍,肠管缺血,即为绞窄性肠梗阻。

【临床表现】

1.症状 尽管不同类型的肠梗阻因其病因、部位、病变程度不同,临床表现也不尽相同,但肠内容物不能顺利通过肠腔则是共有的,所以可出现腹痛、呕吐、腹胀、肛门停止排气和排便等一系列相同的表现。

(1)腹痛 肠梗阻的早期症状。机械性肠梗阻发生时,梗阻以上部位有强烈肠蠕动,表现为阵发性绞痛,如腹痛的间歇期不断缩短,甚至发展为持续性剧烈腹痛,则要警惕发生绞窄性肠梗阻的可能。麻痹性肠梗阻常表现为持续性胀痛或腹部不适。

(2)呕吐 肠梗阻患者呕吐随梗阻部位高低而有所不同。小肠高位梗阻者呕吐出现较早、较频繁,低位肠梗阻呕吐出现较晚、次数少。如果呕吐物呈棕褐色或血性,则提示有肠管血运障碍的可能。呕吐呈溢出性则提示麻痹性肠梗阻。

(3)腹胀 腹胀的程度与肠梗阻部位相关,高位肠梗阻通常无明显腹胀,低位肠梗阻和麻痹性肠梗阻则表现为全腹胀。结肠梗阻则腹周膨胀显著。腹部出现局限性隆起、不均匀对称,常提示发生肠扭转等闭袢性肠梗阻。

(4)肛门停止排气和排便 急性完全性肠梗阻发生后,患者不再有排气和排便。但在肠梗阻早期,因梗阻部位以下肠内尚存粪便和气体,仍可自行或经灌肠后排出,不能因此否定肠梗阻的存在。绞窄性肠梗阻时,如肠套叠、肠系膜血管栓塞或血栓形成,可排出血性黏液样大便。

2.体征 腹部视诊机械性肠梗阻可见肠型和蠕动波,麻痹性肠梗阻腹胀均匀;触诊绞窄性肠梗阻可发现腹部包块或腹膜刺激征;听诊机械性肠梗阻出现肠鸣音亢进,有气过水声或金属音,麻痹性肠梗阻表现为肠鸣音减弱或消失。

【辅助检查】

1.实验室检查 单纯性肠梗阻早期变化不明显,随着病情进展,可出现白细胞计数和中性粒细胞比例增高,血红蛋白值及血细胞比容可因缺水、血液浓缩而升高,尿比重也增高。水、电解质及酸碱平衡相关指标也可出现相应的变化。

2.影像学检查 急性肠梗阻发生 4~6 h 后,做立位 X 射线检查,可见肠腔内有多个气液平面及胀气肠袢。不同部位的肠梗阻,其 X 射线的表现也不同。肠套叠、肠扭转或结肠肿瘤若行钡剂灌肠检查,诊断价值更大。

【诊断】

肠梗阻的诊断,一般需明确以下几个问题。

1.是否有肠梗阻 根据典型的腹痛、呕吐、腹胀、停止肛门排气和排便四大症状,诊断不难。X 射线检查如显示肠管扩张、阶梯状液平面,则可进一步证实肠梗阻的诊断。

2.是机械性还是动力性肠梗阻　机械性肠梗阻一般具有上述典型的临床表现,大多需要手术治疗;麻痹性肠梗阻无阵发性绞痛等肠蠕动亢进的表现,而表现为持续性胀痛,肠蠕动减弱或消失,腹胀显著。一般采用非手术治疗。

3.是单纯性还是绞窄性肠梗阻　一旦诊断为绞窄性肠梗阻时,必须立即手术治疗。有下列表现者,应考虑绞窄性肠梗阻的可能:①腹痛发作急骤,起始即为持续性剧烈疼痛,或在阵发性疼痛间歇期,仍有持续性疼痛;②早期即有休克表现,抗休克治疗改善不显著;③明显的腹膜刺激征,体温、脉搏和白细胞计数有升高趋势;④呕吐物、胃肠减压抽出液、肛门排出物为血性,或腹腔穿刺抽出血性液体;⑤腹胀不对称,腹部可见到或触及压痛的肠袢;⑥腹部X射线检查见孤立、突出胀大的肠袢,或有假瘤状阴影;⑦经积极非手术治疗而症状、体征无明显改善。

4.是高位还是低位肠梗阻　高位肠梗阻,呕吐出现早、频繁,腹胀不明显;低位肠梗阻呕吐出现晚,次数少,一次呕吐量多,常有粪臭味,腹胀明显。X射线检查对鉴别是低位小肠梗阻还是结肠梗阻很有帮助。

5.是完全性还是不完全性肠梗阻　完全性肠梗阻呕吐频繁,肛门完全停止排便排气,X射线检查可见梗阻部位以上肠袢明显扩张。不完全性肠梗阻者,病情发展慢,可有少量排便和排气,X射线表现肠袢扩张较不明显。

6.肠梗阻的病因　临床应根据患者年龄、病史、临床表现、X射线检查等进行综合分析。粘连性肠梗阻最为常见,多发生在既往有腹部手术、损伤或炎症史的患者。腹外疝也是常见的肠梗阻原因。新生儿肠梗阻以先天性肠道畸形多见;2岁以下小儿多为肠套叠;儿童多为蛔虫性肠梗阻;青壮年以肠扭转多见;老年人肠梗阻以肿瘤和粪块堵塞等多见。

【治疗】

肠梗阻的治疗原则是矫正全身性生理紊乱和解除梗阻,恢复肠道功能。治疗方法根据其发生部位、类型和患者的具体情况而定。

1.基础治疗

(1)禁食与胃肠减压　治疗肠梗阻的重要方法之一。

(2)纠正水、电解质和酸碱平衡失调　根据临床表现,结合电解质和动脉血气分析结果,进行补液,纠正水、电解质及酸碱平衡失调,必要时给予营养支持。

(3)防治感染和中毒　应用抗生素防治细菌感染,并减少毒素吸收。一般单纯性肠梗阻可不应用,但对于绞窄性肠梗阻和手术治疗的患者,应该使用。

(4)对症治疗　根据病情可给予镇静、解痉等对症处理。止痛剂的应用应遵循急腹症的治疗原则。

2.解除梗阻　解除梗阻可选用非手术治疗和手术治疗两种。

(1)非手术治疗　可在基础治疗的基础上,采用中西医结合治疗。其主要适用于单纯粘连性肠梗阻、不全性肠梗阻、麻痹性肠梗阻、痉挛性肠梗阻、蛔虫性肠梗阻等。但在治疗期间应密切观察,如症状不见好转或反而加重,则应进行手术治疗。

(2)手术治疗　适用于各种绞窄性肠梗阻,肿瘤、先天性肠道畸形引起的肠梗阻,以及非手术治疗无效的肠梗阻。急性肠梗阻患者全身情况若较严重,应在短时间内进行手术,用最简单的方法解除肠梗阻或恢复肠道的通畅性。

二、急性阑尾炎

急性阑尾炎(acute appendicitis)是阑尾的急性化脓性炎症,是常见的腹部外科急症。

【病因和发病机制】

急性阑尾炎的发病主要与阑尾管腔阻塞和细菌感染有关。

1. 阑尾管腔阻塞　阑尾管腔阻塞是急性阑尾炎最常见的病因。阑尾腔可因淋巴滤泡增生、粪石、食物残渣、寄生虫、肿瘤等造成机械性阻塞,或各种原因引起的胃肠道疾病通过神经反射引起阑尾环行肌痉挛导致阑尾管腔阻塞,从而使阑尾腔内容物排出受阻,黏膜上皮损伤,细菌入侵引起感染,造成阑尾血液循环障碍,最终造成梗死和坏疽。

2. 细菌入侵　致病菌多为肠道内的各种革兰氏阴性杆菌和厌氧菌。

【临床表现】

1. 症状

(1)转移性右下腹疼痛　此为阑尾炎的典型症状。腹痛多始于上腹部,逐渐移向脐周,数小时后转移并局限在右下腹,呈持续性胀痛并逐渐加重。约80%的急性阑尾炎患者具有这种典型的转移性右下腹痛的表现。腹痛程度与阑尾炎的病变发展程度和位置相关。

(2)胃肠道症状　早期可有厌食、恶心、呕吐等症状。

(3)全身症状　患者可出现乏力、头痛、畏寒、发热等全身中毒症状。

2. 体征

(1)右下腹固定压痛　右下腹固定压痛是急性阑尾炎最常见的重要体征。发病早期腹痛尚未转移至右下腹时,麦氏点(位于脐与右髂前上棘连线中外1/3交界处)便可出现固定压痛。当炎症波及周围组织时,压痛范围也随之扩大,但仍以阑尾部位压痛最明显。

(2)腹膜刺激征　当急性阑尾炎发展到化脓、坏疽或穿孔阶段时,可出现局限性或弥漫性腹部压痛、反跳痛和腹肌紧张,即腹膜刺激征。

(3)其他体征　部分患者可出现结肠充气试验阳性、腰大肌试验阳性或闭孔内肌试验阳性。

【辅助检查】

1. 血常规检查　90%的患者出现白细胞总数和中性粒细胞数量增多,是诊断的重要依据。新生儿、老年人或免疫功能受抑制的患者白细胞计数不升高或升高不明显。

2. 尿常规检查　一般无阳性发现,但盲肠后位阑尾炎可刺激邻近的右输尿管,尿中可出现少量红细胞和白细胞。

3. 腹部B型超声波检查　可显示阑尾肿大(直径≥0.7 cm)。阑尾粪石则为带有声影的强回声。腹部B型超声波还可用于鉴别阑尾肿瘤、卵巢囊肿、异位妊娠等疾病。

4. 腹部CT检查和腹腔镜检查　腹部CT检查和腹腔镜检查有助于协助诊断。

【诊断】

根据典型的转移性右下腹痛、右下腹固定压痛伴厌食、低热等,结合实验室检查一般即可确诊,必要时可选用影像学检查。若症状、体征不典型,特别是阑尾位置变异时,应密切观察病情,以免误诊。

【治疗】

1.非手术治疗　非手术治疗仅适用于单纯性阑尾炎和急性阑尾炎的早期阶段,也适用于不愿接受手术治疗的患者或客观条件不允许时,同样适用于伴有其他严重器质性疾病者。

非手术治疗的主要措施有禁食或进流质饮食、静脉补液、全身应用有效的抗生素、密切观察病情变化。

2.手术治疗　绝大多数急性阑尾炎一经确诊,应早期施行阑尾切除术。早期手术是指阑尾炎症还处于管腔阻塞或仅有充血水肿时就手术切除,此时手术操作简单,术后并发症少。若阑尾化脓坏疽或穿孔后再手术,不但操作困难,而且术后并发症会明显增加。术前即应用抗生素,有助于防止术后感染。

三、结直肠癌

大肠癌是常见的恶性肿瘤,包括结肠癌和直肠癌。大肠癌的发病率从高到低依次为直肠、乙状结肠、盲肠、升结肠、降结肠及横结肠,近年有向近端(右半结肠)发展的趋势。

【病因】

大肠癌的发生与高脂肪低纤维素饮食、大肠慢性炎症、大肠腺瘤、遗传因素和其他因素如血吸虫病、放射污染、环境因素(如土壤中缺钼)、吸烟等有关。

【临床表现】

大肠癌早期无症状,或症状不明显,仅感不适、消化不良、大便潜血等。随着癌肿发展,症状逐渐出现,表现为大便习惯改变、腹痛、便血、腹部包块、肠梗阻等,伴或不伴贫血、发热和消瘦等全身症状。肿瘤因转移、浸润可引起受累器官的改变。大肠癌因其发生部位不同而表现出不同的临床症状及体征。

1.右半结肠癌　主要临床症状为食欲不振、恶心、呕吐、贫血、疲劳、腹痛。右半结肠癌导致缺铁性贫血,表现疲劳、乏力、气短等症状。右半结肠因肠腔宽大,肿瘤生长至一定体积才会出现腹部症状,这也是肿瘤确诊时,分期较晚的主要原因之一。

2.左半结肠癌　左半结肠肠腔较右半结肠肠腔窄,左半结肠癌更容易引起完全或部分性肠梗阻。肠阻塞导致大便习惯改变,出现便秘、便血、腹泻、腹痛、腹部痉挛、腹胀等。带有新鲜出血的大便表明肿瘤位于左半结肠末端或直肠。病期的确诊常早于右半结肠癌。

3.直肠癌　主要临床症状为便血、排便习惯的改变及梗阻。癌肿部位较低、粪块较硬者,易受粪块摩擦引起出血,多为鲜红或暗红色,不与成形粪便混和(或)附于粪柱表面,误诊为"痔"出血。病灶刺激和肿块溃疡的继发性感染,不断引起排便反射,易被误诊为"肠炎"或"菌痢"。癌肿环状生长者,导致肠腔缩窄,早期表现为粪柱变形、变细,晚期表现为不全性梗阻。

4.肿瘤浸润及转移症　大肠癌最常见的浸润形式是局部侵犯,肿瘤侵及周围组织或器官,造成相应的临床症状。肛门失禁、下腹及腰骶部持续疼痛是直肠癌侵及骶神经丛所致。肿瘤细胞种植转移到腹盆腔,形成相应的症状和体征,直肠指检可在膀胱直肠窝或子宫直肠窝内扪及肿物,肿瘤在腹盆腔内广泛种植转移,形成腹腔积液。大肠癌的远处转移主要有两种方式:淋巴转移和血行转移。肿瘤细胞通过淋巴管转移至淋巴结,也可通过血行转移至肝脏、肺部、骨等部位。

【辅助检查】

1.大便隐血检查 此为大规模普查或对高危人群作为大肠癌的初筛手段。阳性者再做进一步检查。

2.直肠指诊 直肠指诊是直肠癌的首选检查方法。由于中国人的直肠癌约70%为低位直肠癌,能在直肠指诊时触及,因此凡遇患者有直肠刺激症状、血便、大便变细等情况时,均应行直肠指诊。指诊可查出癌肿的部位、大小、范围、距肛缘的距离、固定程度以及与周围组织的关系等。

3.内镜检查 内镜检查是诊断大肠癌最有效、可靠的方法。通过直肠镜、乙状结肠镜和纤维结肠镜能直接观察病灶的部位、大小、形态、肠腔狭窄的程度,并可取活组织做病理检查。

4.影像学检查

(1)钡剂灌肠X射线检查 是结肠癌重要的检查方法,对直肠癌的诊断意义不大,能判断结肠癌的位置,并能了解有无多发性癌和结直肠息肉病等。

(2)B型超声波检查 普通B型超声波检查能显示腹部肿块、淋巴转移或肝转移等情况,大肠癌患者应常规进行B型超声波检查。

(3)CT检查 主要用于了解直肠癌盆腔内扩散的情况,有无侵犯膀胱、子宫及盆壁,是手术前常用的检查方法。腹部CT扫描可帮助判断有无肝转移。

(4)MRI检查 推荐在中低位直肠癌进行MRI检查,以评估肿瘤在肠壁内的浸润深度,对中低位直肠癌的诊断及术前分期有重要价值。

(5)全身PET/CT检查 主要用于2种情况:①已有淋巴结转移的结直肠癌;②术后检查怀疑复发转移。

5.血清癌胚抗原(CEA)测定 主要用于判断大肠癌的预后和监测复发。

【诊断】

有高危因素的个体出现排便习惯与粪便性状改变、腹痛、贫血等症状时,应尽早进行内镜检查。诊断主要依赖内镜检查和黏膜活检病理检查。

【治疗】

结直肠癌的治疗原则是以手术切除为主的综合治疗。

1.手术治疗

(1)结直肠癌的内镜治疗 结直肠腺瘤癌变和黏膜内的早期癌可经结肠镜用高频电凝切除、黏膜切除术(EMR)内镜黏膜下剥离(ESD),回收切除后的病变组织做病理检查,如癌未累及基底部则可认为治疗完成;若累及根部,则需追加手术,彻底切除有癌组织的部分。

（2）结肠癌根治性手术 切除范围包括癌肿所在的肠袢及其系膜和区域淋巴结。根据癌肿的部位,可选择的手术方法有右半结肠切除术、横结肠切除术、左半结肠切除术和乙状结肠切除术。

（3）直肠癌根治术 根据癌肿在直肠位置的高低,有不同的手术方式。

1）低位前切除术（Dixon 手术）:是目前应用最多的直肠癌根治术,适用于腹膜返折以上（距齿状线 5 cm 以上）的直肠癌,可保留肛门,控制排便功能满意,但切除范围有限,术后有吻合口瘘、出血和狭窄等并发症。

2）腹会阴切除术（Miles 手术）:适用于腹膜返折以下的直肠癌,不能保留肛门,于患者左下腹行永久性结肠造口（人工肛门）。

3）经腹直肠癌切除、近端造口、远端封闭手术（Hartmann 手术）:适用于一般情况差,不能耐受 Miles 手术或急性梗阻不宜行 Dixon 手术的患者。

（4）姑息性手术 适用于局部肿瘤尚能切除,但已发生远处转移的晚期癌症患者。无法切除的晚期结肠癌,可行梗阻近端结肠造口或肠道短路吻合术;晚期直肠癌患者若并发肠梗阻,则行乙状结肠双腔造口。

2. 化学治疗 大肠癌对化疗一般不敏感,早期癌根治后一般不需要化疗。中晚期癌术后常用化疗作为辅助治疗。新辅助化疗可降低肿瘤临床分期,有助于手术切除肿瘤。氟尿嘧啶（5-FU）、亚叶酸（LV）、奥沙利铂是常用的化疗药物。

3. 放射治疗 放射治疗可作为直肠癌手术切除的辅助治疗,有提高疗效的作用,术前放疗可提高手术切除率和降低术后复发率;术后放疗仅适用于直肠癌晚期患者、手术未达到根治或术后局部复发者。

4. 其他治疗 低位直肠癌形成肠腔狭窄且不能手术者,可用电灼、液氮冷冻和激光凝固、烧灼等局部治疗或放置金属支架,以改善症状;中医药治疗可配合化疗、放疗或手术后治疗,以减轻毒副作用;基因治疗、靶向治疗、免疫治疗的疗效尚待评价。

本病预后取决于早期诊断与手术根治。结肠癌预后较好,经根治手术治疗后,Dukes 分期 A、B 和 C 期的 5 年生存率分别达 80%、65% 和 30%。

【预防】

首先,针对高危人群进行筛查以尽早发现病变。其次针对腺瘤一级预防和腺瘤内镜下摘除后的二级预防,可采取下列措施:①生活方式调整。加强体育锻炼,改善饮食结构,增加膳食纤维摄入,戒烟。②化学预防。高危人群（>50 岁,特别是男性、有结直肠肿瘤或其他癌家族史、吸烟、超重等）,可考虑用阿司匹林或 COX-2 抑制剂（如塞来昔布）进行预防,但长期使用需要注意药物的不良反应。③定期结肠镜检查。④积极治疗炎症性肠病。

第六节　肝胆疾病

患者,男,50岁。持续性右上腹不适3个月入院。患者3个月前出现右上腹不适伴恶心、呕吐,没有引起重视,按消化不良自己服了中药治疗。之后出现乏力,食欲下降,体重减轻3 kg。体检:神志清楚,无黄疸,贫血貌,肝区叩击痛,肝肋缘下未触及。B型超声波检查:肝左叶有一约15 cm×9 cm低回声占位性病变。肝功能正常,乙型肝炎表面抗原阳性。AFP放射免疫法≥400 µg/L。

思考:

1.该患者最可能的诊断是什么?

2.主要的诊断依据是什么?

3.还需要进一步做哪些检查?

4.治疗的措施有哪些?

一、肝囊肿

【病因病理】

肝囊肿(cyst of the liver)是较常见的肝良性疾病,分为寄生虫性(如肝棘球蚴病)和非寄生虫性肝囊肿。后者又可分为先天性、创伤性、炎症性和肿瘤性囊肿。临床多见的是先天性肝囊肿,它又可分为单发性和多发性2种,后者又称多囊肝(polycystic disease of liver)。

单发性肝囊肿以20~50岁年龄组多见,男女发生率之比约为1∶4。囊肿发生于肝右叶居多。囊肿小者直径仅数毫米,大者含液量>500 mL,甚至可占整个肝叶。多发性肝囊肿以40~60岁女性多见。囊肿大小不等,多累及全肝,肝增大变形;但也可局限于一段或一叶。囊壁内层上皮细胞可因肝囊肿大小而不同,呈现为柱状、立方形、扁平状或缺如,外层为胶原样组织;囊液澄清透明,多不含胆汁。

【临床表现】

先天性肝囊肿生长缓慢,小的囊肿不引起任何症状,多系超声、CT等影像学检查或其他腹部手术中发现。囊肿增大到一定程度,则可因压迫邻近脏器而出现食后饱胀、恶心、呕吐、右上腹隐痛不适等症状。体格检查可能触及右上腹肿块和肝大。肿块与肝相连,表面光滑,带囊性感,无明显压痛而可随呼吸上下移动。多发性肝囊肿可能在肝表面触及多个囊性、大小不等的结节。

【辅助检查】

超声检查是诊断肝囊肿的首选方法。CT检查可明确囊肿的大小、部位、形态和数目。大的肝囊肿可因其所在部位不同,X射线检查可显示膈肌抬高或胃肠受压移位等征象。多发性肝囊肿患者还应检查肾、肺、胰以及其他脏器有无囊肿(多囊病)或先天性畸形。

【诊断】

依据影像学检查及临床表现确诊。

【治疗】

小的肝囊肿而又无症状者,不需特殊处理;大而又出现症状者,应予适当治疗。常用的方法有:在超声引导下囊肿穿刺抽液术及内膜破坏(如注入适量无水乙醇、数分钟后抽出),但仍易复发。囊肿"开窗术"或"去顶术",即在剖腹术下或经腹腔镜切除部分囊壁,吸净囊液后使囊腔向腹腔开放。囊肿切除术则适用于肝边缘部位、带蒂突向腹腔的囊肿。肝左外叶巨大肝囊肿,可做肝叶或肝部分切除术。

对并发感染、囊内出血或囊液染有胆汁者,可在"开窗术"后放置引流或穿刺置管引流,待囊腔缩小和萎瘪后拔除引流。与胆管相通的厚壁囊肿,也可行囊肿空肠Y形吻合术,但此法常易引起继发感染。

多发性肝囊肿一般不主张手术治疗,仅限于处理引起明显症状的大囊肿,可行囊肿穿刺抽液或行"开窗术",以缓解症状。病变局限于肝的一段或一叶且伴有症状,若患者情况允许,则可行病变肝段或肝叶切除术。

病变十分广泛的多发性肝囊肿晚期患者,由于肝组织破坏严重,肝功能受损,可出现腹水、黄疸和引起门静脉高压症,往往需要肝移植。而合并多囊肾者,最终影响肾功能,并可因肾衰竭死亡。

二、肝癌

原发性肝癌是我国常见的恶性肿瘤之一,由于发展快,容易转移和复发,病死率很高,近年来发病有上升的趋势,高发于我国东南沿海地区。在我国好发年龄为40~50岁,男性多于女性。

【病因和发病机制】

原发性肝癌的病因尚不明确,目前认为此病与下列因素有关。①肝炎病毒:其中乙型肝炎病毒在我国是主要因素。②黄曲霉毒素:玉米、花生等粮食被黄曲霉菌污染霉变,会产生一种强烈的致癌物质黄曲霉素。③水土因素:一部分地区饮用水被化学品污染,导致发病率增高。

【临床表现】

原发性肝癌早期症状不典型,常见以下临床表现。

1.肝区疼痛　是大部分患者的首发症状,多呈持续性钝痛、胀痛或剧痛,其主要原因是癌块生长快,肝被膜膨胀所致。癌细胞侵犯腹膜和腹膜后神经,疼痛可非常剧烈;肝癌发生破裂,出现胆汁性腹膜炎,可突然出现右上腹剧痛、压痛和腹膜刺激征等急腹症表现。

2. 全身和消化道症状 早期患者有乏力、消瘦、食欲下降、恶心、呕吐、腹胀、腹泻、低热等,常不易引起注意。晚期出现贫血、黄疸、腹水、下肢水肿和恶病质等症状。

3. 肝大 是中、晚期肝癌最常见的主要体征。肝大呈进行性,质地坚硬,边缘不规则,表面凹凸不平,呈大小不等结节或巨块。肝癌可使膈升高,肝浊音界升高。肝显著肿大可充满上腹或右上腹,右季肋区明显隆起。

原发性肝癌并发症,主要有肝性脑病、上消化道出血、肝癌结节破裂出血和继发感染。

【辅助检查】

1. 血清甲胎蛋白(AFP)测定 本法对诊断肝细胞癌有相对的专一性。在排除妊娠、恶性畸胎瘤、生殖胚胎瘤之后,放射免疫法 $\geqslant 400$ μg/L,持续 1 个月以上,可考虑肝癌诊断。

2. 影像学检查 B 型超声波检查符合率可达 90% , B 型超声波下可显示肿瘤所在部位、大小、形态等,超声能发现 1 cm 左右的微小癌灶;CT、MRI 具有较高的分辨率,对肝癌的诊断符合率达答以上,对检出小肝癌有重要价值;X 射线检查、放射性核素扫描等有助于大肝癌诊断;选择性腹引脉造影或肝动脉造影能查出血管丰富、直径<2 cm 的微小肝癌;肝穿刺行细针抽吸活检有确定诊断意义。

3. 肝穿刺细胞学检查。

【诊断】

对中年以上,特别是有肝病病史的患者,如有原因不明的肝区疼痛、消瘦、进行性肝大等,都要及时进行检查。

【治疗】

早期诊断、早期治疗是提高疗效的关键,手术切除仍是目前最有效和首选的治疗方法。

1. 手术治疗 对于患者一般情况较好、肿瘤单发、较小的可采取肝叶切除术。手术要求既彻底清除癌灶,又能保留较多的正常肝组织细胞。对肿瘤多发、分散、局部转移、大肝癌或巨大肝癌等可以做姑息性肝叶切除术。对不能切除的肝癌,采取肝动脉结扎、肝动脉化疗、激光、冷冻、微波、射频、注射无水乙醇等办法。

2. B 型超声波引导下经皮肤穿刺肿瘤治疗 手术中由肿瘤大小、位置等判断肿瘤不能切除时或不需要切除的肝癌,可行 B 型超声波引导下经皮肤穿刺肿瘤,穿刺后行射频、微波、冷冻治疗和体外高能超声聚焦治疗。这些新技术近年来应用于临床,有安全、简便、创伤小等优点。

3. 化疗 原发性肝癌原则上不做全身化疗。多采用放射介入或置化疗泵与肝动脉或门静脉行区域化疗和栓塞。常用的化疗药物有氟尿嘧啶、丝裂霉素、顺铂、多柔比星等。区域化疗和栓塞常使肿瘤缩小,为患者争取到手术切除肿瘤机会。

4. 其他疗法 有放疗、免疫治疗、基因治疗及中草药疗法等,主要配合手术治疗。

【预防】

积极防治病毒性肝炎,对降低原发性肝癌发病率有重要意义。乙肝病毒灭活疫苗预防注射不仅防治肝炎有效果,对肝癌预防也必将起一定作用。避免不必要的输血和应用血制品。预防粮食霉变、改进饮水水质、戒除饮酒嗜好亦是预防原发性肝癌的重要措施。

三、胆石症

胆石症包括发生在胆囊和胆管的结石,是常见病和多发病。按照胆石化学组成,常分为 3 类:胆固醇结石、胆色素结石、混合性结石。结石可发生在胆管系统的任何部位,在胆囊内的结石称为胆囊结石,在左、右肝管汇合部以上的结石称为肝内胆管结石,在汇合部以下的结石称为肝外胆管结石。

胆囊结石主要为胆固醇结石或以胆固醇为主的混合性结石,主要见于成年人,发病率在 40 岁后随年龄增长而增高,女性多于男性。

【病因及发病机制】

(1)胆固醇与胆汁酸浓度比例改变和胆汁淤滞是导致胆囊结石形成的主要因素。

(2)胆管感染、胆管梗阻、胆管异物(如蛔虫残体、虫卵、华支睾吸虫、缝线线结等)是形成肝内、肝外胆管胆石的主要诱因。

胆管结石可导致急性和慢性胆管炎,如胆管梗阻后,胆管内压增加,感染胆汁可逆向经毛细胆管进入血液循环,导致脓毒症,若结石嵌顿于壶腹部时可引起胆源性胰腺炎。

【临床表现】

1.胆囊结石　大多数患者可无症状,仅在体格检查时偶然发现,为无症状胆囊结石。少数患者出现典型症状为胆绞痛。胆绞痛一般在饱餐、进食油腻食物后或睡眠中体位改变时发生,这时结石可嵌顿在胆囊壶腹部或颈部,胆囊排空受阻,胆囊内压力升高,胆囊强力收缩而发生疼痛,可伴有恶心、呕吐。首次胆绞痛出现后,大多数患者一年内会再发作。有些患者仅表现为上腹隐痛,或者有饱胀不适、嗳气、呃逆等,易被误诊为胃病。单纯的胆囊结石极少引起黄疸,即使有黄疸也较轻。平日无发作时可无阳性体征。

2.肝外胆管结石　无梗阻时一般无症状或仅有上腹部不适,当结石造成胆管梗阻时可出现腹痛或黄疸,如继发胆管炎时,可出现较典型的 Charcot 三联征:腹痛、寒战高热、黄疸。腹痛部位在剑突或右上腹,呈阵发性发作,或为持续性疼痛阵发性加剧,可向右肩或背部放射,常伴恶心、呕吐。当胆管梗阻和感染进一步加重可导致急性梗阻性化脓性胆管炎(acute obstructive suppurative cholangitis, AOSC),亦称为急性重症胆管炎(acute cholangitis of severe type, ACST),临床表现进一步加重,在 Charcot 三联征的基础上,出现感染性休克和神志改变,统称为 Reynolds 五联征。黄疸的性质属于胆汁淤积性黄疸,其轻重程度、发生和持续时间取决于胆管梗阻的程度、部位和有无并发感染。体格检查:平日无发作时可无阳性体征,或仅有剑突下和右上腹深压痛。合并胆管炎时,可有腹膜炎征象,并可有肝区叩击痛。可触及肿大胆囊或有触痛。

3.肝内胆管结石　常无症状或仅有上腹部和胸背部胀痛不适。多数患者以急性胆管炎就诊。体格检查可能仅可触及肿大或不对称的肝脏,肝区可有压痛和叩击痛,有其他并发症则出现相应的体征。

【辅助检查】

1.实验室检查 胆石症患者如无并发症,其实验室检查可无改变;当合并急性胆囊炎或胆管炎时,可出现白细胞计数及中性粒细胞升高,血清总胆红素及结合胆红素增高,血清转氨酶和碱性磷酸酶升高,尿中出现胆红素,尿胆原降低或消失,粪中尿胆原减少。

2.影像学检查 B型超声波检查是首选,能发现胆道结石并明确其大小和部位,如合并梗阻可见肝内、肝外胆管扩张,胆总管远端结石可因肥胖或肠气干扰而不易观察。X射线平片诊断率较低,除含钙的结石外,X射线平片难以观察到结石。CT检查能发现胆管扩张和结石的部位,磁共振胰胆管成像(MRCP)是无损伤的检查方法,可以发现胆管梗阻的部位。

【诊断】

胆绞痛患者除了应考虑胆囊结石以外,还需要考虑肝外胆管结石的可能,主要依靠影像学诊断,特别是B型超声波检查诊断。若B型超声波检查发现胆囊内有强回声团、随体位改变而移动、其后有声影即可确诊为胆囊结石。B型超声波检查还可显示肝内、肝外胆管结石及部位,根据肝胆管扩张部位可判断狭窄的位置,但需要与肝内钙化灶相鉴别,后者常无合并相应的胆管扩张。若患者合并有典型的Charcot三联征则诊断为胆管炎不难。

【治疗】

有症状和(或)并发症的胆囊结石,首选腹腔镜胆囊切除治疗。无症状的胆囊结石一般不需积极手术治疗,可观察和随诊。

肝外胆管结石手术治疗为主。术中应尽量取尽结石、解除胆道梗阻,术后应保持胆汁引流通畅。对单纯的肝外胆管结石也可采用经十二指肠内镜取石术,治疗效果良好,但需严格掌握治疗的手术适应证。

肝内胆管结石仍以手术治疗为主,应尽可能取净结石、解除胆道狭窄及梗阻、去除结石部位和感染病灶,恢复和建立通畅的胆汁引流,防止结石复发。

第十八章

泌尿系统疾病

◀学习导航

1. 知识目标　学习泌尿外科常见疾病的病因、临床表现、诊断及防治原则。
2. 技能目标　掌握泌尿外科常见疾病的诊断及防治原则。
3. 素质目标　树立良好的医德医风,培养严谨的科学态度。

第一节　肾上腺疾病

案例导入

患者,男,30 岁。半年前因头晕、头痛、乏力于当地诊所测量血压 160/95 mmHg,给予降压药物治疗,但血压控制不稳定。患者为求进一步诊治,就诊于当地医院,检查血钾 3.0 mmol/L。

思考:

1. 该患者主要有哪些症状?
2. 该患者应进一步完善哪些检查?

一、皮质醇增多症

皮质醇增多症又称库欣综合征(Cushing syndrome)主要是由于促肾上腺皮质激素(ACTH)分泌过多导致肾上腺皮质增生或者肾上腺皮质腺瘤,引起糖皮质激素过多所致。

【临床表现】

1. 症状　可有抑郁、肥胖、糖尿病、高血压或女性月经不规律等不典型症状。
2. 体征　常有典型的向心性肥胖、满月脸、水牛背、皮肤紫纹、体重增加,皮肤可见痤疮和多毛。

【辅助检查】

1. 实验室检查　常用的有:①24 h 尿游离皮质醇测定;②地塞米松抑制试验;③血清

皮质醇检测;④血浆促肾上腺皮质激素(ACTH)浓度测定。

2. 影像学检查　超声、CT、MRI 检查可以显示垂体、肾上腺病变。

【诊断】

根据临床表现,配合影像学检查,血、尿皮质醇增高程度,血 ACTH 水平及地塞米松抑制试验结果,往往可做出正确的病因诊断。

【防治原则】

1. 切除肿瘤。

2. 对症治疗　如降压药、阻滞肾上腺皮质激素合成的药物。

二、原发性醛固酮增多症

原发性醛固酮增多症(primary aldosteronism,PA)简称原醛症,是由肾上腺皮质病变引起醛固酮分泌增多,导致潴钠排钾、体液容量扩增、肾素-血管紧张素系统受抑制,表现为高血压和低血钾的临床综合征。

【临床表现】

原醛症的发展可分为 3 个阶段。①早期:仅有高血压,无低血钾症状;②高血压,轻度钾缺乏期;③高血压,严重钾缺乏期。主要临床表现如下。

1. 高血压　为最常出现的症状,对常用降血压药效果不及一般原发性高血压。

2. 神经肌肉功能障碍　表现为肢端麻木,手足搐搦,肌无力及周期性瘫痪,麻痹多累及下肢,严重时累及四肢,甚至出现呼吸、吞咽困难。

3. 肾脏表现　多尿,尤其夜尿多,继发口渴、多饮;常易并发尿路感染;尿蛋白增多,少数发生肾功能减退。

4. 心脏表现　较常见者为阵发性室上性心动过速,最严重时可发生心室颤动。

5. 其他表现　儿童患者有生长发育障碍,与长期缺钾等代谢紊乱有关。

【辅助检查】

1. 实验室检查　血、尿生化检查(可见低血钾、高血钠、碱血症、尿钾高);血浆 24 h 立卧位醛固酮测定;血浆肾素、血管紧张素 II 测定。

2. 影像学检查　超声仅作为临床常规筛查;高分辨率 CT 及 MRI 可显示直径大于 0.5 cm 的腺瘤。

【诊断】

高血压及低血钾的患者,血浆及尿醛固酮增高,而血浆肾素活性、血管紧张素 II 降低,螺内酯能纠正电解质代谢紊乱并降低高血压,则诊断可成立。

【防治原则】

1. 手术治疗　切除醛固酮腺瘤。

2. 药物治疗　对于不能手术的肿瘤患者以及特发性增生型患者,用螺内酯治疗。

三、嗜铬细胞瘤

嗜铬细胞瘤(pheochromocytoma)起源于肾上腺髓质、交感神经节或其他部位的组织,这种肿瘤持续或间断地释放大量儿茶酚胺,引起持续性或阵发性高血压和多个器官功能及代谢紊乱。

【临床表现】

多见于青壮年,主要表现为心血管症状及代谢紊乱。

1. 心血管症状 高血压为最常见症状,表现为阵发性高血压、持续性高血压或持续性高血压阵发性发作。

2. 代谢紊乱 可出现高血糖、糖尿和糖耐量异常、血中游离脂肪酸和胆固醇浓度增高等。

3. 体征 阵发性高血压发作时患者可有面色苍白或潮红。

【辅助检查】

1. 实验室检查 血、尿儿茶酚胺及其代谢产物测定。

2. 影像学检查 B型超声作肾上腺及肾上腺外(如心脏等处)肿瘤定位检查;CT扫描90%以上的肿瘤可准确定位;MRI可显示肿瘤与周围组织的关系及某些组织学特征,有助于鉴别嗜铬细胞瘤和肾上腺皮质肿瘤。

【诊断】

凡有典型的高血压发作症状,应疑有嗜铬细胞瘤的存在,通过影像学和化验检测来定位定性诊断。

【防治原则】

嗜铬细胞瘤宜行手术切除。

第二节 泌尿系统结石

案例导入

患者,男,31岁。因腰部有隐痛2个月余,运动后突发阵发性刀割样疼痛入院。查体:T 36.9 ℃,BP 110/80 mmHg,痛苦面容,面色苍白,右腰部有明显叩击痛,腹部无压痛及反跳痛。尿常规提示:镜下血尿。

思考:

1. 该患者主要有哪些症状?

2. 该患者应进一步完善哪些检查?

尿路结石(urolithiasis)又称为尿石症,为最常见的泌尿外科疾病之一。尿路结石可分为上尿路结石和下尿路结石,前者指肾结石(renal calculi)和输尿管结石(ureteral calculi),后者指膀胱结石(vesical calculi)和尿道结石(urethral calculi)。

一、上尿路结石

【临床表现】

肾和输尿管结石(renal and ureteral calculi)为上尿路结石,主要症状是疼痛和血尿。其程度与结石部位、大小、活动与否及有无损伤感染、梗阻等有关。

1. 疼痛 肾结石可引起肾区疼痛伴肋脊角叩击痛。输尿管结石可引起肾绞痛或输尿管绞痛,典型的表现为疼痛剧烈难忍,阵发性发作,位于腰部或上腹部,并沿输尿管行径放射至同侧腹股沟,还可放射到同侧睾丸或阴唇。

2. 血尿 通常为镜下血尿,少数患者可见肉眼血尿。

3. 恶心、呕吐 由于输尿管与肠有共同的神经支配而导致恶心呕吐,常与肾绞痛伴发。

4. 膀胱刺激症状 结石伴感染或输尿管膀胱壁段结石时,可有尿频、尿急、尿痛。

【辅助检查】

1. 实验室检查 血液、尿液分析。

2. 影像学检查 超声属于无创检查,应作为首选影像学检查;X射线检查尿路平片能发现90%以上的X射线阳性结石。静脉尿路造影可以评价结石所致的肾结构和功能改变,有无引起结石的尿路异常;平扫CT能发现以上检查不能显示的椎前缘之后或较小的输尿管中、下段结石;MRI不能显示尿路结石,但磁共振水成像能显示肾输尿管积水的情况。

【诊断】

根据临床表现和影像学检查可以做出诊断。

【防治原则】

1. 病因治疗 少数患者能找到形成结石的病因,针对病因治疗,才能避免结石复发。

2. 药物治疗 结石<0.6 cm、表面光滑、结石以下尿路无梗阻时可采用药物排石治疗。

3. 体外冲击波碎石(ESWL) 适用于直径≤2 cm的肾结石及输尿管上段结石。

4. 经皮肾镜碎石取石术(PCNL) PCNL适用于所有需手术干预的肾结石,包括完全性和不完全性鹿角结石、≥2 cm的肾结石、有症状的肾盏或憩室内结石、体外冲击波难以粉碎及治疗失败的结石,以及部分第4腰椎以上较大的输尿管上段结石。

5. 输尿管镜碎石取石术(URL) 适用于中、下段输尿管结石,ESWL失败的输尿管上段结石。

6. 腹腔镜输尿管切开取石(LUL) 适用于>2 cm输尿管结石;或经ESWL、输尿管镜手术治疗失败者一般不作为首选方案。

7.开放手术　由于 ESWL 及内镜技术的普遍开展,现在上尿路结石大多数已不再用开放手术。开放手术的术式主要有以下几种:①肾切开取石术;②肾实质切开取石术;③肾部分切除术;④肾切除术;⑤输尿管切开取石术。

二、下尿路结石

【临床表现】

膀胱结石的典型症状为排尿突然中断,疼痛放射至远端尿道及阴茎头部,伴排尿困难和膀胱刺激症状。小儿常用手搓拉阴茎,跑跳或改变排尿姿势后,能使疼痛缓解,继续排尿。尿道结石典型症状为排尿困难,点滴状排尿,尿痛,重者可发生急性尿潴留及会阴部剧痛。

【辅助检查】

1.实验室检查　血液、尿液分析。

2.影像学检查　超过 50% 的膀胱结石在平片上不能被发现。超声检查可以发现膀胱结石。膀胱镜是膀胱结石最准确的检查方法。怀疑尿道结石可行超声和 X 射线检查。

【诊断】

根据临床表现和影像学检查可以做出诊断。

【防治原则】

治疗膀胱结石采用手术治疗,并应同时治疗病因。膀胱感染严重时,应用抗菌药物;若有排尿困难,则应先留置导尿,以利于引流尿液及控制感染。

1.经尿道膀胱镜取石或碎石　大多数结石可应用碎石钳机械碎石,并将碎石取出,适用于结石<2~3 cm 者。

2.耻骨上膀胱切开取石术　为传统的开放手术方式。适用于结石过大、过硬或膀胱憩室病变时。

第三节　泌尿系统肿瘤

案例导入

患者,男,66岁。半年前出现肉眼血尿,血尿时有时无,1周前血尿明显加重,无发热、疼痛现象,体重减轻4 kg。

思考:

1.该患者主要有哪些症状?

2.该患者应进一步完善哪些检查?

一、肾肿瘤

肾肿瘤(renal tumor)是泌尿系统常见的肿瘤之一,多为恶性,且发病率正逐年上升。临床上常见的肾恶性肿瘤包括肾细胞癌、肾母细胞瘤、尿路上皮来源的肾盂癌、淋巴瘤和转移瘤;良性肿瘤包括血管平滑肌脂肪瘤、肾嗜酸性细胞瘤等。本节主要介绍肾细胞癌。

【临床表现】

1. 血尿、疼痛和肿块　间歇无痛肉眼血尿为常见症状。疼痛常为腰部钝痛或隐痛。肿瘤较大时在腹部或腰部可被触及。肉眼血尿、腰痛和腹部肿块被称为肾癌的"三联征"。

2. 副肿瘤综合征　常有发热、高血压、红细胞沉降率增快等。

3. 转移性肿瘤症状　如骨等转移部位出现的疼痛、持续性咳嗽、咯血、神经麻痹等。

【辅助检查】

1. 超声　无创伤,价格便宜,可作为肾癌的常规筛查。

2. X射线　尿路平片可见肾外形增大,偶见肿瘤散在钙化。静脉尿路造影可见肾盏、肾盂不规则变形拉长、移位狭窄或充盈缺损,甚至患肾不显影。肾动脉造影可以显示肿瘤内有病理性新生血管、动静脉瘘、造影剂池样聚集与包膜血管增多等。

3. CT　可发现0.5 cm以上的病变,同时显示肿瘤部位、大小、有无累及邻近器官等,是目前诊断肾癌最可靠的影像学方法。

4. MRI　绝大多数肾癌在T_1加权像上呈低信号或等信号;T_2加权像上为高信号。

【诊断】

血尿、肾区疼痛和腹部肿块是肾癌的典型表现,影像学能为肾癌的诊断提供最直接的诊断依据。

【防治原则】

1. 外科手术　主要的手术方式有根治性肾切除术(radical nephrectomy,RN)和保留肾单位手术(nephron sparing surgery,NSS)。

2. 辅助治疗　肾癌对放疗和化疗均不敏感。中高剂量的干扰素或(和)白介素为代表的免疫治疗是晚期肾癌的重要辅助治疗方式,但疗效欠佳。

3. 靶向治疗　药物包括舒尼替尼等酪氨酸激酶抑制剂(TKI)和替西罗莫司等mTOR抑制剂两大类。可显著提高晚期患者的客观反应率及总体生存期。

二、前列腺癌

前列腺癌(prostate cancer)是老年男性的常见恶性肿瘤,其发病率有明显的地区和种族差异。全球范围内,欧美国家前列腺癌发病率最高,居男性实体恶性肿瘤首位。我国前列腺癌发病率近年来呈显著上升态势,这与人均寿命的延长、饮食结构的改变以及诊断技术的提高有关。

【临床表现】

1. 症状 早期患者多无特殊症状,可因体检发现。部分患者可以有下尿路梗阻症状,如排尿困难等。晚期有骨转移者可出现脊柱压缩性骨折。肺转移者可出现咳嗽、咯血等症状。

2. 体征 肛门直肠指诊可触及前列腺结节。

【辅助检查】

1. 血液化验 血清前列腺特异性抗原(PSA)水平增高,对于前列腺癌筛查有重要意义。

2. 前列腺穿刺活检 对可疑病例在超声引导下进行前列腺组织活检是确诊前列腺癌的依据。

3. 磁共振检查 可以提示前列腺占位的性质,并有助于临床分期。

【诊断】

根据血清 PSA 水平、直肠指诊以及穿刺组织病理学检查可以诊断。

【防治原则】

1. 对于适合病例可行根治性前列腺癌切除术。

2. 对于预期寿命较短或不适合手术的患者可行等待观察、内分泌治疗、放疗或化疗。

三、膀胱肿瘤

膀胱肿瘤(tumor of bladder)是泌尿系统最常见的肿瘤,绝大多数来自上皮组织,其中 90% 以上为尿路上皮癌,鳞癌和腺癌各占 2%～3% ;1%～5% 来自间叶组织,多数为肉瘤,如横纹肌肉瘤,多见于儿童。本处主要介绍来自上皮的膀胱癌(bladder cancer)。

【临床表现】

1. 血尿 是膀胱癌最常见的症状。表现为间歇性无痛全程肉眼血尿。

2. 尿频、尿急、尿痛 多为膀胱癌的晚期表现。

3. 转移症状 肿瘤侵及输尿管可致肾积水、肾功能不全。广泛浸润盆腔或转移时,出现腰骶部疼痛、下肢水肿、贫血、体重下降等症状。骨转移时可出现骨痛。

【辅助检查】

1. 尿液检查 尿常规检查时反复尿沉渣中红细胞计数>5 个/HP,应警惕膀胱癌可能。

2. 影像学检查 超声简便易行,能发现直径>0.5 cm 的肿瘤,可作为患者的最初筛查。静脉肾盂造影和尿路 CT 重建对较大的肿瘤可显示为充盈缺损,并可了解肾盂、输尿管有无肿瘤以及膀胱肿瘤对上尿路影响。CT 和 MRI 可以判断肿瘤浸润膀胱壁深度、淋巴结以及内脏转移的情况。

【诊断】

根据临床表现和影像学检查可以做出初步诊断。

【防治原则】

以手术治疗为主。手术治疗经尿道肿瘤电切术或激光切除术、膀胱部分切除术及膀胱根治性切除术(需尿流重新改道或新膀胱重建)。术后需进行膀胱灌注化疗以预防膀胱内复发。

第四节　良性前列腺增生

案例导入

患者,男,70岁。1年前开始出现排尿困难、费力和尿不尽感,并逐渐加重。今晨起床时,因生活琐事与爱人发生争执后不能排尿3 h。急来医院就诊。

思考:

1.该患者主要有哪些症状?

2.该患者应进一步完善哪些检查?

良性前列腺增生(benign prostatic hyperplasia,BPH),也称前列腺增生症,是引起男性老年人排尿障碍原因中最为常见的一种良性疾病,主要表现为组织学上的前列腺间质和腺体成分的增生、解剖学上的前列腺增大、尿动力学上的膀胱出口梗阻。

【临床表现】

1.尿频　是前列腺增生最常见的早期症状,夜间更为明显。

2.排尿困难　是前列腺增生最重要的症状,病情发展缓慢。

3.合并感染或结石时可出现明显尿频、尿急、尿痛症状,可伴有不同程度的无痛性肉眼血尿。

4.梗阻引起严重肾积水、肾功能损害时,可出现慢性肾功能不全,如食欲缺乏、恶心、呕吐、贫血、乏力等症状。还可引起腹股沟疝、内痔与脱肛等。

5.体征　直肠指诊可触及前列腺,前列腺增生时一般体积增大,表面光滑、质韧、有弹性,中间沟变浅或消失,指检结束时应注意肛门括约肌张力是否正常。有尿潴留时膀胱区充盈。

【辅助检查】

1.直肠指检　是重要的检查方法。前列腺增生症患者均需做此项检查。

2.超声　采用经腹壁或直肠途径进行。

3.尿流率检查　一般认为排尿量在150~400 mL时,如最大尿流率<15 mL/s表明排尿不畅;如<10 mL/s则表明梗阻较为严重。

4.血清前列腺特异性抗原(PSA)测定　对排除前列腺癌,尤其前列腺有结节时十分必要。

【诊断】

50 岁以上男性出现尿频、排尿不畅等临床表现,应考虑有前列腺增生症的可能。结合上述辅助检查可做出初步诊断。

【防治原则】

1.观察等待　良性前列腺增生患者若长期症状较轻,不影响生活与睡眠,一般无须治疗,可观察等但需密切随访。如症状加重,应选择其他方法治疗。

2.药物治疗　包括 α 受体阻滞剂、5α 还原酶抑制剂、植物提取物等。

3.手术治疗　如经尿道前列腺切除术、经尿道激光前列腺汽化切除术、耻骨上前列腺切除术等。

第十九章
运动系统疾病

第一节 骨 折

◀学习导航

1. 知识目标　掌握骨折的愈合标准及四肢骨折的临床表现;熟悉四肢骨折的影像学检查;了解骨折的治疗。
2. 技能目标　学会骨折患者的现场急救。
3. 素质目标　树立良好的医德医风,培养严谨的科学态度,骨折急救中能体现对患者的人文关怀。

案例导入

患者,女,50岁,因"摔伤致左下肢疼痛活动受限1 h"急诊入院。入院时查体:神志清,痛苦貌,T 36.4 ℃,P 86次/min,BP 128/75 mmHg,左下肢明显肿胀、呈短缩成角畸形,局部未见皮肤裂伤,左足背动脉搏动可触及,左足趾活动好,感觉正常。X射线片示:左胫腓骨粉碎性骨折。入院后行骨折切开复位内固定术,术后安返病房。

思考:

1. 该患者骨折的类型是什么?
2. 在该患者受伤的现场应如何实施急救?

一、骨折概述

骨折(fracture)即骨的完整性和连续性中断(图19-1)。

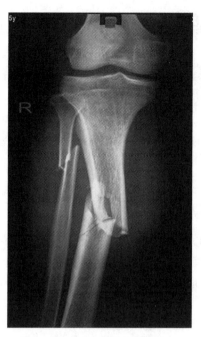

图 19-1　右下肢胫腓骨骨折

【成因】

1. 暴力作用

(1) 直接暴力　暴力直接作用于肢体,使受伤部位发生骨折,常伴有不同程度的软组织损伤。如小腿受到撞击后发生胫腓骨骨干骨折。

(2) 间接暴力　暴力通过传导、杠杆、旋转和肌肉收缩使肢体受力部位的远处发生骨折。如运动员骤然跨步时,由于肌肉突然猛烈收缩,可使髌骨发生撕脱骨折。

2. 疲劳性骨折　长期、反复、轻微的直接或间接外力可致使肢体某一特定部位骨折,如远距离行军可致第 2、3 跖骨及腓骨下 1/3 骨干骨折,称为疲劳性骨折,也可称为应力性骨折。

3. 病理因素　有病变的骨骼,受轻微外力即发生的骨折,称为病理性骨折。如骨髓炎、严重骨质疏松、骨肿瘤等病变骨骼发生的骨折。

【分类】

1. 根据骨折处皮肤、筋膜或骨膜的完整性分类

(1) 闭合性骨折　骨折处皮肤或黏膜完整,骨折端不与外界相通。

(2) 开放性骨折　骨折处皮肤或黏膜破裂,骨折端与外界相通(图 19-2)。如刀伤、枪伤由外向内形成创口;伴膀胱或尿道破裂的耻骨骨折、伴直肠破裂的尾骨骨折。

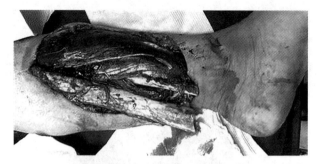

图 19-2　左下肢开放性骨折

2. 根据骨折的程度和形态分类

（1）不完全骨折　骨的完整性和连续性部分中断,按其形态又可分为以下几种。

1）裂缝骨折:骨质出现裂隙,无移位,多见于颅骨、肩胛骨等。

2）青枝骨折:多见于儿童。骨质和骨膜部分断裂,可有成角畸形。有时成角畸形不明显,仅表现为骨皮质劈裂,与青嫩树枝被折断时相似而得名。

（2）完全骨折　骨的完整性和连续性全部中断,按骨折线的方向及其形态可分为以下几类（图 19-3）。

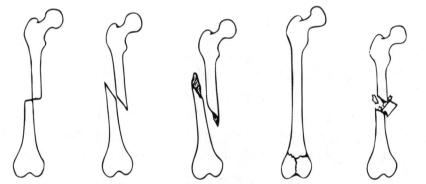

（1）横形骨折　（2）斜形骨折　（3）螺旋形骨折　（4）T形骨折　（5）粉碎性骨折

图 19-3　骨折的分类

1）横形骨折:骨折线与骨干纵轴接近垂直。

2）斜形骨折:骨折线与骨干纵轴呈一定角度。

3）螺旋形骨折:骨折线呈螺旋状。

4）粉碎性骨折:骨质碎裂成 3 块以上（图 19-4）。

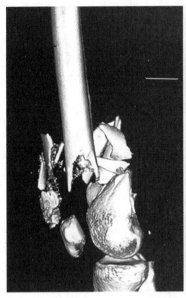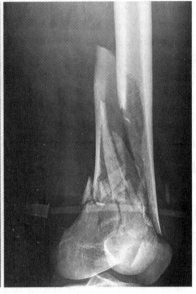

图 19-4　右股骨粉碎性骨折

5) 嵌插骨折:骨折块相互嵌插,多见于干骺端骨折。即骨干的密质骨嵌插入骺端的松质骨内。

6) 压缩性骨折:骨质因压缩而变形,多见于松质骨,如脊椎骨和跟骨。

7) 骨骺损伤:经过骨骺的骨折,骨骺的断面可带有数量不等的骨组织。

3. 根据骨折端稳定程度分类

(1) 稳定性骨折　在外力作用下骨折端不易发生移位的骨折,如裂缝骨折、青枝骨折、横形骨折、压缩性骨折、嵌插骨折。

(2) 不稳定性骨折　在外力作用下骨折端易发生移位的骨折,如斜形骨折、螺旋形骨折、粉碎性骨折等。

【临床表现】

大多数骨折一般只引起局部症状,严重骨折和多发性骨折可导致全身症状。

1. 全身表现

(1) 休克　是骨折的常见并发症,出血是骨折后休克的主要原因。特别是骨盆骨折、股骨骨折和多发性骨折,其出血量大者可达 2 000 mL 以上。严重的开放性骨折或并发重要内脏器官损伤时,亦可出现休克致患者死亡。

(2) 发热　骨折后一般体温正常,只有在严重损伤、出血量较大的骨折,如股骨骨折、骨盆骨折,血肿吸收时可出现低热,但一般不超过 38 ℃。开放性骨折患者出现持续性高热,应考虑感染的可能。目前,有些学者认为,骨折后发热是全身炎症反应所致。

2. 局部表现

(1) 骨折的一般表现　①局部疼痛:所有骨折均有疼痛,移动患肢时加剧。触诊时骨折处有局限性压痛和轴向叩击痛。②局部肿胀与瘀斑:骨折时,骨髓、骨膜以及周围组织血管破裂出血,由于血红蛋白的分解,可呈紫色、青色或黄色。③功能障碍:骨折后局部肿胀或疼痛使患肢活动受限,若为完全性骨折,可使受伤肢体活动功能完全丧失。但需注意,嵌插骨折和裂缝骨折等不完全骨折可保留大部分活动功能。

（2）骨折的专有体征

1）畸形:由于骨折端移位可使患肢外形发生改变,主要表现为缩短、成角、旋转畸形。

2）异常活动:骨折后,在肢体没有关节的部位出现异常活动。

3）骨擦音或骨擦感:骨折后两骨折断端相互摩擦时可产生骨擦音或骨擦感。

以上3种骨折专有体征具备其中之一者,即可诊断为骨折。值得注意的是,有些骨折如裂缝骨折、嵌插骨折、脊柱骨折及骨盆骨折没有上述3个典型的骨折特有体征,应常规进行 X 射线平片检查,必要时行 CT 或 MRI 检查,以便确诊。

【辅助检查】

1. X 射线检查　对骨折的诊断和治疗具有重要价值。凡疑为骨折者应常规进行 X 射线平片检查,可以显示临床上难以发现的不完全性骨折、深部的骨折、关节内骨折和小的撕脱性骨折等。即使临床上已表现为明显骨折者,X 射线平片检查也是必要的,可以帮助了解骨折的类型和骨折端移位情况,对于骨折的 X 射线检查一般应拍摄包括邻近一个关节在内的正、侧位片,必要时应拍摄特殊位置的 X 射线平片。有时不易确定损伤情况时,还需拍对侧肢体相应部位的 X 射线平片,以便进行对比。值得注意的是,有些轻微的裂缝骨折急诊拍片未见明显骨折线,如临床症状较明显者,应于伤后 2 周拍片复查,此时骨折断端的吸收常可出现骨折线。

2. CT 检查　X 射线平片目前仍是骨折特别是四肢骨折最常用的和行之有效的检查方法,但对早期、不典型病例及复杂的解剖部位,X 射线在确定病变部位和范围上受到限制。CT 以其分率高、无重叠和图像后处理的优点,弥补了传统 X 射线检查的不足。一般来讲,骨和关节解剖部位越复杂或常规 X 射线越难以检查的部位,CT 越能提供更多的诊断信息,如评价骨盆、髋、骶骨、骶髂关节、胸骨、脊柱等部位的骨折。

3. MRI 检查　所获得的图像异常清晰、精细,分辨率高,对比度好,信息量大,特别对软组织层次显示、观察椎体周围韧带、脊髓损伤情况和椎体挫伤较好,不仅可以清晰显示椎体及脊髓损伤情况,观察椎管内是否有出血,还可以发现 X 射线平片及 CT 未能发现的隐匿性骨折,并确定骨折的范围。

【并发症】

1. 早期并发症

（1）休克　多属于失血性休克,是严重创伤、骨折引起大出血或重要器官损伤所致。

（2）脂肪栓塞综合征　成人常见,是由于骨折处髓腔内血肿张力过大,骨髓被破坏,脂肪滴进入破裂的静脉窦内可引起肺、脑脂肪栓塞。临床上常出现严重呼吸困难、发绀,胸部 X 射线片有广泛性肺实变,动脉血氧含量低可致患者烦躁不安、嗜睡甚至昏迷和死亡。

（3）重要脏器损伤

1）肝、脾破裂:严重的下胸壁损伤除可致肋骨骨折外,还可能引起脾和肝破裂出血,导致休克。

2)肺损伤:肋骨骨折时,骨折端可使肋间血管及肺组织损伤,而出现气胸、血胸或血气胸,引起严重的呼吸困难。

3)膀胱和尿道损伤:由骨盆骨折所致,引起尿外渗所致的下腹部、会阴疼痛、肿胀以及血尿、排尿困难。

4)直肠损伤:可由骶尾骨骨折所致而出现下腹部疼痛和直肠内出血。

(4)重要组织损伤

1)血管损伤:如股骨髁上骨折,远侧骨折端可致腘动脉损伤;伸直型肱骨髁上骨折,近侧骨折端易造成肱动脉损伤。

2)神经损伤:如肱骨中、下1/3交界处,骨折极易损伤紧贴肱骨走行的桡神经。

3)脊髓损伤:为脊柱骨折和脱位的严重并发症,多见于脊柱颈段和胸腰段,出现损伤平面以下的截瘫。

(5)骨筋膜室综合征　即由骨、骨间膜、肌间隔和深筋膜形成的骨筋膜室内肌肉和神经因急性缺血而产生的一系列早期综合征。最多见于前臂掌侧和小腿。常由创伤、骨折的血肿和组织水肿使骨筋膜室内容物体积增加或外包扎过紧、局部压迫使骨筋膜室容积减小,导致骨筋膜室内压力增高所致。当压力达到一定程度,可使供应肌肉的小动脉关闭,形成缺血—水肿—缺血的恶性循环。

2.晚期并发症

(1)感染　开发性骨折有发生化脓性感染和厌氧菌感染的可能。若清创不彻底,坏死处理不当可致化脓性骨髓炎。

(2)坠积性肺炎　主要发生于老年、体弱和伴有慢性病的患者发生骨折后需要长期卧床,有时可因此而危及生命。勤翻身、拍背、鼓励患者咳痰,积极进行功能锻炼、尽早下床活动对预防坠积性肺炎有重要意义。

(3)压疮　截瘫和严重外伤的患者,长期卧床不起,身体骨突起处受压,局部血液循环障碍,易形成压疮。常见的部位有枕部、骶骨部、足跟部。应让患者睡气垫床,定时翻身、按摩。

(4)下肢深静脉血栓形成　多见于骨盆骨折或下肢骨折的患者,下肢长时间制动,患者静脉血回流缓慢,加之创伤所致血液呈高凝状态,易导致血栓形成。应加强活动锻炼,皮下注射低分子肝素或口服华法林预防其发生。

(5)骨化性肌炎　又称损伤性骨化,由于关节扭伤、脱位或关节附近骨折,骨膜剥离形成骨膜下血肿,处理不当使血肿扩大,血肿机化并在关节附近软组织内广泛骨化,造成严重关节活动功能障碍。多见于肘关节。

(6)创伤性关节炎　关节外伤后,关节面遭到破坏或关节内骨折未解剖复位。畸形愈合后因关节面不平,长期磨损易引起创伤性关节炎,致使关节活动时出现疼痛。

(7)关节僵硬　骨折和关节损伤最为常见的并发症。患肢长时间固定未行功能锻炼,静脉和淋巴回流不畅,关节周围组织中浆液纤维素性渗出和纤维蛋白沉积,发生纤维粘连,并伴有关节囊和周围肌肉挛缩,致使关节活动障碍。预防和治疗关节僵硬的有效方法是及时拆除外固定并积极进行功能锻炼。

（8）急性骨萎缩　即损伤所在关节附近的疼痛性骨质疏松。好发于手、足部位,表现为疼痛、肿胀和关节活动受限。骨折后早期抬高患肢,积极主动功能锻炼,促进肿胀消退,可以预防其发生。如有发生,经过积极功能练习、物理治疗和局部封闭等,病变可以缓解。

（9）缺血性骨坏死　骨折后,骨折端的血液供应被切断,而发生该骨折端缺血性坏死。常见的有股骨颈骨折后股骨头缺血性坏死。

（10）缺血性肌挛缩　是骨折最严重的并发症之一,是骨筋膜室综合征处理不当的严重后果。重要动脉损伤、外固定过紧超过一定时限,肢体血液供应不足,肢体肌群因缺血而坏死,终致机化,形成瘢痕组织,逐渐挛缩而形成特定畸形,如爪形手(图19-5)。

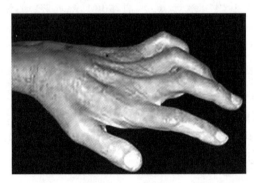

图19-5　爪形手

提高对骨筋膜室综合征的认识,及时予以正确处理是防止缺血性肌挛缩发生的关键。一旦发生则难以治疗,效果极差,常致严重残疾。

【骨折愈合过程】

骨折愈合是一个复杂而连续的过程,从组织学和细胞学的变化,通常将其分为3个阶段,但3个阶段之间又非截然分开,而是相互交织、逐渐演进。

1.血肿炎症机化期　骨折断端血肿,形成肉芽组织再转化为纤维组织。骨折端附近的骨外、内膜成骨细胞增殖形成骨样组织,从两侧逐渐向骨折间隙延伸,约2周后局部形成纤维性连接。

2.原始骨痂形成期　新血管长入,成骨细胞大量增生,骨样组织逐渐骨化,形成新骨即膜内成骨。从骨的外侧和髓腔内侧形成内外骨痂包绕骨折端。纤维组织钙化形成环状骨痂和腔内骨痂。至此,骨折达临床愈合阶段,成人一般需12~24周。

3.骨痂改造塑形期　原始骨痂中新生骨小梁逐渐增粗,原始骨痂被板层骨所替代,使骨折部位形成坚强的骨性连接,周围骨痂逐渐被清除吸收,最后形成永久骨痂。这一过程需1~2年。

近年来将骨折愈合过程分为一期愈合(直接愈合)和二期愈合(间接愈合)两种形式。一期愈合是指骨折复位和坚强内固定后,骨折断端可通过哈弗系统重建直接发生连接,X射线平片上无明显外骨痂形成,而骨折线逐渐消失。其特征为愈合过程中无骨皮质区吸收,坏死骨在被吸收的同时由新的板层骨取代,达到皮质骨间的直接愈合。二期愈合是膜内化骨与软骨内化骨两种成骨方式的结合,有骨痂形成。临床上骨折愈合过程多为二期愈合。

骨折临床愈合标准:临床愈合是骨折愈合的重要阶段,此时患者已可拆除外固定,通过功能锻炼,逐渐恢复患肢功能。其标准为:①局部无压痛及纵向叩击痛;②局部无异常活动;③X 射线平片显示骨折处有连续性骨痂,骨折线已模糊。

【影响骨折愈合的因素】

1. 全身因素

(1)年龄 年龄不同骨折愈合的快慢也不同,如新生儿股骨干骨折 2 周左右可达坚固愈合,成人一般需 3 个月左右。儿童骨折愈合较快,老年人则所需时间更长。

(2)健康状况 患者健康状况欠佳,特别是患有慢性消耗性疾病者,如糖尿病、营养不良、恶性肿瘤以及钙磷代谢紊乱,可使骨折延迟愈合。

2. 局部因素

(1)骨折的类型和数量 螺旋形和斜形骨折,骨折断面接触面大,愈合较快。横形骨折断面接触面小,愈合较慢。多发性骨折或一骨多段骨折,愈合较慢。

(2)骨折部位的血液供应 是影响骨折愈合的重要因素。骨折的部位不同,骨折端的血液供应状况也不同。

(3)软组织损伤程度 严重的软组织损伤,如开放性损伤,可直接损伤骨折端附近的肌肉、血管和骨膜,血液供应被切断,影响骨折的愈合。

(4)软组织嵌入 两骨折端之间有肌肉、肌腱等软组织嵌入时,阻碍骨折端的对合及接触,骨折难以愈合甚至不愈合。

(5)感染 开放性骨折若发生局部感染可导致化脓性骨髓炎,如有软组织坏死和死骨形成,严重影响骨折愈合。

3. 治疗方法的影响

(1)反复多次的手法复位 可损伤局部软组织和骨外膜,不利于骨折愈合。

(2)不适当的切开复位 如软组织和骨膜剥离过多,影响骨折端血供,可能导致骨折延迟愈合或不愈合。

(3)开放性骨折清创不当 如过多地摘除碎骨片,造成骨质缺损,影响骨折愈合。

(4)过度牵引 如牵引力过大,可造成骨折端分离,导致骨折延迟愈合或不愈合。

(5)固定不牢固 可受到剪力和旋转力的影响,干扰骨痂生长,不利于骨折愈合。

(6)过早或不恰当的功能锻炼 可能妨碍骨折部位的固定,影响骨折愈合。正确而恰当的功能锻炼可以促进肢体血液循环,消除肿胀,促进血肿吸收和骨痂生长,防止肌萎缩、骨质疏松和关节僵硬,有利于关节功能恢复。

【骨折的急救】

骨折特别是严重的骨折,如骨盆骨折、股骨骨折等,常是全身严重多发性损伤的一部分,因此现场急救不仅要注意骨折的处理,更重要的是全身情况的处理。

骨折急救的目的是用简单而有效的方法抢救生命、保护患肢、迅速转运,以便尽快得到妥善治疗。

1. 抢救生命　首先抢救生命。迅速并仔细检查患者全身情况,如处于休克状态,以抗休克为首要任务。应注意保温,尽量减少搬动,有条件时应立即输液、输血。合并颅脑损伤处于昏迷状态者,应注意保持呼吸道通畅。

2. 创口包扎　开放性骨折多有出血,绝大多数可用加压包扎止血。大血管出血,加压包扎不能止血时,可采用止血带止血。最好使用充气止血带,并应记录所用压力和时间。创口用无菌敷料或清洁布类予以包扎,以减少再污染。若骨折端已戳出伤口并已污染,但未压迫重要血管、神经者,不应立即复位,以免将污物带到伤口深处。应送至医院经清创处理后再行复位。若在包扎时骨折端自行滑入伤口内,应做好记录,以便在清创时进一步处理。

3. 妥善固定　固定是骨折急救的重要措施。凡疑有骨折者,均应按骨折处理。急救的目的:①避免在搬运时加重软组织、血管、神经或内脏等继发损伤;②避免骨折端活动,减轻患者痛苦;③便于运送。

4. 迅速转运　患者经初步处理、妥善固定后,应尽快转运至附近的医院进行治疗。

【骨折的治疗】

骨折治疗三大原则:复位、固定和康复治疗。

1. 复位　是将移位的骨折端恢复正常或接近正常的解关系,重建骨的支架作用。它是治疗骨折的首要步骤,也是骨折固定和康复治疗的基础。早期正确的复位,是骨折愈合过程顺利进行的必要条件。

(1)复位标准

1)解剖复位:骨折端通过复位,恢复正常的解剖关系,对位(两骨折端的接触面)和对线(两骨折端在纵轴上的关系)完全良好时,称解剖复位。

2)功能复位:由于各种原因,经复位后,两骨折端虽未达到解剖复位,但在骨折愈合后对肢体功能无明显影响者,称功能复位。功能复位的标准是:①骨折部位的旋转移位、分离移位必须完全纠正。②缩短移位:成人下肢骨折缩短移位不超过 1 cm;儿童处于生长发育期,下肢骨折缩短在 2 cm 以内,若无骨骺损伤,可在生长发育过程中可自矫正。③成角移位:下肢骨折轻微向前或向后成角,与关节活动方向一致,日后可在骨改造期内自行矫正。向侧方成角移位,与关节活动方向垂直,日后不能矫正,必须完全复位,否则关节内、外侧重不平衡,易引起创伤性关节炎。上肢骨折要求也不一致,肱骨干稍有畸形对功能影响不大;前臂骨折则要求对位、对线均好,否则影响前臂旋转功能。④侧方移位:长骨干骨折,骨折端对位至少达 1/3,干骺端骨折对位应不少于 3/4。

(2)复位方法　包括手法复位(又称闭合复位)和切开复位。

1)手法复位:应用手法使骨折复位,称为手法复位。进行手法复位时,其手法必须轻柔,并应争取一次复位成功。粗暴的手法和反复多次的复位均可增加软组织损伤,影响骨折愈合,并可引起并发症。因此,对于骨折的复位应争取达到解剖复位,如不易达到时也不能为了追求解剖复位而进行多次复位。

2)切开复位:通过手术切开骨折部位的软组织,暴露骨折端,在直视下将骨折复位。

2. 固定　即将骨折维持在复位后的位置,使其在良好对位情况下达到牢固愈合,是骨折愈合的关键。

骨折的固定方法有两类,一类是外固定,用于身体外部的固定(固定器材位于体外)(图 19-6,图 19-7);一类是内固定,用于身体内部的固定(固定器材位于体内)(图 19-8)。

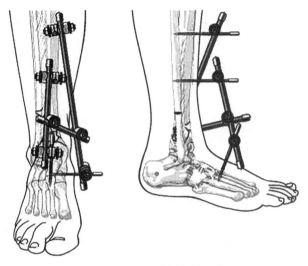

图 19-6 双下肢骨折外固定

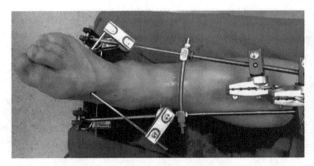

图 19-7 右下肢骨折外固定

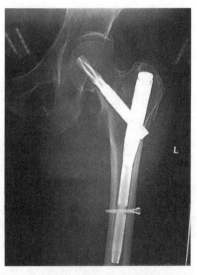

图 19-8 股骨颈骨折内固定

3.康复治疗 是骨折治疗的重要组成部分。是在不影响固定的情况下尽快恢复患肢肌肉、肌腱、韧带、关节囊等软组织的舒缩活动。早期合理的功能锻炼和康复治疗可促进患肢血液循环,消除肿胀,减少肌肉萎缩、保持肌肉力量,防止骨质疏松、关节僵硬和促进骨折愈合,是恢复患肢功能的重要保证。

(1)骨折早期 即骨折后 1~2 周内。由于患肢肿胀、疼痛,且骨折容易发生再移位。此期康复治疗的目的是促进患肢血液循环,消除肿胀,防止肌萎缩。主要形式是患肢肌肉做主动舒缩活动,骨折上下关节暂不活动,而身体其他关节均应进行功能锻炼。

（2）骨折中期　即骨折 2 周以后,患肢肿胀基本消退,局部疼痛减轻,骨折处已有纤维连接、日趋稳定,逐渐缓慢增加其活动强度和范围,以防肌肉萎缩和关节僵硬。

（3）骨折后期　骨折已达临床愈合标准,外固定已拆除。康复是治疗的重点,特别是早、中期康复治疗不足的患者。功能锻炼的主要形式是加强患肢关节的主动活动,消除肢体肿胀和关节僵硬,并辅以物理治疗和外用药物熏洗,尽快恢复各关节正常活动范围和肌力。

二、四肢骨折与关节损伤

（一）肱骨近端骨折

大多属于比较稳定的骨折,可通过保守治疗及早期规范的功能锻炼而获得较满意的功能。肱骨近端包括肱骨大结节、小结节和肱骨外科颈 3 个重要解剖部位。肱骨外科颈为肱骨大结节、小结节移行为骨干的交界部位,该部位是松质骨和密质骨的交接处,易发生骨折。在解剖颈下 2 ~ 3 cm 处有臂丛神经、腋血管通过,若发生骨折可合并血管神经损伤。

【病因】

高能量交通意外或运动损伤是骨折的主要原因。可发生于任何年龄,但以中、老年人为多。骨折多因间接暴力引起。

【诊断】

根据病史、X 射线和 CT 检查(包括 CT 三维重建)可做出明确诊断。X 射线检查除了正位(或后前位)外,应进行腋间位 X 射线拍片。

【防治原则】

根据骨折类型、移位程度等采用非手术治疗和切开复位固定等手术治疗。

1.非手术治疗　可用上肢三角巾悬吊 3 ~ 4 周。复查 X 射线平片后可逐步行肩部功能锻炼。

2.手术治疗　多数移位的肱骨近端骨折应及时行切开复位钢板内固定,大部分患者可获得良好功能恢复。

（二）肱骨干骨折

肱骨干骨折(fracture of shaft of humerus)是指肱骨外科颈下 1 ~ 2 cm 至肱骨髁上 2 cm 段内的骨折。在肱骨干中下 1/3 段后外侧有桡神经沟,有桡神经经内后方紧贴骨面斜向外前方进入前臂。此处骨折容易损伤桡神经(图 19-9)。

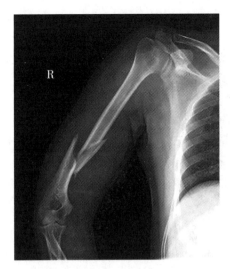

图 19-9 右上肢肱骨干骨折

【病因】

肱骨干骨折可由直接暴力或间接暴力引起。直接暴力常由外侧打击肱骨干中部,致横形或粉碎性骨折。间接暴力常由于手部着地或肘部着地,力向上传导,加上身体倾倒所产生的剪式应力,致中下 1/3 骨折。有时因投掷运动或"掰腕"也可导致中下 1/3 骨折,多为斜形或螺旋形骨折。

【临床表现及诊断】

多发生在青壮年。受伤后,上臂出现疼痛、肿胀、畸形、皮下瘀斑和上肢活动障碍。检查可发现关节反常活动、骨摩擦感。X 射线拍片可确定骨折的类型、移位方向。若合并桡神经损伤,可出现垂腕、各手指掌指关节不能背伸、拇指不能伸、前臂旋后障碍、手背桡侧 3 个半指皮肤感觉减退或消失。

【防治原则】

肱骨干横形或短斜形骨折可采用非手术和手术方法治疗。

1. 手法复位外固定。

2. 切开复位内固定 对于有桡神经损伤的患者,术中探查神经,若完全断裂,可一期修复。若为挫伤,神经连续性存在,则切开神经外膜,减轻神经继发性病理改变。

3. 功能锻炼 无论是手法复位外固定,还是切开复位内固定,术后均应早期进行功能锻炼。复位术后抬高患肢,主动练习手指屈伸活动。2～3 周后开始主动腕、肘关节屈伸活动和肩关节的外展、内收活动,但活动量不宜过大,逐渐增加活动量和活动频率。6～8 周后加大活动量,并做肩关节旋转活动。在锻炼过程中要随时检查骨折对位、对线及愈合情况。骨折完全愈合后去除外固定。内固定物可在半年以后取出,若无不适也可不必取出。在锻炼过程中可配合理疗、体疗、中医治疗等。

（三）肱骨髁上骨折

肱骨髁上骨折（fracture of epicondyle of humerus）是指肱骨干与肱骨髁的交界处发生的骨折。多发生于 10 岁以下儿童。在儿童期，肱骨下端有骨骺板，若骨折线穿过骺板或合并肱骨远端骨折，对骨骺的发育产生影响，易出现肘内翻或外翻畸形。

肱骨干轴线与肱骨髁轴线之间有 30°～50°的前倾角，这是容易发生肱骨髁上骨折的解剖因素。在肱骨髁内、前方有肱动脉、正中神经经过，一旦发生骨折，神经、血管容易受到损伤。在肱骨髁的内侧有尺神经，外侧有桡神经，均可因肱骨髁上骨折的侧方移位而损伤。

根据受伤机制和骨折移位的方向，临床上分为屈曲型（图 19-10）和伸直型（图 19-11），其中伸直型骨折多见。

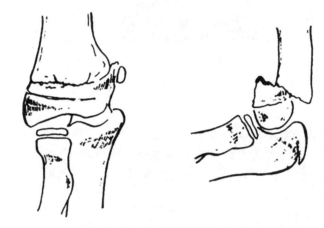

图 19-10 屈曲型肱骨髁上骨折

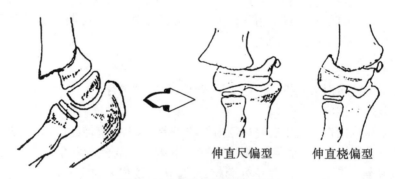

伸直尺偏型　　　　伸直桡偏型

图 19-11 伸直型肱骨髁上骨折

1. 伸直型肱骨髁上骨折

• 病因

多为间接暴力引起。当肘关节处于半屈或伸直位跌倒时，手掌着地，暴力经前臂向上传递，身体向前倾，由上向下产生剪式应力，使肱骨干与肱骨髁交界处发生骨折。通常是近折端向前下移位,远折端向上移位。如果在跌倒时同时遭受侧方暴力,可发生尺侧或桡侧移位。

●临床表现及诊断

儿童有手着地受伤史,肘部出现疼痛、肿胀、皮下瘀斑。肘部向后突出并处于半屈位,应怀疑肱骨髁上骨折。检查局部明显压痛,有骨擦音及反常活动,肘前方可扪到骨折断端,肘后三角关系正常。应注意有无神经血管损伤,应特别注意观察前臂肿胀程度、腕部有无桡动脉搏动、手的感觉及运动功能等。必须拍摄肘部正、侧位 X 射线片,这不仅能确定骨折的存在,更主要的是准确判断骨折移位情况。骨折线由后上斜向前下的斜形骨折,必要时行 CT 检查或三维重建,为选择治疗方法提供依据。

●防治原则

1)手法复位外固定:适用于受伤时间短、局部肿胀轻、没有血液循环障碍者。复位后用后侧石膏托在屈肘位固定4~5周,X 射线拍片证实骨折愈合良好,即可拆除石膏,加强功能锻炼。需要强调的是,如果经2~3次复位对位不佳者,应及时行切开复位克氏针固定。伤后时间较长、局部组织损伤严重、出现骨折部严重肿胀、不能立即进行手法复位者,也应行切开复位克氏针固定术。

2)手术治疗:适应证为①手法复位失败;②小的开放伤口,污染不重;③有神经、血管损伤。

3)功能锻炼:无论手法复位外固定,还是切开复位内固定,术后应严密观察肢体血液循环及手的感觉、运动功能。抬高患肢,早期进行手指及关节伸活动有利于减轻水肿。4~6周后可进行关节屈伸活动。对手术切开复位内固定稳定的患者,术后2周即可开始肘关节活动。

2.屈曲型肱骨髁上骨折

●病因

多为间接暴力引起。跌倒时肘关节处于屈曲位,肘后方着地,暴力传导至肱骨下端导致骨折。

●临床表现及诊断

骨折后,局部肿胀、疼痛,肘后凸起,皮下瘀斑。检查可发现肘上方压痛,后方可扪到骨折端。X 射线可发现骨折的存在及典型的骨折移位,即近折端向后下移位,远折端向前移位,骨折线呈由前上斜向后下的斜形骨折;由于肘后方软组织较少,折端锐利,可刺破皮肤形成开放性骨折。由于暴力作用的方向及跌倒时的体位改变,骨折可出现尺侧或桡侧移位。合并神经血管损伤少见。

●防治原则

基本原则与伸直型肱骨髁上骨折相同,但手法复位的方向相反。在肘关节屈曲40°左右时行外固定。4~6周后开始主动练习肘关节屈伸活动。

（四）前臂双骨折

前臂双骨折多见于青少年。前臂骨由尺骨及桡骨组成,由于尺骨和桡骨均有一定的弯曲幅度,使尺、桡骨之间的宽度不一致,最宽处为 1.5~2 cm(图 19-12)。

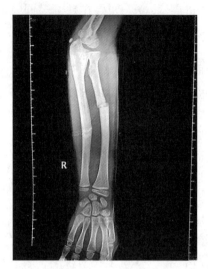

图 19-12　右前臂双骨折

前臂处于中立位时骨膜最紧张,在极度旋前或旋后位时较松弛。骨间膜的纤维方向呈由尺侧下方斜向桡侧上方,当单一尺骨或桡骨骨折时,暴力可由骨间膜传导到另一骨干,引起不同平面的双骨折,或发生一侧骨干骨折,另一骨的上端或下端脱位。当骨折时,由于肌肉的牵拉,常导致复杂的移位,使复位时发生困难。

【病因及分类】

尺、桡骨干骨折可由直接暴力、间接暴力、扭转暴力引起,有时导致骨折的暴力因素复杂,难以分析其确切的暴力因素。

(1)直接暴力　多见于重物打击、机器或车轮的直接压榨、刀砍伤,引起同一平面的横形或粉碎性骨折,由于暴力的直接作用,可伴有不同程度的软组织损伤,包括肌肉和肌腱断裂、神经血管损伤等。

(2)间接暴力　多见于跌倒时手掌着地,暴力通过腕关节向上传导,由于桡骨负重多于尺骨,暴力作用首先引起桡骨骨折,若残余暴力比较强大,则通过骨间膜向内下方传导,引起低位尺骨斜形骨折。

(3)扭转暴力　跌倒时手掌着地、同时前臂发生旋转,导致不同平面的尺、桡骨螺旋形骨折或斜形骨折。多为高位尺骨骨折和低位桡骨骨折。

【临床表现及诊断】

骨折后前臂出现疼痛、肿胀、畸形及功能障碍。检查可发现骨擦音及反常活动,用听诊器可检查到骨传导音减弱或消失。X 射线检查应包括时关节或腕关节,可发现骨折的准确部位、骨折类型及移位方向,以及是否合并有桡骨头脱位或尺骨小头脱位。尺骨干上 1/3 骨干骨折可合并桡骨头脱位,称为孟氏骨折。桡骨干下 1/3 骨折合并尺骨小头脱位,称为盖氏骨折。

【防治原则】

(1)手法复位外固定　尺、桡骨骨干双骨折可发生多种移位,如重叠、成角、旋转及侧方移位等。若治疗不当,可发生尺、桡骨交叉愈合,影响旋转功能。因此,治疗的目标除了良好的对位、对线以外,特别注意防止畸形和旋转。手法复位成功后,用上肢前、后石膏夹板固定,待肿胀消退后改为上肢管型石膏固定,一般2周可达到骨性愈合。

(2)切开复位内固定　适应证为:①手法复位失败;②受伤时间较短、伤口污染不重的开放性骨折;③合并神经、血管、肌腱损伤;④同侧肢体有多发性损伤;⑤陈旧骨折畸形愈合;⑥不稳定性骨折。

(3)功能锻炼　无论手法复位外固定或切开复位内固定,术后均应抬高患肢,严密观察肢体肿胀程度、感觉、运动功能及血液循环情况,防止发生骨筋膜隔室综合征。术后2周即开始练习手指屈伸活动和关节活动,4周以后开始练习肘、肩关节活动,8~10周后X射线证实骨折已愈合才可进行前臂旋转活动。

(五)桡骨远端骨折

桡骨远端骨折是指距桡骨远端关节面3cm以内的骨折。这个部位是松质骨与密质骨的交界处,为解剖薄弱处,一旦遭受外力,容易骨折。桡骨远端关节面呈由背侧向掌侧、由桡侧向尺侧的凹面,分别形成掌倾角(10°~15°)和尺倾角(20°~25°)。

【病因及分类】

多为间接暴力引起。好发于中、老年人,与骨质疏松有关。跌倒时手部着地,暴力向上传导,发生桡骨远端骨折(图19-13)。根据受伤的机制不同,将桡骨远端骨折分为伸直型骨折和屈曲型骨折。

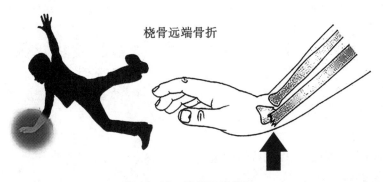

桡骨远端骨折

图19-13　桡骨远端骨折

1.伸直型桡骨远端骨折　又称Colles骨折,多为腕关节处于背伸位、手掌着地前臂旋前时受伤。

● 临床表现

伤后局部疼痛、肿胀,可出现典型畸形姿势,即侧面看呈"银叉"畸形,正面看呈"枪刺刀"形(图19-14)。

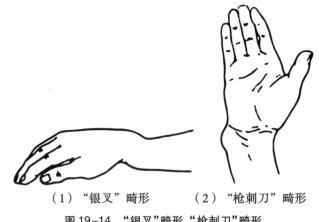

　　　　　　　（1）"银叉"畸形　　　　（2）"枪刺刀"畸形
图 19-14　"银叉"畸形、"枪刺刀"畸形

　　检查局部压痛明显,腕关节活动障碍、皮下瘀斑。X 射线可见骨折远端向桡、背侧移位,近端向掌侧移位,可同时伴有下尺桡关节脱位及尺骨茎突骨折。

　　●防治原则

　　以手法复位外固定治疗为主、部分需要手术治疗。无论手法复位或切开复位,术后均应早期进行手指屈伸活动。4～6 周后可去除外固定,逐渐开始腕关节活动。

　　2.屈曲型桡骨远端骨折　常由于跌倒时腕关节屈曲、手背着地受伤引起,也可由背部受到直接暴力打击发生。较伸直型骨折少见。

　　●临床表现

　　受伤后,腕部下垂,局部肿胀,腕背侧皮下瘀斑。腕部活动受限。检查局部有明显压痛。X 射线可发现典型移位,近折端向背侧移位,远折端向掌侧、桡侧移位。可合并下尺桡关节损伤、尺骨茎突骨折和三角纤维软骨损伤。与伸直型骨折移位方向相反,称为反 Colles 骨折或 Smith 骨折。

　　●防治原则

　　主要采用手法复位、夹板或石膏固定。

(六)股骨颈骨折

　　股骨颈骨折(femoral neck fracture)是指由股骨头下至股骨颈基底的骨折,属于关节囊内骨折,占成人全身骨折的 3.6%。常见于中、老年人,多由跌倒所致。股骨头、颈与髋臼共同构成髋关节,是躯干与下肢的重要连接装置及承重结构。股骨颈的长轴线与股骨干纵轴线之间形成颈干角,为 110°～140°,平均 127°。在儿童和成年人,颈干角的大小有所不同,儿童颈干角大于成年人。在重力传导时,力线并不沿股骨颈中心线传导,而是沿股骨小转子、股骨颈内缘传导,因此形成骨皮质增厚部分,又称为"股骨距"。若颈干角变大,为髋外翻,变小为髋内翻。由于颈干角改变,使力的传导也发生改变,容易导致骨折和关节软骨退变,发生创伤性关节炎。从矢状面观察,股骨颈的长轴线与股骨干的纵轴线也不在同一平面上,股骨颈有向前的角,称为前倾角,儿童的前倾角较成人稍大。在股骨颈骨折复位及人工关节置换时应注意此角的存在。

【病因及分类】

股骨颈骨折多数发生在中、老年人,与骨质疏松有关,当遭受轻微扭转暴力则可发生骨折。多数情况下是在走路滑倒时身体发生扭转倒地,间接暴力传导致股骨颈发生骨折。青少年发生股骨颈骨折较少,常需较大暴力才会引起,且不稳定型更多见。

1. 按骨折线走形部位分类(图19-15)

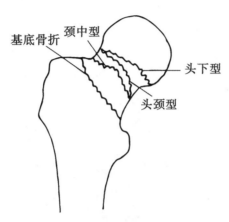

图19-15 按骨折线走形部位分类

(1)股骨头下骨折 骨折线位于股骨头下,股骨头仅有小动脉很少的供血,致使股骨头严重缺血,易发生股骨头缺血坏死。

(2)股骨颈骨折 骨折线位于股骨颈中部,股骨头亦有明显供血不足,易发生股骨头缺血坏死或骨折不愈合。

(3)股骨颈基底骨折 骨折线位于股骨颈与大、小转子间连线处。由于骨折两端的血液循环良好,骨折容易愈合。

(4)股骨颈中骨折 全部骨折面均通过股骨颈,此型较少见。

2. 按骨折线倾斜角分类(图19-16)

(1)内收型骨折 远端骨折线与两侧髂嵴连线的夹角(Pauwels角)大于50°。

(2)外展型骨折 远端骨折线与两侧髂嵴连线的夹角小于30°。

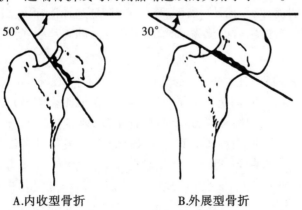

A.内收型骨折　　　　　　　B.外展型骨折

图19-16 按骨折线倾斜角分类

【临床表现及诊断】

中、老年人有摔倒受伤史,伤后感髋部疼痛,下肢活动受限,不能站立和行走,应怀疑股骨颈骨折。有时伤后并不立即出现活动障得,仍能行走,但数天后髋部疼痛加重,逐渐出现活动后疼痛更重,甚至完全不能行走,这说明受伤时可能为稳定性骨折,以后发展为不稳定性骨折而出现功能障。查体时可发现患肢缩短,伴外旋及外展畸形,一般在45°~60°之间。若外旋畸形达到90°,应怀疑有转子间骨折。患者仰卧,沿一侧髂前上棘垂直向下和向大转子尖各划一线,再从大转子尖端画一水平线,构成 Bryant 三角。股骨颈骨折时,此三角底边较健侧缩短。在侧卧并半屈髋,由髂前上棘与坐骨结节之间画线,为 Nelaton 线,正常情况下大转子在此线上,若大转子超过此线之,表明大转子有向上移位(图 19-17)。

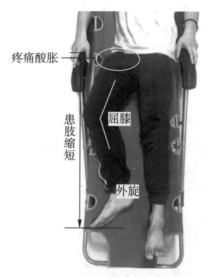

图 19-17 右股骨颈骨折后典型体征

【辅助检查】

X 射线检查可明确骨折的部位、类型、移位情况,是选择治疗方法的重要依据。髋部的正位片不能发现骨折的前后移位,需加拍侧位片才能准确判断移位情况。

【防治原则】

(1)非手术疗法 适应证如下。①无明显移位的骨折;②年龄过大、全身情况差、合并有重要脏器功能障碍不能耐受手术者。穿防旋鞋,下肢骨牵引或皮肤牵引6~8周,同时进行股四头肌等长收缩训练和踝、足趾的屈伸活动,避免静脉回流障碍或静脉血栓形成。其间不可侧卧,不可使患肢内收,不能盘腿而坐,避免发生骨折移位。

(2)手术治疗 手术治疗适用于内收型和有移位的骨折。手术方法如下。①闭合复位内固定:X 射线透视下,闭合复位,经皮穿针固定。②切开复位内固定:手法复位失败,宜采用切开复位内固定术,加压螺钉固定、角钢板固定或带锁内钉固定。③人工关节置换术:对高龄老年人,长期卧床治疗易引起严重并发症,可视情况行人工关节置换术。

（七）股骨干骨折

股骨干骨折(fracture of shaft of femur)是指转子下、股骨髁上这一段骨干的骨折。股骨干是人体最粗、最长、承受应力最大的管状骨。全股骨的抗弯强度与铸铁相近，弹性比铸铁更好。由于股骨的解剖及生物力学特点，需遭受强大暴力能发生股骨干骨折，同时也使骨折后的愈合与重塑时间延长。股骨干血运丰富，一旦骨折，不仅营养血管破裂出血，周围肌肉肌支也常被撕破出血，常因失血量大而出现休克。

【病因及病理】

重物直接打击、车轮碾轧、火器性损伤等直接暴力作用于股骨，容易引起股骨干的横形或粉碎性骨折，同时有广泛软组织损伤。高处坠落伤、机器扭转伤等间接暴力作用常导致股骨干斜形或螺旋形骨折。

股骨干骨折的移位，受外力方向以及肌肉牵拉的影响。①股骨上 1/3 骨折：近折段受髂腰肌、臀中肌、臀小肌、外旋肌群牵拉，呈现屈曲、外展及外旋畸形，远折段受内收肌群的牵拉，向上、向内、向后移位。②股骨中 1/3 骨折：重叠移位，远折段受内收肌牵拉，骨折向外成角，但移位受暴力方向影响较大。③股骨下 1/3 骨折：典型表现为近折段内收，远折段受腓肠肌牵拉向后移位。

【临床表现及诊断】

根据受伤后，骨折特有表现可做出临床诊断。X 射线正、侧位片，可明确骨折的准确部位、类型和移位情况。若合并多处骨折或双侧股骨干骨折，发生休克的可能性很大，应对患者的全身情况做出正确判断。

【防治原则】

（1）非手术治疗　对比较稳定的股骨干骨折，可采用持续骨牵引复位小夹板固定，一般需牵引 8～10 周。儿童的股骨干骨折多采用手法复位、小夹板固定、皮肤牵引维持方法治疗。3 岁以内儿童股骨干骨折可采用垂直悬吊牵引（图 19-18），重量以臀部离开床面为宜，一般 3～4 周。

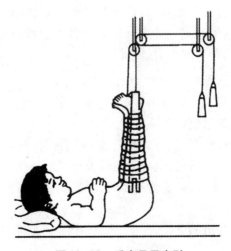

图 19-18　垂直悬吊牵引

（2）手术治疗　多采用钢板、带锁髓内钉、弹性钉内固定或外固定架外固定。

（八）胫腓骨干骨折

胫腓骨干骨折在长骨骨折中最多见（图19-19），以双骨折、粉碎性骨折及开放性骨折居多，软组织损伤重，治疗复杂。常见于10岁以下的儿童。胫骨和股骨一样，是承重的重要骨骼。胫骨干横切面呈三棱形，在中、下1/3交界处，变成四边形。在三棱形和四边形交界处是骨折的好发部位。

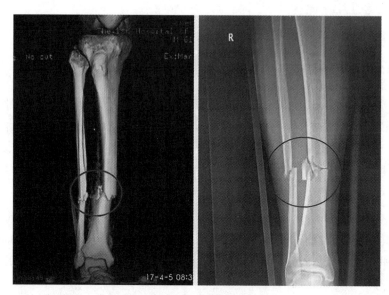

图19-19　右下肢胫腓骨干骨折

【病因及分类】

胫腓骨表浅同时又是负重的主要骨，易遭受直接暴力损伤。胫腓骨干骨折可分为3种类型：①胫腓骨干双骨折最多见。所遭受的暴力大，骨和软组织损伤重，并发症多，治疗有一定困难。②单纯腓骨骨折少见，常因小腿外侧的直接暴力引起，如足球运动时被踢伤。多不发生明显移位，预后好。③单纯胫骨干骨折也较少见，多为比较轻的直接暴力引起。由于腓骨的支撑，常不发生明显移位。

【临床表现及诊断】

1.病史　了解受伤时间、机制、暴力种类、处理情况。一般疼痛、功能障碍明显，但儿童青枝骨折及成人腓骨骨折后仍可负重行走。

2.检查　骨折后局部肿胀明显，压痛局限，常见畸形、反常活动及功能障碍。除骨折体征外要注意软组织损伤的严重程度、有无血管及神经的损伤。足背动脉搏动存在及肢端温暖不排除小腿血管损伤。可疑血管损伤时，应反复查体，行血管超声检查，甚至下肢动脉造影检查。

3.X射线检查　明确骨折的部位、类型、移位情况。X射线片应包括膝和关节。

【防治原则】

胫腓骨骨干骨折的治疗目的是矫正成角、旋转畸形,恢复胫骨上、下关节面的平行关系,恢复肢体长度。

1. 非手术治疗 主要适合于稳定性骨折。按创伤机制实施手法复位,利用肌肉张力和软组织链保持复位稳定。复位后长腿石膏或支具外固定,利用石膏塑形维持骨折的对位、对线。不稳定的胫骨干双骨折可采用跟骨结节牵引,纠正短缩畸形后,施行手法复位,小夹板固定。

2. 手术治疗 适于不稳定骨折或多段骨折以及污染不重并且受伤时间较短的开放性骨折。常用的手术固定方法有外固定器固定、接骨板内固定、交锁髓内钉内固定。

(九) 膝关节半月板损伤

膝关节半月板损伤是体育运动中多发损伤之一。在胫骨平台与股骨髁之间,两侧各有一月牙状纤维软骨,即半月板,内侧呈 C 形,外侧近似 O 形。半月板中央部较薄,呈游离状,周边较厚,附着于胫骨两髁的边缘。半月板属纤维软骨,中内份无血液供应,营养主要来自关节液,只有与胫骨髁连接的边缘部分(即外围的 10%～30%)能从滑膜得到血液供应。因半月板血供差,损伤后很难自行修复,愈合情况也与损伤部位有关(图 19-20)。

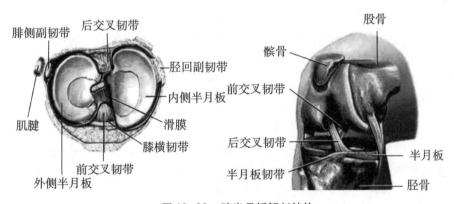

图 19-20 膝半月板解剖结构

【病因】

半月板的损伤可发生在外侧、内侧或内外两侧。半月板破裂的主要原因是研磨力量。当膝关节半屈曲时,股骨髁与半月板的接触面缩小,由于重力的影响,半月板的下面与胫骨平台的接触比较固定,这时膝关节猛烈的旋转所产生的研磨力量会使半月板发生破裂。半蹲或蹲位工作也容易发生半月板损伤。因此,半月板损伤有 4 个因素:膝半屈、内收或外展、重力挤压和旋转力量(图 19-21)。

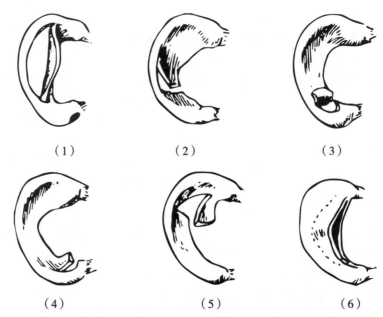

（1）　　　　　　　　（2）　　　　　　　　（3）

（4）　　　　　　　　（5）　　　　　　　　（6）

（1）纵裂；（2）中1/3撕裂；（3）前角撕裂；（4）前1/3撕裂；（5）后1/3撕裂；
（6）分层擘裂。

图 19-21　半月板损伤类型

【临床表现及诊断】

患者多为青年，男性发病略高于女性。

1. **外伤史**　仅有部分急性损伤病例有外伤史，常能立即感到关节一侧疼痛和活动障碍，然后出现肿胀；慢性损伤病无明确外伤史，可能有退变、职业因素等作为发病的基础。

2. **疼痛**　行走痛，多位于关节一侧，多在一定屈伸角度时出现疼痛，外侧半月板损伤患者可有弹响或伴疼痛。

3. **交锁**　部分有"交锁"症状，即关节突然半屈曲固定，伸直障碍，但可屈曲。此时半月板嵌顿于关节滚动面之间，不能解脱，缓解摇摆旋转膝关节可使其"解锁"。

4. **失控感**　又称打软腿，走路时关节不稳定或滑落感，尤其在上下楼梯或行走在高低不平的路面上，非半月板损伤独有症状。

5. **体征**　关节间隙压痛部位通常位于半月板撕裂处的顶端，以下试验有助于诊断。①过屈试验：将膝关节极度屈曲，破裂的后角被卡住而产生剧痛。②过伸试验：膝关节完全伸直并轻度过伸时，半月板破裂处受牵拉或挤压而产生剧痛。③半月板旋转挤压试验（Mcmurray试验）：患者仰卧位，检查者一手按住患膝，另一手握住踝部，屈曲膝关节，足跟抵住臀部，小腿极度外旋外展或内旋内收，同时逐渐伸直膝关节，若出现疼痛或听到"咔嗒"声为阳性，即为半月板破裂。④研磨试验：患者俯卧位屈膝90°，推压并研磨膝关节，损伤的半月板可引起疼痛。

【辅助检查】

X射线检查主要用于膝关节的病变与损伤,MRI片可以显示有无半月板变性或损伤。关节镜不仅可观察半月板损伤的部位和类型,还可进行活组织检查和损伤半月板修复或部分切除术。

【防治原则】

急性半月板损伤时可用长腿石膏托固定4周,有积血者可于局麻下抽尽积血后加压包扎。确诊半月板破裂保守治疗无效时,应尽早做半月板撕裂部分切除术,以防止日后发生创伤性关节炎。

(十)膝关节韧带损伤

膝关节韧带损伤是一种常见病、多发病。膝关节周围有内、外侧副韧带,关节内有前后交叉韧带,维持膝关节稳定。

【病因】

1.膝关节侧副韧带损伤 当直接暴力作用于膝关节外侧时,使膝关节猛烈外翻,便会撕断内侧副韧带。膝内翻暴力易引起外侧副韧带的损伤。

2.膝关节交叉韧带损伤 当膝关节伸直位下内翻损伤和膝关节屈曲位下外翻损伤都可以使前交叉韧带断裂;无论膝关节处于屈曲位或伸直位,来自前方的使胫骨上端后移的暴力都可以使后交叉韧带断裂。

【临床表现及诊断】

有外伤病史,青少年多见,男性多于女性,以运动员最为多见。受伤时有时可听到韧带断裂的响声,膝关节处出现肿胀、压痛与积液(血),膝部肌痉挛,患者膝部活动受限,膝关节处于强迫体位,或伸直,或屈曲。膝关节侧副韧带的断裂处有明显的压痛点,有时还会摸到蜷缩的韧带断端。以下试验有助于诊断。

1.侧方应力试验 在局部麻醉下进行操作。在膝关节完全伸直位与屈曲20°～30°位置下做被动膝内翻与膝外翻动作,并与对侧做比较。如有疼痛或发现内翻外翻角度超出正常范围并有弹跳感时,提示有侧副韧带损伤或断裂。

2.抽屉试验 膝关节屈曲90°,小腿下垂,检查者用双手握住胫骨上段作拉前和推后动作,并注意胫骨结节前后移动的幅度。前移增加,表示前交叉韧带断裂,后移增加,表示后交叉韧带断裂。

3.轴移试验 患者侧卧,检查者站在一侧,一手握住踝部,屈曲膝关节到90°,另一手在膝外侧施力,使膝处于外翻位置,然后缓慢伸直膝关节,至屈曲30°位时感觉疼痛与弹跳为阳性,提示前交叉韧带损伤。

4.X射线可摄应力位平片 MRI检查可以清断地显示出前、后交叉韧带的情况。关节镜检查对诊断交叉韧带损伤十分重要。

【防治原则】

内侧副韧带扭伤或部分性断裂(深层)可以保守治疗,用长腿管型石膏固定4～6周。完全断裂者应及早修补,外侧副韧带断裂者应立即手术修补。前交叉韧带完全断裂者,应在关节镜下做韧带重建手术。

(十一)关节脱位

关节稳定结构受到损伤,组成关节的各骨关节面失去正常的对合关系称为关节脱位,俗称脱臼。

【分类】

1. 按脱位发生的原因分类

(1)先天性脱位 胚胎发育异常致关节发育不良而发生脱位。

(2)反复性脱位 关节的稳定性受到破坏而没得到很好恢复以后遇有轻微外力便可反复脱位。

(3)创伤性脱位 关节受到外来暴力作用而发生的脱位。

(4)病理性脱位 关节结构被病变破坏后发生的脱位。

2. 按关节腔是否与外界相通分类 分为闭合性脱位和开放性脱位。

3. 按脱位后的时间分类 脱位未超过2周为新鲜脱位,超过2周为陈旧性脱位,同一关节脱位2次以上为复发性脱位。

4. 按脱位程度分类 分为全脱位和半脱位。

【病理】

脱位持续时间过长是引起缺血性骨坏死的原因之一。创伤性关节脱位不仅造成两骨关节面的对合失去正常关系,同时还有关节软骨、滑膜、关节囊、韧带、肌肉等组织的损伤,若不修复将造成肢体短缩、关节僵硬或强直,严重影响关节功能。

【诊断】

创伤性关节脱位最常见,多有外伤史。局部疼痛、淤血、肿胀、关节功能丧失,合并开放性伤口或血管、神经损伤。关节脱位的典型表现是畸形、关节盂空虚、弹性固定。X射线检查可明确脱位的方向、程度等。

【防治原则】

关节脱位的治疗原则:及时复位、妥善固定和康复治疗。

1. 复位 以手法复位为主,时间越早越好。

(1)手法复位 在牵引状态下配合其他手法一般均能复位,肌肉强壮或较大关节脱位的复位需要在麻醉下进行。复位时严禁动作粗暴,以免加重损伤,复位时常可听到或感觉到脱位的关节端滑入关节盂的声响。复位成功的标志是:①关节的活动恢复正常;②骨性标志复原;③X射线检查证实已经复位。

(2)手术指征 ①合并关节内骨折;②软组织嵌入关节腔;③陈旧性脱位。

2. 固定 关节脱位复位后需将关节固定在适当的位置上,使撕裂的关节囊、韧带及肌肉等得到良好的愈合,保证关节有一个稳定的正常结构。固定时间一般2~3周。固定时间不足是发生反复性脱位的重要原因。根据不同部位的脱位,可选用三角巾、绷带、夹板、石膏和牵引等方式进行固定。

3. 康复治疗 固定期间应经常进行关节周围肌肉的舒缩活动和患肢其他关节的主

动运动,以促进血液循环、消除肿胀,避免肌肉萎缩和关节僵硬。

(十二)肩关节脱位

在全身关节脱位中,肩关节脱位最多见。肩关节脱位多为间接暴力所致。当上肢处于外展外旋位跌倒或受到撞击时,暴力经过肱骨传导到肩关节,使肱骨头突破关节囊而发生脱位。根据肱骨头脱位的方向可分为前脱位、后脱位、上脱位及下脱位四型,以前脱位最多见(图19-22,图19-23)。

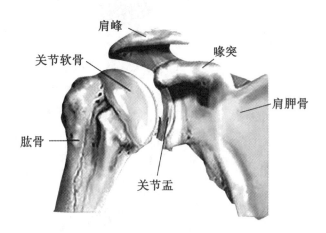

图 19-22　肩关节解剖

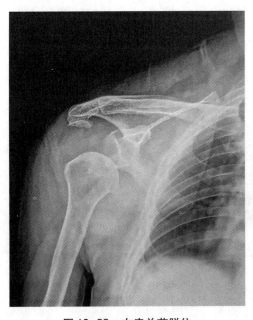

图 19-23　右肩关节脱位

【临床表现及诊断】

有上肢外展外旋或后伸着地受伤史,肩部疼痛、肿胀、肩关节活动障。患者有以健手托住患侧前臂、头向患侧倾斜的特点。

检查可发现患肩呈方肩畸形(图19-24),肩胛盂处有空虚感,上肢有弹性固定,Dugas 征阳性。

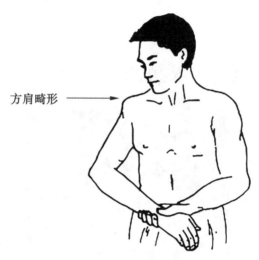

方肩畸形 ——→

图 19-24　方肩畸形

X 射线正侧位片及穿胸位片可确定肩关节脱位的类型、移位方向、有无撕脱骨折,必要时进行 CT 扫描。

【防治原则】

1. 复位　以手法复位为主(图19-25)。

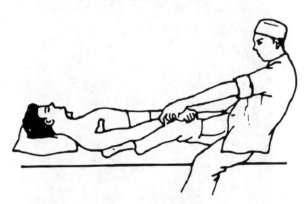

图 19-25　肩关节脱位手法复位

2. 固定　单纯性肩关节脱位复位后可用三角巾悬吊上肢,肘关节屈90°,腋窝处垫棉垫固定3周,合并大结节骨折者应延长1~2周(图19-26)。

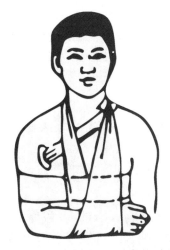

图 19-26 肩关节脱位手法复位后固定

(十三) 肘关节脱位

肘关节脱位 (dislocation of elbow joint) 的发生率仅次于肩关节，是较常见的关节脱位。外伤是导致肘关节脱位的主要原因。当肘关节处于半伸直位时跌倒，手掌着地，暴力沿尺、桡骨向近端传导，使尺、桡骨向肱骨后方脱出，发生肘关节后脱位 (图 19-27)。当肘关节处于内翻或外翻位时遭受暴力，可发生尺侧或桡侧侧方脱位。当肘关节处于屈曲位时，肘后方遭受暴力可使尺、桡骨向肱骨前方移位，发生肘关节前脱位。

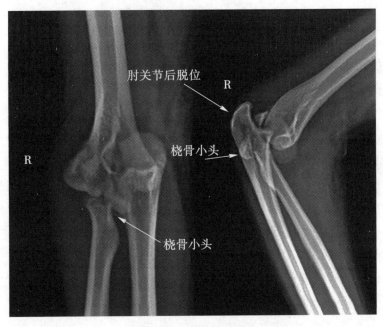

图 19-27 肘关节后脱位

【临床表现及诊断】

多数有外伤史。伤后患者以健手托住患侧前臂,不敢活动肘部,肘关节弹性固定于半屈曲位。尺骨鹰嘴异常隆起,其上方可触及空虚感,肘后三角关系异常。X射线检查可明确脱位情况和是否合并骨折。

【防治原则】

1. 手法复位　肘关节内麻醉或臂丛麻醉后手法复位。复位成功的标志是肘后三点关系恢复正常。

2. 固定　用长臂石膏托将肘关节屈曲90°位固定,再用三角巾悬吊胸前2~3周。

(十四)桡骨头半脱位

桡骨头半脱位(subluxation of head of radius)俗称牵拉肘,好发于5岁以内,以2~3岁最多见,多因患儿肘关节处于伸直位,前臂旋前时突然受到牵拉所致。由于桡骨头发育尚不完全,环状韧带薄弱,当手腕被向上提拉旋转时,使薄弱的环状韧带或部分关节囊嵌入肱骨小头与桡骨头之间,取消牵拉力以后桡骨头不能回到正常解剖位置,而是向桡侧移位,形成桡骨头半脱位。绝大多数为桡骨头向桡侧的半脱位(图19-28)。

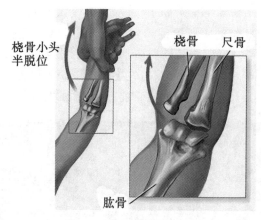

桡骨小头半脱位

桡骨　尺骨

肱骨

图19-28　桡骨头半脱位

【临床表现及诊断】

多有上肢上举被猛力牵拉病史,患儿哭闹不止或诉肘部疼痛,不敢用该手取物和活动肘部,患处拒绝别人触摸。肘关节轻度屈曲,桡骨头处有明显压痛。X射线检查无异常所见。

【防治原则】

手法复位成功的标志是可有轻微的弹响声,肘关节旋转、屈伸活动正常。复位后不必固定,但须告诫家长不可再暴力牵拉,以免复发(图19-29)。

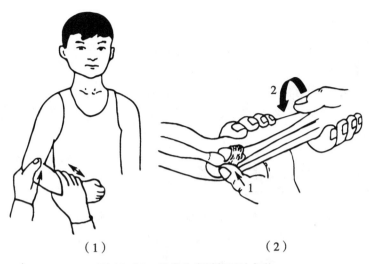

（1）　　　　　　　　　　（2）

图 19-29　桡骨头半脱位手法复位

（十五）髋关节脱位

髋关节脱位（dislocation of hip joint）按股骨头脱位后的方向可分为前、后和中心脱位，以后脱位最为常见，其发生时患者多处于屈膝及髋关节屈曲内收，当膝部受到暴力时，股骨头即从髋关节囊的后下部脱出。

【临床表现】

（1）髋部疼痛，髋关节不能自主活动。

（2）关节后脱位使患肢短缩，髋关节呈屈曲、内收、内旋形。髋关节前脱位时患肢外展、外旋和屈曲形。关节中心脱位时后腹膜间隙出血较多，甚至危及生命，大腿上端外侧方往往有大血肿。

【诊断】

根据典型的症状、体征，结合 X 射线片、CT 等可做出诊断。

【防治原则】

（1）各种类型脱位合并失血性休克或者胸腹脏器联合伤的，必须及时处理。

（2）单纯的关节脱位不伴有骨折的，可以行 Allis 法手法复位并施加外固定。

（3）对于有骨折的关节脱位，主张早期切开复位内固定。

（4）对于臼损伤严重的患者，术后往往会发生创伤性骨关节炎，必要时可施行关节融合术或全髋置换术。

（十六）脊柱与骨盆骨折

1.脊柱骨折（fracture of spine）　是最常见于年轻人的严重损伤，占全身骨折的 5%～6%，其中胸腰段骨折最多见。脊柱骨折可以并发脊髓或马尾神经损伤，特别是颈椎骨折脱位合并脊髓损伤可高达 70%，严重致残甚至丧失生命。

● 临床表现

1）损伤部位疼痛，站立及翻身困难，可有腹胀、腹痛等腹膜后神经刺激症状。

2）合并有脊髓或马尾神经损伤，可产生损伤平面以下感觉和运动功能障碍。

● 辅助检查

X 射线摄片是首选的检查方法，确定骨折的部位、类型和移位情况。伴有脊髓损伤者可出现双下肢运动、感觉及括约肌功能障碍，凡有神经症状者应做 CT 或 MRI 检查，明确骨折移位，脊髓损伤情况。

● 诊断

明确的外伤史。结合临床表现和影像学检查可确诊。

● 防治原则

1）采用担架、木板或硬板运送，先使患者双下肢伸直，木板置于伤员一侧，3 人将伤员轴向翻身至板上，此过程要特别注意不要加重损伤（图 19-30）。

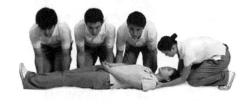

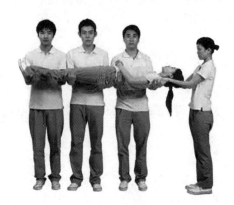

图 19-30　脊柱骨折正确搬运法

2）对于稳定性骨折可行卧床休息为主的非手术治疗，对于某些类型的骨折也可采用 Halo 背心或支具治疗。

3）对于不稳定性脊柱骨折或椎管内明显占位伴有神经损伤的通常需要手术治疗。

2. 骨盆骨折　骨盆骨折约占全身骨折的 3%。多由高能量损伤所致，常可危及生命。

● 临床表现

1）局部压痛。

2）骨盆分离试验与挤压试验阳性　医生双手交叉撑开两髂嵴，此时两骶髂关节的关节面凑合得更紧贴，而骨折的骨盆前环产生分离，如出现疼痛即为骨盆分离试验阳性。医生用双手挤压患者的两髂嵴，伤处出现疼痛为骨盆挤压试验阳性。

3）骨盆骨折常合并腹膜后血肿、腹腔脏器损伤、膀胱和尿道损伤、直肠损伤及神经损伤，可出现相应的症状和体征。

• 诊断

外伤史，结合临床表现和影像学检查可确诊。

• 防治原则

1）不影响骨盆环稳定的骨折多数可以采取非手术治疗。

2）严重的骨盆骨折则以手术治疗为主。

（十七）脊髓损伤

脊髓损伤是脊柱骨折脱位的严重并发症，由于椎体的移位和碎骨片突出于椎管内，使脊髓和马尾神经产生不同程度的损伤。胸腰段损伤使下肢的感觉与运动产生障碍，称为截瘫。而颈段脊髓损伤后双上肢也有神经功能障碍，称为四肢瘫痪。脊髓损伤多为脊髓受压，挫伤，较少为脊髓横断性完全断裂。

【病理生理】

1. 脊髓震荡　脊髓神经细胞受到强烈震荡后而发生超限抑制，脊髓功能处于生理停滞状态。脊髓神经细胞结构正常，脊髓实质无损伤。

2. 不完全性脊髓损伤　由于不完全脊髓损伤程度有轻、重差别，轻者仅有中心小坏死灶，保留大部分神经纤维；重者脊髓中心可出现坏死软化灶，并由胶质或瘢痕代替，只保留小部分神经纤维。

3. 完全性脊髓损伤　灰质中心软化，白质退变。在完全性脊髓损伤，脊髓内的病变呈进行性加重。

【临床表现】

1. 脊髓震荡　临床上表现为损伤平面以下感觉、运动及反射完全消失或大部分消失。一般经过数小时至2~3周，感觉和运动开始恢复，不留任何神经系统后遗症。

2. 不完全性脊髓损伤　损伤平面以下保留某些感觉和运动功能，为不完全性脊髓损伤，包括前脊髓综合征、后脊髓综合征、脊髓中央管周围综合征、脊髓半切综合征。

3. 完全性脊髓损伤　脊髓实质完全性横贯性损伤。损伤平面以下的最低位骶段感觉、运动功能完全丧失，包括肛门周围的感觉和肛门括约肌的收缩运动丧失，称为休克期。2~4周后逐渐演变成痉挛性瘫痪，表现为肌张力增高，腱反射亢进，并且出现病理性锥体束征。胸段脊髓损伤表现为截瘫，颈段脊髓损伤则表现为四肢瘫。上颈椎损伤的四肢瘫均为痉挛性瘫痪，下颈椎损伤的四肢瘫由于脊髓颈膨大部位和神经根的毁损，上肢表现为弛缓性瘫痪，下肢仍为痉挛性瘫痪。

4. 脊髓圆锥损伤　正常人脊髓终止于第1腰椎体的下缘，因此第12胸椎和第1腰椎骨折可发生脊髓圆锥损伤，表现为会阴部皮肤感觉缺失，括约肌功能丧失至大小便不能控制和性功能障碍，双下肢的感觉和运动仍保留正常。

5. 马尾神经损伤　马尾神经起自第2腰椎的骶脊髓，一般终止于第1骶椎下缘。马尾神经损伤很少为完全性的。表现为损伤平面以下弛缓性瘫痪，有感觉及运动功能障碍及括约肌功能丧失，肌张力降低，腱反射消失，没有病理性锥体束征。

【辅助检查】

脊髓损伤最常用的影像学检查是 X 射线和 CT 检查,可发现损伤部位的脊柱骨折或脱位。椎间盘和韧带结构的损伤,X 射线和 CT 检查可能不能发现明显异常,称之为无放射线检查异常的脊髓损伤,多见于颈椎外伤。

MRI 检查可观察到脊髓损害变化。MRI 不仅可了解脊髓受压程度,还可观察脊髓信号强度、脊髓信号改变的范围和脊髓萎缩情况等。

【防治原则】

1. 非手术治疗　伤后 6 h 内是治疗关键时期,24 h 内为急性期,尽早治疗。

(1)药物治疗　甲泼尼龙冲击疗法,适用于受伤后 8 h 以内。

(2)高压氧治疗　适用于伤后 4~6 h 内。

(3)其他　自由基清除剂、改善微循环药物、兴奋性氨基酸受体阻滞剂等。

2. 手术治疗　手术只能解除对脊髓的压迫和恢复脊柱的稳定性,目前还无法使损伤的脊髓恢复功能。

第二节　骨与关节化脓性感染

🔖 **学习导航**

1. 知识目标　掌握化脓性骨髓炎、化脓性关节炎的临床表现;熟悉化脓性骨髓炎、化脓性关节炎的治疗方法;了解化脓性骨髓炎、化脓性关节炎的病理及病因。

2. 技能目标　能够对化脓性骨髓炎、化脓性关节炎做出初步诊断及治疗。

3. 素质目标　树立良好的医德医风,培养严谨的科学态度和爱伤意识,能体现对患者的人文关怀。

案例导入

患者,男,13 岁,因"左膝关节疼痛 5 d,加重伴发热 2 d"入院。患者 5 d 前滑雪时不慎摔倒出现左膝关节疼痛,能耐受,未予任何处理。2 d 前出现疼痛加重,活动受限,伴发热,体温高达 39 ℃以上,伴寒战,自服美林 10 mL 治疗,体温降至正常,未行治疗入院。入院时查体:T 39.5 ℃,左膝屈曲状,左膝关节肿胀,局部皮温高,有压痛,浮髌试验阴性。X 射线检查未见异常,行局部脓肿分层穿刺骨膜下抽出混浊液体。

思考:

1. 该患者应该诊断为什么?

2. 为明确诊断,需要进一步做哪些检查?

3. 该患者应如何治疗?

一、化脓性骨髓炎

由化脓性细菌感染引起的骨组织炎症称为化脓性骨髓炎（pyogenic osteomyelitis）。感染途径：①血源性感染。指致病菌由身体远处的感染灶，如上呼吸道感染、皮肤疖痈、毛囊炎、泌尿生殖系统感染或胆囊炎等部位经血液循环转移至骨组织内。②创伤后感染。如开放性骨折直接污染，或骨折手术，特别是内固定术后出现的骨感染，也称创伤后骨髓炎。③邻近感染灶蔓延。异物感染及压疮等邻近组织感染蔓延至骨组织，如糖尿病、动脉硬化引起的溃疡，组织坏死导致骨髓炎。

按病情发展，化脓性骨髓炎分为急性和慢性两种类型，反复发作或病程超过 10 d 开始进入慢性化脓性骨髓炎阶段，但两者不宜用时间机械划分。一般认为死骨形成是慢性化脓性骨髓炎的标志，死骨出现需时 6 周。

（一）急性血源性化脓性骨髓炎

大多数的儿童骨髓炎为血源性的，而急性血源性骨髓炎好发于 12 岁以下的儿童，男女患病比例约为 4∶1。原发病灶多在长骨干骺端，以胫骨近端、股骨远端为好发部位，胫骨远端、肱骨近端、髂骨等其他骨骼也可发生。

【病因】

最常见的致病菌是金黄色葡萄球菌，约占 75%，其次是 β 溶血性链球菌、革兰氏阴性杆菌。

【病理】

1. 原发灶 大多数病例，骨髓炎原发于长骨干骺端。

2. 病理演变 细菌首先在干端的松质骨内停留繁殖，引起局部急性炎症反应，如充血、水、白细胞浸润等，局部骨内压升高，引起剧痛，而后白细胞坏死释放溶蛋白酶破坏骨基质形成脓肿，脓肿再向压力低的方向扩张。

3. 病理改变 ①脓肿及骨坏死：干骺端脓肿及炎性肉芽组织扩展，骨髓腔滋养动脉因炎性栓子栓塞，骨膜下脓肿可使骨膜血管栓塞加之细菌毒素的作用，可引起局部密质骨骨坏死，甚至整段骨干的骨坏死。坏死骨在尚未与周围活组织脱离时，如炎症被控制，可以通过建立侧支循环，再血管化。若与周围组织脱离，则形成死骨，被肉芽组织、纤维组织包绕，长期存留体内。②骨膜下新骨形成：骨膜在未被感染破坏时，炎症刺激骨膜下形成新骨，可包绕死骨及其上、下活骨段表面，称为包壳。包壳可以保持骨干的连续性，使其不发生病理性骨折。如骨膜被感染破坏，无新骨壳形成，可发生感染性骨缺损及病理性骨折。死骨和包壳可使病灶经久不愈，是慢性骨髓炎的特征之一。

【临床表现】

（1）病史 包括潜在血源感染源、药物治疗史、影响患者系统和局部免疫状态的并发症等。

（2）全身症状 起病急，伴有高热；小儿可出现惊厥，体温常在 39~40 ℃，伴寒战、精神不振、消化道症状等，病情严重者可发生中毒性休克。

（3）局部表现　感染早期,局部剧痛,皮温升高,患肢呈半屈曲制动状态,拒绝活动和负重。当骨脓肿形成至穿破密质骨到骨膜下时,常伴剧痛,随后骨内压缓降,疼痛也随之减轻。当脓肿穿至皮下时,局部红、肿、热、痛明显。

（4）体征　早期压痛不明显,脓肿进入骨膜下时,局部才有明显压痛;被动活动肢体时疼痛加剧,常引起患儿啼哭。

【辅助检查】

1.实验室检查　①白细胞总数升高（>10×10⁹/L 及以上）,中性粒细胞比值大;②ESR 加快;③血中 C 反应蛋白（C-reactive protein,CRP）增高在骨髓炎的诊断中比 ESR 更有价值、更敏感,但特异性差;④在患者高热或应用抗生素治疗之前,可行血培养检查,如果阳性则有助于诊断及指导合理地选择抗生素治疗。

2.局部分层穿刺　对早期诊断有重要价值。在肿胀及压痛最明显处,用粗针头先穿入软组织内抽吸,如无脓液再向深处穿刺入骨膜下;如果骨膜下穿刺抽吸也无脓液,则应通过薄层干骺端皮质穿刺进入骨。即使仅抽出几滴血性穿刺液也必须送检。涂片检查有脓细胞或细菌则可明确诊断,并同时做细菌培养和药敏试验。

3.X 射线检查　早期骨髓炎患儿 X 射线平片一般正常。发病 7~14 d,X 射线平片显示有骨破坏,此前仅表现为软组织肿胀和脂肪消减,以后可见干骺端模糊阴影,骨纹理不清;2 周后逐渐出现松质骨虫蛀样散在骨破坏,骨膜反应、新骨形成等;病变继续发展,可见分层骨膜增生,游离致密的死骨,围绕骨干形成的骨包壳,是慢性骨髓炎的表现（图 19-31）。

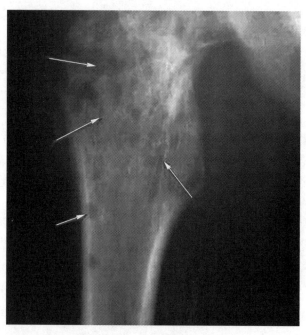

图 19-31　急性骨髓炎 X 射线片

4. 核素扫描（ECT） 虽然敏感，但特异性不高。在发病48 h内即可显示感染病灶的二磷酸锝（^{99m}Te）摄取增加，对早期诊断有一定的帮助。

5. CT 有助于评价骨膜下脓肿、软组织脓肿以及骨破坏的定位。

6. MRI 该检查对病灶敏感性高、特异性强，T_2像炎症病变信号加强，有早期诊断价值。

【诊断】

结合临床表现、辅助检查即可明确诊断。

【鉴别诊断】

1. 急性蜂窝织炎 全身中毒症状轻，病灶局限于肢体非干骺端的一侧，局部红、肿、热、痛及压痛等急性炎症表现均较急性骨髓炎明显，并有波动感，但无骨局部深压痛。

2. 化脓性关节炎 化脓性关节炎发病部位主要是在关节部位，如膝关节等。骨髓炎的发病部位则主要是在髓腔内，如比较常见的胫骨远端的骨髓炎。化脓性关节炎主要症状为关节部位的红肿疼痛，伴有关节功能的活动受限。骨髓炎的症状则主要为局部的脓性分泌物渗出，且容易反复发作。可伴有局部的皮肤溃疡等。

3. 尤因肉瘤 全身和局部表现与急性骨髓炎相似，鉴别困难。尤因肉瘤也可以在骨膜下形成渗出液，有分层骨膜反应，但其渗出液中主要含红细胞。局部穿刺活组织病理检查可确诊。

4. 恶性神经母细胞瘤、骨肉瘤、急性白血病及嗜酸性肉芽肿 易误诊为骨髓炎。

【防治原则】

1. 合理选用抗生素 在未知感染菌种和药敏结果之前，根据致病菌的特点选用广谱抗生素治疗。获得细菌培养及药敏检测结果后，及时调整并选用对细菌敏感的抗生素。金黄色葡萄球菌或革兰氏阴性杆菌引起的感染至少要治疗3周，直到体温正常，局部红、肿、热、痛等消失。另外，在停止应用抗生素前，实验室检查必须显示ESR和C反应蛋白水平正常或明显下降。

2. 局部处理 早期行骨开窗减压引流、防止炎症扩散及死骨形成而转变成慢性骨髓炎。引流越早、越彻底越好。

3. 肢体制动 患肢用石膏托或皮牵引制动，有利于炎症消散和减轻疼痛，防止病理性骨折和关节挛缩。

4. 全身支持疗法 提高机体免疫力，可少量多次输新鲜血浆或丙种球蛋白。给予高蛋白、维生素饮食。高热者给予降温，并注意保持体内水、电解质的平衡，纠正酸中毒。

（二）慢性化脓性骨髓炎

儿童多为急性骨髓炎迁延所致，成人常常是创伤后骨髓炎，包括手术，特别是内植物术后骨髓炎，属非血源性。常见原因为开放损伤造成骨污染，损伤软组织和骨组织的失活利于细菌生长繁殖。宿主的因素是慢性骨髓炎重要的发病基础。

【病理】

病理特点如下。①死骨和骨死腔：死腔内充满着坏死肉芽组织和脓液，死骨浸泡在其中,成为经久不愈的感染源。②纤维瘢痕化:由于炎症经常反复急性发作,软组织内纤维瘢痕化,局部血运不良,修复功能差。③包壳:骨膜反复向周围生长形成板层状的骨包壳,包壳内有多处开口,称瘘孔,向内与死腔相通,向外与窦道相通。④流脓窦道:脓液经窦道口排出后,炎症可暂时缓解,窦道口闭合。当骨死腔内脓液积聚后可再次穿破,如此反复发作,窦道壁周围产生大量的炎性纤维瘢痕,窦道口周围皮肤色素沉着,极少数病例发生鳞状上皮癌。

【分类】

Cierny-Mader 分型根据骨受累范围分类:Ⅰ型,骨髓型骨髓炎,感染源位于骨内膜下;Ⅱ型,表浅型骨髓炎,有原发软组织病变,受累骨组织表面暴露;Ⅲ型,局限型骨炎,有边缘明确的皮质死骨形成,常兼有Ⅰ型和Ⅱ型的特点;Ⅳ型,弥漫型骨炎,累及整个骨结构。又按宿主的免疫状态分为3个亚型:A型,宿主正常;B型,宿主有免疫缺陷;C型,宿主高度免疫抑制。

【临床表现及诊断】

全身症状一般不明显。急性发作时可有全身中毒症状,局部红、肿、疼痛。患处可见窦道口流脓且有异味,偶可流出小死骨。窦道处皮肤破溃反复发生可持数年或数十年。患肢增粗,组织厚硬,有色素沉着,周围肌肉萎缩。年幼者因炎症可阻碍或刺激骨骺发育,患肢可短缩或增长。若软组织挛缩可导致关节屈曲畸形。

【辅助检查】

X 射线检查:可见骨膜下骨及密质骨增厚,骨密度增加。骨干内可见密度增高的死骨,边缘不规则,与周围有分界透光带,为死腔。骨干形态变粗、不规则,密度不均,髓腔狭小甚至消失。骨干可弯曲变形,骨小梁失去正常排列,病变远侧骨有不同程度的萎缩。个别发生病理性骨折。发育过程可出现骨干缩短或发育畸形。慢性骨髓炎依其临床表现和影像学所见,一般不难诊断(图 19-32)。

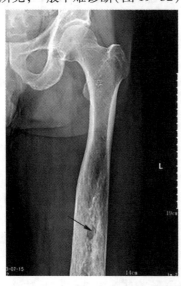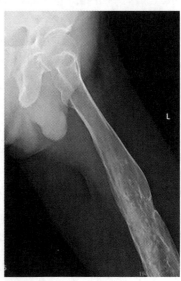

图 19-32　股骨慢性化脓性骨髓炎 X 射线片

【防治原则】

清除死骨,消灭骨死腔,切除窦道,根治感染灶。

1. 手术指征　①有死骨形成;②有骨死腔及流脓窦道。

2. 手术禁忌证　①急性发作期;②有大块死骨但包壳形成不充分。

3. 手术方法

(1)清除病灶　摘除死骨,吸尽脓液,切除坏死和肉芽组织,边缘带血管组织通常也要切除。如果有窦道存在,为帮助手术中定位和鉴别坏死和感染的组织,可在手术前一天晚上用小导管插入窦道内注入亚甲蓝染色。组织标本应进行特殊染色的组织学检查和有氧及厌氧菌培养。如上下骨段髓腔已阻塞,应凿去封闭髓腔的硬化骨,改善血液循环。

(2)消灭骨死腔　①碟形手术:也称 Orr 手术,方法是凿去骨死腔潜行边缘,成为一口大底小的碟形,使周围软组织向碟形腔内填充,以消灭死腔。②肌瓣填塞:利用邻近肌瓣或带血管蒂的转位肌瓣填塞骨死腔,因肌肉血液循环丰富,与骨腔壁愈合后可改善骨的血运。

(3)闭合伤口　彻底冲洗伤口,争取一期闭合。窦道口切除后,常因皮肤缺损而难以闭合伤口。伤口较大者,应用由湿到干的敷料覆盖,2～3 d 更换 1 次,待其下方新鲜肉芽组织生长填平伤口后,再用游离皮片覆盖创面,或者清创术后应用局部肌皮瓣、带蒂皮瓣、肌皮瓣转移或吻合血管的游离皮瓣、肌皮瓣闭合伤口。

(4)彻底引流　手术中伤口内置引流管 2 根,以便术后进行灌洗。

(5)术后患肢制动　有病理骨折或清创后骨缺损较大者,可用骨外固定装置辅助固定,有助于获得治愈。

(6)术后全身应用抗生素　慢性骨髓炎往往是多种细菌混合感染,应选择针对多种致病菌有效的广谱抗生素。

此外,腓骨、肋骨、髂骨部位的慢性化脓性骨髓炎,可采用病变骨段切除术。跟骨慢性化脓性骨髓炎,多位于跟骨体的松质骨内,常在跟骨周围形成窦道。有时适宜采用跟骨次全切除术,再将跟腱与跖腱膜及足蹈外展肌起点缝合,可获较满意的步行功能。慢性骨髓炎长久窦道继发皮肤鳞状上皮癌者,宜行截肢术。

二、化脓性关节炎

化脓性关节炎(septic arthritis)为关节内化脓性感染。多见于儿童,以膝和髋关节多发,其次为肘、肩及踝关节,其他关节少见。成人创伤后感染多见。

【病因及感染途径】

最常见的致病菌是金黄色葡萄球菌,约占 85%,其次是 β 溶血性链球菌和革兰氏阴性杆菌。患者常因呼吸道感染如急性扁桃体炎,以及皮肤疖肿、毛囊炎或体内潜在病灶的细菌进入血流,在关节滑膜上引起急性血源性感染;而局部注射药物进行封闭治疗,手术或开放性创伤,可直接引起关节内感染,近年来人工关节置换术普遍开展,成为治疗关节感染重要的途径。

【病理】

大致分为 3 期,但无明确的界限,并可因细菌毒力、机体抵抗力及治疗情况而变化。

1.浆液性渗出期 炎症仅在滑膜浅层,毛细血管扩张充血,滑膜肿胀,白细胞浸润。此时毛细血管壁和滑膜基质尚有屏障作用,大分子蛋白不能渗入关节腔,故关节液呈稀薄浆液状,内有大量白细胞和红细胞,纤维蛋白量少。因关节软骨未遭破坏,若在此期内获得治愈,渗出液可完全吸收,关节功能不会受到损害。此期时间短,约 2~3 d。

2.浆液纤维素性渗出期 滑膜炎症加重,毛细血管壁和滑膜基质屏障功能丧失,渗出液为浆液纤维素性,黏稠且内含大量的炎症细胞、脓细胞和纤维蛋白。炎症反应包括白细胞向关节腔内的移动。白细胞、滑膜细胞和软骨细胞产生大量不同的酶和毒性物质。细菌降解产物和蛋白溶解酶的释放使关节软骨开始降解,氨基葡聚糖开始丢失,使关节软骨破坏。加之滑膜肿胀增厚、纤维蛋白沉积等,此期即使炎症治愈,关节将丧失部分或大部分功能。

3.脓性渗出期 关节腔积聚浓稠黄色的脓性渗出液,内含大量的脓细胞和絮状物,关节软骨破坏加重,甚至剥脱。炎症进一步发展,可侵入骨端松质骨,形成骨髓炎。另一方面炎症经关节囊纤维层,向外扩展,引起周围软组织化脓性感染。全身抵抗力低下,脓肿迁徙可出现多发脓肿。关节脓肿破溃可形成窦道。后期可发生病理性关节脱位,关节纤维性强直或骨性强直。

【临床表现及诊断】

起病急,体温可达 39~40 ℃,全身中毒症状严重,甚至出现中毒性休克和多处感染灶等。受感染的关节疼痛剧烈,呈半屈位、活动受限;局部明显肿胀、压痛,皮温升高。髋关节的位置较深,因而肿胀、压痛多不明显,但有活动受限,特别是内旋受限。遇到不能解释的膝疼痛时,应警惕疼痛可能来自髋关节。老年和糖皮质激素治疗患者症状、体征较轻。假体置换术后感染常有持续痛和静止痛,可存在表浅伤口感染或窦道。

【辅助检查】

1.实验室检查 ESR、CRP 和白细胞计数升高,但无特异性。白细胞总数可达>10×10^9/L,中性粒细胞升高,常有核左移或中毒颗粒。

2.血培养 当有严重全身中毒症状时,70% 以上患者血培养阳性。

3.关节穿刺检查 早期为浆液性液体,有大量白细胞。关节液往往含有絮状物,白细胞计数>50.0×10^9/L,中性粒细胞超过 75%。后期关节液为脓性且黏稠,镜检有大量脓细胞。要进行穿刺液的细菌培养及药敏试验。

4.影像学检查 CT、MRI 和放射核素扫描可鉴别关节周围软组织炎症及骨髓炎。早期 X 射线检查显示关节肿胀、积液、关节间隙增宽。X 射线平片虽无助确诊,但可以除外骨折或是否为恶性肿瘤等其他疾病。发病一段时间后,X 射线平片可见邻近骨质疏松;后期可见关节间隙变窄。当感染侵犯软骨下骨时,引起骨质破坏、增生和硬化,关节间隙消失,可发生纤维性或骨性强直。儿童期有时尚可见到骨骺滑脱或病理性关节脱位。假体置换术后感染的 X 射线检查多显示假体周围透光带或松动征象。

【鉴别诊断】

需要鉴别的疾病有：①急性血源性骨髓炎；②类风湿性关节炎；③关节结核；④骨关节炎。

【防治原则】

早期治疗是治愈感染、保全生命和恢复关节功能的关键。治疗原则：应用广谱抗生素、全身支持治疗，消除局部感染病灶。

1.一般对症支持治疗　高热者予以降温，注意维持水、电解质的平衡及纠正酸中毒。可少量多次输新鲜血，以增强抵抗力，予高蛋白、高维生素饮食。

2.抗生素治疗　在未知感染菌种和药敏结果之前，采用大剂量联合广谱抗生素治疗；进行药敏试验后，依据药敏结果选用敏感抗生素。

3.局部治疗　①重复关节穿刺减压术：适用于浆液性渗出期。抽净积液后可注入抗生素。1～2次/d，直到关节液清亮，镜检正常。②灌洗：用抗生素液关节腔内持续点滴和负压引流治疗。③关节镜下手术：适用于浆液纤维性渗出期，在关节镜下清除脓苔，彻底冲洗关节腔，并配合灌洗引流处理。④关节切开：适于浆液纤维性渗出期或脓性渗出期，直视下病灶清除，安置灌洗引流装置。⑤患肢制动：用皮牵引或石膏固定关节于功能位，以减轻疼痛，控制感染扩散，预防畸形。后期如关节处于非功能位强直或有病理性脱位，可行矫形手术改善功能。

第三节　骨与关节结核

学习导航

1.知识目标　掌握骨与关节结核的临床表现；熟悉骨与关节结核的治疗方法；了解骨与关节结核的病理及病因。

2.技能目标　能够对骨与关节结核做出初步诊断及治疗。

3.素质目标　树立良好的医德医风，培养严谨的科学态度，具有爱伤意识，能体现对患者的人文关怀。

案例导入

患者，女，33岁。近1个月来渐出现腰背痛，伴低热，盗汗。既往有肺结核病史。查体：T 38.5 ℃，胸11～12棘突明显压痛，余(-)。

思考：

1.该患者的诊断？

2.为明确诊断，需要进一步做哪些检查？

3.对该患者如何进行治疗？

骨与关节结核(bone and joint tuberculosis)是一种结核分枝杆菌经血液侵入骨骼与关节所致的慢性感染性疾病,常继发于肺结核或消化系统结核,多见于儿童和青少年。病变多为单发,好发部位为脊柱和髋、膝关节等活动较多、负重较大的部位。

【病因与病理】

病原菌主要是人型分枝杆菌。结核分枝杆菌一般不能直接侵入骨或关节的滑膜引起骨关节结核,主要是继发于原发肺结核或胃肠道结核,通过血液传播引起。结核分枝杆菌由原发病灶通过血液循环到全身各组织,其中绝大多数被机体消灭,只有少部分侵入骨与关节组织中,如干骺端、椎体或关节滑膜。结核性栓子可以在这些组织的微小动脉停留并繁殖形成微小病灶。机体一般情况良好时,绝大多数病灶将被消灭,只有少数微小病灶呈静止状态,无任何临床症状。当机体免疫力降低或疾病造成机体抵抗力下降时,这些静止微小病灶内的结核分枝杆菌将重新活跃起来,迅速繁殖,形成骨或关节结核。少数患者可以因为骨、关节旁的淋巴结结核、胸膜结核侵入骨或关节滑膜,即通过接触感染引起骨关节结核。骨关节结核的最初病理变化是单纯性骨结核或单纯性滑膜结核。在骨结核的发病初期,病灶局限于长骨干骺端,关节软骨面完好,表现为关节积液。此时如果及时治疗得当,结核将被很好地控制,关节功能可不受影响。如果病变进一步发展,滑膜呈乳头样增生并侵犯骨及关节软骨,结核病灶便会波及关节腔,使关节软骨面受到不同程度损害,称为全关节结核,必定会遗留各种关节功能障得。若不能控制,可穿破皮肤形成瘘管或窦道,并引起继发感染(图19-33)。

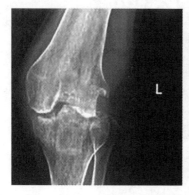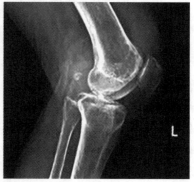

图19-33 膝关节结核X射线片

【临床表现】

1.局部症状 起病缓慢,出现午后低热、盗汗、乏力、消瘦等全身症状。病变部位常有疼痛,活动后加剧,随着病变发展疼痛逐渐加重,患儿常有"夜啼"。后期患者可出现跛行,脊髓压迫可导致截瘫等症状。

2.查体 病变关节早期肿胀、压痛,肿胀部位无红、热等急性炎症表现,故又称之为"冷脓肿"。晚期可出现关节僵硬、脱位、下肢不等长、驼背畸形等体征。

【辅助检查】

1. 实验室检查　血常规可见轻、中度贫血,白细胞多正常,合并其他细菌感染时可升高。ESR 明显增快。结核菌素试验可为阳性。病灶部位脓液结核杆菌培养或组织学检查可作为确诊依据。

2. 影像学检查　①X 射线:早期可表现为关节间增宽,之后可出现骨质疏松、关节间变窄、骨质破环,出现病灶周围软组织影。②CT:可清晰显示病灶部位,判断有无死骨及冷肿形成。③MRI:有助于早期诊断,并观察有无脊髓受压及关节内软组织改变。

3. 关节镜检查　关节镜下可见滑膜异常增厚,包裹交叉韧带,关节软骨变薄、脱落等。关节镜下的组织活检有利于确诊,同时可进行全关节腔清理治疗。

【诊断】

多为儿童、青少年及抵抗力较低人群,既往多有结核病史,结合症状、体征及辅助检查结果,多可诊断。病部位结核分枝杆菌培养阳性为确诊依据。

【防治原则】

1. 全身治疗　卧床休息,注意补充营养,合并其他细菌感染可给予抗生素治疗。坚持早期、规律、全程适量、联合的抗结核药物治疗原则。主张选择 3 种一线药物小剂量长期联合应用,疗程多长于 12 个月。

2. 局部治疗　①局部制动:有石膏固定、支具固定与牵引等保证病变部位休息,减轻疼痛。一般小关节结核固定 1 个月,大关节结核需固定 3 个月,制动期间每周至少确保关节全范围活动 3 次。②抗结核药物局部注射治疗。局部注射药量小、局部浓度高、全身反应小,适用于单性滑膜结核。常用药物为链霉素或异烟肼,或两者合用。

3. 手术治疗　通过手术清除病灶坏死组织、改善病灶血运、防止全关节结核及继发感染等。主要包括切开排脓、关节镜或开放病灶清除术、关节融合术、截骨术和关节成形术等。

适应证:①骨与关节结核有明显的死骨和大的脓肿形成;②窦道流脓经久不愈;③脊柱结核引起脊髓受压。

禁忌证:①伴有其他脏器活动期结核者;②病情危重、全身情况差;③合并其他疾病不能耐受手术者。

第四节　骨肿瘤

◀ 学习导航 ▶

1. 知识目标　掌握骨肿瘤的临床表现;熟悉骨肿瘤的治疗方法;了解骨肿瘤的分类。
2. 技能目标　能够对骨肿瘤做出初步诊断及治疗。
3. 素质目标　树立良好的医德医风,培养严谨的科学态度,具有爱伤意识,能体现对患者的人文关怀。

案例导入

患者,男,21岁。因"左膝上疼痛1个月,加重1周"入院。患者1个月前无明显原因及诱因出现左膝关节上方疼痛,疼痛为隐痛,运动后疼痛加重,以夜间痛为著,无发热,未予任何诊疗。近1周疼痛呈进行性加重,影响睡眠,门诊行膝关节X射线检查,提示股骨远端内侧异常占位。

思考:

1.该患者的初步诊断是什么?

2.为明确诊断,需进一步完善哪些检查?

3.如何进行治疗?

发生于骨内或起源于骨各种组织成分的肿瘤称为骨肿瘤(bone tumor)。

【分类】

根据其肿瘤组织的形态结构,结合其生长特征可分为良性肿瘤和恶性肿瘤。根据其组织发生学分为原发性肿瘤和转移性肿瘤。

骨肿瘤总体发病率男性高于女性。原发性骨肿瘤在临床上并不常见,且其中良性比恶性多见。原发性恶性骨肿瘤中,骨肉瘤最为常见,之后依次为软骨肉瘤、尤因肉瘤、恶性组织细胞瘤,好发部位为长骨干骺端。原发性良性骨肿瘤中,发病率由高到低依次为骨软骨瘤、软骨瘤、骨瘤、骨化性纤维瘤等等。

转移性骨肿瘤发病率远远高于原发性骨肿瘤,据统计骨转移瘤是骨原发恶性肿瘤的35～40倍。成年人以乳腺、前列腺、肺、甲状腺及肾癌的骨转移最多见;儿童则以神经母细胞瘤的骨转移为多。转移性骨肿瘤好发于中老年人,40～60岁最为多见。好发部位是躯干骨和肢带骨,首先是脊椎,特别是胸椎和腰椎,其次是骨盆、股骨和肱骨近端。

【临床表现】

1.局部症状 包括疼痛、肿胀、压迫症状、功能障碍,全身症状可见消瘦、食欲下降、低热等。

2.查体 在患处扪及肿块,如发生病理性骨折则有相应临床表现。

【诊断】

骨肿瘤的诊断需结合临床、影像学和病理检查进行综合分析,3个方面缺一不可。

1.影像学检查 ①X射线检查:对骨肿瘤诊断有重要价值,能反映骨与软组织基本病变,应当指出的是,若松骨质中骨破坏小于2～3 cm,X射线片上可能无阳性发现。②CT检查:能确定肿瘤的部位、范围、形态及结构。③MRI检查:能清晰显示病灶侵犯软组织的范围和髓腔内的蔓延范围。

2.病理检查 可鉴定骨肿瘤的性质,对治疗方案的制定具有重要的指导意义。

3.临床骨转移瘤诊断 如原发恶性肿瘤已明确诊断,转移瘤的诊断即无困难。但在为数不少的病例中,骨转移瘤可能为仅有或首先发现的临床表现,然后经详细彻底检查才能发现原发肿瘤。也有原发肿瘤始终不能发现者。此时,应根据病历、年龄、性别、临床表现、肿瘤发生部位和其广泛性、化验检查结果(如凝溶蛋白试验、血清球蛋白定量试验、血清磷酸酶定量试验、尿常规检查等)和 X 射线征象等,与原发性骨肿瘤相鉴别。必要时应做活组织检查。

【防治原则】

1. 良性及恶性骨肿瘤的治疗　良性骨肿瘤多数无症状可以不用采取任何治疗措施,部分有症状者以手术治疗为主要方法。恶性骨肿瘤采取以手术为主,包括放化疗、生物治疗等的综合治疗方法。

2. 转移性骨肿瘤的治疗　近几年来,转移性骨肿瘤的外科治疗有较大发展。目前,转移性骨肿瘤外科治疗的原则是:脊柱转移性肿瘤,应解除神经根和脊髓的受压、恢复脊柱的稳定性,可采用脊柱内固定和椎体置换治疗;四肢转移性骨肿瘤,如发生病理骨折,可行人工假体置换及手术复位、骨水泥填充固定等。

第五节　运动系统畸形

◀学习导航

1. 知识目标　掌握先天性马蹄内翻足、先天性髋关节脱位、先天性脊柱侧凸的临床表现;熟悉先天性马蹄内翻足、先天性髋关节脱位、先天性脊柱侧凸的治疗方法;了解先天性马蹄内翻足、先天性髋关节脱位、先天性脊柱侧凸分类及病理。

2. 技能目标　能够对先天性马蹄内翻足、先天性髋关节脱位、先天性脊柱侧凸做出初步诊断及治疗。

3. 素质目标　树立良好的医德医风,培养严谨的科学态度和爱伤意识,能体现对患者的人文关怀。

案例导入

患儿,男,5 个月。患儿因"发现左足内翻 5 个月"入院。患儿 5 个月前被家属发现左足内翻,呈马蹄样,无发热、恶心及呕吐,为行治疗入院。入院时查体:左足发育稍差,踝关节背伸受限,跟骨内翻 10°,左足趾血运正常。

思考:

1. 该患儿的诊断是什么?

2. 为明确诊断,需进一步完善哪些检查?

3. 该患儿应该如何进行治疗?

运动系统畸形是骨科常见病、多发病,根据病因分为神经源性(脊髓灰质炎后遗症及脑或脊髓疾病)、非神经源性(先天性、姿态畸形)及创伤性畸形(关节四肢脊柱外伤后遗畸形)。

一、先天性马蹄内翻足

先天性马蹄内翻足(congenital talipes equinovarus)是一种常见的先天畸形,其发病率约为0.1%,男孩为女孩的2倍,单侧稍多于双侧,呈现内收、内翻、马蹄畸形,可伴有其他畸形如多指、并指等,病因不明。

【病理】

由4个因素组成:①跗骨间关节内收;②踝关节跖屈;③足内翻;④年龄较大时可有胫骨内旋及胫骨后肌挛缩。足处于此位置时,对矫正有弹性抗力,还可合并继发的跟腱和跖腱膜挛缩。足背和足外侧的软组织因持续牵扯而延伸。小儿开始行走后逐渐发生骨骼畸形。先出现跗骨排列异常,以后发展为跗骨发育障碍和变形,足舟骨内移,跟骨跖屈、内翻,距骨头半脱位等,严重者常有胫骨内旋畸形。这些骨骼畸形属于适应性改变,取决于软组织挛缩的严重程度和负重行走的影响。在未经治疗的成人中,某些关节可自发融合或继发于挛缩而产生退变性改变。

【临床表现】

出生后出现单足或双足马蹄内翻畸形,即尖足,足跟小,跟骨内翻,前足内收,即各足趾向内偏斜,此外胫骨可合并内旋。随年龄增长,畸形日趋严重,尤其在负重后,足背外侧缘着地,常出现滑囊和胼胝。患侧小腿肌肉较健侧明显萎缩(图19-34)。

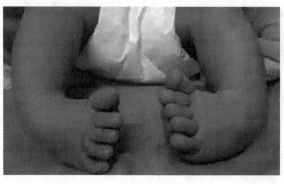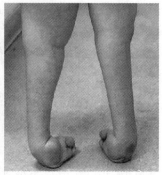

图19-34　先天性足内翻

【诊断】

出生后即出现明显畸形者诊断不难,必要时行X射线检查。典型表现为前足内收、跟骨内翻、踝关节马蹄形,同时合并胫骨内旋。若年龄较大,病史不明确者,要与先天性多发性关节挛缩症、大脑性瘫痪和脊髓灰质炎后遗症等相鉴别。

1.先天性多发性关节挛缩症　累及四肢很多关节,畸形较固定,不易纠正。早期已有骨性改变。

2.大脑性瘫痪 常为痉挛性瘫痪,肌张力增加,反射亢进,有病理反射及大脑受累的表现等。

3.脊髓灰质炎后遗症 肌肉有麻痹和萎缩现象。

【防治原则】

不同年龄,选择不同的治疗方法;实施治疗的年龄越小,疗效越好,而且治疗方法也相对简单。

1.非手术疗法

(1)手法扳正 适用于1岁以内的婴儿。由医生指导患儿的母亲做手法扳正,之后可用柔软的旧布自制绷带,将足松松地包在已矫正的位置上。若数月后畸形已显著改善,即可穿一矫形足托代替绷带包扎,将足维持于矫正后的位置。

(2)双侧夹板固定法 不能坚持长期手法扳正者,可于出生后1个月采用轻便的双侧夹板矫形。

(3)手法矫正、石膏固定法 适用于1~3岁的患儿,双侧畸形可同时矫正,手法矫正的本质是将畸形的组成部分,按一定的程序逐个予以矫治,直至弹性抗力完全消除为止。最后将手法矫正取得的成果用管型石膏固定起来,直至完全排除畸形复发为止。现国际流行应用 Penseti 石膏固定法。

2.手术疗法 非手术疗法效果不满意或畸形复发者,均可考虑手术治疗。

一般在10岁以前,不宜做骨部手术,以免损伤骨骺。大多数采用软组织手术。主要有:①跟腱延长术;②足内侧挛缩组织松解术;③跖腱膜切断术;④必要时部分切开踝关节后方关节囊。术后长腿管型石膏固定2~3个月。10岁左右仍有明显畸形者,可考虑做足三关节融合术(即跟距、距舟和跟骰关节)。术后用管型石膏固定,直至融合牢固为止。对于马蹄内翻足畸形伴有的胫骨内旋,只有极少数需要做旋转截骨术。如果考虑做胫骨截骨,必须确定病理改变仅限于胫骨,而没有僵硬性足的畸形。

二、先天性髋关节脱位

先天性髋关节脱位(congenital dislocation of the hip,CDH),又称发育性髋关节脱位(development dislocation of the hip,DDH),是一种常见的先天性畸形。发病率占存活新生儿的0.1%,发病左髋多于右髋,双侧多于单侧。先天性髋关节脱位的发生除了先天因素外,后天的因素也起着重要作用,而且是可以预防的。

【病因】

多种因素可能参与了该病的发生。主要发病因素为原发性髋臼发育不良及关节囊、韧带松弛,典型的先天性髋关节脱位均继发于这两个因素。患病女性明显多于男性,比例约为6:1,可能与内分泌因素有关。约20%患儿有家族史,说明与遗传因素有一定的相关性。发病与胎位有关,经临床统计臀位产发病率最高。其他还有生活习惯和环境因素,如习惯使用双下肢捆绑襁褓婴儿的地区发病率明显增高。

【分类】

分为两大类型。一类是单纯型最常见,该型还可进一步分为髋臼发育不良、髋关节半脱位和髋关节脱位3种。另一类为畸胎性髋关节脱位,均为双侧髋关节脱位,双膝关节处于伸直位僵硬,不能屈曲,双足呈极度外旋位,为先天性关节挛缩症。有的合并并指、缺指或跗内收畸形。该型治疗困难,疗效不佳,均需手术治疗。

【病理】

1. 原发性病理变化 ①髋臼:髋臼前、上、后壁发育不良,平坦、变浅,并有脂肪组织、圆韧带填充其中。最终脱位的股骨头压迫髂骨翼出现凹陷,假臼形成。②股骨头:股骨头骨骺出现迟缓,发育较小,随着时间的推移股骨头失去球形而变得不规则。③股骨颈:变短变粗,前倾角加大。④盂唇:在胚胎发育至7~8周时,间充质细胞分化形成关节囊和盂缘,当受到任何刺激均可使正常间质停止吸收出现盂唇。盂唇在盂缘上方常与关节囊、圆韧带连成一片,有时呈内翻、内卷状,影响股骨头复位。⑤圆韧带:改变不一,有的可拉长、增粗、增厚,有些病例部分消失或全部消失。⑥关节囊:松弛,随股骨头上移而拉长、增厚,因髂腰肌经过关节囊前方,可出现压迹,严重者关节囊呈葫芦状,妨碍股骨头复位。

2. 继发性病理变化 ①骨盆:单侧脱位骨盆倾斜。双侧脱位骨盆较垂直,前倾。②脊柱:单侧脱位由于骨盆倾斜出现代偿性脊柱侧凸。双侧脱位由于骨盆垂直,腰椎生理前凸加大,臀部后凸。③肌肉与筋膜:随着股骨头的上移脱位,内收肌、髂腰肌紧张,臀肌、阔筋膜张肌出现不同程度挛缩。④根据股骨头上移位置不同可分为臼上型及臼后上型。臼上型股骨头位于髋臼的正上方,移位距离较小,髋臼发育差,假臼形成完全;臼后上型股骨头位于髋臼后上方,移位距离较大,假臼形成不明显,髋臼上部分发育相对较好。

【临床表现】

因患儿的年龄不同而有较大差异。

新生儿和婴幼儿在站立前期临床症状不明显,若出现下述症状提示有髋脱位的可能:①单侧脱位者,大腿、臀以及腘窝的皮肤皱褶不对称,患侧下肢短缩且轻度外旋;②股动脉搏动减弱;③屈髋90°外展受限;④牵动患侧下肢时,有弹响声或弹响感。

查体:患侧屈曲位,不能伸直。两侧大腿内侧皮肤皱褶不对称,患侧皮皱加深增多。会阴部增宽,患侧肢体缩短,牵拉患侧下肢时有弹响声或弹响感;患侧髋关节活动减少,活动受限。蹬踩力量较健侧弱。

【辅助检查】

1. X射线检查 对诊断新生儿期的先天性髋关节脱位并非十分可靠,但X射线检查可以显示髋臼发育不良。随着患儿年龄增加和软组织的挛缩,X射线检查变得更可靠,有助于诊断和治疗(图19-35)。

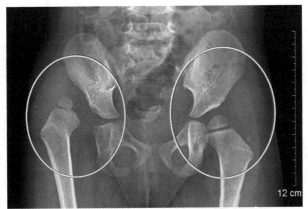

脱位的髋关节　　　　正常的髋关节

图 19-35　右髋关节脱位 X 射线片

2. CT 及 MRI 检查　前倾角增大是先天性髋关节脱位的主要骨性病变之一,近年来利用 CT 测量股骨颈前倾角具有方法简单、准确等优点,尤其是应用三维 CT 重建技术,可以任意角度内观察股骨颈及髋臼的发育情况,准确提供股骨颈轴线、前倾角等信息。MRI 能显示髋关节周围软组织与股骨头、髋臼之间的关系,对于治疗方案选择及疗效评价具有一定参考价值。

【诊断】

根据临床表现、体格检查及影像学检查即可诊断。

【防治原则】

治疗方法因年龄而异,治疗越早,效果越好。年龄越大,病理改变越重,手术操作难度越大,疗效越差。

1. 婴儿期(0~6 个月以内)　采用特制的连衣裤套治疗。对于有轻、中度内收肌挛缩的患儿,主要是将脱位的髋关节复位,并保持双髋关节屈曲外展位,6~8 周一般可以自愈。

2. 幼儿期(1~3 岁)　对于不能自然复位,1 岁以后发现的髋脱位,一般采用手法复位,支具或石膏外固定治疗。

3. 3 岁以上儿童　一般均采用手术切开复位,骨盆截骨术。

三、先天性脊柱侧凸

先天性脊柱侧凸(congenital scoliosis)是指由于椎体形成障碍、分节障碍或两者共同存在而在脊柱冠状面上形成的脊柱畸形(图 19-36)。通常先天性脊柱侧凸发生在胚胎发育早期 5~7 周,此时为胚胎体节、脏节形成时期,当一些致畸因素作用于胚胎时,不仅引起脊柱发育畸形,也同时伴有内脏和其他骨骼肌肉系统发育异常,如先天性脊柱侧凸患儿可伴有先天性心病、胸廓畸形、肺功能异常、生殖泌尿系统畸形、高肩胛症、Klippel-Feil 畸形等。

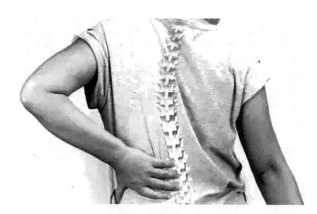

图 19-36　脊柱侧凸

【分类】

根据脊柱发育障碍,先天性脊柱侧凸分为 3 型。

Ⅰ型:形成障碍,包括半椎体及楔形椎,半椎体为一侧形成障碍而引起的椎体畸形。

Ⅱ型:分节不良,包括单侧未分节形成骨桥和双侧未分节(阻滞型)。

Ⅲ型:混合型。

【病理】

1. 脊柱两侧不对称生长　如单一半椎体或单侧骨桥形成,或者一侧半椎体加对侧骨桥形成,半椎体生长较快,而骨桥侧生长缓慢或停止生长,就会导致脊柱两侧生长不平衡,引起侧凸发生。

2. 肋骨改变　椎体旋转导致凸侧肋骨移向背侧,使后背部突出,形成隆凸,严重者形成"剃刀背"。凸侧肋骨互相分开,间隙增宽。凹侧肋骨互相挤在一起,并向前突出,导致胸部不对称,容积减小。

3. 内脏改变　严重胸廓畸形使肺脏受压变形,由于肺泡萎缩,肺的膨胀受限,肺内张力过度,引起循环系统梗阻,严重者可引起肺源性心脏病。

4. 其他　常伴有脊髓纵裂、硬膜内脂肪瘤、脊髓空洞、Chiari 畸形等。

【临床表现】

1. 本病以女性为多,在儿童期身体增长慢,畸形并不明显,即使轻微畸形亦无结构变化,容易矫正,但此时期不易被发现。患者至 10 岁以后,椎体第二骨骺开始加速发育,侧凸畸形的发展即由缓慢转为迅速,1～2 年内可以产生较明显的外观畸形。

2. 多数侧凸发生在胸椎上部,凸向右侧;其次好发于胸腰段。凸向左侧者较多。脊柱侧凸所造成的继发性胸廓畸形,如畸形严重,可引起胸腔和腹腔容量减缩,导致内脏功能障碍,如心脏有不同程度的移位,心搏加速,肺活量减少,消化不良,食欲减退;神经根在凸侧可以发生牵拉性症状,凹侧可以发生压迫性症状;神经根的刺激,可以引起胸和腹部的放射性疼痛;亦有引起脊髓功能障碍者,由于内脏功能障碍,患者全身往往发育不佳,躯干矮小,体力较弱,心肺储备力差。

【辅助检查】

1. X射线检查　应行站立位的脊柱全长正侧位片,以便了解侧凸的原因、类型、位置、角度和范围。肋骨融合、椎弓根、椎板缺如、椎间隙变窄或消失、半椎体、楔形椎等表现是先天性脊柱侧凸常见的X射线表现。

2. CT　对脊椎、脊髓、神经根病变的诊断具有明显的优越性,尤其对普通X射线平片显示不清的部位(枕颈、颈胸段等)优点更为突出,能清晰地显示椎体及其附件等骨性结构。脊髓造影CT扫描(CTM),可以了解椎管内的真实情况以及骨与脊髓、神经的关系。近年来脊柱CT三维重建更加直观地显示出一些异常的骨性融合、缺如,椎体旋转等细节问题,对于术中置钉、截骨等提供重要影像学信息。

3. MRI　对椎管内、外软组织结构及病变分辨力强,不仅有助于辨认病变部位、范围,而且对病变性质如肿瘤、水肿、血肿、囊肿、脊髓变性等进行鉴别,静脉注射造影剂"增强成像"有助于更好地鉴别病变性质。MRI检查骨性结构显影尚不如CT清楚。

4. 脊髓造影　先天性脊柱侧凸常伴有椎管内畸形,如脊髓低位、脊髓纵裂、脊髓空洞等,遇到脊髓畸形时常常需要脊髓造影检查,有助于更全面地了解病情、确定治疗方案。

5. 肺功能检查　肺活量的减少与侧凸的严重程度相关。

6. 电生理检查　对了解脊柱侧凸患者有无并存的神经、肌肉系统障碍有着重要意义。

7. 发育成熟度的鉴定　成熟度的评价在脊柱侧凸的治疗中也很重要。必须根据生理年龄、实际年龄及骨龄来全面评估。

【防治原则】

防治原则包括:①矫正畸形;②获得稳定;③维持平衡;④减缓或阻止进展。

1. 非手术治疗

(1)观察　主要目的是观察侧凸畸形是否发展。适用于自然史不清的病例。观察方法:每4~6个月随诊1次。常规行站立位脊柱全长正侧位X射线检查,对不能站立的婴幼儿可行卧位X射线检查。

(2)支具治疗　先天性脊柱侧凸的畸形属僵硬型,支具治疗多数无效;对于少数自然病史为良性的先天性脊柱侧凸可采用支具治疗。支具治疗期间侧凸仍然加重,应行手术治疗。

2. 手术治疗　严重或进展性先天性脊柱侧凸通常需手术治疗。手术方法的选择必须根据患者的具体情况决定,注意患者年龄、畸形的种类(侧凸、后凸、前凸或联合畸形)、位置、弯曲类型、畸形自然史以及是否合并其他系统先天性畸形。对于进展性弯曲,特别是支具治疗无效者,应尽早手术治疗(图19-37)。

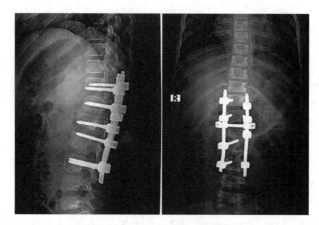

图 19-37　脊柱侧凸手术治疗后

（刘慧卿）

第四篇　妇产科疾病

第二十章

生理产科

第一节　妊娠诊断

1. 知识目标　掌握各期妊娠的临床特征。
2. 技能目标　学会诊断妊娠。
3. 素质目标　树立良好的医德医风,培养严谨的科学态度。

胚胎和胎儿在母体内生长发育的过程称为妊娠。卵子受精是妊娠的开始,胎儿及其附属物自母体排出是妊娠的终止。临床上一般以末次月经的第一天作为妊娠的开始。足月妊娠全过程约为 280 d,即 40 周或 10 个妊娠月。临床上将妊娠全过程分为 3 个时期:妊娠 13 周末以前称为早期妊娠;第 14 ~ 27 周末称为中期妊娠;第 28 周及以后称为晚期妊娠。

1. 早期妊娠

(1)停经　有性生活史的健康妇女,平素月经规律,月经过期 10 d 以上,应怀疑妊娠。若停经已达 8 周,妊娠的可能性更大。但停经不一定就是妊娠。精神、环境因素也可引起闭经。哺乳期妇女月经虽未恢复,仍可能再次妊娠,应予以鉴别。

(2)早孕反应　半数以上妇女于停经 6 周左右出现畏寒、头晕、乏力、嗜睡、流涎、食欲不佳、择食、恶心、晨起呕吐等症状,称为早孕反应。多数于妊娠 12 周左右自行消失。

(3)尿频　早期出现尿频,系增大子宫压迫膀胱所致。约在妊娠 12 周以后,子宫增大超出盆腔,尿频症状自行消失。

(4)乳房变化　逐渐增大,乳头及乳晕着色加深,乳晕周围有深褐色蒙氏结节出现。

(5)生殖器官变化　检查可见阴道壁及宫颈充血、变软,呈紫蓝色;随妊娠进展,宫体逐渐增大、变软,妊娠 5 ~ 6 周呈球形,妊娠 8 周约为非孕时的 2 倍,妊娠 12 周后,宫底超出骨盆腔时可在耻骨联合上方触及。妊娠 6 ~ 8 周,双合诊检查子宫峡部极软,宫颈与宫体似不相连称为黑加征。

(6)辅助检查　①妊娠试验:目前临床上多用早早孕诊断试纸法检测尿液,若为阳性可协助诊断妊娠,是最简便、快速的方法。②超声波检查:B 型超声波检查是诊断早期妊娠快速、准确的方法,妊娠 5 周时在增大的子宫轮廓内可见妊娠囊,呈圆形或椭圆形,边界清楚,其内为无声区的光环。妊娠 5 ~ 8 周时在妊娠囊内可见胎心搏动。用超声多普勒仅能听到胎心音和脐带血流音。

根据病史,结合体征及辅助检查综合判断,妊娠多易诊断。诊断不明确者,应于1～2周后复诊。

2. 中、晚期妊娠　有早期妊娠的经过,并逐渐感到腹部增大和自觉胎动。

(1)子宫增大　子宫随妊娠进展逐渐增大,宫底高度出现相应变化。根据手测宫底高度及尺测耻上子宫长度(表20-1),可大致判断妊娠周数。

表20-1　不同孕周宫底高度及子宫长度

妊娠周数	手测宫底高度	尺测耻上子宫长度/cm
12 周末	耻骨联合上2～3横指	
16 周末	脐耻之间	
20 周末	脐下1横指	18(15.3～21.4)
24 周末	脐上1横指	24(22.0～25.1)
28 周末	脐上3横指	26(22.4～29.0)
32 周末	脐与剑突之间	29(25.3～32.0)
36 周末	剑突下2横指	32(29.8～34.5)
40 周末	脐与剑突之间或略高	33(30.0～35.3)

(2)胎动　胎儿在子宫内的活动称为胎动。胎动是妊娠活胎的诊断依据,也是胎儿宫内安危的重要指标。正常孕妇多于妊娠18～20周开始自觉胎动,约为3～5次/h。孕28周以后,正常胎动每2h不少于10次。腹部检查时可扪到胎动,也可用听诊器听到胎动音。

(3)胎心音　18～20周开始,用听诊器经孕妇腹壁可听到胎儿心音。胎儿心音呈双音,似钟表"滴答"声,速度较快,正常为110～160次/min。应注意与子宫杂音、腹主动脉音、胎动音和脐带杂音相鉴别。

(4)胎体　20周以后,经腹壁可触及子宫内的胎体,24周以后能区分胎头、胎背、胎臀和胎儿肢体。

(5)辅助检查　超声波检查:①B型超声波。可显示胎产式,胎先露、胎方位、胎心、胎动及胎盘情况,且能测量胎头双顶径、股骨长等多条径线,了解胎儿发育情况,并可观察有无胎儿体表畸形。②胎儿心电图。目前国内常用间接法检测胎儿心电图,通常于妊娠12周以后可显示较规律的图形。

3. 胎产式、胎先露、胎方位　32周后,胎儿的姿势和位置相对恒定,其与分娩有密切的关系。胎儿为适应妊娠宫腔的形状和大小,胎头俯屈,面部贴近胸壁,脊柱略前弯,四肢屈曲交叉于胸腹前,其体积及体表面积均明显缩小,整个胎体呈头端小、臀端大的椭圆形,称为胎姿势。

(1)胎产式　胎体纵轴与母体纵轴的关系称胎产式。两纵轴平行者称纵产式,多见,属正常胎产式;两纵轴垂直者称横产式,少见;两纵轴交叉呈角度者称斜产式,多数转为纵产式,偶尔转为横产式。

（2）胎先露　进入骨盆入口的胎儿部分称胎先露,纵产式有头先露及臀先露。头先露因胎头屈伸程度不同又分为枕先露、前囟先露、额先露及面先露;臀先露又分为混合臀先露、单臀先露、单足先露和双足先露。横产式为肩先露。偶见头先露或臀先露与胎手或胎足同时入盆,称复合先露,正常胎先露为枕先露。

（3）胎方位（胎位）　胎儿先露部的指示点与母体骨盆的关系称胎方位。枕先露以枕骨、面先露以颏骨、臀先露以骶骨、肩先露以肩胛骨为指示点。根据指示点与母体骨盆左、右、前、后、横的关系而有不同的胎位。如枕先露时,胎头枕骨位于母体骨盆的左前方,胎方位为枕左前位,余类推。正常胎方位为枕前位。异常胎方位影响分娩,故在妊娠后期至临产前应通过产科检查和 B 型超声波检查确诊,对异常者及时处理。

第二节　孕期保健

学习导航

1. 知识目标　掌握孕期相关检查的内容。
2. 技能目标　学会对孕期保健进行健康指导。
3. 素质目标　树立良好的医德医风,培养严谨的科学态度。

孕期保健是贯彻预防为主,及早发现高危妊娠,保证孕妇和胎儿健康及安全分娩的必要措施。国内已普遍实行孕产期系统保健的三级管理,推广使用母子健康手册,逐步建立围生期保健中心,着重对高危孕妇进行筛查、监护和管理。孕期保健主要包括产前检查、孕期健康指导和胎儿宫内情况的监护。

（一）产前检查

1. 产前检查的时间　应从确诊早孕时开始。对于无异常者,于妊娠 20 周起进行产前系列检查,妊娠 28 周前每 4 周检查 1 次,妊娠 28～36 周每 2 周检查 1 次,妊娠 36 周起每周检查 1 次。凡属高危孕妇,应酌情增加产前检查次数。

2. 首次产前检查的内容

（1）询问病史

1）一般项目:姓名、年龄、职业、结婚年龄、住址等。

2）推算预产期:按末次月经第 1 天算起,月份减 3 或加 9,日数加 7（农历加 14 或换算成公历）推算。月经周期延长者的预产期需相应推迟。若孕妇记不清末次月经日期或于哺乳期无月经来潮而受孕者,可根据早孕反应开始出现的时间、初觉胎动时间、子宫底高度、尺测耻上子宫长度、超声检查加以估计。实际分娩日期与推算的预产期,可以相差 1～2 周。

3）本次妊娠过程:早孕反应情况;早期有无病毒感染及用药史;胎动情况;妊娠晚期有无阴道流血、头痛、心悸、气短、下肢水肿等症状。

4)月经史及孕产史:初潮年龄和月经周期;既往有无异常妊娠和分娩史,有无畸形儿、死胎、死产史;有无产后并发症及新生儿的情况。

5)既往史及手术史:有无高血压、心脏病、结核病、糖尿病、血液病、肝肾疾病、骨软化症等,注意其发病时间及处理情况;并了解做过何种手术及手术情况。

6)家族史:家族中有无结核病、高血压、糖尿病、双胎妊娠及其他与遗传有关的疾病。

7)丈夫情况:丈夫健康状况、有无遗传性疾病及性病,了解有无烟酒嗜好及吸毒等。

(2)全身检查　观察发育、营养及精神状态;注意步态,体重及身高;检查心肺有无异常、脊柱及下肢有无畸形;检查乳房发育情况、乳头大小及有无凹陷;测量血压,正常孕妇小于 140/90 mmHg(18.7/12 kPa),超过者应属病理状态;注意有无水肿,孕妇膝以下或踝部水肿经休息后消退,不属于异常;测量体重,妊娠晚期体重每周增加不应超过 500 g,超过者,应注意水肿或隐性水肿的发生。

(3)产科检查　主要了解胎儿和产道情况,主要包括腹部检查和产道检查。

1)腹部检查:孕妇排尿后仰卧于检查床上,头部稍垫高,露出腹部,双腿略屈曲稍分开,使腹肌放松。检查者站在孕妇右侧进行检查。①视诊:注意腹形及大小,腹部有无妊娠纹,手术瘢痕及水肿等。②触诊:用手测宫底高度,用软尺测耻上子宫长度及腹围值。用四步触诊法检查子宫大小、胎产式、胎先露、胎方位及胎先露部是否衔接。③听诊:胎心在靠近胎背处的孕妇腹壁上听得最清楚。妊娠 24 周以前,胎心多在脐耻之间。妊娠 24 周以后,枕先露时胎心在脐下两侧;臀先露时胎心在脐上两侧;肩先露时,胎心在靠近脐部下方听得最清楚。

2)产道检查:包括骨产道和软产道检查。骨产道是指真骨盆,分为骨盆外测量和骨盆内测量两种,软产道是由子宫下段、宫颈、阴道及盆底组织构成的通道。①骨盆外测量:间接判断骨盆大小及其形状。由于操作简便,临床至今仍广泛应用。主要测量髂棘间径、髂嵴间径、骶耻外径、坐骨结节间径、耻骨弓角度等。②骨盆内测量:较准确地测量骨盆大小,一般仅在骨盆外测量有狭窄时,在妊娠 24～36 周进行测量。③软产道检查:妊娠早期初诊应行阴道检查,了解生殖道有无畸形、肿瘤等可能影响妊娠、分娩的异常情况。

临床上将各项检查结果如血压、体重、子宫长度、腹围等填于妊娠图中,绘制成曲线,观察其动态变化,可以及早发现孕妇和胎儿的异常情况。

(4)辅助检查　常规检查包括血常规和尿常规、出血及凝血时间、心电图、肝功能及乙型肝炎抗原和抗体检测等。为避免缺陷儿的出生,行产前筛查(重点是唐氏综合征),目前逐步作为常规检查。根据情况进行 B 型超声波检查等。

3.复诊产前检查

(1)询问前次产前检查之后,有无特殊情况出现,以便及时检查、治疗。

(2)测量体重及血压,检查有无水肿,尿蛋白及其他异常。

(3)复查胎位、宫底高度、腹围,听胎心音,了解胎儿情况,及时发现异常妊娠。

(4)进行孕期卫生宣教,并预约下次复诊日期。

(二)健康指导

1.饮食　孕期饮食应多样化,选择富含蛋白质、维生素、微量元素的易消化食物。妊娠后期更要注意营养,多吃新鲜蔬菜、水果及富含钙、铁、磷的食物。少吃辛辣食物。

(1)因早孕反应而出现胃酸、恶心、晨起呕吐者,应避免空腹,少食多餐;多摄入清淡、易消化食物;晨起时宜缓慢,避免突然起身;给予精神鼓励,以减轻心理的困扰;必要时遵医嘱服用 B 族维生素或开胃健脾理气中药。若已属妊娠剧吐,需住院治疗。

(2)妊娠后半期孕妇仅靠饮食难以满足对铁的需求量,应适当补充铁剂,以预防贫血。若已发生贫血,以缺铁性贫血最常见,应积极治疗。

(3)妊娠晚期孕妇常出现缺钙引起的下肢肌肉痉挛,多发生于小腿腓肠肌。发作时,应将痉挛下肢伸直使腓肠肌紧张,并行局部按摩,痉挛常能迅速缓解,并应及时服用钙剂、维生素 AD 丸、维生素 E 等药物。

(4)妊娠晚期孕妇多见痔或痔明显加重,系因增大的妊娠子宫压迫和腹压增高,影响静脉回流所致。应多吃蔬菜,少吃辛辣食物,预防便秘,必要时服缓泻剂软化大便。

(5)妊娠期间孕妇容易发生便秘,应养成每日按时排便的习惯,并多吃富含纤维素的新鲜蔬菜和水果,保证足够的水分。必要时口服缓泻剂果导片或用开塞露、甘油栓,但禁用峻泻剂,也不应灌肠,以免引起流产或早产。

2.活动与休息 一般孕妇可以坚持日常工作,妊娠 28 周后宜适当减轻工作量,避免长时间站立和重体力劳动,也不易从事高温、高空作业等工作。孕期适当的运动可促进血液循环,有利于睡眠和增进食欲,且可强化肌肉为分娩作准备。运动方式因人而异,量力而行。孕期应保证充足的休息,每日应有 8~9 h 的睡眠和 1~2 h 的午休。妊娠中、晚期卧床休息应多取左侧卧位。

(1)孕妇常出现轻微腰背痛,下肢水肿、下肢及外阴静脉曲张。应尽量避免长时间坐、站立,可采取变换体位,适当抬高下肢,穿弹力袜或弹力裤等方法。若症状明显应卧床休息,及时查找原因,必要时局部热敷及用药。

(2)妊娠晚期孕妇应避免长时间仰卧位,因增大的子宫压迫下腔静脉,可导致回心血量减少,引起血压下降(仰卧位低血压综合征)。若感到头晕、心慌、胸闷应立即改为左侧卧位。

3.卫生 孕妇出汗多、皮脂腺分泌旺盛,白带多,应注意保持清洁,避免感染。

4.性生活 注意调整性生活的姿势和频率,妊娠 12 周前和 32 周后应禁止性生活,以防流产、早产和感染。

5.自我监护 胎动计数是孕妇自我监护胎儿宫内情况的简便有效的重要手段。应教会孕妇胎动自测法,孕妇每天早、中、晚卧床计数胎动,每次 1 h,3 次胎动数乘以 4 即为 12 h 胎动数。若胎动>30 次/12 h 或胎动 3~5 次/h 为正常;若孕 28 周后胎动<10 次/2 h 或逐日下降超过 50% 不能恢复者,则为异常,应及时就诊。

6.药物的使用 许多药物影响胚胎的发育,尤其妊娠前 3 个月用药更要注意。若病情需要,应遵医嘱使用。

7.遗传学方面检查 为避免缺陷儿的出生,遗传性疾病的夫妇或有家族史者;以往有不明原因反复流产、死胎、死产者和 35 岁高龄孕妇等应及时就诊,进行遗传咨询、遗传筛查和产前诊断。

8.其他 避免吸烟、饮酒、吸毒,正确识别先兆临产及临产标志等。

(三)胎儿宫内监护

胎儿宫内监护包括确定是否为高危儿、胎儿宫内情况的监护、胎盘功能检查、胎儿成熟度检查、胎儿先天畸形和胎儿遗传性疾病的宫内诊断。

第三节　正常分娩

◀学习导航▶

1. 知识目标　掌握影响分娩的因素,熟悉分娩的临床经过。
2. 技能目标　学会正确的处理分娩。
3. 素质目标　树立良好的医德医风,培养严谨的科学态度。

分娩是指妊娠满 28 周及以后,胎儿及其附属物从母体全部娩出的过程。妊娠满 28 周至不满 37 周间分娩称为早产;妊娠满 37 周至不满 42 周间分娩称为足月产;妊娠满 42 周及其后分娩称为过期产。

(一)影响分娩的因素

影响分娩的 4 个因素是产力、产道、胎儿及精神心理因素。临产后若各因素均正常并能相互适应,胎儿顺利经阴道自然娩出者,为正常分娩。

1. 产力　将胎儿及其附属物从子宫内逼出的力量称产力,包括子宫收缩力、腹肌及膈肌收缩力和肛提肌收缩力。①子宫收缩力:简称宫缩,是临产后主要的产力,贯穿于分娩全过程,具有节律性、对称性、极性和缩复作用的特点。②腹肌:膈肌收缩力和肛提肌收缩力是第二、三产程胎儿及其附属物娩出的重要辅助力量。

2. 产道　是胎儿娩出的通道,分为骨产道和软产道 2 个部分。

(1)骨产道　在分娩过程中变化小,其大小、形状与分娩关系密切。为理解分娩时胎先露部通过骨产道的过程,将骨盆分为 3 个假想平面。①骨盆入口平面:指真假骨盆的交界面,呈横径长的椭圆形。其前方为耻骨联合上缘,两侧为髂耻缘,后方为骶岬前缘。②中骨盆平面:为骨盆最小平面,呈前后径长的椭圆形。其前方为耻骨联合下缘,两侧为坐骨棘,后方为骶骨下端。③骨盆出口平面:即骨盆腔的下口,由两个在不同平面的三角形所组成。前三角平面顶端为耻骨联合下缘,两侧为耻骨降支;后三角平面顶端为骶尾关节,两侧为骶结节韧带。

(2)软产道　在分娩过程中发生相应变化,有利于胎儿娩出。

3. 胎儿　与胎儿大小、数目、胎位及发育有无异常有关。胎头是胎体的最大部分,胎头颅缝和囟门有一定的可塑性,在分娩过程中,通过颅骨轻度移位重叠,从而缩小头颅体积,有利于分娩。

4. 精神心理因素　临产后产妇常出现焦虑、不安和恐惧,这种情绪变化使机体出现心率加快、呼吸急促、肺内气体交换不足,导致子宫收缩乏力、产程延长;同时也使产妇神经内分泌发生变化,释放儿茶酚胺,血压升高,导致胎儿缺血、缺氧,出现胎儿窘迫。因此,产妇精神心理因素对分娩产生至关重要的影响。

(二)临产

1.临产先兆　指分娩发动前,出现预示孕妇将要临产的症状。①假临产多见于临产前2~3周,常在夜间出现、清晨消失。其特点是持续时间短且不恒定,间歇时间长且不规律,仅引起下腹部轻微胀痛,无进行性宫缩增强和宫口扩张。②见红指在分娩前24~48 h,因宫颈内口附近的胎膜与子宫壁分离,使毛细血管破裂,少量血液与宫颈管内的黏液混合经阴道排出。见红是分娩即将开始的可靠征象。

2.临产诊断　临产开始的标志为有规律且逐渐增强的子宫收缩,持续30 s以上,间歇5~6 min,并伴有进行性宫颈管消失,宫口扩张和胎先露部下降。

3.产程分期　总产程是指从规律宫缩开始到胎儿、胎盘娩出。

(1)第一产程(宫颈扩张期)　从规律宫缩开始到宫口开全(宫口开大10 cm),初产妇需11~12 h,经产妇需6~8 h。

(2)第二产程(胎儿娩出期)　从宫口开全到胎儿娩出。初产妇约需1~2 h;经产妇通常仅需数分钟,一般不超过1 h。

(3)第三产程(胎盘娩出期)　从胎儿娩出到胎盘娩出,约需5~15 min,一般不超过30 min。

(三)分娩的临床经过

1.第一产程的临床经过

(1)规律宫缩　产程开始时,宫缩持续时间较短且弱,间歇期较长,随产程进展,持续时间逐渐延长,间歇期逐渐缩短,宫缩强度不断增加,产妇感觉逐渐明显的阵痛。

(2)宫口扩张及胎先露下降　在产程中,潜伏期(规律宫缩开始至宫口扩张4~6 cm)宫口扩张较慢,胎先露下降不明显;活跃期(宫口扩张4~6 cm至开全)宫口扩张较快,胎先露下降加速。

(3)胎膜破裂(破膜)　随着宫缩不断增强,羊膜腔压力增加到一定程度时,胎膜自然破裂,前羊水流出。破膜多发生在宫口近开全时。

2.第二产程的临床经过　宫口开全后,胎先露下降至骨盆出口压迫骨盆底组织时,产妇有排便感,不由自主地向下屏气用力。随着产程进展,会阴逐渐膨隆和变薄,肛门括约肌松弛。宫缩时胎头露出于阴道口,间歇时胎头又回缩阴道内,称为胎头拨露。经多次拨露后,胎头双顶径越过骨盆出口,宫缩间歇时胎头不再回缩,称为胎头着冠。此时会阴极度扩张,产程继续进展,胎头、胎肩、胎体相继娩出,后羊水流出。

3.第三产程的临床经过　胎儿娩出后,宫腔容积明显缩小,胎盘不能相应缩小与子宫壁发生错位、剥离而出血。子宫继续收缩,剥离面积不断增加,直至胎盘完全剥离而排出。胎盘剥离时宫体变硬呈球形,宫底升高达脐上;露出阴道口的脐带自行延长;阴道少量流血;在耻骨联合上方轻压子宫下段时,宫体上升而外露的脐带不再回缩。

（四）分娩的处理原则

1. 第一产程的处理

（1）一般处理 ①饮食,活动与休息:鼓励产妇少量、多次进高热量、易消化食物,并注意摄入足够水分。产妇应注意卧床休息,防止体力过度消耗。宫缩不强、未破膜者可在室内适当活动,加速产程进展。若初产妇宫口近开全或经产妇宫口扩张 4 cm 时,应取左侧卧位休息。②排尿与排便:鼓励产妇每 2~4 h 排尿 1 次,以免膀胱充盈影响宫缩及胎先露下降。初产妇宫口扩张<4 cm,经产妇<2 cm 时行温肥皂水灌肠。但胎膜早破、阴道流血、头盆不称,有剖宫产史、急产史、高血压、心脏病等均不宜灌肠。③外阴清洁备皮。④注意血压变化,每隔 4~6 h 测量 1 次,血压升高者应酌情增加测量次数,并给予相应处理。⑤注意精神安慰和鼓励,增强分娩的信心。近年来临床上逐渐开展亲人陪伴的"导乐"分娩,产妇得到极大的心理支持;此外,无痛分娩技术的逐渐应用,在一定程度上减轻了产妇的阵痛,有助于缓解紧张、恐惧情绪。

（2）观察产程 ①子宫收缩:用手置于产妇腹壁上,定时观察宫缩的频率和强度并记录,也可选用胎儿监护仪进行连续观察。②胎心:潜伏期在宫缩间歇时每隔 1~2 h 听胎心 1 次,活跃期每隔 15~30 min 听胎心 1 次,每次听诊 1 min;用胎心监护仪可描记胎心曲线。③宫口扩张及胎头下降:临产初期每隔 4 h 肛门检查 1 次并记录,描记出宫口扩张曲线及胎头下降曲线,即为产程图。必要时严格消毒后行阴道检查。④破膜:记录破膜的时间,观察破膜后产妇有无异常表现及羊水的情况。⑤初产妇宫口开全,经产妇宫口开大 6 cm 时,转入分娩室分娩。

2. 第二产程的处理 严密观察产程的进展,每隔 5~10 min 听胎心 1 次并记录;指导产妇正确屏气用力;做好接生前准备,协助完成接生处理。

3. 第三产程的处理 新生儿娩出后应首先清理呼吸道,保持呼吸道通畅。以出生后 1 min 内 Apgar 评分判断新生儿是否缺氧及程度（表 20-2）。新生儿啼哭后处理脐带,协助胎盘、胎膜娩出;检查软产道情况,损伤者立即缝合;注意观察出血情况,按摩子宫,使用药物（缩宫素和麦角新碱）等预防产后出血。产后半小时内协助产妇哺乳。新生儿应进行全身体格检查,打足底印、系手腕带等。

表 20-2 新生儿 Apgar 评分

体征	0分	1分	2分
心率	0	<100 次	≥100 次
呼吸	0	浅慢而不规则	哭声佳
肌张力	松弛	四肢稍屈曲	四肢活动好
喉反射	无反应	有些动作	哭、恶心、咳嗽
皮肤颜色	全身苍白	躯干红,四肢发绀	全身红润

第四节　正常产褥

学习导航

1. 知识目标　掌握产褥期的临床表现。
2. 技能目标　学会正确处理产褥期。
3. 素质目标　树立良好的医德医风,培养严谨的科学态度。

产褥期是指从胎盘娩出至产妇全身各器官(乳腺除外)恢复或接近正常未孕状态所需的时间,一般为6周。

【临床特征】

1. 体温、脉搏、呼吸、血压　产后体温多在正常范围内。若产程延长、过度疲劳,最初24 h内体温可略升高,但一般不超过38 ℃。产后3~4 d因乳房血管、淋巴管极度充盈,体温有时可达37.8~39.0 ℃,称为泌乳热,一般仅持续数小时。产后的脉搏略缓慢,为60~70次/min,产后1周左右恢复正常。呼吸深慢,为14~16次/min。正常血压无明显变化。

2. 子宫复旧　胎盘娩出后,子宫恢复至非孕状态的过程称子宫复旧。①产后子宫逐渐缩小,第1日宫底平脐,以后每日下降1~2 cm,产后10 d子宫降入骨盆腔内;②产后子宫蜕膜坏死、脱落,随血液、黏液等经阴道排出,称为恶露。产后第1周内出血较多,呈鲜红色为血性恶露;产后第2周出血减少,呈淡红色为浆液性恶露;第3周起呈白色黏稠状为白色恶露,持续2~3周。

【处理原则】

产褥期母体各系统变化较大,虽属生理范畴,但机体抵抗力下降,容易发生感染和其他病理情况,因此产褥期处理对产妇身心恢复至关重要。

1. 产后2 h内的处理　产后2 h内极易发生严重并发症,故产妇应留产房,严密观察其一般情况,子宫收缩、阴道流血情况及宫底高度等。

2. 饮食　根据产妇胃肠功能由流质饮食逐渐恢复到普通饮食,应摄入高营养、易消化、富含纤维素、微量元素的食物,保证足够的热量和水分。哺乳者还应多喝汤汁,适当补充维生素和铁剂。

3. 休息和活动　应保证充足的休息和睡眠,产后24 h内应卧床休息,无特殊情况,顺产次日起就可下床,逐渐开始适当的活动和产后锻炼。

4. 排尿和排便　鼓励产妇产后4~6 h内自行排尿,防止产后尿潴留。产后常发生便秘,应多吃粗纤维食物及早下床活动。

5. 观察子宫复旧　每日测宫底高度及观察恶露,以了解子宫复旧有无异常。

6. 会阴处理　应保持会阴部清洁及干燥,用0.2%碘伏溶液、0.1%苯扎溴铵溶液或

1∶15 000 高锰酸钾溶液擦洗外阴,2～3 次/d。会阴部水肿者,用50%硫酸镁溶液湿、热敷或用红外线照射。会阴部有缝线者,应注意观察伤口,产后 3～5 d 拆线。

7.乳房护理　指导产妇正确母乳喂养,提倡纯母乳喂养 4～6 个月,对影响母乳喂养的异常情况及时处理。

8.产后检查与计划生育　产后检查包括产后访视和产后健康检查(产后 42 d)两部分。产褥期内禁忌性交。产后未哺乳者于产后 42 d 起应采取避孕措施;哺乳者也应适时避孕。

此外,产妇产后角色转变,躯体不适及面临新的生活模式,情绪波动较大,应重视产妇精神心理状态,帮助其顺利渡过产后心理调适过程。

第二十一章

异常妊娠

第一节 流 产

◀学习导航

1. 知识目标 掌握流产的临床表现,了解流产的病因和发病机制。
2. 技能目标 学会流产的诊疗原则。
3. 素质目标 树立良好的医德医风,培养严谨的科学态度。

妊娠不足28周、胎儿体重不足1 000 g而终止者称为流产。流产分为自然流产和人工流产。本节仅介绍自然流产,其发生率约占全部妊娠的15%,为妇产科常见病。发生于妊娠12周前者称为早期流产,临床较多见;发生在妊娠12周至不足28周者称为晚期流产。

【发病机制】

发病原因较多,主要有以下几点。

1. 胚胎因素 胚胎染色体异常是早期流产的主要原因。除遗传因素外,感染、药物等不良因素亦可引起胚胎染色体异常。染色体异常引起的流产常发生在孕12周前,即使少数妊娠至足月,出生后可为畸形儿或有代谢及功能缺陷。

2. 母体因素

(1)全身性疾病 高热、严重贫血、高血压,慢性肾炎、心力衰竭、严重营养不良及病毒、支原体、衣原体、弓形体等感染。

(2)生殖器官异常 畸形子宫和子宫肌瘤可影响胚囊着床和发育;宫颈重度裂伤,宫颈内口松弛等。

(3)内分泌异常 黄体功能不足、甲状腺功能异常及严重糖尿病未能控制者。

(4)免疫功能异常 胚胎与母体间存在复杂而特殊的免疫学关系,若母儿免疫不适应,则可引起母体对胚胎排斥。

(5)创伤刺激 手术创伤、性交刺激、外伤等;过度紧张、焦虑、恐惧等精神因素也可引起流产。

(6)不良习惯 过量吸烟、酗酒,吸食吗啡、海洛因等毒品。

3. 环境因素 过多接触某些有害的化学物质(如砷、铅、苯、甲醛、氧化乙烯等)和物理因素(如放射线、噪声及高温等)。

发生流产时,妊娠物从子宫壁剥离导致出血,子宫收缩引起腹痛,妊娠物被排出。有时妊娠物可稽留于宫腔内,偶有被挤压形成纸样胎儿,或钙化后形成石胎。

【临床特征】

流产的主要症状是停经后阴道流血和阵发性腹痛。早期流产是先有阴道流血后有腹痛;晚期流产则先有腹痛后有阴道流血。根据其发展的不同阶段,分为以下临床类型。

1. 先兆流产　停经后出现少量阴道流血和轻微下腹坠痛或腰背痛。妇科检查宫颈口未开,胎膜未破,子宫大小与孕周相符。经休息和治疗,症状消失,可继续妊娠;如症状加重,则可能发展为难免流产。

2. 难免流产　又称为不可避免流产。在先兆流产的基础上,阴道流血量增多,腹痛加重或出现阴道流液(胎膜破裂)。妇科检查宫颈口已扩张,有时可见胎囊或胚胎组织堵塞于宫颈口内,子宫大小与孕周相符或略小。

3. 不全流产　难免流产继续发展,仅部分妊娠物排出体外。由于宫腔内残留组织影响子宫收缩,致出血持续不止或反复出血,严重者出现失血性休克,出血时间长可引起感染和贫血。妇科检查宫颈口已扩张,有血液持续流出,可见妊娠组织堵塞,子宫小于孕周。

4. 完全流产　妊娠物已全部排出,阴道流血逐渐停止,腹痛逐渐消失。妇科检查宫颈口关闭,子宫接近正常大小。

5. 特殊类型

(1)稽留流产　指宫内胚胎或胎儿死亡后未及时自然排出者。妊娠发展到某一时期出现先兆流产的表现或无任何症状,随着停经时间延长,子宫不再增大或反而缩小,妊娠征象逐渐不明显或消失。妇科检查宫颈口未开,子宫小于孕周。时间长者有感染表现,有时也可引起凝血功能障碍。

(2)习惯性流产　指同一性伴侣自然流产连续发生3次或以上者。近年国际上常用复发性流产取代习惯性流产,即连续3次或3次以上的自然流产,每次流产多发生于同一妊娠月份,其临床经过与一般流产相同。早期流产的原因常为黄体功能不足、甲状腺功能低下、染色体异常等;晚期流产的原因常为宫颈内口松弛、子宫畸形、子宫肌瘤等。

(3)流产合并感染　阴道流血时间过长,不全流产及不洁流产等可引起宫腔内感染。患者出现下腹部疼痛,阴道有恶臭分泌物,严重者引起盆腔、腹腔及全身的感染。

【辅助检查】

血 β 绒毛膜促性腺激素(β-HCG)定量测定及孕激素连续测定有助于判断流产的预后,夫妇双方染色体检查及妊娠物检查可发现习惯性流产和稽留流产的原因。B 型超声波检查可根据妊娠囊大小、形态、有无胎心搏动和胎动,判断胚胎或胎儿是否存活,协助诊断流产类型。

【治疗原则】

根据流产的不同类型,及时正确处理,防治并发症。

1. 先兆流产　应卧床休息,禁止性生活,加强营养,保持情绪稳定。必要时给予黄体酮、维生素 E、保胎丸等药物保胎治疗;经治疗后症状不减轻或反而加重,B 型超声波检查及 HCG 测定提示可能胚胎发育异常,流产不可避免,应及时终止妊娠。

2. 难免流产　一旦确诊,应尽早使胚胎及胎盘组织完全排出,积极防治大出血。早期流产行刮宫术,晚期流产可用缩宫素静脉滴注,必要时行刮宫术。对刮出物检查后送病理检查,并给予抗生素预防感染。

3. 不全流产　因易出现大出血,故应在备血、输液的同时立即行刮宫术或钳刮术,并应防治休克和感染。

4. 完全流产　若症状消失,B 型超声波检查宫腔无妊娠残留物,且无感染征象,一般不需特殊处理。

5. 稽留流产　确诊后尽早清除宫腔内组织。因胎盘组织易与子宫壁粘连,造成刮宫困难。若稽留流产时间过长,也可引起凝血功能障碍,导致弥散性血管内凝血(DIC)。处理前应做凝血功能检查,若正常,可口服戊酸雌二醇 3 d,以提高子宫平滑肌对缩宫素的敏感性,预防手术中出血,在备血、输液的前提下手术;若凝血功能异常,应纠正后再手术。清除妊娠物常规送病理检查,并预防感染。

6. 习惯性流产　应首先寻找原因,针对病因进行相应的处理,必要时行预防性保胎治疗。

7. 流产合并感染　迅速控制感染,尽快清除宫内残留组织。若感染较轻而出血多,可在使用有效抗生素的同时进行刮宫,以达到止血目的;若感染较重而出血不多,可用高效抗生素控制感染后再进行刮宫。严重感染性流产可引起盆腔脓肿、感染性休克、急性肾衰竭等,应积极处理,必要时切除子宫,去除感染源。

第二节　异位妊娠

◆ 学习导航

1. 知识目标　掌握异位妊娠的临床表现,了解异位妊娠的病因及发病机制。
2. 技能目标　学会异位妊娠的处理原则。
3. 素质目标　树立良好的医德医风,培养严谨的科学态度。

案例导入

吴某,女,36 岁,停经 2 个月,突感下腹剧烈疼痛伴阴道流血 2 h 入院。入院时检查:一般情况尚可,神志清楚合作,急性病容。T 37.3 ℃,P 102 次/min,BP 105/80 mmHg,心肺无异常,全腹压痛,以右侧更明显,腹肌紧张。妇科检查:外阴正常,阴道少量流血,后穹隆饱满,触痛明显,宫颈举痛,右侧附件可触及包块,质软,无活动,伴轻压痛。后穹隆穿刺抽出暗红色不凝固血液 10 mL。

思考:
1. 该患者最可能的诊断是什么?
2. 进一步该如何处理?

受精卵于子宫体腔以外着床,称为异位妊娠,习惯称宫外孕。异位妊娠包括输卵管妊娠、卵巢妊娠、腹腔妊娠、阔韧带妊娠及宫颈妊娠等,其中以输卵管妊娠最常见,约占异位妊娠的95%,本节仅介绍输卵管妊娠。异位妊娠是早期妊娠出血的常见原因,也是妇产科常见的急腹症之一。发生率约为1%,并有逐年增加的趋势。由于其起病急,病情发展快,若不能及时诊断和积极抢救,可危及患者的生命,临床上应高度重视。

【发病机制】

输卵管妊娠的确切病因未明,可能与下列因素有关。

1.输卵管异常　慢性输卵管炎症是最常见的原因。慢性炎症可使输卵管管腔狭窄,堵塞;输卵管手术史、阑尾炎、子宫内膜异位症、盆腔结核等也可引起输卵管病变;输卵管发育不良或功能异常,均影响受精卵的正常运行而使受精卵在输卵管着床。

2.受精卵游走　受精卵经宫腔或腹腔进入对侧输卵管着床。

3.使用辅助生育技术或避孕失败者　发病机会增大。

4.其他内分泌异常、精神紧张　可导致输卵管蠕动异常或痉挛而引起输卵管妊娠。

受精卵着床后由于蜕膜反应差,加之输卵管管腔狭小,管壁薄且缺乏黏膜下组织,不利于胚胎的生长发育。因此,当输卵管妊娠发展到一定时期,必然发生输卵管妊娠流产(图21-1)、输卵管妊娠破裂(图21-2)、陈旧性宫外孕,继发性腹腔妊娠等病理结局。因输卵管肌层远不如子宫肌壁厚与坚韧,一旦胚胎与输卵管壁分离,剥离处因肌层收缩不良,易引起大出血。输卵管妊娠后,由于受激素影响,子宫增大变软,子宫内膜呈蜕膜变化。

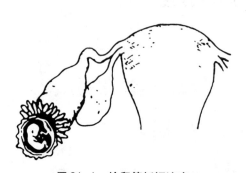

图21-1　输卵管妊娠流产

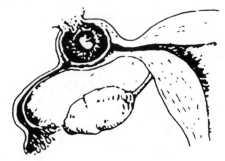

图21-2　输卵管妊娠破裂

【临床特征】

输卵管妊娠的临床表现,与受精卵着床部位、有无流产或破裂以及出血量多少和时间长短等有关。

1.症状

(1)停经与阴道流血　除间质部妊娠停经时间较长外,多有6～8周停经。随后出现不规则阴道流血,色暗红或深褐,量少呈点滴状,一般不超过月经量。有时月经延迟几日出现不规则阴道流血误认为月经来潮。大约25%无明显停经史。

(2)腹痛　患者就诊的主要症状。初起表现为一侧下腹部隐痛或酸胀感,随着时间延长,一旦发生流产或破裂,患者突感一侧下腹部撕裂样剧痛,常伴有恶心、呕吐。当血液积聚于直肠子宫陷凹处时,出现肛门坠胀感。随着出血增多,疼痛可由下腹部向全腹部扩散,血液刺激膈肌,出现肩胛部放射痛。

(3)晕厥与休克 由于腹腔急性内出血及剧烈腹痛,轻者出现晕厥,严重者出现失血性休克。

2.体征

(1)一般情况 腹腔内出血较多时,患者呈贫血貌;大量出血时,患者可出现面色苍白,脉快而细弱、血压下降等休克表现。

(2)腹部检查 下腹有明显压痛及反跳痛,出血多时,可见全腹膨隆,叩诊有移动性浊音。若血液凝固与周围组织或器官发生粘连可触及包块。

(3)妇科检查 阴道后穹隆饱满、触痛,宫颈举痛或摇摆痛,此为输卵管妊娠的主要体征之一;子宫稍大而软,内出血多时,检查子宫有漂浮感,在子宫一侧或其后方可触及边界不清的包块。

3.辅助检查

(1)HCG测定 HCG测定是早期诊断异位妊娠的重要方法。

(2)B型超声波检查 目前临床上诊断常用、重要方法之一,阴道B型超声波检查较腹部B型超声波检查准确性高。可见子宫增大、内膜增厚,但宫腔无妊娠囊,宫旁一侧有边界不清,回声不均混合性包块,有时可见内有妊娠囊、胚芽及原始心管搏动;直肠子宫陷凹处有积液。

(3)阴道后穹隆穿刺或腹腔穿刺 为简单、可靠的方法。抽出暗红色,不凝固血液,说明腹腔有内出血;当有血肿或粘连时,也可抽不出血液。

(4)腹腔镜检查 该检查可直视病灶,有助于提高诊断的准确性,尤其适用于输卵管妊娠尚未破裂或流产的早期患者,且可进行治疗,不再作为诊断金标准。

【治疗原则】

根据病情缓急,采取相应处理,以手术治疗为主。

1.急救 处理内出血多易出现休克,应立即抗休克治疗并手术。手术方式如下。①患侧输卵管切除术:在紧急情况或缺乏血源时可自体输血。②保守性手术:仅去除病灶而保留患侧输卵管,适合于有生育要求的年轻妇女。

2.无或少量内出血的治疗 严密观察病情,在作好备血、输液准备的前提下,可采用2种方法。①非手术治疗:甲氨蝶呤是治疗早期输卵管妊娠安全,可靠的方法,近年来临床不断有米非司酮成功治疗的报道;中医治疗以活血化瘀、止血、消癥为原则,仍是我国目前治疗输卵管妊娠方法之一。②手术治疗:多采用腹腔镜行输卵管保守性手术。

第三节 前置胎盘与胎盘早剥

◀学习导航▶

1. 知识目标 掌握前置胎盘与胎盘早剥的临床表现,了解前置胎盘与胎盘早剥的病因及发病机制。
2. 技能目标 学会前置胎盘与胎盘早剥的处理原则。
3. 素质目标 树立良好的医德医风,培养严谨的科学态度。

一、前置胎盘

胎盘在正常情况下附着于子宫体部的后壁、前壁或侧壁。孕 28 周后若胎盘附着于子宫下段,甚至胎盘下缘达到或覆盖宫颈内口,其位置低于胎先露部,称为前置胎盘,前置胎盘是妊娠晚期出血最常见的原因,也是晚期妊娠的严重并发症。

【发病机制】

本病确切病因不明,高龄孕妇(>35 岁)、经产妇及多产妇、吸烟或吸毒妇女为高危人群,其病因可能为子宫内膜损伤、胎盘异常、受精卵滋养层发育迟缓。妊娠晚期或临产后子宫下段逐渐伸展,附着于子宫下段及宫颈内口的胎盘不能相应地伸展,于其附着处发生错位而剥离,血管破裂引起出血。

按胎盘下缘与宫颈内口的关系,分为 3 种类型(图 21-3)。①完全性前置胎盘:又称中央性前置胎盘,宫颈内口全部被胎盘所覆盖。②部分性前置胎盘:宫颈内口部分被胎盘所覆盖。③边缘性前置胎盘:胎盘下缘附着于子宫下段,但未超越宫颈内口。

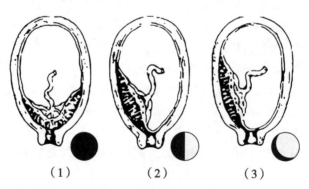

（1）　　　　　　（2）　　　　　　（3）

（1）完全性前置胎盘;（2）部分性前置胎盘;（3）边缘性前置胎盘。

图 21-3　前置胎盘的类型

【临床特征】

1. 症状 妊娠晚期或临产时,发生无诱因,无痛性反复阴道流血是前置胎盘的主要症状。由于反复多次或大量阴道流血,患者可出现贫血,其程度与出血量成正比,严重者可致患者休克、胎儿窘迫甚至死亡。

2.体征 患者一般状况与出血量、出血速度有关,反复出血者可有贫血貌;大量出血出现面色苍白、脉搏微弱、血压下降等休克征象。腹部检查子宫大小与妊娠月份相符,可有先露部高浮,胎心和胎位异常,在耻骨联合上方可听到胎盘杂音。产后检查胎膜破裂口距胎盘边缘距离<7 cm。

3.辅助检查 B型超声波检查可清楚看到子宫壁、胎先露部,胎盘和宫颈的位置,并根据胎盘边缘与宫颈内口的关系进一步明确前置胎盘类型,为目前临床广泛应用、最有效的方法。

【治疗原则】

以止血补血、纠正贫血、防治休克、预防感染和产后出血为原则。

1.急救处理 急性大出血时,应迅速补充血容量,在积极抗休克治疗的同时立即终止妊娠,若当地无输血、手术等抢救条件,应立即在严密消毒下行阴道内填塞纱布并腹部加压包扎,迅速护送转院治疗。

2.期待疗法 期待疗法是在保证孕产妇安全的前提下,以减少出血,促进胎儿存活、适时进行分娩为目的的保胎处理,适用于出血少、一般情况好、胎儿存活、孕周不足36周者。

(1)做好备血、输液及急诊手术的准备,严密观察病情变化,绝对卧床休息,取左侧卧位,纠正贫血,吸氧及预防感染。

(2)禁止阴道检查、肛门检查、灌肠等刺激。

(3)有宫缩者用药物抑制宫缩。若反复出血需提前终止妊娠时,可短时间用地塞米松促胎儿肺成熟。

3.终止妊娠 反复、大量出血甚至休克者,无论胎儿是否成熟;胎龄达36周以后胎儿成熟度检查提示胎儿肺成熟者;出现胎儿窘迫者,均应及时终止妊娠。

(1)剖宫产术 是目前处理前置胎盘的主要手段,适用于完全性前置胎盘和边缘性、部分性前置胎盘出血较多者。剖宫产术能迅速结束分娩,达到止血目的,使母儿相对安全,应同时做好相应抢救准备。

(2)阴道分娩 仅适用于边缘性前置胎盘,枕先露,无头盆不称及胎位异常、出血不多估计在短时间内能结束分娩者。

二、胎盘早剥

妊娠20周后或分娩期,正常位置的胎盘在胎儿娩出前,部分或全部从子宫壁剥离,称为胎盘早剥,胎盘早剥是晚期妊娠严重并发症,往往起病急,进展快,若处理不及时,可危及母儿生命。

【发病机制】

发病机制尚不完全清楚,高龄孕妇、吸烟、酗酒及吸食可卡因等为高危因素,可能与孕妇血管病变、外力作用及各种刺激、宫腔内压骤减、子宫静脉压升高等有关。胎盘早剥的主要病理变化是底蜕膜出血,形成血肿,使胎盘自附着处剥离。胎盘后血液沿胎膜与子宫壁之间经宫颈管向外流出者,为显性剥离或外出血;而血液积聚于胎盘与子宫壁之间,不能外流者为隐性剥离或内出血;介于两者之间者为混合性剥离或混合性出血(图21-4)。

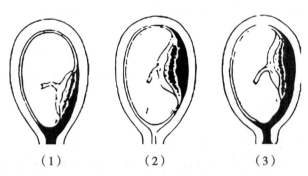

（1）外出血（显性剥离）；（2）内出血（隐性剥离）；（3）混合性出血。

图21-4　胎盘早剥的类型

【临床特征】

1.轻型　分娩期多见,以外出血为主,胎盘剥离面通常不超过胎盘面积的1/3。主要症状为阴道少量流血伴轻度腹痛或无腹痛。腹部检查:子宫软,子宫大小与孕周相符,胎位清楚,胎心多正常;胎盘剥离处有轻压痛,有的仅在产后检查胎盘母体面有凝血块及压迹得以确诊。

2.重型　妊娠晚期多见,以内出血或混合性出血为主,胎盘剥离面超过胎盘面积的1/3,有较大的胎盘后血肿,多见于子痫前期、子痫。主要症状是突然发生持续性腹痛、腰酸及腰背痛,严重时可出现恶心、呕吐、面色苍白、血压下降等休克征象。可无或有少量阴道流血,失血表现与阴道出血量不相符。腹部检查:子宫硬如板状,有压痛,子宫大于相应孕周,胎位触不清楚,胎心多已消失。重型胎盘早剥可引起凝血功能障碍、产后出血、急性肾衰竭等严重并发症,导致母儿死亡。

3.辅助检查　胎盘与子宫壁之间有血肿时,B型超声波检查可见在胎盘后方液性低回声区,暗区常为多个且胎盘增厚,甚至胎盘胎儿面凸向羊膜腔。若血液渗入羊水中,见羊水回声增强、增多。重型胎盘早剥时常无胎心、胎动。重型胎盘早剥者,应做肝、肾功能及凝血功能等检查,以了解疾病的严重程度。

【治疗原则】

以纠正休克、迅速结束分娩、积极防治并发症为原则。

1.纠正休克　迅速采取补充血容量、吸氧等抗休克治疗。

2.及时终止妊娠　一旦确诊,应及时终止妊娠,根据病情选择终止妊娠的方式。

3.其他　产后应密切观察病情,一旦出现并发症,应积极处理。

第四节 妊娠期高血压疾病

学习导航

1. 知识目标 掌握妊娠期高血压疾病的临床表现,了解妊娠期高血压疾病的病因及发病机制。
2. 技能目标 学会妊娠期高血压疾病的处理原则。
3. 素质目标 树立良好的医德医风,培养严谨的科学态度。

案例导入

患者,女,23 岁,因"停经 7 月余,抽搐 1 次"入院。患者为已婚初产妇,平时月经规律,末次月经 2020 年 4 月 15 日,预产期 2021 年 1 月 22 日。孕期未做规律产前检查。近 10 d 来出现双下肢水肿,无头痛头晕、视物模糊等不适。今在家中突然发生抽搐、口吐白沫、昏迷被家人急送入院。体格检查:T 37.0 ℃,P 105 次/min,BP 160/110 mmHg,神志不清、口吐白沫,口唇发绀,瞳孔等大等圆,对光反射迟缓,心率 105 次/min,律齐,未闻及杂音。腹部隆起呈妊娠型,病理反射未引出,胎心率 135 次/min,无宫缩。辅助检查:RBC 4.5×10^{12}/L,Hb 125 g/L,WBC 15×10^9/L,N 0.88,PLT 273×10^9/L,尿蛋白(+++)。

思考:

1. 患者初步诊断为什么疾病?
2. 应进一步如何处理?

妊娠期高血压疾病是妊娠期特有的疾病。本病强调生育年龄妇女发生高血压、蛋白尿等临床表现与妊娠之间的因果关系。妊娠期高血压疾病以妊娠 20 周后高血压、蛋白尿、水肿为特征,并伴有全身多脏器的损害,严重时出现抽搐、脑出血、心力衰竭等,是孕产妇发病及死亡的主要原因之一。临床上包括妊娠期高血压、子痫前期、子痫、慢性高血压并发子痫前期及妊娠合并慢性高血压 5 类。其中前 3 类以往统称为妊娠高血压综合征。

【发病机制】

关于发病原因有多种学说,但至今未完全阐明,高危因素为初产妇,孕妇年龄小于 18 岁或大于 40 岁、多胎妊娠、妊娠期高血压史及家族史、慢性高血压、慢性肾炎、抗磷脂综合征、糖尿病、营养不良等。本病的基本病理变化是全身小动脉痉挛,由此引起外周阻力增加,血管内皮损伤,通透性增加,体液及蛋白渗漏,导致血压升高、蛋白尿、水肿及全身各脏器灌流减少等改变。

【临床特征】

1. 临床表现及分类　高血压、蛋白尿、水肿为主要临床特征。视病变程度不同,轻者可无症状或有轻度头痛,血压轻度升高,伴水肿或轻微蛋白尿;重者出现头痛,恶心,持续性右上腹部疼痛、视力模糊等,血压明显升高,蛋白尿加重,水肿明显,甚至抽搐、昏迷及死亡。目前我国采用如下分类(表21-1)。

表21-1　妊娠期高血压疾病的分类

分类	临床表现
妊娠期高血压	孕20周后出现BP≥140/90 mmHg,并于产后12周内恢复正常;尿蛋白(-);患者可伴有上腹部不适或血小板减少。产后方可确诊
子痫前期	妊娠20周后出现BP≥140/90 mmHg且尿蛋白≥300 mg/24 h或(+),可伴有上腹部不适、头痛、视力模糊等症状
子痫	子痫前期孕产妇抽搐,不能用其他原因解释
慢性高血压并发子痫前期	高血压妇女于妊娠20周以前无蛋白尿,若孕20周后出现尿蛋白≥300 mg/24 h;或妊娠前有蛋白尿,妊娠后突然尿蛋白增加、血压进一步升高或血小板减少($<100\times10^9$/L)
妊娠合并慢性高血压	妊娠前或妊娠20周前发现血压升高,但妊娠期无明显加重;或妊娠20周后首次诊断高血压并持续到产后12周以后

2. 辅助检查　了解病情程度及受累器官,有助于判断预后及指导治疗。主要有以下几种。①血液、尿液检查:全血细胞计数、血红蛋白含量、血细胞比容、血黏度、凝血功能检查,了解是否贫血、血液浓缩及凝血功能情况;尿比重、尿蛋白及尿常规检查,了解肾功能受损程度。②肝、肾功能检查:转氨酶、肌酐、尿素等测定,以了解肝、肾功能情况。③眼底检查:通过观察视网膜动静脉比值,了解小动脉痉挛程度,是病情严重程度的重要参考指标。④其他:心电图、超声心动图了解心功能;疑有脑出血可行CT或MRI检查,创伤性血流动力学监测、胎盘功能检查、胎儿监护及胎儿成熟度检查等。

【治疗原则】

以解痉、镇静、降压、利尿、适时终止妊娠、防治并发症为治疗的基本原则。因病情程度及分类的不同,治疗原则上有所区别。①妊娠期高血压:一般采用休息、镇静,对症等处理,若血压继续升高,可进行降压治疗。②子痫前期:除一般处理外,应进行解痉、降压等处理,防止病情进一步发展,适时终止妊娠。③子痫:及时控制抽搐发作,防治并发症,适时终止妊娠。④妊娠合并慢性高血压:以降血压治疗为主。

1. 一般处理　左侧卧位休息,保证充足的睡眠;摄入充足的蛋白质、热量,不限盐和液体,但全身水肿者应适当限制盐的摄入;保持患者情绪稳定,必要时用少量镇静药物。

2. 密切观察病情变化,监护母儿状况,对症处理。

(1)吸氧　可提高血氧含量。

（2）解痉　首选25%硫酸镁解除全身小动脉痉挛,缓解临床症状,控制和预防子痫病发作。妊娠期高血压患者多有肝肾功能不良,若用药速度过快或剂量过大,即可发生镁中毒。患者首先表现为膝反射减弱或消失,继而出现全身肌张力减退,呼吸困难、语言不清,严重者呼吸肌麻痹,甚至呼吸、心跳停止,危及生命。因此,用药速度要慢,应定期复查血清镁离子浓度,注意定期检查膝反射是否正常,尿量不少于 17 mL/h 或 400 mL/24 h,呼吸不少于 16 次/min。一旦发生药物中毒反应,应立即用10%葡萄糖酸钙解救。

（3）镇静　主要用地西泮、冬眠合剂（哌替啶、氯丙嗪、异丙嗪）、苯巴比妥等消除患者焦虑和紧张情绪,降低血压,防治子痫发作。

（4）降压　对收缩压≥160 mmHg,舒张压≥110 mmHg 或平均动脉压>140 mmHg者,以及原发性高血压妊娠前已用降压药者,首选肼苯达嗪,此外,也可选用拉贝洛尔、硝苯地平、尼莫地平、甲基多巴等。用药期间应注意血压变化及药物的不良反应。

（5）扩容、利尿　一般不主张应用,仅对严重的低蛋白血症、贫血,可选用人血白蛋白、血浆和全血扩容;全身水肿、急性心力衰竭、肺水肿等可选用呋塞米、甘露醇利尿。

3.子痫的急救处理　子痫是妊娠期高血压疾病最严重的阶段,也是导致母儿死亡的最主要原因,应立即控制抽搐,纠正缺氧和酸中毒,控制血压,抽搐控制后终止妊娠。

4.防治并发症　应警惕急性脑出血、急性心力衰竭和肺水肿、肾衰竭,胎盘早剥、DIC等并发症,一旦出现应积极处理。

第二十二章 女性生殖系统肿瘤

女性特有的器官,使女性具有其特有的功能。然而正是这些器官,也会造成女性特有的痛苦。女性生殖系统的肿瘤正在成为女性常见的肿瘤之一。

第一节 子宫肌瘤

学习导航

1. 知识目标 掌握子宫肌瘤的临床表现,了解子宫肌瘤的病因及发病机制。
2. 技能目标 学会子宫肌瘤的处理原则。
3. 素质目标 树立良好的医德医风,培养严谨的科学态度。

案例导入

患者,女,42岁,经量增多、经期延长2年。查体:T 37.1 ℃,P 95 次/min,R 15 次/min。BP 102/72 mmHg,呈贫血貌,心肺无异常。妇科检查:宫颈大小正常,表面光滑,质硬,子宫增大,约为12 cm×7 cm×5 cm,凹凸不平,可触及多个质硬结节,无触痛,双附件未发现异常。

思考:该患者进一步应如何处理?

子宫肌瘤是由平滑肌组织增生形成,其间有少量纤维结缔组织。是女性生殖器官最常见的良性肿瘤。多见于30~50岁妇女,35岁以上的妇女约20%有子宫肌瘤。

子宫肌瘤多数生长在子宫体部,少数在子宫颈部。根据肌瘤与子宫肌壁的关系可分3种类型。①肌壁间肌瘤:肌瘤生长在子宫肌壁内,周围均被肌层包围,最常见,占60%~70%。②浆膜下肌瘤:肌瘤突出于子宫表面,肌瘤表面由浆膜层覆盖,约占20%。如果肌瘤继续向浆膜面生长,基底部形成较细的蒂,称为带蒂的浆膜下肌瘤。③黏膜下肌瘤:肌瘤向子宫腔内生长,表面覆盖子宫内膜,占10%~15%。黏膜下肌瘤易形成蒂,在子宫腔内生长,常引起子宫收缩,如蒂较长,肌瘤可经宫颈口突入阴道。

子宫肌瘤常为多个,各种类型的肌瘤可发生在同一子宫,称为多发性子宫肌瘤。

【发病机制】

1.病因 病因尚不明。临床研究表明子宫肌瘤的发生可能与体内雌激素水平过高或长期刺激有关。依据有：①子宫肌瘤细胞中雌激素受体和肌瘤组织中雌二醇含量较正常子宫肌组织高；②子宫肌瘤好发于生育年龄；③绝经后，由于雌激素水平下降肌瘤停止生长甚至有缩小可能。

2.病理 肌瘤为实质性球形结节，表面光滑，无包膜，但肌瘤周围的子宫肌层受压形成假包膜，使肌瘤与周围肌组织有明显分界，手术时容易剥出。由假包膜内血管供给肌瘤营养，假包膜内血管受压后可引起循环障碍使肌瘤发生玻璃样变、囊性变、红色变、钙化等各种退行性变。0.4%~0.8%的肌瘤可恶变为肉瘤样变，多见于年龄较大的妇女，肌瘤常在短期内迅速增大。

【临床特征】

1.症状 多无明显症状，常在盆腔检查时被发现。患者的症状表现与肌瘤生长部位，大小和生长速度有关，与肌瘤数目关系不大。

(1)月经量增多及经期延长 为最常见症状。以黏膜下肌瘤最明显，其次为肌壁间肌瘤，浆膜下肌瘤很少影响月经。黏膜下肌瘤及肌壁间肌瘤引起月经量增加的原因是肌瘤增加了子宫内膜的表面积，而月经的形成是子宫内膜功能层的剥脱，内膜表面积增加导致月经量的增多，同时肌瘤的影响致宫缩不良，使月经期延长。

(2)腹部包块 肌瘤增大使子宫超出盆腔时，患者可在下腹正中扪及块状物。

(3)压迫症状 肌瘤增大压迫膀胱可出现尿频、排尿障碍；压迫输尿管可致肾盂积水；压迫直肠可致排便困难、便秘等。

(4)腹痛 肌瘤本身不引起疼痛。当浆膜下肌瘤发生蒂扭转时可出现急性腹痛，妊娠期或产褥期，肌瘤红色变性时可出现剧烈腹痛伴发热；黏膜下子宫肌瘤排出宫腔时，刺激子宫收缩可引起下腹部痉挛性疼痛。

(5)白带增多 增大的肌瘤可使子宫腔面积增大，内膜腺体分泌物增多致白带增多；黏膜下肌瘤表面发生感染、坏死时，可产生多量脓血性分泌物及腐肉样组织，伴臭味。

(6)贫血 长期月经量过多，可导致继发性贫血。

(7)不孕 肌瘤压迫输卵管使输卵管扭曲，管腔不通畅，影响精子输送，或使宫腔变形，妨碍受精卵着床，均可导致不孕。

2.体征 与肌瘤大小、位置、数目有关。

(1)腹部检查 肌瘤较大可在腹部触及质硬、不规则、结节状物，以早晨醒来、膀胱充盈时为明显。

(2)妇科检查 较小的肌壁间肌瘤子宫呈均匀性增大，较大的肌壁间肌瘤子宫腔不规则增大，表面有结节状突起，质硬；黏膜下肌瘤子宫多为均匀性增大，带蒂的黏膜下肌瘤如突出于宫颈口或阴道内，可在宫口触到或见到瘤体；浆膜下肌瘤可扪及子宫表面有单个或多个质硬、结节状物突起。

3.辅助检查 可借助B型超声波检查、子宫输卵管碘油造影、宫腔镜、腹腔镜检查明确诊断。

【治疗原则】

子宫肌瘤一旦确诊后,可根据肌瘤大小、部位、有无症状、患者年龄及对生育的要求酌情处理。

1. 随访　观察肌瘤小,无明显症状者,尤其是近绝经期患者,一般不需要治疗,肌瘤可随雌激素水平降低自然萎缩或消失。通常每3~6个月复查1次,随访期间若子宫肌瘤增大迅速、临床症状明显时,应考虑进一步治疗。

2. 药物治疗　增大子宫小于妊娠2个月子宫大小,近绝经期患者,症状较轻或不能耐受手术者可给予药物治疗。

（1）雄激素　对抗雌激素,使子宫内膜萎缩,减少出血,并可诱发近绝经期患者绝经。常用药物丙酸睾酮肌内注射或甲睾酮口服,每月总量不超过300 mg,以免引起男性化。

（2）促性腺激素释放激素类似物　可降低雌激素水平,使月经量减少,肌瘤缩小。适用于肌瘤小于妊娠2个月大小者、经量多、周期短,近绝经期患者。常用药物为亮丙瑞林等。长期用药使雌激素缺乏可致围绝经期综合征、骨质疏松症等不良反应。

3. 手术治疗

（1）适应证　①子宫大于妊娠2个半月大小;②出现压迫症状:尿频、排尿障碍、大便困难等;③肌瘤生长较快,保守治疗失败或绝经后肌瘤不萎缩,甚至长大,不除外恶变;④黏膜下肌瘤突出宫颈口;⑤症状明显致继发性贫血;⑥不孕或反复流产排除其他原因。

（2）手术方式

1）肌瘤切除术:适用于35岁以下,要求保留生育能力者;黏膜下带蒂肌瘤;浆膜下肌瘤。

2）子宫切除术:适用于肌瘤较大、症状明显,不要求保留生育能力者或疑有恶变者。

第二节　子宫颈癌

学习导航

1. 知识目标　掌握子宫颈癌的临床表现,了解子宫颈癌的病因及发病机制。
2. 技能目标　学会子宫颈癌的处理原则。
3. 素质目标　树立良好的医德医风,培养严谨的科学态度。

　　患者,女,40岁,同房后阴道流血5个月。阴道流水,像米汤样,色时白时红,伴有腥臭味。妇科检查:外阴外观正常,阴道内可见少量血性分泌物,宫颈肥大,于子宫颈口处可见一菜花状肿物,直径约3 cm,质脆,触之出血,子宫双附件未发现异常。

　　思考:

　　1.该患者初步诊断为何病?

　　2.进一步需要如何处理?

　　子宫颈癌是最常见的妇科恶性肿瘤。好发于35～64岁妇女,尤以35～39岁和60～64岁为多见,平均年龄52.2岁。由于宫颈癌有较长时间的癌前病变阶段,通过宫颈细胞学检查,可使宫颈癌得到早期发现、早期诊断和早期治疗。近年来临床普遍开展宫颈脱落细胞学筛查,宫颈癌发病率和死亡率已有明显下降。

【发病机制】

　　子宫颈癌的确切病因目前尚未完全明了。据资料统计,认为与以下因素有关。①过早性生活、早年分娩、多次结婚、多产、密产;②性生活紊乱及性卫生不良;③宫颈糜烂,尤其是宫颈中度及重度糜烂;④近年来发现通过性交感染 HPV 病毒是主要危险因素,此外,人巨细胞病毒可能与宫颈癌的发病有关;⑤与有阴茎癌、前列腺癌的高危男子有性接触的妇女,易患宫颈癌。

　　宫颈癌好发于宫颈外口处的鳞-柱状上皮交接部。发生和发展过程缓慢,分为3个阶段即宫颈上皮内瘤变、原位癌、浸润癌。其病理学分为3类:鳞状细胞癌占80%～85%;腺癌占15%;鳞腺癌占3%～5%。宫颈癌的转移途径主要是通过直接蔓延和淋巴转移,少数晚期癌可经血行转移。其临床分期采用国际妇产科联盟(FIGO,2000年)修订的临床分期(表22-1)。

表 22-1　宫颈癌的临床分期(FIGO,2000 年)

期别	肿瘤范围
0 期	原位癌(浸润前癌)
Ⅰ期	癌局限在宫颈(包括累及宫体)
Ⅰa 期	肉眼未见病灶,仅在显微镜下可见浸润癌
Ⅰb 期	临床可见癌灶局限于宫颈
Ⅱ期	癌灶已超过宫颈,但未达盆壁。癌累及阴道,但未达阴道下 1/3
Ⅱa 期	无宫旁浸润
Ⅱb 期	有宫旁浸润

续表 22-1

期别	肿瘤范围
Ⅲ期	癌肿扩散盆壁和(或)累及阴道下 1/3,导致肾积水或无功能肾
Ⅲa 期	癌累及阴道下 1/3,但未达盆腔
Ⅲb 期	癌已达盆壁,或有肾积水或无功能肾
Ⅳ期	
Ⅳa 期	癌播散超出真骨盆或癌浸润黏膜或直肠黏膜
Ⅳb 期	远处转移

【临床特征】

1. 症状

(1)阴道流血 最早表现为接触性出血,出血量少,主要发生在性生活后或妇科检查后出血。随病变发展,可出现不规则阴道流血。晚期病灶较大,侵蚀较大血管,可出现大量出血。年轻患者也可表现为经期延长、经量增多、周期缩短。老年患者常表现为绝经后不规则阴道流血。

(2)阴道排液 最初量少,表现为白色或血性,稀薄如水样或米泔状,无臭味。晚期因癌组织破溃、坏死,继发感染而呈大量脓性或米汤样恶臭白带。

(3)疼痛 早期宫颈癌无疼痛,晚期癌肿波及盆腔结缔组织、骨盆壁、坐骨神经时,可出现致腰骶部、下腹及下肢疼痛。

(4)晚期癌的其他症状 晚期癌患者出现恶病质。癌肿累及输尿管、直肠时,患者可出现尿频、尿急、肛门坠胀、大便秘结、里急后重等。严重时可引起输尿管梗阻、肾盂积水,甚至尿毒症。

2. 体征

(1)宫颈癌早期,局部常无明显病灶,宫颈外观可光滑或轻度糜烂,与慢性宫颈炎无明显区别。

(2)随着宫颈癌病变的发展,类型不同,局部体征亦不同。外生型者,宫颈赘生物向外生长,宫颈可见息肉状或乳头状突起,继而发展为向阴道内突出的菜花状赘生物,触之易出血;内生型者,见宫颈肥大,质硬,宫颈管膨大如桶状,宫颈表面光滑或有浅表溃疡;晚期癌组织坏死脱落,形成凹陷性溃疡或空洞样形如火山口,并覆有灰褐色坏死组织,恶臭。病灶浸润阴道见阴道壁有赘生物,浸润宫旁组织,妇科检查扪及宫旁组织呈结节状增厚,变硬,如浸润达盆壁,则形成"冰冻"骨盆。

3. 辅助检查

(1)宫颈刮片细胞学检查 是发现癌前病变及早期宫颈癌的最有效方法。取材在宫颈外口鳞状上皮与柱状上皮交接处。涂片用巴氏染色,采用巴氏 5 级分类法或 TBS 分类法。

(2)阴道镜检查 宫颈刮片细胞学检查巴氏染色Ⅰ级以上,TBS 分类异常者,在阴道镜检查下,对子宫颈表面进行放大观察,以发现肉眼不能看见的宫颈表面变化,并选择病变部位进行取材活检,提高诊断准确率。

(3)碘试验　将3%复方碘溶液涂于宫颈与穹隆部。正常宫颈和阴道鳞状上皮含丰富的糖原,可被碘溶液染成棕色。宫颈炎和宫颈癌等病变细胞缺乏糖原,不被碘溶液染色。在碘试验不着色部位,取材活检,可提高活检阳性率。

(4)宫颈活体组织检查　是确诊宫颈癌最可靠的方法。一般在宫颈鳞–柱状上皮交界处3、6、9、12点取活组织检查,或碘试验不着色区,阴道镜观察到的可疑病变部位,取多点活组织检查,以提高取材准确性。

(5)子宫颈锥形切除术　宫颈刮片细胞学检查多次阳性,而宫颈活检阴性,或活检为原位癌,不能排除浸润癌时,可行子宫颈锥形切除术,将切下的宫颈组织送病理切片检查以确定诊断。

(6)其他　确诊宫颈癌后,应根据情况,进行胸部X射线检查、淋巴造影、膀胱镜检、直肠镜检等,以确定临床分期。

【治疗原则】

1.预防

(1)加强防癌知识的宣传教育,提倡晚婚晚育、少育。开展性卫生教育。

(2)凡已婚妇女,每1~2年应常规做一次宫颈刮片细胞学检查,做到早发现,早诊断,早治疗。

(3)对围绝经期妇女有月经异常或已婚妇女有性生活后出血,应及时就诊治疗。

(4)慢性宫颈炎与子宫颈癌高度相关,对慢性宫颈炎,尤其是中、重度宫颈糜烂应积极治疗。

2.治疗　根据临床分期、全身状况、患者年龄、医疗条件选择治疗方案。

(1)手术治疗　适用于Ⅰa~Ⅱa早期,无手术禁忌证患者。

(2)放射治疗　适用于中晚期宫颈癌,早期不能耐受手术患者。早期病例以腔内放疗为主,体外照射为辅。晚期病例以体外照射为主,腔内照射为辅。

(3)手术及放射综合治疗　适用于宫颈病灶较大,术前先行放射治疗,病灶缩小再行手术治疗。手术后有癌组织残留或有淋巴结、宫旁转移时,放射治疗作为其补充治疗。

(4)化疗　作为手术或放射治疗的辅助治疗;或晚期癌、复发宫颈癌的姑息治疗。

第三节　子宫内膜癌

学习导航

1.知识目标　掌握子宫内膜癌的临床表现,了解子宫内膜癌的病因及发病机制。

2.技能目标　学会子宫内膜癌的处理原则。

3.素质目标　树立良好的医德医风,培养严谨的科学态度。

案例导入

　　患者,女,52岁,绝经半年后阴道不规则流血2个月,初起出血量如月经,以后时多时少。患者有糖尿病10余年,体型肥胖。妇科检查:子宫大于正常,质软,双侧附件检查(−)。

　　思考:

　　1.最可能的诊断是什么?

　　2.为确诊应采取哪些方法检查?

　　3.如何进行处理?

　　子宫内膜癌是指子宫内膜发生的癌,大多数发生在子宫内膜的腺体,故又称子宫内膜腺癌。与子宫颈癌、卵巢癌合称为女性生殖系统三大恶性肿瘤。子宫内膜癌多数发生于50岁以上妇女。

　　【发病机制】

　　子宫内膜癌的确切病因仍不十分清楚,可能与下列因素有关。

　　1.长期持续的雌激素刺激　子宫内膜长期受雌激素的影响,而无孕激素拮抗,可发生不同程度增生,甚至癌变。内源性雌激素影响常见于无排卵性功能失调性子宫出血、多囊卵巢综合征、分泌雌激素的卵巢肿瘤。外源性雌激素影响常见于长期服用雌激素的围绝经期综合征患者及长期服用他莫昔芬的乳腺癌患者。

　　2.体质因素　子宫内膜癌易发生在肥胖、糖尿病、高血压、不孕、少育及绝经延迟妇女。研究资料认为上述因素是子宫内膜癌的高危因素。

　　3.遗传因素　约20%的子宫内膜癌患者有家族史。家族中妇女有肿瘤史者,子宫内膜癌的发生率增加。

　　子宫内膜癌组织如侵犯大部分或全部子宫内膜称为弥漫型;如癌灶局限于宫腔某一部位,称为局限型。子宫内膜癌的特点为生长缓慢,局限在内膜的时间较长,转移晚,预后尚好。常以直接蔓延和淋巴转移为主,晚期可经血行转移。目前,其临床分期采用国际妇产科联盟(FIGO,2018年)的临床分期(表22-2)。

表22-2　FIGO子宫内膜癌分期(2018)

分期	范围
Ⅰ期	肿瘤局限于子宫体
ⅠA	无肌层浸润或浸润<1/2肌层
ⅠB	浸润≥1/2肌层
Ⅱ期	肿瘤侵犯宫颈间质,但未延伸到子宫外

分期	范围
Ⅲ期	局部伴或不伴区域扩散
ⅢA	肿瘤侵及子宫浆膜层和/或附件
ⅢB	阴道和/或宫旁受累
ⅢC	累及盆腔淋巴结和/或腹主动脉旁淋巴结
ⅢC1	仅累及盆腔淋巴结
ⅢC2	腹主动脉旁淋巴结转移伴或不伴有盆腔淋巴结受累
Ⅳ期	肿瘤侵犯膀胱黏膜和/或直肠黏膜,伴或不伴有远处转移
ⅣA	肿瘤侵犯膀胱黏膜和/或直肠黏膜
ⅣB	远处转移,包括腹腔内转移和/或腹股沟淋巴结转移

【临床特征】

1. 症状

(1)阴道流血　是最主要的症状。常表现为绝经后不规则阴道流血,流血量一般不多;未绝经妇女可表现为月经量增多,经期延长或经间期出血。

(2)阴道排液　早期为浆液样或浆液血性分泌物。晚期合并感染则有脓血性排液,恶臭。

(3)疼痛　早期常无疼痛。当晚期癌肿压迫神经或浸润周围组织,可引起下肢、腰骶部疼痛。癌组织侵犯宫颈,堵塞宫颈管导致宫腔积脓时,可致子宫增大及下腹胀痛。

(4)其他　晚期患者可出现贫血、消瘦、恶病质等表现。

2. 体征

(1)早期妇科检查无明显异常。

(2)随病情发展,子宫增大、变软。

(3)晚期偶见癌组织自宫颈口脱出,质脆,触之易出血。癌组织向周围侵犯,子宫固定,可在宫旁触及不规则结节状物。当宫腔积脓时,子宫明显增大、变软。

(4)绝经后妇女子宫不萎缩,反而增大,变软。

3. 辅助检查

(1)分段诊断性刮宫　是确诊子宫内膜癌最常用最可靠的方法。方法是先用小刮匙环刮宫颈管一周,再进宫腔刮子宫内膜,刮出的宫颈管黏膜及宫腔内膜组织分别装瓶标记送病理检查。

(2)细胞学检查　作为筛查子宫内膜癌的方法,确诊仍需做子宫内膜活检。方法是用特制的宫腔吸管或宫腔刷放入宫腔,吸取分泌物做细胞涂片找癌细胞,阳性率可达90%。

(3)宫腔镜检查　可直接观察子宫内膜有无病变,并对可疑病变取活组织送病理检查。

（4）B型超声波检查　早期子宫正常大小，仅见宫腔线紊乱、中断。典型子宫内膜癌B型超声波图像为子宫增大，宫腔内见实质不均回声区，形态不规则，宫腔线消失，边界不清。

（5）血清 CA125、MRI、CT、淋巴造影等检查　有条件者可选用血清 CA125 检测、MRI、CT、淋巴造影检查协助诊断。

【治疗原则】

1. 预防

（1）开展防癌知识宣教，督促已婚妇女定期行防癌检查。

（2）正确使用雌激素。

（3）围绝经期妇女出现月经紊乱或不规则阴道流血者应先除外子宫内膜癌。

（4）绝经后妇女出现阴道流血应考虑子宫内膜癌可能。

（5）注意高血压、肥胖、糖尿病，不孕等高危因素，重视高危患者。

2. 治疗　根据子宫大小、肌层是否浸润、颈管是否累及、癌细胞分化程度、患者全身情况等决定治疗方案。早期以手术为主，晚期则采用手术，放疗、药物治疗等综合治疗。

（1）手术治疗　是早期子宫内膜癌的首选治疗方法。Ⅰ期病例可行全子宫及双侧附件切除术；Ⅱ期病例应行广泛子宫切除术加双侧盆腔淋巴结及腹主动脉旁淋巴结清扫术。

（2）手术加放射治疗　手术前、后放疗，可阻止癌细胞扩散，减少复发。

（3）孕激素治疗　晚期或复发癌患者，不能手术切除或年轻、早期、要求保留生育功能者，可应用大剂量孕激素。孕激素可以延缓肿瘤细胞 DNA、RNA 的复制，从而达到抑制癌细胞生长的目的。常用药物为甲羟孕酮、己酸孕酮。

（4）抗雌激素制剂治疗　适应证与孕激素相同。抗雌激素制剂可促使孕激素受体水平升高，与孕激素合用可提高治疗效果。常用药物为他莫昔芬。

（5）化疗　晚期癌不能耐受手术或复发癌可用化疗。常用药物有顺铂、紫杉醇、5-氟尿嘧啶等。

（6）放射治疗　子宫内膜癌对放疗敏感，适用于老年或有严重合并症不能耐受手术；晚期癌不宜手术者。

第四节　卵巢肿瘤

◀学习导航▶

1. 知识目标　掌握卵巢肿瘤的临床表现，了解卵巢肿瘤的病因及发病机制。

2. 技能目标　学会卵巢肿瘤的处理原则。

3. 素质目标　树立良好的医德医风，培养严谨的科学态度。

案例导入

患者,女,22 岁,未婚,否认有性生活史,体检时发现右侧卵巢囊肿 2 年,未予处理。今晨跑步时突感右下腹剧烈疼痛,伴恶心和呕吐。

思考:最可能的诊断是什么? 进一步如何处理?

卵巢肿瘤是女性生殖器官常见肿瘤。可发生于任何年龄,以 20~50 岁妇女为多见。其中良性肿瘤发病率约占 90%,卵巢恶性肿瘤较少见。卵巢位于盆腔深部,肿瘤早期常无症状,不易早期发现。卵巢恶性肿瘤一旦发现常已属晚期,预后差,5 年生存率低,死亡率居妇科恶性肿瘤首位。

【组织学分类】

根据组织学来源,卵巢肿瘤主要分为上皮性肿瘤、性索间质肿瘤、生殖细胞肿瘤、转移性肿瘤等。其中卵巢上皮性肿瘤最常见,有良性、交界性和恶性之分。常见卵巢肿瘤有以下种类。

1. 卵巢上皮性肿瘤　多发生于中、老年妇女。

(1)浆液性囊腺瘤　约占卵巢良性肿瘤的 25%。肿瘤多为单侧,呈球形,大小不等,表面光滑,囊性,壁薄,囊内充满淡黄色清澈液体。可分为单纯性和乳头状 2 型。前者为单房,囊壁光滑,不发生腹水;后者为多房,有乳头状突起向囊内生长,偶向囊外生长,可发生盆腔或腹腔内种植,产生血性腹水。

交界性浆液性囊腺瘤为中等大小,多为双侧,乳头状突起多向囊外生长,偶向囊内生长。5 年生存率在 90% 以上。

浆液性囊腺癌占卵巢恶性肿瘤的 40%~50%,为最常见的卵巢恶性肿瘤,由乳头状浆液性囊腺瘤恶变而来。肿瘤常为双侧,体积较大,表面光滑,呈灰白色,半实质性,多房,囊内有乳头生长,有出血及坏死,囊液混浊。预后差,5 年存活率仅为 20%~30%。

(2)黏液性囊腺瘤　占卵巢良性肿瘤的 20%。肿瘤多为单侧,圆形或卵圆形,体积较大,可长成巨大卵巢肿瘤,表面光滑,灰白色,多房,囊壁较厚,囊内充满胶冻状黏液,囊内一般无乳头生长。恶变率为 5%~10%。如囊壁破裂,可发生腹膜种植,在腹膜表面形成许多胶冻样黏液团块,称为腹膜黏液瘤。

交界性黏液性囊腺瘤体积较大,多数为单侧,表面光滑,多房。

黏液性囊腺癌占卵巢恶性肿瘤的 10%。由黏液性囊腺瘤恶变而来。肿瘤多为单侧,呈灰白色,半实质性,囊壁可见乳头,囊内液混浊或血性。预后较好,5 年存活率为 40%~50%。

2. 卵巢生殖细胞肿瘤　发病率仅次于浆液性肿瘤及黏液性肿瘤,好发于儿童和年轻妇女。

(1)成熟畸胎瘤　又称皮样囊肿,属良性卵巢肿瘤,占卵巢肿瘤的 10%~20%。可发生于任何年龄,以 20~40 岁多见、多数为单侧、单房,中等大小,圆形或卵圆形,表面光滑,壁薄质韧。肿瘤可含外、中、内胚层组织,偶见含 1 个成分。胚层腔内充满大量油脂、毛发,有时可见牙齿和骨质。恶变率为 2%~4% ,多发生于绝经后妇女,任何一种组织成分均可恶变。

(2)未成熟畸胎瘤　为恶性肿瘤,由分化程度不同的未成熟胚胎组织构成,含 2~3 个胚层,主要为原始神经组织。好发于青少年。肿瘤常为单侧,体积较大,实性。肿瘤的恶性程度根据未成熟组织所占比例、分化程度及神经上皮含量而定。复发率及转移率高。

(3)无性细胞瘤　属中等恶性肿瘤,临床少见。好发于青春期及生育年龄妇女。常为单侧,肿瘤中等大小,圆形或椭圆形,实性,触之有橡皮感。对放疗特别敏感。预后较好,5 年生存率可达 80%~90% 。

(4)内胚窦瘤　恶性度高,临床少见。瘤细胞产生甲胎蛋白,患者血清甲胎蛋白浓度高。预后差。

3.卵巢性索间质肿瘤

(1)颗粒细胞瘤　为低度恶性肿瘤。可发生于任何年龄,以 45~55 岁多见。常为单侧,大小不一,表面光滑,实性或囊性。瘤细胞主要成分为颗粒细胞,特点为肿瘤能分泌雌激素,青春期前患者可出现假性性早熟;生育年龄患者可出现月经紊乱;绝经后患者可有不规则阴道流血。预后良好。

(2)卵泡膜细胞瘤　多为良性肿瘤。好发于绝经后的妇女。常为单侧,大小不一,圆形或卵圆形,表面光滑,实性。特点为肿瘤分泌雌激素现象较颗粒细胞瘤更明显,常合并子宫内膜增生症,甚至发生子宫内膜癌。

(3)纤维瘤　为良性的卵巢肿瘤,占卵巢肿瘤的 2%~5% 。多见于中年妇女。多为单侧,肿瘤中等大小,表面光滑或结节状,质坚硬。有些患者伴有腹水与胸腔积液,称梅格斯综合征。手术切除肿瘤后,腹水、胸腔积液可自行消失。

4.卵巢转移性肿瘤　常由乳腺、胃肠道、生殖道和泌尿道癌转移而来,占卵巢肿瘤的 5%~10% 。库肯勃瘤是一种特殊的转移性腺癌,原发部位为胃肠道,中等大小,双侧发病,卵巢保持原形,镜下可见典型的印戒细胞,预后差。

临床上尚有卵巢滤泡囊肿、黄体囊肿、黄素囊肿及多囊卵巢等,属卵巢瘤样病变,注意与卵巢肿瘤的鉴别。

【发病机制】

确切病因不明,卵巢上皮性肿瘤可能与以下因素有关。

1.持续排卵　持续排卵使卵巢表面上皮不断损伤和修复,增加卵巢上皮细胞突变和包涵囊肿的形成,使卵巢肿瘤的发病率增高。多次妊娠、哺乳和口服避孕药可减少排卵次数,卵巢肿瘤发病率降低;使用促排卵药物,发生卵巢肿瘤危险性增加。

2.内分泌因素　促卵泡素(FSH)与促黄体生成素(LH)过多的刺激或雌激素的作用,均可促使卵巢包涵囊肿的上皮细胞增生与转化,使卵巢肿瘤的发病率增高。

3.遗传因素　卵巢恶性肿瘤患者约有 10% 具有遗传异常。

4.环境因素　发达国家卵巢癌发病率较高,与饮食中胆固醇含量高有一定关系。

【临床特征】

1. 症状与体征

(1)卵巢良性肿瘤　早期肿瘤小,多无明显症状,往往在妇科检查时发现。肿瘤逐渐增大至中等大时,可出现腹胀或腹部扪及肿物。妇科检查在子宫一侧或双侧触及球形肿块,表面光滑,边界清楚,囊性,活动。肿瘤继续增大到一定程度,可出现尿频、大便不畅等压迫症状。

(2)卵巢恶性肿瘤　早期多无症状,常在妇科检查偶然发现。肿瘤生长迅速,一旦出现症状表现为腹胀、腹痛,血性腹水,压迫盆腔静脉可出现下肢水肿等。功能性卵巢肿瘤或肿瘤破坏卵巢组织还可致月经失调。晚期患者表现为明显消瘦、严重贫血等恶病质征象。妇科检查,肿瘤多为双侧,实性或半实性,表面凸凹不平,肿块界限不清,固定。晚期患者在腹股沟、腋下、锁骨上可触及肿大的淋巴结。

卵巢良性与恶性肿瘤的鉴别见表22-3。

表22-3　卵巢良性与恶性肿瘤的鉴别

鉴别内容	良性肿瘤	恶性肿瘤
病史	病程长,肿块增长缓慢	病程短,肿块增长迅速
一般情况	良好,多无不适或有腹胀,压迫症状。如有并发症时,可产生腹痛	早期多无症状,一旦出现症状主要表现为腹痛、腹胀、晚期消瘦、恶病质
体征	肿块多为单侧、囊性、活动,表面光滑,通常无腹水	肿块多为双侧,固定,实性或半实性,表面结节状,常伴血性腹水,可能找到癌细胞
B型超声波	液性暗区,边缘清晰	液性暗区内有杂乱光团,肿块界限不清

2. 并发症

(1)蒂扭转　是卵巢肿瘤最常见的并发症,也是常见的妇科急腹症。好发于瘤蒂长、中等大小、活动度大、重心偏向一侧的肿瘤,当患者突然改变体位或妊娠期、产褥期子宫位置改变易发生蒂扭转。急性扭转发生后,血液循环障碍,使瘤体增大,瘤内出血、坏死,易发生破裂和继发感染。其典型症状为突然发生一侧下腹剧烈疼痛,伴恶心、呕吐甚至休克。妇科检查扪及张力较大肿块,有压痛,以瘤蒂处最明显,并伴有肌紧张。蒂扭转确诊后,应尽快行肿瘤切除术。

(2)破裂　分外伤性和自发性破裂。外伤性常由于分娩、性交、妇科检查所致;自发性破裂常由于肿瘤生长过速引起,多数为恶性肿瘤浸润性生长穿破囊壁所致,囊肿破裂后,其症状的轻重与破口大小,流入腹腔囊液性质和囊液量有关。常表现为腹痛、恶心、呕吐,甚至导致内出血、腹膜炎、休克。妇科检查腹部有压痛、腹肌紧张,有时有腹水征。疑有破裂,应立即剖腹探查。

(3)感染　不常见。一般由肿瘤蒂扭转或肿瘤破裂后引起,也可来自邻近器官的感染。患者主要表现为发热、腹痛、肿块、腹部压痛及肌紧张等,治疗应先用抗生素控制感染,再行手术切除肿瘤;若感染短期内不易被控制,应即刻手术。

(4)恶变 卵巢良性肿瘤可恶变。恶变初期无症状,不易发现,若肿瘤增大迅速,尤其为双侧性,应疑为恶变。故卵巢肿瘤一经确诊应尽早手术。

3.辅助检查

(1)B型超声波检查 通过B型超声波可检测肿瘤的部位、大小、形态、性质及有无腹水。

(2)肿瘤标志物 肿瘤标志物有助于诊断和病情监测。如AFP对内胚窦瘤有特异性价值;卵巢上皮癌患者,血清中CA125的浓度升高,原发性绒癌者HCG增高;颗粒细胞瘤、卵泡膜细胞瘤,雌激素水平升高等。

(3)腹腔镜检查 可直接观察肿块情况,并可窥视整个盆腔、腹腔,必要时在可疑部位进行多点活检或抽取腹腔液行细胞学检查。

(4)细胞学检查 可抽腹水或腹腔冲洗液涂片,查找癌细胞,可协助卵巢癌的分期及随访观察疗效。

(5)其他 必要时还可进行腹部X射线、CT、MRI等以协助诊断。

【治疗原则】

1.预防

(1)避免高胆固醇食物,增加高蛋白、富含维生素A的饮食。

(2)高危妇女可使用口服避孕药预防。

(3)30岁以上的妇女定期开展妇科病普查,使卵巢肿瘤能早期发现,及时处理。

2.治疗

(1)卵巢良性肿瘤治疗 肿瘤直径>5 cm,确诊为卵巢肿瘤,应尽早手术治疗。若肿瘤直径<5 cm,疑为瘤样病变,可短期观察。根据患者年龄、生育要求及对侧卵巢情况,酌情施行卵巢肿瘤剥出术或患侧附件切除术,注意保留正常卵巢组织。绝经期前后妇女可行全子宫及双侧附件切除术。

(2)卵巢恶性肿瘤治疗 以手术为主,加用化疗或放疗等综合治疗。

1)手术治疗:为主要的治疗方法。疑为恶性肿瘤,应尽早剖腹探查。术中应先取腹水或腹腔冲洗液镜检寻找癌细胞,并做全腹探查确定肿瘤分期,决定手术范围。

2)化学疗法:为主要的辅助治疗。尤其是上皮性肿瘤对化疗较敏感,既可用于术后预防复发,也可用于手术未能全部切除者的补充治疗,还可用于晚期无法施行手术患者。常用药物有顺铂、卡铂、环磷酰胺、塞替派、长春新碱、紫杉醇等。临床采用以铂类药物为主的联合用药。

3)放射治疗:仅作为卵巢恶性肿瘤辅助治疗或姑息疗法。

第二十三章

妊娠滋养细胞疾病

◀学习导航

1. 知识目标　掌握妊娠滋养细胞疾病的临床表现,了解妊娠滋养细胞疾病的病因及发病机制。

2. 技能目标　学会妊娠滋养细胞疾病的处理原则。

3. 素质目标　树立良好的医德医风,培养严谨的科学态度。

案例导入

患者,女,25岁,已婚,因葡萄胎在当地医院行两次刮宫术,末次为2个月前,两次刮宫后阴道流血停止,血HCG值从两次刮宫后的520 IU/mL降至3周前132 IU/mL,患者两周前又开始阴道流血,量少,近两周血HCG值分别为338 IU/mL、715 IU/mL。

思考:

1. 患者初步诊断为什么?

2. 进一步需要做哪些检查?

3. 应如何处理?

妊娠滋养细胞疾病是由于胎盘绒毛滋养细胞过度增生引起的一组疾病。一般分为葡萄胎、侵蚀性葡萄胎、绒毛膜癌及胎盘部位滋养细胞肿瘤。葡萄胎属于异常形成的胎盘,与绒毛滋养细胞有关,是良性绒毛病变;侵蚀性葡萄胎、绒毛膜癌属于恶性滋养细胞疾病;胎盘部位滋养细胞肿瘤是起源于胎盘种植部位的一种特殊类型的滋养细胞肿瘤,临床罕见,多数良性,临床经过治疗,预后好。

第一节　葡萄胎

葡萄胎因妊娠后胎盘绒毛滋养细胞增生,间质水肿,而形成无数大小不一的水泡,水泡与水泡之间由蒂相连成串,形如葡萄,称为葡萄胎或水泡状胎块。葡萄胎分为完全性葡萄胎和部分性葡萄胎2类,其中多数为完全性葡萄胎。

【发病机制】

1.病因　葡萄胎的病因尚不清楚,目前认为其发生与染色体变异、种族、年龄、营养状况、社会经济等有关。

2.病理　病变局限于子宫腔,不侵蚀子宫肌层。完全性葡萄胎的特征为整个子宫被大小不等的水泡状组织所填充,无胎儿及胎儿附属物,镜下见滋养细胞增生,绒毛间质水肿变性、间质内血管消失。部分性葡萄胎,仅部分绒毛发生水泡状变性,仍有胎儿或附属物并存。

【临床特征】

1.症状

(1)停经及阴道流血　为最早、最常见的症状。多数患者在停经后8～12周出现不规则阴道流血,量时多时少,反复发作。葡萄胎组织从蜕膜剥离时母体大血管破裂,可发生大出血,导致失血性休克。阴道大量流血常伴有葡萄状组织排出。

(2)腹痛　当葡萄胎增长迅速,子宫迅速扩张时可出现下腹部阵发性疼痛,常发生在阴道流血之前。

(3)妊娠呕吐　滋养细胞疾病患者由于滋养细胞过度增生,分泌大量HCG,持续不下降,使妊娠呕吐出现更早,症状较重,持续时间更长。

2.体征

(1)子宫异常增大、变软　由于葡萄胎增长迅速及宫腔积血,多数患者的子宫大于停经月份。少数患者因水泡退行性变,子宫与停经月份相符或小于停经月份。

(2)妊娠期高血压疾病征象　多发生在子宫异常增大者,可在妊娠20周前出现高血压、水肿、蛋白尿等征象。

(3)卵巢黄素化囊肿　双侧或单侧的卵巢增大,程度不等,表面光滑,囊性,活动度好。常因子宫异常增大不易触及,当排空宫腔、子宫缩小后可被发现。一般无症状。黄素化囊肿通常在葡萄胎排空后2～4个月内自行消退。

3.辅助检查

(1)绒毛膜促性腺激素(HCG)测定　正常妊娠时,HCG在妊娠8～10周达高峰,高峰值为50～100 KU/L,妊娠12周下降。葡萄胎时因滋养细胞过度增生,产生大量HCG,血清HCG常超过100 KU/L,且持续不下降。但有少数葡萄胎因绒毛退行性变,HCG升高不明显。

(2)B型超声波检查　是葡萄胎重要的辅助检查方法。完全性葡萄胎,B型超声波检查可见子宫明显大于停经月份,宫腔内充满不均质密集状或短条状回声,呈"落雪状"。若水泡较大可形成大小不等的回声区,则呈"蜂窝状"。无妊娠囊及胎心搏动。子宫壁回声连续,无局灶性透声区。部分性葡萄胎,宫腔可见水泡状胎块的超声图像及胎儿、羊膜腔合并存在。

【治疗原则】

1.清除宫腔内容物　葡萄胎因有恶变可能,一旦确诊应及时清除宫腔内容物,常选用吸刮术。手术应在输液、备血条件下进行,术中充分扩张宫颈管,选用大号吸管吸引,在大部分葡萄胎组织吸出、子宫缩小后,用刮匙轻柔刮宫。为预防子宫穿孔和减少出血,葡萄胎组织大部分吸出后可静脉滴注缩宫素,术后给予抗生素预防感染。子宫大小大于妊娠 12 周或术中感到一次刮净有困难时,应于第 1 次吸宫 1 周后行第 2 次吸宫,每次刮出物均应送病理检查。

2. 预防性化疗　近年认为预防性化疗仅用于有高危因素和随访困难的葡萄胎患者。一般选用甲氨蝶呤、氟尿嘧啶等药物。

3. 子宫切除术　只能去除葡萄胎侵入子宫肌层局部的危险,不能预防子宫外转移的发生,因此单纯子宫切除不作为常规处理。主要适用于年龄大于 40 岁、无生育要求、有高危因素者。可切除子宫保留卵巢。

4. 随访

(1)意义　通过定期随访,可早期发现侵蚀性葡萄胎、绒毛膜癌,并及时处理。

(2)随访时间　葡萄胎排空后每周 1 次定量测定 HCG 直至连续 3 次正常;随后 1 个月 1 次共持续 6 个月,再 2 个月 1 次持续 6 个月,转阴后随访共计 1 年。

(3)内容　①HCG 定量测定。②询问病史:了解有无异常阴道流血,有无咳嗽、咯血症状。③妇科检查:注意阴道有无紫蓝色结节、子宫大小、质地及黄素化囊肿情况。④其他辅助检查:盆腔 B 型超声波检查,胸部 X 射线检查等。

(4)注意事项　随访期间,选用避孕套避孕 6 个月。不宜采用宫内节育器,以免子宫穿孔或混淆子宫出血原因。

第二节　侵蚀性葡萄胎

侵蚀性葡萄胎是指葡萄胎组织侵入子宫肌层,甚至穿破子宫壁,或并发子宫外转移者。多数仅造成子宫局部侵犯,仅少数并发远处转移,恶性程度一般不高,预后较好。

【发病机制】

侵蚀性葡萄胎继发于葡萄胎排出后 1 年内,绝大多数发生在 6 个月内。

子宫肌壁内可见水泡状组织,当侵蚀病灶接近子宫浆膜层时,子宫表面可见紫蓝色结节,宫腔可有原发病灶,也可无原发病灶。显微镜下见水泡状组织中有绒毛结构。

【临床特征】

1. 阴道流血　多数在葡萄胎清宫术后 6 个月内,出现不规则阴道流血,量多少不定,呈暗红色。少数患者不规则阴道流血发生在葡萄胎清宫术后 6 个月至 1 年之间。

2. 转移症状　最常见转移部位是肺,可出现咳嗽、咯血、胸痛、胸闷、呼吸困难,其次可转移至阴道、宫颈、脑等器官。发生阴道、宫颈转移者,阴道壁、宫颈可见紫蓝色结节,破溃后引起大出血,发生脑转移可致一过性脑缺血症状,严重者可形成脑疝。

3. 腹痛及腹腔内出血　当葡萄胎组织侵蚀穿破子宫浆膜层时,可引起急性腹痛及腹腔内出血。卵巢黄素化囊肿发生蒂扭转,也可引起急性腹痛。

4.辅助检查

(1)HCG 测定 葡萄胎排空后 9 周以上,HCG 仍持续高水平,或曾一度降至正常水平又上升,卵巢黄素化囊肿持续存在,排除宫腔葡萄胎组织残留及再次妊娠后,结合临床,在葡萄胎清除术后半年内应考虑为侵蚀性葡萄胎。

(2)B 型超声波检查 子宫肌层内可见高回声团块,边界清,无包膜,或子宫肌层内见不均匀回声区或团块,边界不清且无包膜;也可表现为整个子宫呈弥漫性增高回声。

(3)胸部 X 射线检查 肺转移者最初表现为肺纹理增粗,随后发展为片状、小结节状或棉球状、团块状阴影。以右肺及中下部多见。

(4)组织学检查 病灶中可见到绒毛结构或退化的绒毛阴影。

【治疗原则】

以化疗为主,手术治疗为辅助。

1.化疗 侵蚀性葡萄胎恶性程度较低,对化疗药物敏感,预后较好。具体方法参见"绒毛膜癌"。

2.手术治疗 对侵蚀性葡萄胎造成子宫穿孔出血或对化疗不敏感、年龄较大、无生育要求者,可在化疗基础上行手术治疗。根据病情需要,可做子宫或肺叶切除。

3.随访 治疗结束后应随访,出院后 3 个月第 1 次随访,之后再 6 个月 1 次随访直至3 年,以后每年 1 次随访共 5 年。

第三节 绒毛膜癌

绒毛膜癌是一种高度恶性肿瘤。可继发于正常妊娠,也可继发于异常妊娠。

【发病机制】

绒毛膜癌 50% 继发于葡萄胎清宫术后 6 个月以上,多数在葡萄胎清宫术后 1 年以后发生,其余可发生于流产、足月产或异位妊娠之后。

显微镜下见病灶无水泡状组织或绒毛结构。

【临床特征】

1.阴道流血 葡萄胎清宫术后 1 年以上或流产、足月产、异位妊娠后,出现持续的不规则阴道流血,量时多时少。少数患者在葡萄胎清宫术后 6 个月至 1 年之间发生不规则阴道流血。

2.转移症状 最常见转移部位是肺,其次是阴道、盆腔、脑和肝。因滋养细胞的生长特点是破坏血管,各转移部位共同症状是局部出血。①肺转移:表现为咳嗽、咯血、胸痛、呼吸困难。②阴道转移:阴道壁可见紫蓝色结节,破溃后引起大出血。③脑转移:为主要的致死原因,预后凶险。首先为瘤栓期,表现为一过性脑缺血症状;随后进入脑瘤期,头痛、喷射样呕吐,偏瘫、抽搐、昏迷。最后脑疝形成可致死亡。④肝转移:可表现为上腹部及肝区疼痛,甚至肝包膜破裂出现腹腔内出血,预后不良。

3.妇科检查 阴道壁可见紫蓝色结节,子宫增大、极软、形状不规则、有结节感,宫旁两侧或一侧可扪及黄素化囊肿。

4. 辅助检查

（1）HCG 测定　葡萄胎清宫术后 1 年以后或流产、异位妊娠、足月产后 4 周以上，血 HCG 仍持续高水平，或一度下降后又升高，结合临床应考虑绒毛膜癌。

（2）胸部 X 射线检查　肺转移者，胸部 X 射线典型表现为棉球状或团块状阴影，以右肺及中下部多见。

（3）B 型超声波检查　主要显示子宫病灶及卵巢黄素化囊肿的存在。

（4）组织学检查　仅见滋养细胞浸润，未见绒毛结构。

（5）CT 和磁共振检查　可发现早期肺及脑、肝、盆腔转移病灶。

【治疗原则】

以化疗为主，手术治疗为辅。

1. 化疗　常用的一线化疗药物有甲氨蝶呤（MTX）、放线菌素 D（Act-D）、氟尿嘧啶（5-FU），环磷酰胺（CTX），长春新碱（VCR）、依托泊苷（VP-16）等。用药应持续到临床症状、体征消失，HCG 每周测定 1 次，连续 3 次正常，再巩固治疗 2~3 个疗程方可停药。治疗后随访 5 年无复发为治愈。用药期间应注意观察药物的不良反应，化疗药物的主要不良反应是骨髓抑制，其次有消化道反应、皮疹、脱发、肝肾功能损害，因此在治疗期间应定期查血、尿常规，凝血时间，肝功能，肾功能等。

2. 手术治疗　根据病情需要，可做子宫或肺叶切除。

第五篇 儿科疾病

第二十四章

儿科疾病

第一节　新生儿疾病

学习导航

1. 知识目标　掌握新生儿颅内出血与新生儿黄疸的分类、临床表现。
2. 技能目标　学会新生儿颅内出血与新生儿黄疸的诊疗原则。
3. 素质目标　树立良好的医德医风,培养严谨的科学态度。

案例导入

　　患儿,女,出生 7 d。3 d 前发现巩膜黄染,颜面、躯干也逐渐出现黄染。无发热,无咳嗽,无呕吐,无抽搐,尿便颜色较深,食欲尚好。母孕期健康,未服过任何药物。第 1 胎第 1 产,无胎膜早破和产程延长,足月会阴侧切分娩,出生体重 3.5 kg,Apgar 评分 9 分。母乳量少,鲜牛乳喂养为主。未服过任何药物。父母身体健康,家族中无肝炎、结核及黄疸病例。查体:T 36.3 ℃,P 120 次/min,R 40 次/min。发育良好,营养中等,哭声响亮,神志清楚。巩膜、颜面明显黄染,躯干及四肢可见黄染,颜色鲜亮。双肺呼吸音正常。心律 120 次/min,节律规则。腹略饱满,脐部清洁干燥,肝脏于肋下 2 cm,质软,缘锐,脾脏未触及。四肢肌力及肌张力正常。觅食反射、拥抱反射、握持反射存在。血总胆红素 205 μmol/L;结合胆红素 22 μmol/L。肝功能检查无异常。

　　思考:

　　1. 患儿最可能的诊断是?

　　2. 进一步如何处理?

一、新生儿颅内出血

　　新生儿颅内出血(intracranial hemorrhage of newborn,ICH)是新生儿时期最严重的脑损伤,早产儿多见,病死率高,存活者常留有神经系统后遗症。颅脑外伤、新生儿产伤、缺氧常致颅内出血。血小板减少性紫癜、再生障碍性贫血、血友病、白血病、脑肿瘤、晚发性维生素 K 缺乏症等,也常致颅内出血。

【临床表现】

1.症状

(1)发病时间　生后数小时至 1 周左右。

(2)出生时窒息。

(3)兴奋的症状(早期)　烦躁不安、脑性尖叫、抽搐、呕吐。

(4)抑制的症状　呼吸困难、阵发性青紫。

2.体征

(1)兴奋时(早期)体征　血压增高、颈强直、前囟隆起、腱反射亢进、拥抱反射亢进。

(2)抑制表现(后期)体征　①神志改变:嗜睡、昏迷。②呼吸变慢、不规则、暂停。③前囟饱满、紧张、隆起。④肌张力减弱或消失。⑤对光反射减弱或消失。⑥眼征:凝视、斜视、眼球震颤。⑦其他:面色苍白、四肢厥冷、拥抱反射、觅食反射消失。

3.分类

(1)脑室周围-脑室内出血　是新生儿颅内出血的一种常见类型。脑室内出血但无脑室扩大者绝大部分能存活;脑室扩大或伴脑实质出血者 50% 以上死亡,存活者多遗留神经系统后遗症。

(2)原发性蛛网膜下腔出血　该型较为常见,尤其是早产儿。但大多数出血量少,无临床表现,预后好。主要后遗症是脑积水。

(3)脑实质出血　是产伤性颅内出血最常见的类型,多发生于足月巨大儿。出血量少者可无症状;出血量多者可出现相应脑实质受损的表现。

(4)硬膜下出血　是产伤引起颅内出血最常见的类型,多见于足月巨大儿。少量出血可无症状;出血量较多时一般在出生后 24 h 后出现症状,主要表现是惊厥、偏瘫和斜视等。

(5)小脑出血　多见于胎龄小于 32 周的极低出生体重儿。出血部位在小脑,可出现脑干症状(如呼吸暂停、脉率减慢等),常在短期内死亡,预后较差。

【辅助检查】

1.颅脑 CT　是确诊 ICH 的首选检查,可精确判断出血部位、范围,并可估计出血量及查见出血后的脑积水。

2.颅脑 B 型超声波　适用于前囟未闭的婴幼儿。对 ICH 的诊断率较高,可以随时了解血肿及脑室大小的变化。

3.磁共振血管成像或脑血管造影　是明确出血原因和病变部位最可靠的方法。尤其是脑血管造影即可确定诊断,还可进行介入治疗。

4.脑电图　脑出血时行脑电图检查,可发现出血侧有局限性慢波灶,但无特异性。

【诊断】

病史、临床表现可为诊断提供线索,但脑室周围-脑室内出血常无明显的临床症状。对此种类型的颅内出血常首选头颅 B 型超声波检查,分辨率高。而蛛网膜下腔出血、硬膜下出血等部位的出血常需做 CT 检查才能确诊。脑脊液检查可见皱缩的红细胞,但腰穿需谨慎进行,因颅内压高时可诱发脑疝。

【防治原则】

1. 一般治疗

(1)应保持患儿安静,避免不必要的搬动及刺激。

(2)患儿取抬高头肩部侧卧位,抬高头肩部可使脑血液回流增加,脑血管压力降低,减少出血;侧卧位的目的是避免吸入窒息。

(3) 注意保暖。保持呼吸道通畅,必要时吸氧。有口周青紫时吸氧,氧流量 0.5 L/min,氧浓度 25%。

(4)喂养　早期应暂停哺乳,可静脉补充营养及水份。母乳喂养推迟至一般情况好转后开始,喂时不要抱起小儿;必要时鼻饲。

2. 控制出血

(1)维生素 K_1　5 mg 每日 1 次肌内注射,连用 3 ~ 5 d。

(2)维生素 C　100 ~ 300 mg 静脉滴注。

(3)止血药　安络血、止血敏、立止血。

(4)贫血患儿　输新鲜全血、血浆,输注时注意量要少,一般为每次 5 ~ 10 mL/kg,速度要慢。

3. 对症治疗

(1)控制惊厥　首选苯巴比妥,负荷量为 20 mg/kg,在 15 ~ 30 min 内静脉滴注,如不能控制,1 h 后加用 10 mg/kg。顽固抽搐者加用地西泮,每次 0.1 ~ 0.3 mg/kg,或加用水合氯醛保留灌肠。

(2)降低颅内压　颅内压增高时首选利尿剂呋塞米,每次 1 mg/kg;有脑疝早期表现者用 20% 甘露醇 0.25 ~ 0.5 g/kg。一般不主张用糖皮质激素。

4. 恢复脑功能　治疗时用能量合剂、胞二磷胆碱等有利于脑功能的恢复。

二、新生儿黄疸

新生儿黄疸(neonatal jaundice)是因胆红素在体内积聚引起的皮肤或其他器官黄染。若新生儿血中胆红素超过 5 ~ 7 mg/dL,即可出现肉眼可见的黄疸。未结合胆红素增高是新生儿黄疸最常见的表现形式,重者可引起胆红素脑病(核黄疸),造成神经系统的永久性损害,甚至死亡。新生儿胆红素代谢具有胆红素生成过多、血浆白蛋白联结胆红素的能力差、肝细胞处理胆红素能力差及肠肝循环增加等特点,是新生儿易患高胆红素血症的重要因素。

【临床表现】

1. 生理性黄疸　由于新生儿胆红素代谢特点,约 60% 的足月儿和 80% 的早产儿出现生理性黄疸。生理性黄疸是排除性诊断,其特点为:①一般情况良好。②足月儿生后 2 ~ 3 d 出现黄疸,4 ~ 5 d 达高峰,5 ~ 7 d 消退,但最迟不超过 2 周;早产儿黄疸多于生后 3 ~ 5 d 出现,5 ~ 7 d 达高峰,7 ~ 9 d 消退,最长可延迟到 3 ~ 4 周。③每日血清胆红素升高<

85 μmol/L(5 mg/dL)。④血清结合胆红素<34.2 μmol/L(2 mg/dL)。⑤血清总胆红素尚未达到相应日龄及相应危险因素下的光疗干预标准。

2.病理性黄疸　临床特点:①生后24 h内出现黄疸。②血清总胆红素已经达到相应日龄及相应危险因素下的光疗干预标准,或每日上升>85 μmol/L(5 mg/dL)。③黄疸持续时间:足月儿>2周,早产儿>4周。④黄疸退而复现。⑤血清结合胆红素>34 μmol/L(2 mg/dL)。若具备上述任何一项者均可诊断为病理性黄疸。

【辅助检查】

1.血清胆红素检测　血清胆红素增高是黄疸的最大特点,且每日血清胆红素升高>85 μmol/L;未结合胆红素和结合胆红素检测有助于分析病理性黄疸的病因类型。

2.针对病因的检查　疑似溶血性黄疸可进行母子血型、血常规、改良直接抗人球蛋白试验等检查,疑似感染可进行相关病原学检查,疑似先天性甲状腺功能低下者可进行T_3、T_4、TSH等检查。

【诊断】

新生儿黄疸的诊断要点是根据患儿一般状态、黄疸出现时间、持续时间、消退时间、血清胆红素水平等来区分生理性和病理性黄疸。同时要根据病史、临床表现、辅助检查等积极查找病因。

【防治原则】

1.积极进行产前诊断,并给予妥善的产前治疗。

2.积极查找病因,治疗原发病。

3.光疗是降低血清未结合胆红素简单而有效的方法。

4.药物治疗包括供给白蛋白、纠正代谢性酸中毒、肝酶诱导剂及静脉用免疫球蛋白等。

5.保守治疗无效者也可采用换血疗法,但应严格掌握指征。

6.同时应注意防止低血糖、低体温,纠正缺氧、贫血、水肿和心力衰竭等。

习题

1.新生儿胆红素代谢的特点,错误的是(　　　)

A.胆红素生成较多

B.胆红素排泄较快

C.转运胆红素的能力不足

D.肝功能发育不完善

E.肠肝循环的特点

2.新生儿生理性黄疸的特点是(　　　)

A.发生于所有的足月儿

B.生后即出现黄疸

C.4周后黄疸消退

D. 一般情况差

E. 血清胆红素<205.2 μmol/L(12 mg/dL)

3. 男婴,出生后3 d出现皮肤轻度黄染,吃奶好,无发热。肝脾不大,脐部无分泌物。血清胆红素175 μmol/L(10 mg/dL),血型母A子O,应考虑为(　　)

　　A. 新生儿败血症

　　B. 新生儿溶血症

　　C. 先天性胆道闭锁

　　D. 新生儿肝炎

　　E. 生理性黄疸

(4~6题共用题干)

足月婴,生后1 d内出现黄疸,拒哺。查体:嗜睡,面色苍白,Hb 90 g/L,血清未结合胆红素342 μmol/L。

4. 此患儿的可能诊断是(　　)

　　A. 新生儿肝炎

　　B. 新生儿胆管发育不佳

　　C. 新生儿溶血症

　　D. 新生儿败血症

　　E. 新生儿硬肿症

5. 首选的检查是(　　)

　　A. 肝功能

　　B. 血常规

　　C. 血培养

　　D. 血型

　　E. 肾功能

6. 首选的治疗是(　　)

　　A. 输注葡萄糖液

　　B. 应用抗生素

　　C. 应用病毒唑

　　D. 换血疗法

　　E. 光照疗法

参考答案:

1. B　2. E　3. E　4. C　5. D　6. D

第二节 营养性维生素 D 缺乏性佝偻病

◀学习导航

1. 知识目标 学习营养性维生素 D 缺乏性佝偻病的定义、病因及临床表现。
2. 技能目标 掌握营养性维生素 D 缺乏性佝偻病的诊疗原则。
3. 素质目标 树立良好的医德医风,培养严谨的科学态度。

案例导入

患儿,女,10 个月,因"哭闹、至今不能扶站"入院。1 个月前家长发现患儿经常无诱因地出现哭闹多汗,夜间尤为明显,难以安抚。至今不能扶站。体格检查:T 37.0 ℃,P 108 次/min,R 32 次/min,W 9 kg,H 70 cm。发育营养尚可,前囟1.5 cm×1.5 cm,枕秃,未出牙,肋缘外翻,右肝肋下 1 cm,脾(−),轻度"O"形腿。肌张力正常,神经系统未见异常。辅助检查:血常规示 Hb 118 g/L,RBC 4.2×10^{12}/L,WBC 10.0×10^9/L。二便常规未见异常。血清钙、磷正常,血碱性磷酸酶升高。腕部正位片示骨骺段钙化带模糊不清,呈杯口状改变。

思考:

1. 该患儿最可能的诊断是?
2. 该患儿目前的治疗措施主要是什么?

营养性维生素 D 缺乏性佝偻病(rickets of vitamin D deficiency)是由于儿童体内维生素 D 不足使钙磷代谢异常和骨化障碍,产生的一种以骨骼病变为特征的全身慢性营养性疾病。婴幼儿,特别是小婴儿是高危人群。因我国北方冬季较长,日照短,佝偻病患病率高于南方。

【病因】

①围生期维生素 D 不足;②日照不足;③生长速度快,需要增加;④食物中补充维生素 D 不足;⑤疾病影响;⑥药物影响,如抗惊厥药物、糖皮质激素等。

【临床表现】

1. 初期(早期) 多见 6 个月以内,特别是 3 个月以内小婴儿。多为神经兴奋性增高的表现,如易激惹、烦闹、睡眠不安、夜间啼哭,汗多刺激头皮而摇头擦枕,出现枕秃。上述非特异性症状,仅作为临床早期诊断的参考依据。

此期常无骨骼病变,骨骼 X 射线可正常或钙化带稍模糊;血清 25−(OH)−D_3 下降,PTH 升高,血钙正常或稍低,血磷降低,碱性磷酸酶正常或稍高。

2. 活动期（激期）　早期维生素 D 缺乏的婴儿未经治疗,继续加重,出现 PTH 功能亢进和钙、磷代谢失常的典型骨骼改变。6 月龄以内婴儿以颅骨改变为主,前囟边较软,颅骨薄,可有压乒乓球样的感觉。至 7~8 个月时,可出现"方盒样"头型,肋骨的佝偻病串珠、手镯、足镯等,同时患儿常有前囟闭合延迟和乳牙萌出延迟。1 岁左右的小儿可见到"鸡胸样"畸形,严重者胸廓下缘形成郝氏沟。小儿开始站立与行走后双下肢负重,可形成严重膝内翻（"O"形）或膝外翻（"X"形）,有时有"K"形样下肢畸形。

此期血生化除血清钙稍低外,其余指标改变更加显著。X 射线显示长骨钙化带消失,干骺端呈毛刷样、杯口状改变;骨骺软骨盘增宽（>2 mm）;骨质稀疏,骨皮质变薄;可有骨干弯曲畸形或青枝骨折,骨折可无临床症状。

3. 恢复期　以上任何期经治疗或日光照射后,临床症状和体征逐渐减轻或消失。血钙、磷逐渐恢复正常,碱性磷酸酶约需 1~2 个月降至正常水平。治疗 2~3 周后骨骼 X 射线改变有所改善,逐渐恢复正常。

4. 后遗症期　多见于 3 岁以后的儿童。因婴幼儿期严重佝偻病,残留不同程度的骨骼畸形。无任何临床症状,血生化正常,X 射线检查骨骼干骺端病变消失。

【诊断】

根据维生素 D 摄入不足或日光照射缺乏病史,佝偻病的临床症状和体征,结合血生化及骨骼 X 射线检查可做出诊断。25-(OH)-D$_3$ 早期即可明显降低,当<8 ng/mL 时可诊断本病,是最为可靠的指标。

【防治原则】

1. 治疗　目的在于控制活动期,防止骨骼畸形。治疗的原则应以口服维生素 D 为主,一般剂量为每日 50~100 μg（2 000~4 000 IU）,1 个月后改预防量 400 IU/d。当重症佝偻病有并发症或无法口服者可大剂量肌内注射维生素 D 20 万~30 万 IU 1 次,3 个月后改预防量。维生素 D 治疗期间应同时补充钙剂。对已有严重骨骼畸形的后遗症期患儿应加强体育锻炼,可采用主动或被动运动方法矫正。

2. 预防　早产儿、低出生体重儿、双胎儿生后 1 周开始补充维生素 D 800 IU/d,3 个月后改预防量;足月儿生后 2 周开始补充维生素 D 400 IU/d;均补充至 2 岁。夏季阳光充足,可在上午和傍晚户外活动,暂停或减量服用维生素 D。

习题

1. 导致婴幼儿佝偻病最主要的原因是（　　）
A. 饮食中缺乏矿物质
B. 甲状旁腺功能不全
C. 接受日光照射不足
D. 慢性肝、肾疾病
E. 慢性胃肠道疾病

2.佝偻病颅骨软化多发生在(　　)

A.1~3个月

B.3~6个月

C.6~9个月

D.6~12个月

E.12个月以上

3.女孩,11个月,多汗、烦躁,睡眠不安,可见肋膈沟,血清钙降低,血磷降低,碱性磷酸酶增高,其佝偻病应处于(　　)

A.前驱期

B.初期

C.激期

D.恢复期

E.后遗症期

4.4个月男婴,冬季出生,足月顺产,单纯牛奶喂养,未添加辅食,近半年来烦躁,夜间哭闹不安,多汗。体检:体重6 kg,有颅骨软化。最可能的诊断是(　　)

A.营养不良

B.亚临床维生素A缺乏症

C.维生素D缺乏性佝偻病

D.婴儿肠痉挛

E.以上都不是

(5~6题共用题干)

患儿11个月,因睡眠不安、多汗、易惊来院就诊,体检可见明显方颅、肋骨串珠,诊断为佝偻病活动期。

5.该患儿最合适的治疗方法是(　　)

A.大剂量维生素D

B.大剂量钙剂

C.先用维生素D后用钙剂

D.先用钙剂后用维生素D

E.在使用维生素D的同时适当补充钙剂

6.对患儿母亲进行指导时,下列哪项不妥(　　)

A.合理喂养,及时添加辅食

B.多抱患儿到外面晒太阳

C.按医嘱给服鱼肝油

D.多给患儿进行站立等运动锻炼

E.密切观察病情变化

参考答案:

1.C　2.B　3.C　4.C　5.E　6.D

第三节　小儿腹泻病

◀**学习导航**

1. 知识目标　掌握小儿腹泻病的临床表现。
2. 技能目标　学会小儿腹泻病的诊疗原则。
3. 素质目标　树立良好的医德医风,培养严谨的科学态度。

案例导入

患儿,男,1 岁,因"发热、腹泻、呕吐 3 d"来就诊。患儿 3 d 前无明显诱因突然高热 38.8 ℃,半天后开始腹泻和呕吐,大便每天 10 次以上,为黄色稀水便,蛋花汤样,无黏液及脓血,无特殊臭味,呕吐每天 3～5 次,呕吐物为胃内容物,病后食欲差,尿少,近 10 h 无尿。查体:T 38.9 ℃,R 33 次/min,BP 80/50 mmHg,W 9 kg,面色发灰,皮肤无黄染,弹性差,眼窝明显凹陷,哭无泪,肢端冰凉,神经系统无异常。辅助检查:Hb 110 g/L,WBC $8.6×10^9$/L,PLT $200×10^9$/L;粪便常规偶见白细胞。

思考:此患儿最有可能的诊断是什么?

小儿腹泻病是一组由多病原、多因素引起的以大便次数增多和大便性状改变为特点的消化道综合征,是我国婴幼儿最常见的疾病之一。6 个月至 2 岁婴幼儿发病率高,1 岁以内约占半数,是造成小儿营养不良、生长发育障碍的主要原因之一。

婴幼儿时期,消化系统发育尚未成熟、生长发育快、机体防御功能差、肠道菌群失调及人工喂养等因素使其易患腹泻病。病毒、细菌等感染是腹泻病的重要病因,同时饮食因素、过敏性因素及气候因素亦可导致腹泻病的发生。

【临床表现】

不同病因引起的腹泻常各具临床特点和不同临床过程。连续病程在 2 周以内的腹泻为急性腹泻,2 周至 2 个月为迁延性腹泻,2 个月以上为慢性腹泻。

1. 急性腹泻

(1)轻型　常由饮食因素及肠道外感染引起。以胃肠道症状为主,食欲缺乏,偶有溢乳或呕吐,大便次数增多,但每次大便量不多,稀薄或带水,呈黄色或黄绿色,有酸味,常见白色或黄白色奶瓣和泡沫。无脱水及全身中毒症状,多在数日内痊愈。

(2)重型　多由肠道内感染引起。常急性起病,也可由轻型转变而来,除有较重的胃肠道症状外,还有较明显的脱水、电解质紊乱和全身感染中毒症状。水、电解质及酸碱平衡紊乱主要有代谢性酸中毒、低钾血症、低钙血症和低镁血症等。

2.迁延性和慢性腹泻 病因复杂,以急性腹泻未彻底治疗或治疗不当、迁延不愈最为常见。人工喂养、营养不良婴幼儿患病率高。

【辅助检查】

粪常规中有无白细胞及红细胞对病因分析及鉴别诊断很重要;病原学检测能够直接反映出病原体;血气分析有助于判断酸碱失衡情况,对病情严重程度判定及治疗有指导意义;血清电解质检测可判断失水的性质及程度,亦可反映电解质紊乱情况;食物过敏原检测有助于过敏性腹泻的诊断和治疗;必要时可行小肠黏膜活检、消化道造影或 CT 检查,以综合判断腹泻的病因。

【诊断】

根据发病季节、病史(包括喂养史和流行病学资料)、临床表现和大便性状可以做出临床诊断。必须判定有无脱水(程度和性质)、电解质紊乱和酸碱失衡。

【防治原则】

治疗原则为:调整饮食,预防和纠正脱水,合理用药,加强护理,预防并发症。不同时期的腹泻病治疗重点各有侧重,急性腹泻多注意维持水、电解质平衡及抗感染;迁延性及慢性腹泻则应注意肠道菌群失调问题及饮食疗法。

1.急性腹泻的治疗

(1)饮食疗法 应强调继续饮食,满足生理需要。病毒性肠炎多有继发性双糖酶缺乏,可暂停乳类喂养,或改为去乳糖配方奶粉喂养。

(2)纠正水、电解质紊乱及酸碱失衡 ①口服补液:口服补液盐(ORS)可用于预防脱水及纠正轻、中度脱水。②静脉补液:适用于中度以上脱水,吐泻严重或腹胀的患儿。输用溶液的成分、量和滴注持续时间必须根据不同的脱水程度和性质决定,同时要注意个体化,结合年龄、营养状况、自身调节功能而灵活掌握。

(3)药物治疗 包括控制感染、肠道微生态疗法、肠黏膜保护剂及补锌治疗,同时应避免用止泻剂。

2.迁延性和慢性腹泻治疗 必须采取综合治疗措施。积极寻找引起病程迁延的原因,针对病因进行治疗,切忌滥用抗生素,避免顽固的肠道菌群失调。

3.预防

(1)合理喂养,提倡母乳喂养,及时添加辅食。

(2)培养儿童良好的卫生习惯。

(3)感染性腹泻易引起流行,应积极治疗患者,做好消毒隔离工作。

(4)避免长期滥用广谱抗生素,避免肠道菌群失调引起腹泻。

(5)接种轮状病毒疫苗预防轮状病毒肠炎,但持久性尚待研究。

习题

1.小儿急性腹泻的病程是(   )

A.大于 2 周

B.小于 2 周

C.小于 1 个月

D.2 周至 1 个月

E.1~2 个月

2.小儿腹泻的治疗原则,错误的是(   )

A.调整饮食

B.合理用药

C.纠正脱水

D.应用红霉素

E.纠正电解质紊乱

参考答案:

1. B   2. D

第四节   小儿肾病综合征

◀ 学习导航

1. 知识目标   学习小儿肾病综合征的临床表现。
2. 技能目标   掌握小儿肾病综合征的辅助检查,学会对肾病综合征的诊疗原则。
3. 素质目标   树立良好的医德医风,培养严谨的科学态度。

案例导入

患儿,男,4 岁,因"泡沫尿、颜面水肿 7 d 余"入院。患儿于入院前 7 d 余无明显诱因解小便时发现尿中有大量泡沫,伴颜面水肿,呈凹陷性水肿,伴尿量减少、发热、腰痛等症状;查体:T 38.8 ℃,P 120 次/min,R 25 次/min,W 16 kg,BP 110/70 mmHg。辅助检查:尿蛋白定性(++++),尿蛋白定量 200 mg/(k·d),血浆白蛋白 25 g/L。血浆总胆固醇>6.5 mmol/L。

思考:

1.该患儿最可能的诊断是什么?

2.主要的治疗措施是什么?

肾病综合征(nephrotic syndrome,NS)是由多种原因引起的肾小球基底膜对血浆蛋白通透性增加、大量蛋白质从尿中丢失,并引起一系列病理生理改变的临床综合征。常表现以下四大特点:①大量蛋白尿;②低白蛋白血症;③高脂血症;④明显水肿。以上第①、②两项为必备条件。

肾病综合征按病因可分为原发性、继发性和先天性3种类型,其中原发性约占儿童时期 NS 总数的90%。原发性肾脏损害使肾小球通透性增加导致蛋白尿,而低白蛋白血症、水肿和高胆固醇血症是继发的病理生理改变。原发性肾病综合征主要病理改变在肾小球,可见于各种病理类型,最主要的病理变化是微小病变型。

【临床表现】

可见于各年龄组,以3~5岁儿童高发。以水肿为突出表现,开始见于眼睑,以后逐渐遍及全身,水肿呈凹陷性;可有尿量减少,尿多泡沫。长期蛋白尿患儿,可能出现蛋白质营养不良。肾炎性肾病患儿可出现血尿、高血压等表现。一般起病隐匿,常无明显诱因。大约30%有病毒感染或细菌感染发病史。部分病例晚期可有肾小管功能障碍,出现低血磷性佝偻病、肾性糖尿、氨基酸尿和酸中毒等。

原发性肾病综合征容易并发感染、电解质紊乱、低血容量、血栓形成、急性肾衰竭及肾小管功能障碍等。

【辅助检查】

1. 尿液分析 尿常规检查中尿蛋白定性(+++)以上,可有短暂镜下血尿,肾炎型肾病时血尿可持续存在;24 h 尿蛋白定量检查>50 mg/(kg·d)。

2. 血浆蛋白、胆固醇和肾功能测定 血浆白蛋白低于 25 g/L 为 NS 的低白蛋白血症;α_2、β 球蛋白浓度增高;胆固醇>5.7 mmol/L 和甘油三酯升高;BUN、Cr 在肾炎性肾病综合征可升高。

3. 高凝状态和血栓形成的检查 多数患儿存在不同程度的高凝状态,血小板增多,血浆纤维蛋白原增加,尿纤维蛋白裂解产物增高。

4. 经皮肾穿刺组织病理学检查 大多数 NS 患儿不需要进行诊断性肾活检。但对糖皮质激素治疗耐药、频繁复发者或考虑肾炎性肾病慢性肾小球肾炎者,有重要价值。

5. 其他 血清补体测定、系统性疾病的血清学检查可用于 NS 的病因分析。

【诊断】

儿童诊断标准如下。①大量蛋白尿:1周内3次尿蛋白定性+++~++++,或随机或晨尿尿蛋白/肌酐(mg/mg)≥2.0;24 h 尿蛋白定量≥50 mg/kg。②低白蛋白血症:血浆白蛋白低于 25 g/L。③高脂血症:血浆总胆固醇高于 5.7 mmol/L。④不同程度的水肿。以上4项中以①和②为必要条件。

1. 依据临床表现 分为两型,单纯型肾病和肾炎型肾病。凡具有以下4项之一或多项者属于肾炎型肾病:①2周内分别3次以上离心尿检查 RBC≥10 个/HPF,并证实为肾小球源性血尿者。②反复或持续高血压,学龄儿童≥130/90 mmHg,学龄前儿童≥120/80 mmHg,并除外糖皮质激素等原因所致。③肾功能不全,并排除由于血容量不足等所致。④持续低补体血症。

2.依据糖皮质激素反应　分为以下几型。①激素敏感型 NS：以泼尼松足量治疗≤4 周尿蛋白转阴者。②激素耐药型 NS：以泼尼松足量治疗>4 周尿蛋白仍阳性者。③激素依赖型 NS：对激素敏感，但连续两次减量或停药 2 周内复发者。

有条件的医疗单位应开展肾活体组织检查以确定病理诊断。

【防治原则】

1.一般治疗　水肿显著或并发感染的患儿，应卧床休息。显著水肿和严重高血压时应短期限制水钠摄入，适当给予利尿剂；尿蛋白明显者，以高生物价的动物蛋白为宜。预防感染是防止复发和加重的关键。

2.糖皮质激素　初治病例确诊后即开始足量泼尼松治疗，目前临床上多选用中、长期疗法。对复发病例可在诱导缓解后延长疗程，亦可适当更换糖皮质激素制剂。

3.免疫抑制剂　对频繁复发、糖皮质激素依赖、耐药或出现严重不良反应者，可在小剂量糖皮质激素隔日使用的同时选用环磷酰胺或其他免疫抑制剂。

4.其他药物　根据病情需要使用抗凝及纤溶药物、免疫调节剂、血管紧张素转换酶抑制剂及中医药治疗等。

习题

1.小儿肾病综合征最早出现的表现常为(　　)

A.肉眼血尿

B.水肿

C.少尿

D.面色苍白

E.精神萎靡

2.下列哪项不是小儿肾病综合征的临床表现(　　)

A.明显的水肿

B.高胆固醇血症

C.大量蛋白尿

D.尿中大量细菌

E.低蛋白血症

3.男孩，5 岁。眼睑水肿 2 周就诊。Hb 97 g/L，尿蛋白(++)，尿红细胞(+)，尿比重1.026，血白蛋白 27 g/L，胆固醇 9.8 mmol/L，血清补体 G 460 mg/L。该患儿最可能的诊断是(　　)

A.急进型肾炎

B.慢性肾炎急性发作

C.急性肾盂肾炎

D.单纯性肾病

E.肾炎性肾病

参考答案:

1. B 2. D 3. E

第五节 小儿贫血

◀ **学习导航**

1. 知识目标 掌握小儿贫血的分类、临床表现。
2. 技能目标 学会小儿贫血的诊疗原则。
3. 素质目标 树立良好的医德医风,培养严谨的科学态度。

案例导入

患儿,男,10 个月,单纯牛乳喂养。患儿是早产儿,因食欲减退、精神不振、面色苍白 3 个月就诊。查体:皮肤黏膜苍白,心肺功能(−),肝右肋下 3 cm,脾肋下 1 cm。血象:血红蛋白 80 g/L,红细胞 3.6×10^{12}/L,白细胞、血小板及网织红细胞均正常,外周血涂片可见红细胞大小不等,以小细胞为多,中心淡染明显。

思考:

1. 此小儿最可能的诊断是什么?
2. 主要的治疗措施是什么?

贫血(anemia)是指外周血中单位体积内的红细胞数、血红蛋白量或血细胞比容低于正常。婴儿和儿童的红细胞数和血红蛋白量随年龄不同而有差异,按年龄组贫血标准如下:血红蛋白在新生儿期<145 g/L,1 ~ 4 月时<90 g/L,4 ~ 6 个月时<100 g/L,6 个月至 6 岁<110 g/L,6 ~ 14 岁<120 g/L。

【**贫血分类**】

1. 贫血程度分类 根据外周血血红蛋白含量或红细胞数可分为四度,见表 24-1。

表 24-1 小儿贫血分度

贫血程度	血红蛋白量(g/L)	
	新生儿	>6 个月
轻度	120 ~ 144	90 ~ 110
中度	90 ~ 119	60 ~ 90
重度	60 ~ 89	30 ~ 60
极重度	<60	<30

2.病因分类　根据造成贫血的原因将其分为红细胞或血红蛋白生成不足、溶血性和失血性3类。

3.形态分类　根据红细胞平均容积(MCV)、红细胞平均血红蛋白(MCH)和红细胞平均血红蛋白浓度(MCHC)的结果而将贫血分为大细胞性、正细胞性、单纯小细胞性和小细胞低色素性贫血。

【临床表现】

贫血的临床表现与其病因、程度轻重、发生急慢等因素有关。就贫血的本身症状而言,主要是由缺氧引起的一系列临床表现。

1.一般表现　皮肤、黏膜苍白为突出表现。此外,病程较长的患儿还常有易疲倦、毛发干枯、营养低下、体格发育迟缓等症状。

2.造血器官反应　贫血时,骨髓不能进一步代偿而出现骨髓外造血,导致肝、脾和淋巴结肿大,外周血中可出现有核红细胞、幼稚粒细胞。

3.各系统症状

(1)循环和呼吸系统　贫血时可出现呼吸加速、心率加快、脉搏加强、动脉压增高,有时可见毛细血管搏动。重度贫血失代偿时,则出现心脏扩大,甚至发生充血性心力衰竭。

(2)消化系统　胃肠蠕动及消化酶分泌功能均受影响,出现食欲缺乏、恶心、腹胀或便秘等。

(3)神经系统　常表现精神不振、注意力不集中、情绪易激动等。年长儿可有头痛、昏眩、眼前有黑点或耳鸣等。

【辅助检查】

1.外周血象检查　外周血象是一项简单而又重要的检查方法。根据红细胞和血红蛋白量可判断有无贫血及其程度,并可根据形态分类协助病因分析。网织红细胞计数可反映骨髓造红细胞的功能。

2.骨髓象检查　骨髓检查可直接了解骨髓造血功能,对某些贫血的诊断具有决定性意义。

3.其他血液检查　如血红蛋白分析、红细胞脆性试验、红细胞酶活性测定、抗人球蛋白试验、铁代谢检查等,亦有助于贫血的病因诊断及鉴别诊断。

【诊断】

贫血是综合征,首先要根据临床表现、体格检查及实验室检查判断有无贫血,然后根据血红蛋白及红细胞下降程度判断贫血程度,最后明确其贫血的性质及原因,才能进行合理和有效的治疗。因此,详细询问病史、全面的体格检查和必要的实验室检查是做出贫血病因诊断的重要依据。

【防治原则】

1.祛除病因　积极寻找并去除病因是治疗贫血的关键,有些贫血在病因祛除后,可很快治愈。

2.一般治疗　加强护理,改善营养,预防感染。

3.药物治疗　根据病因针对性用药,如铁剂治疗缺铁性贫血,维生素 B_{12} 和叶酸治疗巨幼红细胞性贫血,肾上腺皮质激素治疗自身免疫性溶血性贫血等。

4.输红细胞 是治疗重症贫血的重要方法,尤其是伴有心功能不全时,输红细胞是抢救措施。一般选用浓缩红细胞,速度不宜过快。

5.造血干细胞移植 这是目前根治严重遗传性溶血性贫血和再生障碍性贫血的有效方法。

6.并发症治疗 婴幼儿贫血易合并急、慢性感染,营养不良,消化功能紊乱等,应予积极治疗。

一、缺铁性贫血

缺铁性贫血是由于体内铁缺乏导致血红蛋白合成减少而引起的一种贫血。临床上以小细胞低色素性贫血、血清铁蛋白减少和铁剂治疗有效为特点。

【病因】

1.先天储铁不足 胎儿期最后 3 个月从母体获得的铁最多,所以早产、双胎、胎儿失血等使铁储备少。

2.铁摄入量不足 为导致缺铁性贫血的主要原因,多因不及时添加含铁丰富的辅食所致。

3.生长发育快 婴儿,特别是早产儿生长发育迅速,很易发生缺铁性贫血。

4.铁吸收障碍 食物搭配不合理可影响铁的呼收,慢性腹泻增加铁的排泄。

5.铁的丢失过多 婴儿对牛奶蛋白过敏引起的少量肠出血,可致铁丢失。

【临床表现】

1.缺铁性贫血的病理生理过程 包括 3 个阶段,如图 24-1。

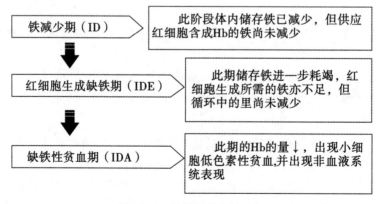

图 24-1 缺铁性贫血的过程

2.临床表现

(1)一般表现 皮肤黏膜逐渐苍白,以唇、口腔黏膜及甲床最为明显。易疲乏无力,不爱活动。年长儿可诉头晕、眼前发黑、耳鸣等。

(2)髓外造血 肝、脾可轻度肿大。

（3）非造血系统症状　各系统缺氧表现如下。①消化系统症状：食欲减退，少数有异食癖，常有呕吐、腹泻。可出现口腔炎、舌炎或舌乳头萎缩。②神经系统症状：常有烦躁不安或萎靡不振，年长儿常精神不集中，记忆力减退，智力多低于同龄儿。③心血管系统症状：明显贫血时心率增快，心脏扩大，重者可发生心力衰竭。④其他：因细胞免疫功能低下，常合并感染；指、趾甲可因上皮组织异常而出现反甲。

【辅助检查】

辅助检查见表24-2、表24-3。

表24-2　血象、骨髓象及铁代谢在贫血时的异常改变

检查项目	异常改变
血象	血常规：MCV↓、MCH↓、MCHC↓ 　　　　血红蛋白降低比红细胞减少更明显 血涂片：红细胞大小不等，以小细胞为多 　　　　中心淡染区扩大
骨髓象	增生活跃：以中、晚幼红细胞增生为主 　　　　粒细胞系、巨核细胞系一般无异常
铁代谢	血清铁蛋白(SF)↓、骨髓可染铁↓ ——反映铁缺少期(ID)，灵敏反映储铁减少 红细胞游离原卟啉(FEP)↑ ——反映红细胞生成缺铁期(IDE)，代表红细胞生成所需铁不足 血清铁(SI)↓ 转铁蛋白饱和度(TS)↓ 总铁结合力(TIBC)↑ ——反映缺铁性贫血期(IDA)

表24-3　体内铁含量在贫血时的分阶段变化

检查项目	ID	IDE	IDA
骨髓可染铁	降低	降低	降低
血清铁蛋白(SF)	降低	降低	降低
血清铁(SI)	正常	降低	降低
转铁蛋白饱和度(TS)	正常	降低	降低
总铁结合力(TIBC)	正常	升高	升高
游离原卟啉(FEP)	正常	升高	升高
贫血(Hb 水平)	无	无	有
小细胞	无	无	有
低色素	无	无	有

【诊断与鉴别诊断】

1. 诊断　符合以下第(1)条和第(2)~(8)条中至少两条者,可诊断为缺铁性贫血。

(1)有明确的缺铁病因。

(2)贫血为小细胞低色素性。

(3)血清铁蛋白<12 μg/L。

(4)红细胞原卟啉>0.9 μmol/L。

(5)血清铁<10.7 μmol/L。

(6)总铁结合力>62.7 μmol/L;转铁蛋白饱和度<15%。

(7)骨髓细胞外铁明显减少或消失(0~+);铁粒幼细胞<15%。

(8)铁剂治疗有效(用铁剂治疗3周后,Hb上升至少20 g/L以上)。

2. 鉴别诊断

(1)地中海贫血。

(2)铁粒幼细胞性贫血。

(3)肺含铁血黄素沉淀症。

【治疗】

1. 一般治疗　指导合理营养,提倡母乳喂养,及时添加含铁丰富且吸收率高的辅助食品,如肝、瘦肉、鱼等,纠正不良饮食习惯。加强护理,保证睡眠,避免感染,伴有感染者积极控制感染。重度贫血患者应注意保护心脏功能。

2. 祛因治疗　应尽可能查找和祛除病因。如纠正不良饮食习惯、合理安排饮食,治疗肠道慢性失血、慢性腹泻等。

3. 补充铁剂

(1)药物制剂　口服为主;选择2价铁。

(2)药物剂量　以元素铁计算4~6 mg/(kg·d),分2~3次口服。

(3)注意事项　两餐之间服用;同时加服维生素C,以促进铁剂吸收;勿与牛奶、茶、咖啡、抗酸药等同服。

(4)疗效评价　网织红细胞最早上升,通常2~3 d上升,5~7 d达高峰;血红蛋白1~2周后上升,3~4周达到正常。

(5)停药时机　达正常水平后继续服铁剂6~8周,以补充储存铁。

4. 输红细胞　贫血严重,尤其是发生心力衰竭者;合并明显感染者;急需外科手术者。贫血越重,一次输血量越小,且输注速度越慢,以免引起心力衰竭和肺水肿。Hb<60 g/L者,输浓缩红细胞每次3~6 mL/kg。Hb>60 g/L者,尤其是长期慢性贫血者,一般不需输注浓缩红细胞。

【预防】

做好喂养指导,提倡母乳喂养,及时添加肝、瘦肉、鱼等含铁丰富且吸收率高的辅食;婴幼儿食品应加入适量铁剂进行强化;早产儿、低体重儿宜自2个月左右给予铁剂预防。

二、营养性巨幼细胞性贫血

维生素 B_{12} 和(或)叶酸缺乏所致的一种贫血。主要临床特点是:大细胞性贫血,神经精神症状,骨髓中出现巨幼红细胞,维生素 B_{12} 和(或)叶酸治疗有效。

【病因】

1.摄入量不足　单纯母乳喂养且未按时添加辅食,长期羊乳喂养的婴儿。

2.需要量增加　新生儿、未成熟儿和婴儿因生长发育较快,对叶酸需要量增加。

3.吸收不良　慢性腹泻、小肠病变等可影响叶酸吸收而致缺乏。

4.药物作用　长期口服广谱抗生素,结肠内部分细菌被清除,因而影响叶酸的供应。长期使用抗叶酸制剂(如甲氨蝶呤)及某些抗癫痫药,如苯妥英钠等,可导致叶酸缺乏。

5.代谢障碍　偶见先天性叶酸代谢障碍。

【临床表现】

1.一般表现　多见婴幼儿,以 6 个月至 2 岁多见。多呈虚胖,或伴颜面轻度水肿,毛发稀黄,严重者可有皮肤出血点或瘀斑。

2.贫血表现　轻至中度贫血占大多数,面色蜡黄,睑结膜、口唇、指甲等处苍白,常伴肝脾大。

3.消化系统症状　腹泻、呕吐、舌炎等出现较早。

4.精神、神经症状　有特征性临床表现,见图 24-2。

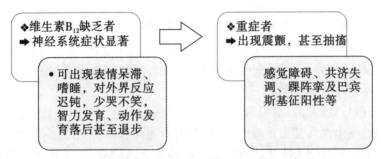

图 24-2　营养性巨幼细胞性贫血的精神、神经症状

【辅助检查】

辅助检查见表 24-4。

表24-4　营养性巨幼细胞性贫血的辅助检查

检查项目	异常改变
血象	血常规:红细胞(RBC)下降较血红蛋白(Hb)下降更显著 　　　　呈大细胞性贫血(MCV↑、MCH↑) 　　　　多为全血细胞减少 血涂片:红细胞较正常为大,中央淡染区不明显 　　　　中性粒细胞胞体增大、分叶过多(≥5叶) 　　　　亦可见巨大血小板
骨髓象	增生活跃,红系明显增生,各系细胞均呈巨幼变
血生化检查	血清维生素 B_{12}(<100 ng/L)或叶酸水平(<3 μg/L)

【诊断与鉴别诊断】

1.诊断　可通过以下方式确定诊断。

病因 + 临床表现 + 辅助检查 + 相应的治疗有效

2.鉴别诊断　本病需要与全血细胞减少、病态造血、神经系统疾病等鉴别。

【治疗】

(1)一般治疗。

(2)病因治疗。

(3)补充维生素 B_{12} 和(或)叶酸

1)补充维生素 B_{12}:为每次 100 μg 肌内注射,每周 2~3 次,连用数周;也可 500~1 000 μg 一次性肌内注射,效果亦好。直至临床症状明显好转、血象恢复正常。注意:对有明显神经系统症状者,应以补充维生素 B_{12} 为主。单纯维生素 B_{12} 缺乏时,不宜单用叶酸治疗,以免加剧神经系统症状。

2)补充叶酸:口服叶酸,剂量为每次 5 mg,3 次/d。直至临床症状明显好转、血象恢复正常。注意:维生素 C 能促进叶酸利用,同时口服可提高疗效。因使用抗叶酸代谢药物而致病者,应用亚叶酸钙治疗。对先天性叶酸吸收障碍者,口服叶酸的剂量需达每日 15~50 mg 方能维持正常造血需要。

3)维生素 B_{12} 和叶酸治疗后的疗效评价:6~12 h,骨髓的巨幼细胞开始恢复转变,48~72 h,巨幼变消失,所以骨髓细胞学检查必须在治疗前进行才有助于诊断。精神症状于 2~4 d 后好转,但恢复较慢;网织红细胞,2~4 d 开始增加、2 周后降至正常;红细胞和血红蛋白,2~6 周恢复正常。

(4)对症治疗　对肌肉震颤可用镇静剂治疗。

(5)补钾治疗　治疗初期,由于大量新生红细胞,使细胞外钾转移至细胞内,可引起低钾血症,甚至发生低血钾性婴儿猝死,应预防性补钾。

(6)补铁治疗　贫血恢复期应加用铁剂,以免在红细胞增生旺盛时发生缺铁。若合并缺铁性贫血者更应同时给予铁剂治疗。

（7）输血治疗。

【预防】

主要是改善哺乳母亲的营养,婴儿应及时添加辅食,年长儿要注意食物均衡,及时治疗肠道疾病,祛除影响维生素 B_{12} 和叶酸吸收的因素。注意合理使用抗叶酸代谢药物,如亚叶酸钙。

习题

1.一小儿血红细胞 $2.5×10^{12}$/L,血红蛋白 70 g/L,该小儿可能是(　　)

A. 正常血象

B. 轻度贫血

C. 中度贫血

D. 重度贫血

E. 极重度贫血

2.2 岁小儿化验 Hb 为 75 g/L,其贫血分度为(　　)

A. 不贫血

B. 轻度贫血

C. 中度贫血

D. 重度贫血

E. 极重度贫血

参考答案:

1. C　2. C

参考文献

[1]闻德亮.临床医学概要[M].2版.北京:人民卫生出版社,2019.

[2]葛均波,徐永健,王辰.内科学[M].9版.北京:人民卫生出版社,2018.

[3]贾建平,陈生弟.神经病学[M].8版.北京:人民卫生出版社,2018.

[4]陈孝平,汪建平,赵继宗.外科学[M].9版.北京:人民卫生出版社,2018.

[5]赵玉沛、陈孝平.外科学[M].北京.人民卫生出版社,2015.

[6]胡忠亚.临床医学概要[M].北京.人民卫生出版社,2020.

[7]新型冠状病毒感染诊疗方案(试行第十版).国家卫生健康委办公厅,2023.

[8]王卫平,孙锟,常立文.儿科学[M].9版.北京:人民卫生出版社,2018.

[9]万学红,卢雪峰.诊断学[M].9版.北京:人民卫生出版社,2018.